西安交通大学经典学术专著系列

心肌炎

临床研究与进展

主　编 王聪霞

副主编 李永勤 张春艳 张　岩

编　者（按姓氏笔画排序）

马维冬 王小芳 王聪霞

牛晓婷 毛艳阳 权晓慧

朱参战 刘晓唤 李永勤

吴皓宇 张　岩 张春艳

陈继舜 范雅洁 周　静

郑　阳 胡艳超 姚智会

贾　珊 徐　阳 高梦潇

郭　瑄 寇朴怀 董　新

韩振华 蔺雪梅

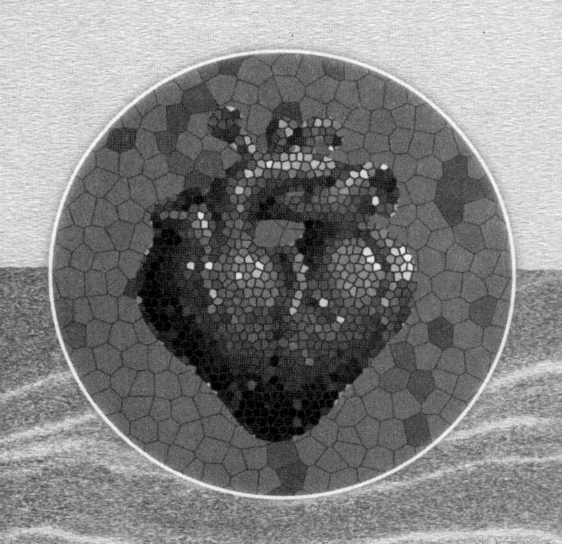

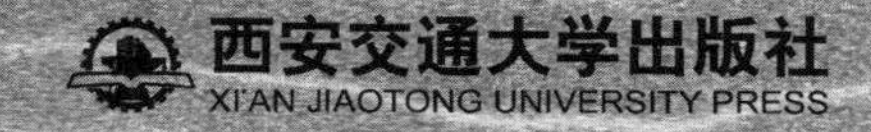

西安交通大学出版社
XI'AN JIAOTONG UNIVERSITY PRESS

图书在版编目(CIP)数据

心肌炎临床研究与进展/王聪霞主编. 一西安:西安交通大学出版社,2016.7

ISBN 978-7-5605-8752-3

Ⅰ.①心… Ⅱ.①王… Ⅲ.①心肌炎一诊疗 Ⅳ.①R542.2

中国版本图书馆 CIP 数据核字(2016)第 165076 号

书　　名　心肌炎临床研究与进展
主　　编　王聪霞
责任编辑　赵丹青　杨　花

出版发行　西安交通大学出版社
　　　　　　(西安市兴庆南路 10 号　邮政编码 710049)
网　　址　http://www.xjtupress.com
电　　话　(029)82668357　82667874(发行中心)
　　　　　　(029)82668315　(总编办)
传　　真　(029)82668280
印　　刷　陕西时代支点印务有限公司

开　　本　787mm×1092mm　1/16　**印张**　18.75　**字数**　454 千字
版次印次　2016 年 10 月第 1 版　2016 年 10 月第 1 次印刷
书　　号　ISBN 978-7-5605-8752-3/R·1329
定　　价　65.00 元

读者购书、书店添货,如发现印装质量问题,请与本社发行中心联系、调换。
订购热线:(029)82665248　(029)82665249
投稿热线:(029)82668803　(029)82668804
读者信箱:med_xjup@163.com

前　言

近年来无论成人还是儿童，心肌炎的发病均有逐渐增多的趋势，严重影响着患者的生命健康，业已引起人们的重视。

由于心肌炎临床表现轻重不一，特异性的实验室检查阳性率甚低，确诊十分困难；其发病机制目前也不完全清楚；而目前针对心肌炎的常规治疗仍以营养心肌治疗为主，如ATP、肌苷、维生素C、辅酶Q_{10}等，缺乏特异性；心肌炎最为常见的临床表现为心律失常，其常规治疗最常用的方法是抗心律失常药物治疗，如心律平、美心律、胺碘酮等，这类药物仅仅是对症治疗，并不能从根本上解决心律失常问题，所以目前医学界公认在心肌炎常规治疗领域缺乏有效的手段，因此该病已被世界卫生组织确认为特殊疑难病症。

为了更全面地了解心肌炎诊治与转归的现状、发病机制及其有关分子生物学的研究进展、临床少见心肌炎等特殊情况，结合文献资料和从事心肌炎临床诊治的点滴体会，我们组织编写了这本《心肌炎临床研究与进展》，希望对临床医务工作者有所帮助。

本书共分16章，从病因病理与流行病学、模型建立与发病机制、临床表现与辅助检查、诊断与鉴别诊断、分类与分期、中西医治疗与转归、饮食与保健等方面，系统地介绍了心肌炎的发展概况与研究进展。

在本书的编写过程中，西安交通大学第二附属医院心内科全体医护人员给予了极大的支持和无私的帮助，西安交通大学出版社编审和诸位编辑认真细致、高效率的工作得以使本书早日与读者见面，我们致以诚挚的谢意。

本书内容力求新颖、系统，但由于我们水平有限，疏漏谬误之处在所难免，尚望学界同仁不吝赐教。

编　者

2016年05月

目　录

第一章 心脏的解剖与生理

心肌炎是指由各种原因引起的心肌的局限性或弥漫性炎症，本章节对心脏的解剖以及生理作一简单介绍，希望能够帮助读者更好地理解心肌炎的概念、发病机制、临床表现以及治疗等内容。

第一节 心脏的应用解剖

一、心脏的位置和毗邻

心脏位于胸腔的前下部，中纵隔内，外面有心包覆盖。心脏的 2/3 位于人体正中线左侧，1/3 位于正中线右侧，心脏的长轴向左前下方倾斜。心脏前方平对胸骨体和第 2～6 肋软骨，后方平对第 5～8 胸椎。心脏前面大部分被肺和胸膜覆盖，仅下部有一小三角形区域(心包裸区)借心包直接与胸骨体下半和左第 4～6 肋软骨相邻。心脏两侧与胸膜腔和肺相邻。后方邻支气管、食管、迷走神经和胸主动脉。心脏下方膈肌中心腱与肝左叶和胃底相邻(图 1－1)。

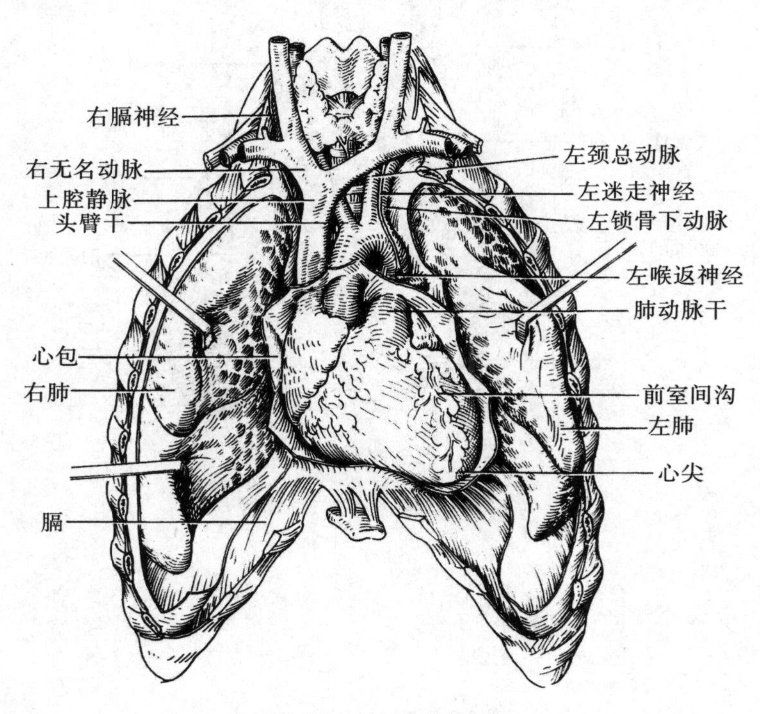

图 1－1 心脏的位置

二、心脏的形态

心脏近似圆锥形，前后略扁。大小约与本人的拳头相当。国人心脏长12～14cm，横径9～11cm，前后径6～7cm，重约260g，心重约为体重的1/200。近心底处有一呈冠状位的环形沟将心房与心室分开，叫冠状沟。在心脏的前、后面，分别有前室间沟和后室间沟，分开左右心室。两沟在心尖右侧相遇，此处微凹陷叫心尖切迹。后室间沟与冠状沟相会处叫房室交点，是心脏表面一个重要标志。

心脏的外形可区分出心底、心尖、胸肋面、膈面、右缘、左缘、下缘。心底朝向右后下方，大部分由左心房、小部分由右心房组成。心尖朝向左前下方，由左心室构成，平对左第5肋间隙，左锁骨中线内侧1～2cm，此处可看到心尖搏动。胸肋面大部分由右心房和右心室、小部分由左心耳和左心室构成。膈面朝向后下，大部分由左心室、小部分由右心室构成。右缘向右微凸，由右心房构成。中部有纵行的界沟，正对右心房内面的界嵴。左缘圆钝，由左心室和左心耳构成。下缘较锐利，斜向左下，大部分由右心室构成。心尖部由左心室构成（图1-2，1-3）。

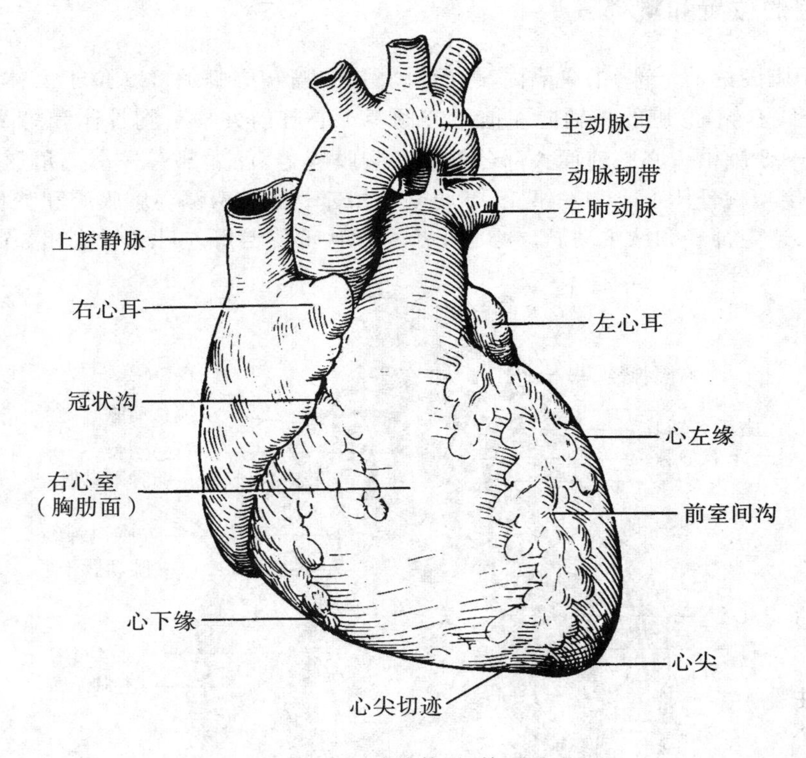

图1-2　心脏的外形（前面观）

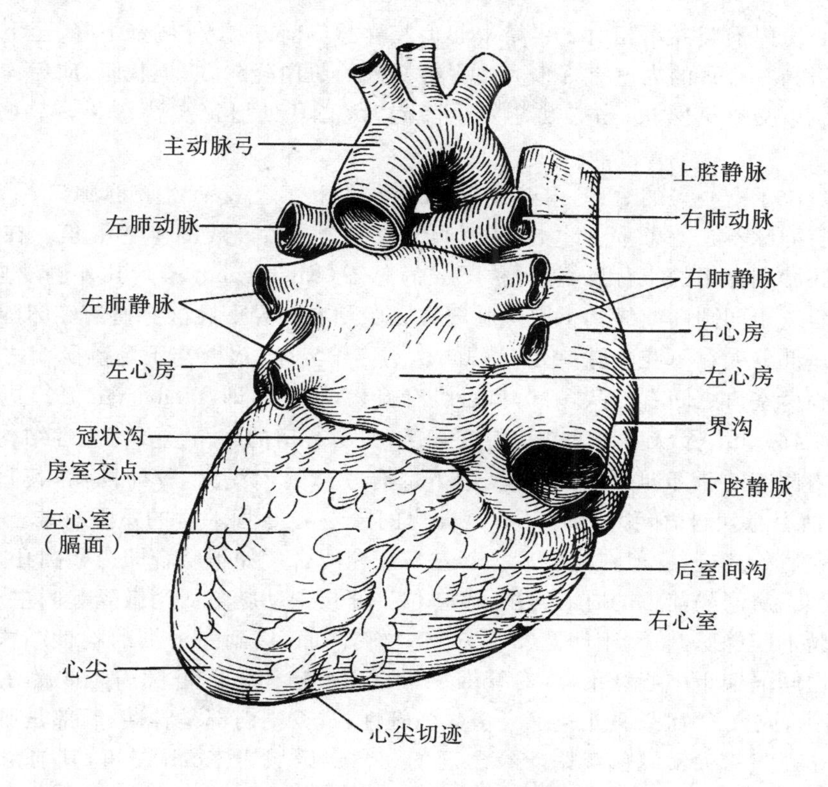

图1-3　心脏的外形(后面观)

三、心包

心包分纤维心包和浆膜心包。纤维心包由坚韧的结缔组织构成,底与膈中心腱愈着,向上与出入心脏的大血管外膜相移行。浆膜心包壁层衬在纤维心包内面,脏层即心外膜,两层在大血管根部相移行,两层间的心包腔内有少量的心包液。心包腔有3个窦:心包横窦在主动脉肺动脉干后方,上腔静脉和左心房之前,可容一指横过。心包斜窦在左心房后壁与心包后壁之间,两侧和上方被左右肺静脉与心包反折线围绕。心包前壁与底之间的心包腔称心包前下窦,心包积液多在此处。心包两侧面与纵隔胸膜之间有膈神经和心包膈动静脉通过。

四、心脏各腔的形态结构

心脏是主要由心肌构成的中空性血液动力器官,内腔分为左半心和右半心,左半心又分为左心房和左心室,右半心分右心房和右心室。两半心由房间隔和室间隔分开,互不相通,右半心内流动的是静脉血,左半心内流动的是动脉血。正常情况下,动、静脉血互不相混。心房和心室交替收缩和舒张,驱使血液沿大小循环的路径,按一定的方向周而复始、循环不已。心腔的形态结构就是适应这种循环功能而发展起来的。

(一)右心房

右心房位于心脏的右上部,壁薄而腔大,国人右心房的内腔容积约57mL,壁厚约2mm。界沟以前为固有心房,向前突出为右心耳,遮盖升主动脉根部的右侧面。界沟以后为腔静脉窦。界沟在心房内面与界嵴相对。界嵴上起上腔静脉口前方，沿外侧壁下降，至下腔静脉口前方。固有心房和右心耳的内壁有许多大致平行排列的肌肉隆起，叫梳状肌，向后连于纵行的界嵴。右心耳肌束交错呈网状，当心功能发生障碍时，心耳处血流更为缓慢，易在此淤积形成血栓。

腔静脉窦位于右心房的后部，内壁光滑，无肉柱结构。上部有上腔静脉口，下部有下腔静脉口。上下腔静脉不在一条垂直线上，两者间形成一个向后开放的140°夹角。在下腔静脉口的前缘有一胚胎期存留的半月形瓣膜，称下腔静脉瓣(Eustachian 瓣)，其外侧端连于界嵴，内侧端向前上延续于卵圆窝前缘。下腔静脉瓣在胚胎期有引导下腔静脉血液经卵圆孔流入左心房的作用。一部分人在下腔静脉口处有 Charis 网连于界嵴、房壁与下腔静脉瓣之间。在下腔静脉口与右心房室口之间有冠状窦口，口后缘有冠状窦口瓣，即 Thebesian 瓣。冠状窦口内径为(10.92±3.44)mm，冠状窦口紧邻房室交点区，为右心房的一个重要标志性结构。

右心房内侧壁的后部即为房间隔，其中下部有一卵圆形浅窝，称卵圆窝，其直径为1.5～2.5cm，窝的前上缘较显著，称卵圆窝缘，是穿房间隔左心导管术时的重要标志。卵圆窝是胎儿卵圆孔闭合后的遗迹，一般在出生后一年左右完全闭合。如不闭合即为卵圆孔未闭，是房间隔缺损的一种。房间隔前方的右心房内侧壁，位于邻接主动脉窦而稍微隆起叫主动脉隆凸。

向后拉紧下腔静脉瓣，可于卵圆窝下方、心内膜深面，摸到一个细的腱性结构，叫 Todaro 腱。向前经房间隔连于中心纤维体(右纤维三角)，向后连于下腔静脉瓣。此腱在儿童解剖出现率约为85%，成人为74%。儿童绝大多数为腱性，成人则前部是腱性，后部是肌性。在冠状窦口、Todaro 腱和三尖瓣隔侧瓣附着缘之间的三角形区域为 Koch 三角，其前角正是房室结的位置。右心房的前下部有右房室口(图1-4,1-5)。

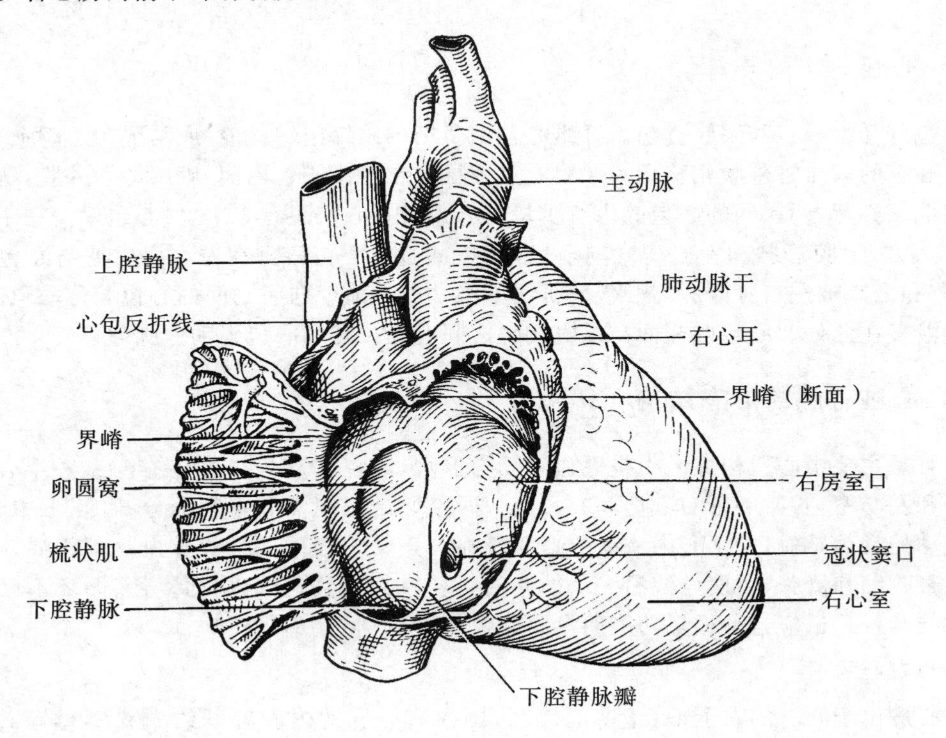

图1-4 右心房内面观

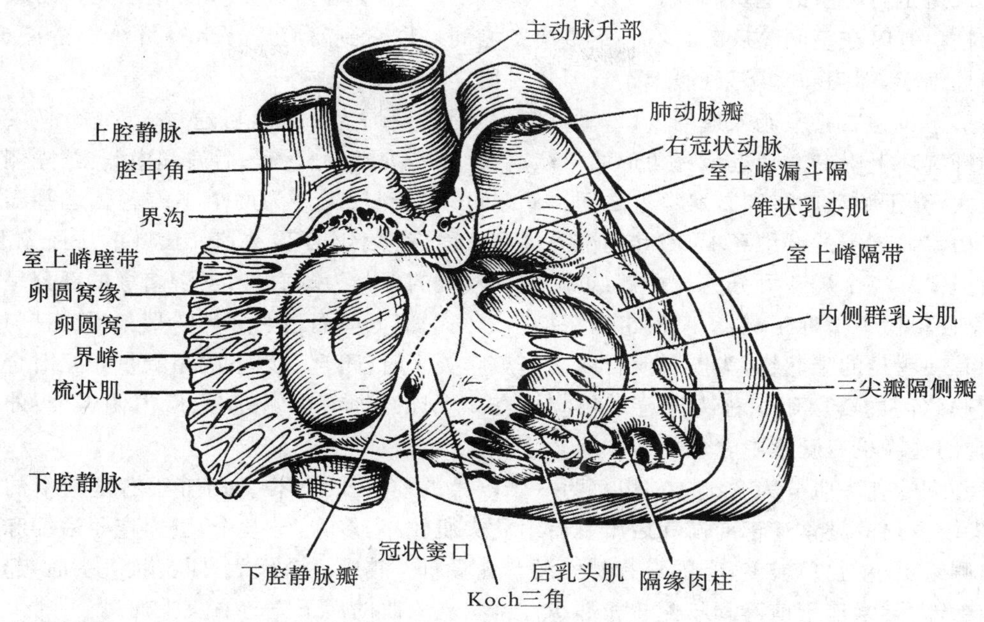

图 1-5　右心房和右心室(虚线示 Todaro 腱的位置)

(二)右心室

右心室位于右心房的左前下方,右心室大体呈三角形,底部有右房室口和肺动脉口,尖指向左前下方。右心室横断面为新月形,包绕左心室的右前方。右心室壁厚 3～4mm,内腔容积约为 85mL。右心室腔分为流入道和流出道两部分,两者以室上嵴为界(图 1-5,1-6)。

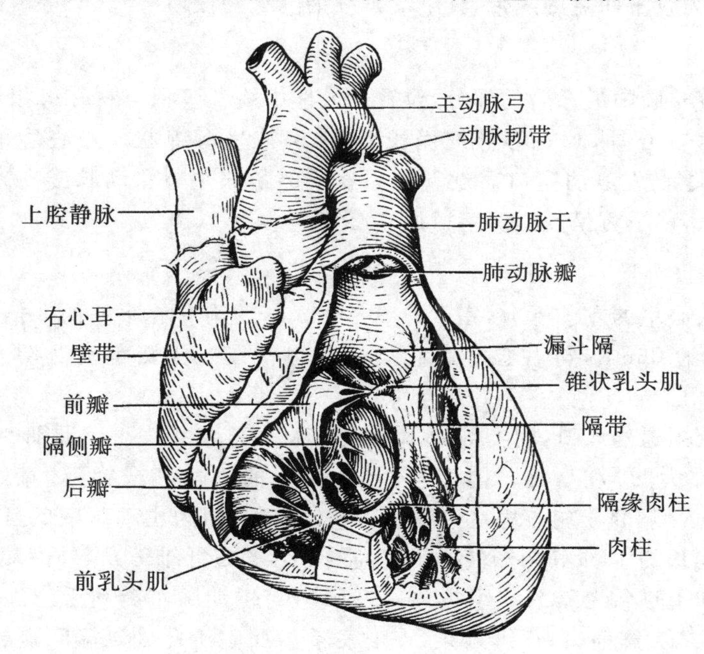

图 1-6　右心室的内部结构

流入道是右心室的主要部分。室壁中下部多不平整，有许多较粗大的相互交错的肌肉隆起叫肉柱。有时在室间隔后部与右心室游离壁之间可以看到富有 Purkinje 纤维的游离小梁，远较肉柱细小，即为右室条束（假腱索），但数目比左心室要少。

右房室口为右心室流入道的入口，呈卵圆形，周径平均为 11cm，可通过 3～4 个指尖。口周围的纤维环上附有 3 片近似三角形的帆状瓣膜，称三尖瓣，分前瓣、后瓣和内侧瓣（隔侧瓣）。前瓣较大，介于肺动脉口和右房室口之间。偶尔可以看到后瓣分为两个小瓣者。这些瓣叶的底附于房室口周围的纤维环上，瓣叶的游离缘和室面借腱索连于乳头肌。瓣叶的房面光滑，室面较为粗糙。每个瓣叶可分为 3 个带：近附着缘较厚的部分为基底带；近游离缘的部分呈半月形，较厚且粗糙不平称粗糙带；基底带与粗糙带之间的部分薄而透明称光滑带。粗糙带与光滑带之间有一明显的隆起线，为瓣膜闭合线。当瓣膜关闭时，闭合线以下的粗糙带相互对合。两相邻瓣膜之间的瓣膜组织称为连合。相应地有 3 个连合即前内侧连合、后内侧连合、外侧连合，连合的边缘也有腱索附着。

右心室的乳头肌分为 3 组。前组多为一个较大的前乳头肌，根部附着于右室前壁的中下部，由尖端发出的腱索连于前瓣和后瓣。后组乳头肌较小，多为 2～3 个，腱索连于后瓣和隔侧瓣。内侧组更小，数目较多，有的只有腱索没有乳头肌。其中一个较大，叫锥状乳头肌，起于室间隔中上部，腱索连于前瓣和隔侧瓣相邻缘。锥状乳头肌的后下方有右束支通过。

右心室流出道室壁较光滑，叫肺动脉圆锥。出口为肺动脉口，口周围的纤维环上附有 3 个半月形的肺动脉瓣，分别叫前瓣、左瓣和右瓣。瓣叶游离缘中部增厚叫半月瓣小结，瓣膜关闭时紧密对合。

室上嵴为一宽大的肌肉隆起，位于流入道与流出道之间，分 3 部分：由室间隔弯行延入动脉圆锥前壁的部分叫壁带；位于室间隔肺动脉右瓣下方的部分叫漏斗隔，此部左侧即为主动脉右窦；由此向下即为较平而宽的隔带，其下端延续为隔缘肉柱。

（三）左心房

左心房是心脏 4 腔中最靠后的部分，位置近人体中线。容积与右心房相似，壁厚约 3mm。向前突出的部分为左心耳，较右心耳细而长，耳内肉柱呈海绵状。左心耳根部较细，宽 2～3cm，可容一个指尖，与左心房室口靠近。左心耳根部紧邻左冠状动脉旋支。左心房壁光滑，两侧有肺静脉通入，前下方借左心房室口通左心室。

（四）左心室

左心室位于右心室的左前下方，室壁厚 9～10mm，约为右心室壁的 3 倍。左心室腔呈圆锥形，内腔容积约为 85mL，与右心室腔相近。左心室以二尖瓣前瓣为界分为流入道和流出道。

左房室口为流入道的入口，周径约为 10cm，可容 2～3 个指尖。口周围的纤维环上附有二尖瓣，分前瓣（亦称大瓣）和后瓣。前瓣较大，呈倒置的三角形或梯形，宽约 34.5mm，高约 20.7mm。位于前内侧，介于左心房室口和主动脉口之间，似为主动脉壁的延续。前瓣基底部约占左心房室环周长的 1/3，其内侧端附于室间隔上方的右纤维三角，外侧端附着于左纤维三角。前瓣的上缘向上借致密结缔组织板（纤维延续）与主动脉左瓣和后瓣之间瓣间隔相延续（图 1－7）。这样，二尖瓣前瓣、纤维延续（左心房前壁肌附于此处）、瓣间隔、主动脉左后瓣环及其瓣膜，再加上左右纤维三角在结构和功能上形成一个整体，合称主动脉心室膜或叫主动脉瓣二尖瓣复合体。前瓣只有光滑带和粗糙带而无基底带。后瓣位于后外侧，呈半月形，宽约37.1mm,高约15.1mm,附着线占左心房室环的2/3。后瓣附着处的纤维环部完整且较松弛。后瓣可分为基底带、光滑带和粗糙带3部分。二尖瓣前、后瓣的外侧端和内侧端相互融合成后内侧连合和前外侧连合，前者对向脊柱，后者对向腋前线。

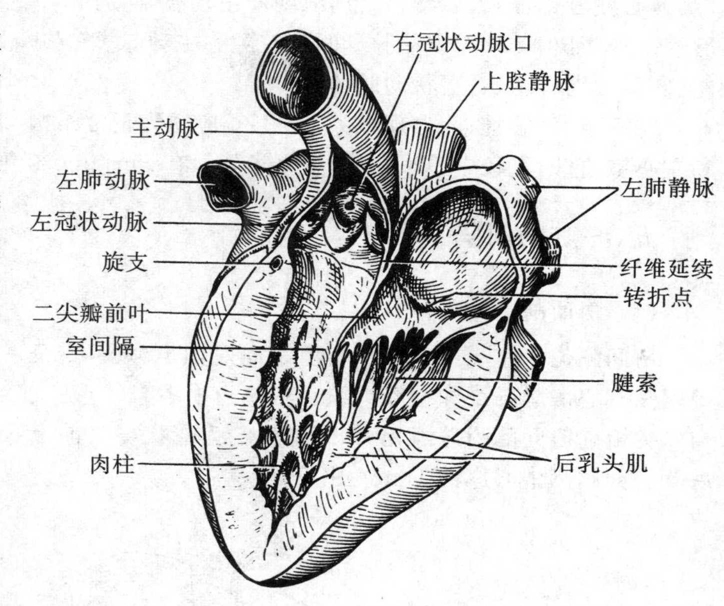

图1-7　左心室内部结构

左心室乳头肌强大，有前后两个。前乳头肌起于左心室前壁中部，腱索连于两瓣的外侧半和前外侧连合。后乳头肌起于左心室后壁的内侧部，腱索连于两瓣的内侧半和后内侧连合（图1-8）。前乳头肌根部在心表面的投影，位于冠状沟和心尖之间的中点，也是心左缘与前室间沟的中点。纤维环、瓣膜、腱索和乳头肌4者在功能上是一个整体，合称二尖瓣复合体。

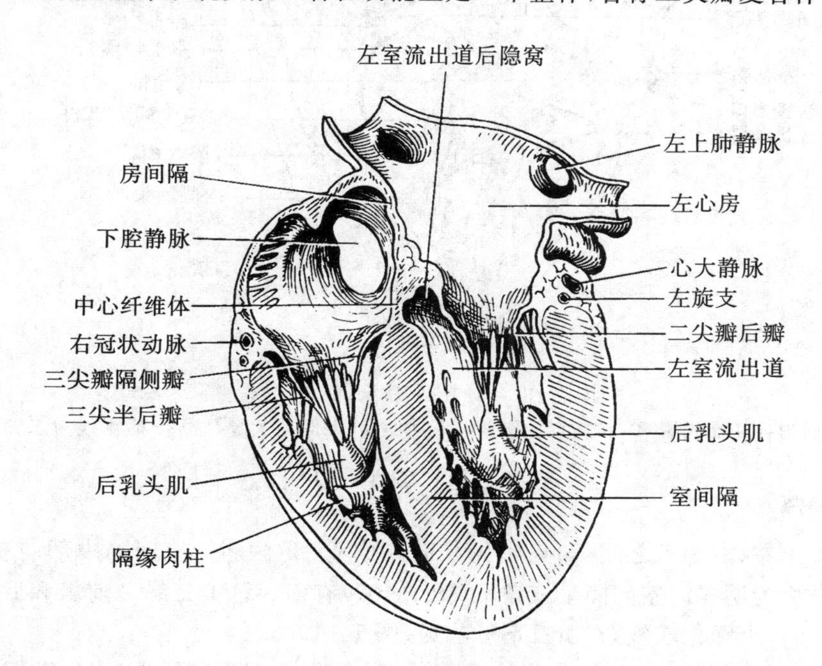

图1-8　心脏纵切面观（通过房间隔与室间隔）

左心室流出道位于室腔的前内侧，与流入道间隔有二尖瓣大瓣。流出道中上部称主动脉前庭，室壁光滑，无伸张性和收缩性。流出道的出口为主动脉口，口周围的纤维环上附有主动脉瓣，有左瓣、右瓣和后瓣。游离缘朝向主动脉，半月瓣小结更明显。与每一瓣膜相对的主动脉壁向外膨出，瓣膜与主动脉壁间的腔隙称主动脉窦（Valsalva 窦），分别叫左窦、右窦和后窦。左、右窦分别有左、右冠状动脉的开口。

左室条束（假腱索）出现率为 77.2%，应视为正常结构，多从室间隔至后乳头肌、前乳头肌和左心室前壁，直径多小于 3mm。大部分含有 Purkinje 纤维，系左束支的分支。

五、心脏的间隔

（一）房间隔

房间隔位于左、右心房之间，前缘向左前方倾斜，与正中矢状面成 45°角，两侧为心内膜，中间夹有心房肌纤维和结缔组织。整体为手术刀片形。前缘和后上缘凸向后方，下缘直而短与二尖瓣前瓣间隔附着缘相平，下缘后端为冠状窦口前上缘。卵圆窝前后方的部分叫前峡和后峡。卵圆窝中心厚约 1mm（图 1－9）。

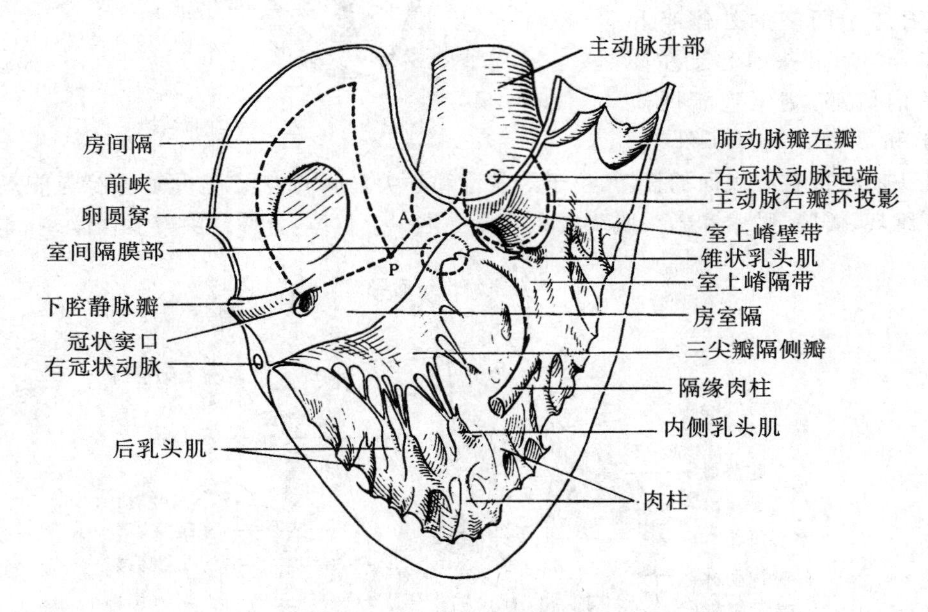

图 1－9　房间隔和室间隔（右面观）

A：主动脉后瓣环切面投影；P：转折点投影；A－P：中心纤维体左上缘投影；P 后虚线为二尖瓣环水平

（二）室间隔

室间隔位于左、右心室之间，与正中矢状面亦成 45°角倾斜。室间隔中部向右侧隆凸，因此前上部倾斜更为明显。室间隔呈三角形（图 1－9），有前、后、上三缘。前缘和后缘分别相当于前、后室间沟。上缘比较复杂，由三部分构成（图 1－10）。

（1）前部（动脉间部）：向上与大动脉（肺动脉干和升主动脉）根部相连。横切面上此部呈“S”形弯曲，其前部向左凸，主要由肺动脉左窦下缘形成；其后部向右凸，主要由主动脉右窦下缘形成。主动脉右窦下缘比肺动脉左窦下缘约低 1cm。

（2）中部（膜性部）：此部最小，相当于三尖瓣隔侧瓣前 1/4 及前瓣内侧端附着处。

(3)后部(房室部):界于右心房与左心室之间,左上有二尖瓣环附着,右下有三尖瓣环附着,相当于 Anderson 所说的房室肌隔。

室间隔肌性部占绝大部分,主要由肌肉组成,较厚,为 1～2cm。功能上属于左心室壁,与左心室其他壁共同构成肥厚有力的圆锥形室腔,执行强而有力的舒缩功能。其左、右侧面分别有左、右束支通过。

室间隔膜部占室间隔上缘中部一小区域,由胎生时期的室间孔闭合而成,为室间隔缺损的好发部位。此处无肌肉成分,只是一个致密的结缔组织膜,厚约 1mm,左侧位于主动脉右、后瓣环下方,右侧中部有三尖瓣隔侧瓣附着缘横过,将膜部分为上方的房室间部(位于右心房左心室之间)和下方的室间部(位于左右心室之间)(图 1-10,1-11)。膜部与隔侧瓣附着缘的关系可有 3 种异常。

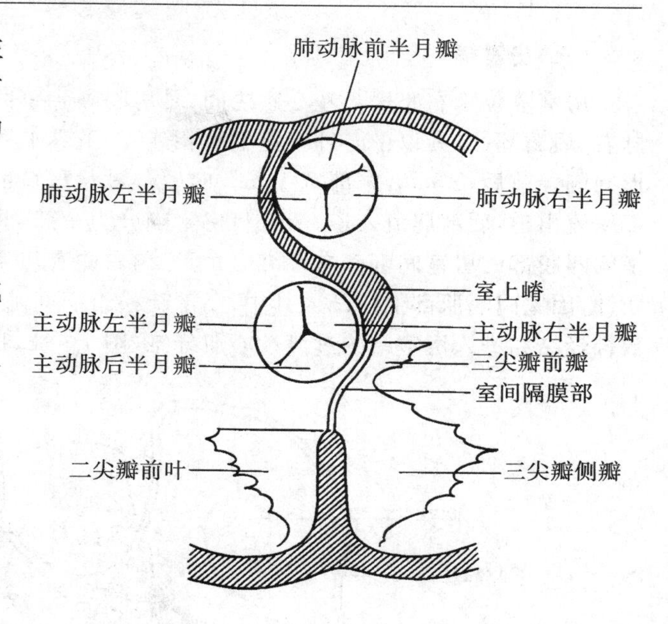

图 1-10　室间隔上缘示意图

(1)跨环型:三尖瓣环过膜部的右侧面,将膜部分为上方的房室间部和下方的室间部。这一型占绝大多数,为 87.5%,属于正常型。

(2)环上型:膜部全在右房室环之上,而无室间部,占 2.5%。

(3)环下型:膜部在右房室环的下方,无房室间部,即全在左、右心室之间,占 10.0%。后两种属变异型。

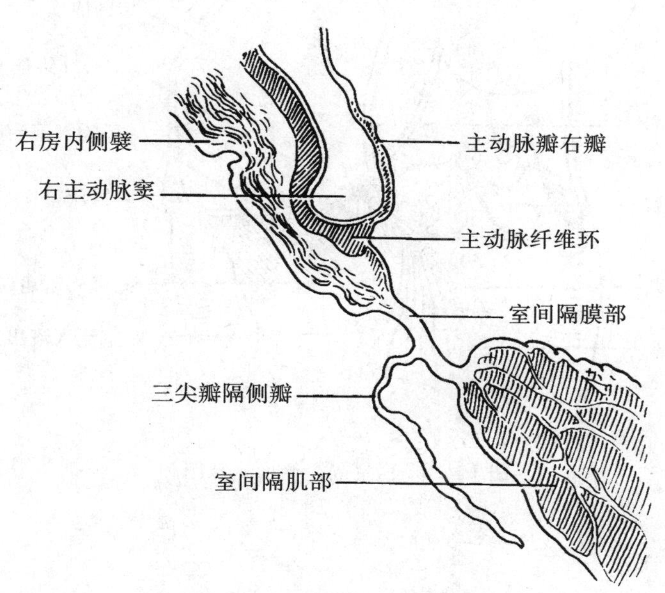

图 1-11　室间隔膜部(经主动脉根部右侧壁的额状切面)

(三)房室隔

房室隔位于右心房与左心室之间,是房间隔和室间隔的过渡区。上界平二尖瓣环和主动脉右、后瓣环(二者以中心纤维体上缘相连)。下界平三尖瓣隔侧瓣附着缘,为后宽前窄的三角形间隔。前后长 3cm,中部宽 1cm。向后于冠状窦口前缘与房室交点区相续。因左心室侧前部属流出道,后部属流入道,所以将房室隔分为 2 部:前部与后部。前部基本属于膜性,因包括室间隔膜部的房室间部和右纤维三角,三角右侧有房室结和房室束的起始部。后部基本属于肌性,因室间隔肌部上缘凸入其中,后部疏松组织间隙中有房室结动脉、静脉、神经纤维束、少数神经结和进入房室结的过渡性心肌纤维(图 1-12,1-13)。

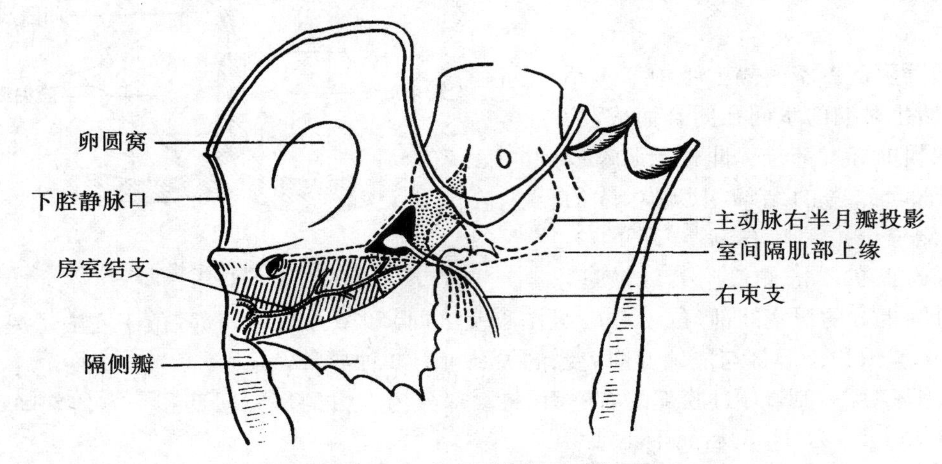

图 1-12　房室隔右侧面示意图

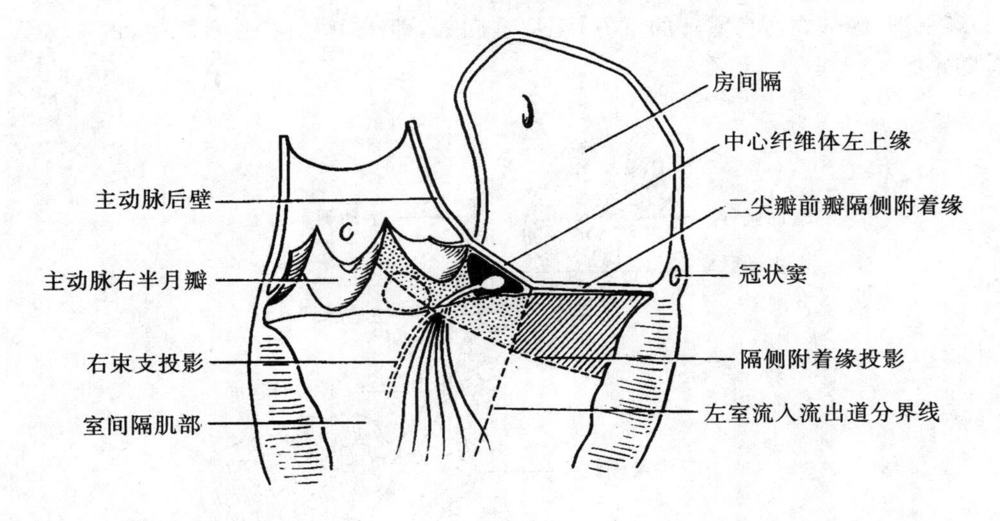

图 1-13　房室隔左侧面示意图

六、心壁的构造

心壁由心内膜、心肌层和心外膜组成。

(一)心内膜

心内膜是覆盖于心房和心室内表面的一层光滑膜,由内皮和内皮下层、内膜下层构成。心内膜与血管内膜相连续,并直接与心内血液相接触。心内膜折叠成双层内皮,中间夹有致密结缔组织而形成心脏各瓣膜。

(二)心肌层

心房肌和心室肌不相连续,二者分别附于心脏的纤维支架。心房肌浅层横行,深层呈袢状包绕心房,一部分深层纤维呈环状环绕心耳、腔静脉口和肺静脉口,有括约作用。心室肌强厚,左心室尤甚,可分为3层。左右心室共有的浅层肌斜向左下,在心尖捻转成心窝,移行为深肌层。深肌层形成肉柱和乳头肌。中层肌纤维呈环形,在深浅肌之间,分别环绕左右心室,也有联系两室的"S"形纤维。

(三)心外膜

心外膜为浆膜性心包的脏层,被覆于心肌表面,由间皮和富有脂肪组织的结缔组织构成。有血管、淋巴和神经行于心外膜深面。

(四)心脏的纤维支架

心脏的纤维支架由致密结缔组织构成,坚韧而有弹性,位于房室口和动脉口周围,主动脉口与房室口之间,供肌纤维和瓣膜附着,在心脏运动中起支点和稳定作用,可分为以下6个部分(图1-14)。

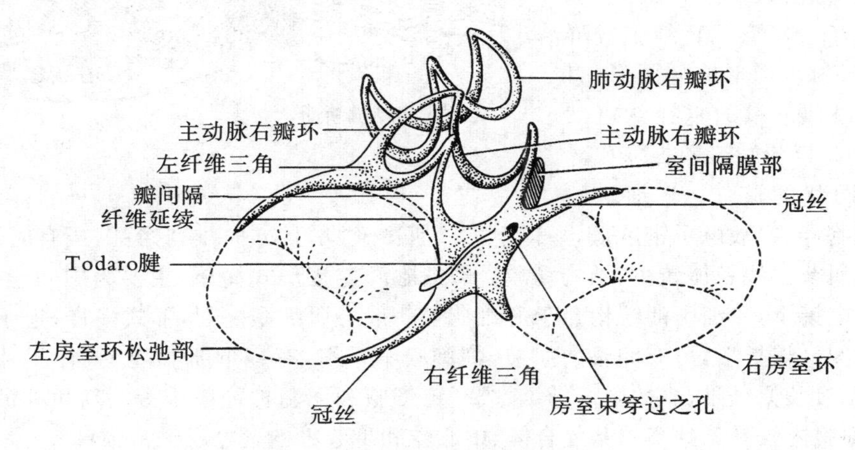

图1-14 心脏纤维支架示意图

(1)肺动脉瓣环:供肺动脉瓣附着。

(2)主动脉瓣环:为3个弧形相连的结缔组织环,供主动脉瓣附着。左、后瓣环间的结缔组织板叫瓣间隔,向下与二尖瓣前瓣相延续,两侧与左、右纤维三角相连。右、后瓣环之间的结缔组织板向下连于室间隔肌部上缘,其中部薄而透明的部分为室间隔膜部。

(3)二尖瓣环:前内侧部强韧,后外侧部松弛。环有一定的弹性和伸缩性,从舒张期至收缩末期环周长可缩小40%。

(4)三尖瓣环:也为前内侧部较强,后外侧部疏松薄弱。

(5)左纤维三角:位于主动脉左瓣环与二尖瓣环之间,左缘附于左心室游离壁,向右连瓣间隔,邻近左心耳根部、二尖瓣前外侧连合和左冠状动脉旋支。

(6)右纤维三角:也叫中心纤维体,位于主动脉瓣环与左右心房室瓣环之间。向右下倾斜附着于肌性室间隔上缘,向右前连室间隔膜部。其右侧面有房室结附着。结前端穿入中心纤维体而变为房室束。

七、心脏的传导系统

心脏的传导系统由特殊分化的心肌细胞构成,它们组成一些结或束,作用是产生和传导兴奋,使心脏产生有节律的收缩运动。心脏传导系统包括窦房结、结间束、房室结和室内传导系统。

(一)窦房结

窦房结(sinoatrial node)是正常窦性心律的起搏点,位于上腔静脉和右心房交界处的心外膜下,从腔耳角下方延至界沟的中上部,结上端距腔耳角约 3.8mm。窦房结呈梭形,上端较宽大称为头,下端窄而长称为尾。成年国人窦房结的大小为 14mm×3.6mm×1mm。结的大小有一定的变异。与成人相比,婴幼儿的窦房结相对较大。

沿结纵轴有恒定的窦房结动脉穿过,结细胞围绕在动脉壁周围,宛如动脉外膜的增厚(图 1-15)。窦房结内主要有起搏细胞(P 细胞)和过渡型细胞(T 细胞)。P 细胞成群或单个存在,为多边形或椭圆形,直径 4~9μm,核大,核的直径约占细胞直径的 1/2 以上,有常染质和异染质,可见网状的核仁。P 细胞的细胞质中细胞器少,故电子密度低,显得空旷。肌微丝少,且方向排列杂乱,虽有时可见 Z 线,但无完整的肌节。线粒体较少,结构简单。P 细胞间连接形式简单,主要为中间连接,很少有缝隙连接。电镜下,T 细胞的结构介于 P 细胞与一般心肌细胞之间,形式多样,连于 P 细胞与心肌细胞之间。核长形,可有完整的肌节,细胞膜不平滑,有扇形肌膜隆突,有 T 小管。肌细胞之间,可见有胶原纤维、少数弹力纤维、成纤维细胞和无髓神经纤维等。新生儿的窦房结内部细胞、T 细胞内较易见到高尔基复合体、中心粒和少数心钠素电子致密颗粒。

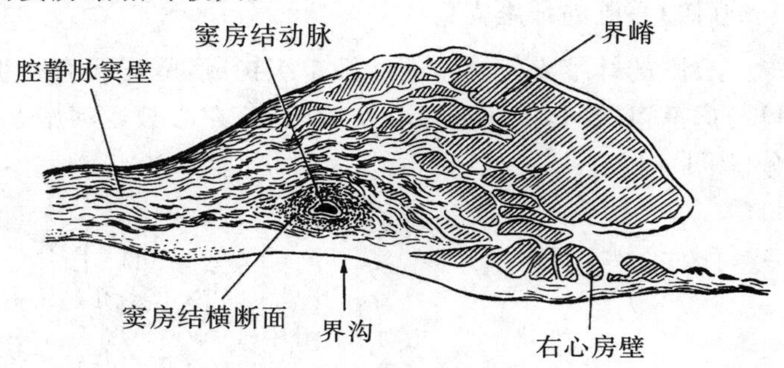

图 1-15 人窦房结的位置(横切面)

(二)结间束

结间束首先由 James 提出,但从形态结构上是否存在尚有争议,一般分 3 条加以描述(图 1-16)。

(1)前结间束起于窦房结上端,向左分为两束:一束至左心房壁叫上房间束或 Bachmann 束,另一束向下经房间隔前峡至房室结上缘。

(2)中结间束起于窦房结后缘,绕上腔静脉后方进入房间隔,亦经前峡至房室结后上缘。此束即 Wenchebach 氏束。

(3)后结间束自窦房结下端发出,在界嵴内下行,然后经下腔静脉瓣至房间隔,再至房室结后缘。一部分纤维越过房室结主体至结前端或房室束(旁路纤维)。后结间束又名 Thorel 束。

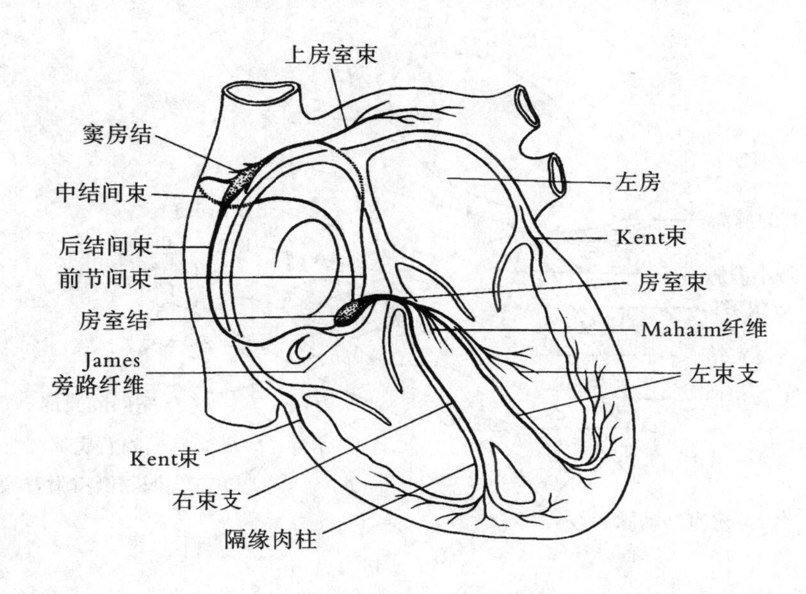

图 1-16 心脏传导系统模式图

(三)房室结

房室结(atrioventricular node)(简称 A-V 结)位于右心房 Koch 三角的尖部,冠状窦口前上方,隔侧瓣附着缘以上,在右心房心内膜深面约 0.5mm。左侧紧靠中心纤维体。房室结距冠状窦口、隔侧瓣和室间隔膜部分别为 4mm、5mm、4mm。结的大小为 7mm×4mm×1mm。结前端穿入中心纤维移行为房室束。房室结由两部分组成:浅层纤维多平行向下,位于房室结右侧面,至结下缘与深层纤维相合。深层结细胞较多,排列呈网状,纤维相互交织。房室结的上缘、后缘和外侧面有少数心房肌纤维相连,即结间束的终末部(图 1-17,1-18)。

房室结主要由 3 种细胞组成:P 细胞较少,位于结深层;T 细胞位于结的浅层和深层,结间束终末部多为 T 细胞,在微细结构方面两种细胞与窦房结相似。在结的前下部尚有浦肯野细胞,细胞质也较空旷,肌原纤维很少且多位于肌纤维的周边部分,细胞核为长形,核膜表面不光滑。

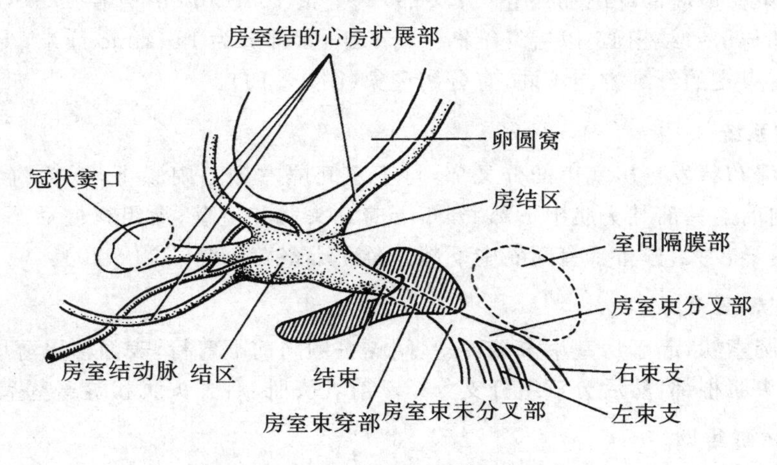

图 1-17 房室交界区的位置和分部

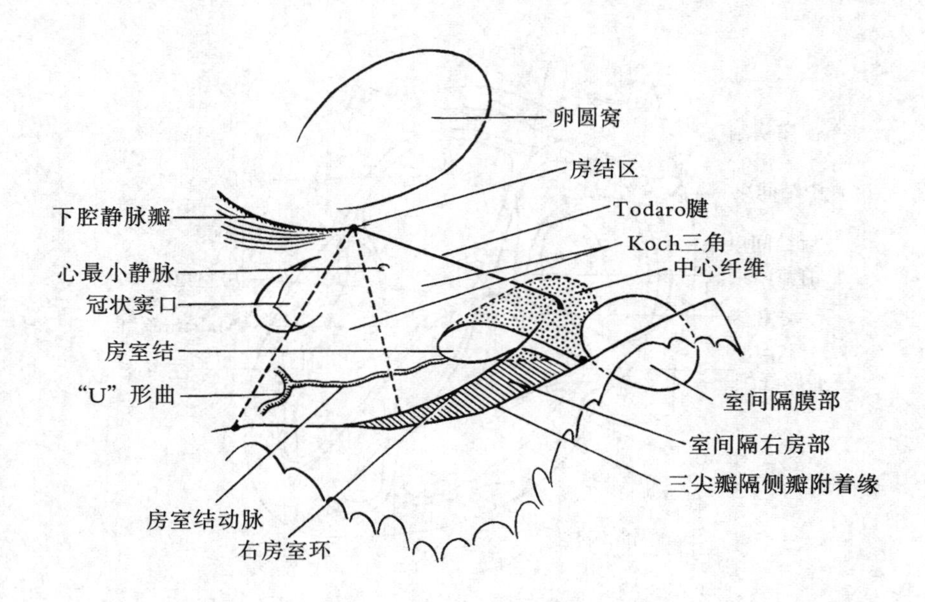

图 1-18 房室交界区三角(Koch 三角)示意图

房室结的功能有传导作用、延搁作用，冲动在结内延缓约 0.04 秒。当窦房结功能降低时，房室结细胞亦可发放冲动，但节律较慢，每分钟为 40～60 次。此外，当心房传来过多的冲动时，一部分冲动可在结内消失，另一部分冲动继续下传，如心房纤颤时即是如此。临床上一般将房室结、结间束终末部和房室束的穿部及未分叉部合称为房室连接区，它们在结构与功能上有着密切的联系。

(四)房室束及左、右束支系统(希浦系统)

1. 房室束

房室束(atrioventricular bundle，His bundle)起自房室结前端，穿中心纤维体(穿部)至肌性室间隔上缘(未分叉部)，向前下经室间隔膜部后下缘，同时陆续发出左束支的纤维，最后分为右束支及左束支最前部纤维而终止(分叉部)。全长 10～20mm，直径 1.5～2mm。房室束的构造，起始部与房室结相似，以后纤维渐平行变粗，大部分为 Purkinje 纤维，少数为 T 细胞。束的远端左、右束支的纤维方向不同，有分离现象(图 1-19)。

2. 左束支系统

左束支呈瀑布状发自房室束的分叉部，行于室间隔左侧心内膜下，下行约 1.5cm，分为 3 组分支：前组向前上达前乳头肌中下部，分布于前乳头肌和室壁；后组行向后下至后乳头肌和室壁；间隔组变异较大，分布于室间隔中下部并至左心室游离壁(图 1-20)。

3. 右束支系统

右束支成圆索状，起于房室束末端，在室间隔右侧向前下弯行，表面覆以薄层心肌，经隔缘肉柱到达前乳头肌根部，然后分三组分支分布于前乳头肌、后乳头肌和游离室壁(图 1-19)。

4. Purkinje 纤维网

Purkinje 纤维网由左右束支的分支纤维交织而成，主要位于室间隔的中下部、心尖、乳头肌下部和游离室壁的下部。Purkinje 纤维直接或经过渡细胞与一般心肌细胞相连。一条 Purkinje 纤维可以兴奋数以千计的一般心肌纤维。

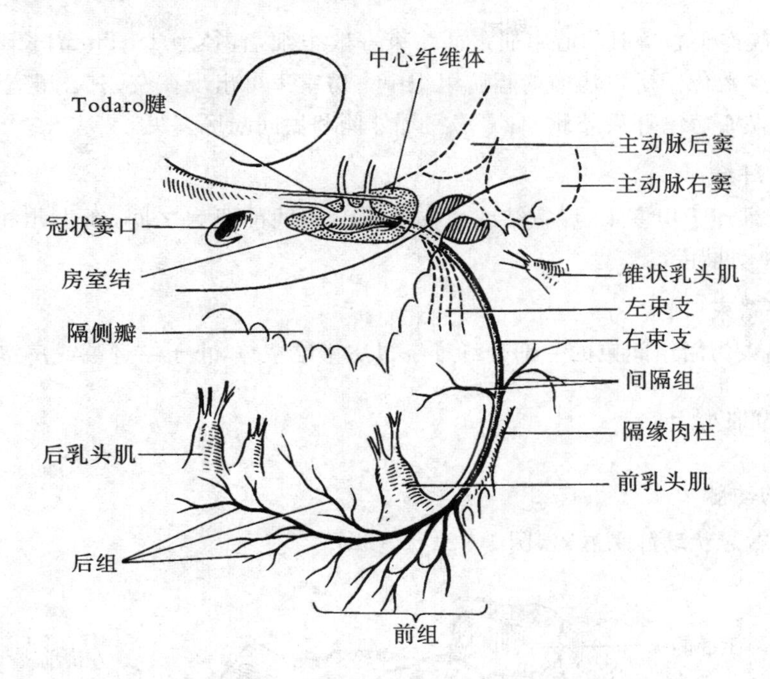

图 1-19 房室束邻接及右束支分布模式图

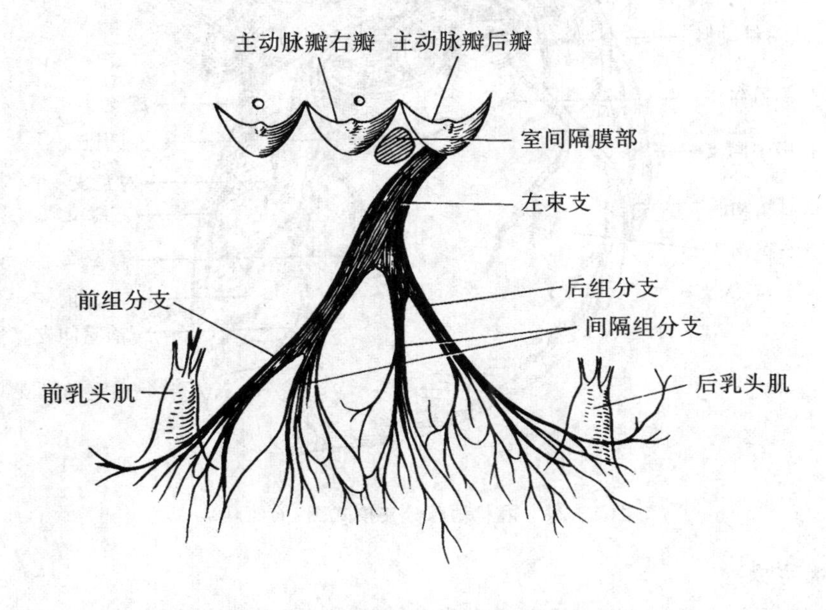

图 1-20 左束支分支分布示意图

(五)传导系统的变异

异常传导束的存在可使心房的冲动过早地到达心室肌某部，使之提前收缩，主要与预激综合征和室上性心动过速有关。

1. Kent 束

Kent 束直接连于心房肌与心室肌之间。束一般很细，直径为 1～3mm，长 3～10mm。多数靠近房室环，少数位于房室沟内的脂肪组织中。房室束可出现在左、右心房室环和房室隔的任何部位，但以左心房室环后外侧、右心房室环外侧和后间隔区多见。

2. Mahaim 纤维

Mahaim 纤维连于房室束、房室结或束支主干与室间隔肌肉之间，新生儿和儿童多见，可使结或者束的冲动早传。

3. James 旁路束

James 旁路束为后结间束的一部分纤维绕过房室结主体，止于结远端或房室束。

八、心脏的血管

(一)心脏的动脉

心脏由左、右冠状动脉来滋养(图 1－21，1－22)。

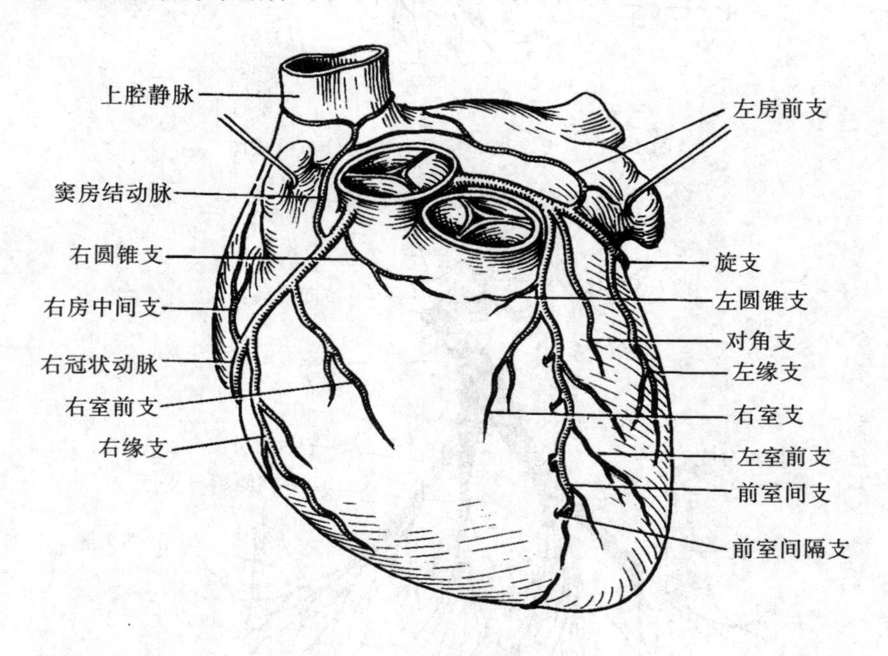

图 1－21　冠状动脉分支模式图(前面观)

1. 左冠状动脉

左冠状动脉起于主动脉左窦，开口多在窦的中 1/3 处，开口距窦底 1.5～2.0cm。左主干向左行于左心耳与肺动脉干之间，不久分为前室间支(前降支)和旋支(左旋支)。左主干很短，成人长 1.5～3.0cm，儿童长 0.1～1.0cm。左主干的直径在距起点 0.2cm 处，为0.41～0.5cm 者占 48%，为 0.51～0.6cm 者占 29%，最粗者可达 0.75cm。约 1.6%的人无左主干，前降支和旋支均直接起于主动脉窦。前降支和旋支的角度一般为 60°～90°。

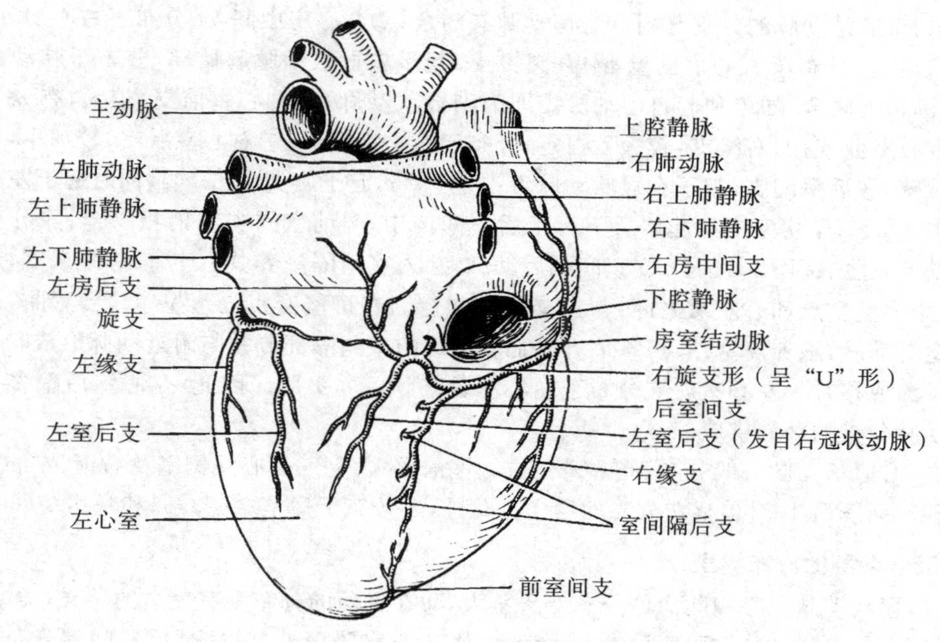

图 1-22　冠状动脉分支模式图(后面观)

前降支似为左主干的直接延续，延室间沟下行，绕过心尖切迹止于后室间沟的下 1/3。前降支起始部外径平均 4.0mm。其分支有：①斜角支，起于左冠状动脉主干分叉处，分布于左心室前壁；②左心室前支，多为 3～5 支，近侧 1～3 支较粗大，向左分布于左心室前壁和前乳头肌；③左圆锥支，起于肺动脉口水平，向右行与右圆锥支吻合；④右心室前支，较细小，分布于前室间支附近的右心室前壁；⑤室间隔前动脉，多为 12～17 支，起于前室间支深面，分布于室间隔前 2/3。

前降支借上述分支分布于左心室前壁、左心室前乳头肌、心尖、右心室前壁一小部分和室间隔前 2/3，包括右束支和左束支前半。

旋支起始后沿冠状沟左行，绕过心左缘到心后面，止于心左缘与房室交点之间。其分支有：①左心房前支，分布于左心房前壁，有的左心房前支可延续为窦房结动脉，沿左心房前壁右行，达上腔静脉口，分布于窦房结，此种情况约占 40%；②左心房中间支，分布于左心房外侧壁；③左心房后支，分布于左心房后壁；④左心室前支，较小，分布于左心室前壁上部；⑤左缘支，较粗大且恒定，分布于左心室外侧壁；⑥左心室后支，分布于左心室后壁和后乳头肌。

总之，旋支分布于左心房、左心室侧壁、后壁，包括后乳头肌，约 40% 的人还分布于窦房结。

2. 右冠状动脉

右冠状动脉绝大部分(94%)起于主动脉右窦，开口多在窦的中 1/3 区，距窦底 1.5～2.0mm。起始部直径 3～5.5mm，最粗可达 7mm。起始为右心耳所掩盖，后沿冠状沟右行，绕心右缘达冠状沟后部，到房室间交点附近分为后室间支和终末支。

其分支有：①右心房前支，分布于右心房前壁内侧面，约 60% 的人右心房前支发出窦房结动脉，沿右心房内侧壁上行到达上腔静脉口，顺时针或逆时针房向环绕上腔静脉口，穿过并滋养窦房结，窦房结动脉的分支与附近心房动脉有吻合；②右心房中间支，分布于右心房外侧壁；③右心房后支，分布于右心房后壁；④右圆锥支，起于右冠状动脉起始部，分布于肺动脉口附近，与左圆锥支吻合；如单独起自主动脉窦即为副冠状动脉；⑤右心室前支，较大，有 2～3 支，分布于右心室前壁；⑥右缘支，较大且恒定，分布于右心室侧壁；⑦右心室后支，较细小，分布于右心室后壁；⑧后室间支，起于右冠状动脉者占 94.5%，起于旋支者占 4%，同时起于左右冠状动脉者占 1.5%，于房室交点起始后下行于后室间沟中，与前室间支末梢相吻合；除分支滋养相邻室壁外，还向深面发 7～12 支室间隔后动脉，穿入室间隔滋养其后 1/3；⑨终末支，起始后左行，止于房室交点和心左缘之间，与旋支末梢吻合。在房室交点处形呈“U”形弯曲，由顶端发出房室结动脉，滋养房室结、房室束近侧部和邻近的室间隔部分并与附近动脉形成吻合。终末支多发出或移行为左心室后支分布于左心室后壁和后乳头肌。因此，左心室后壁多接受左右冠状动脉分支的共同供应。

总之，右冠状动脉一般分布于右心房、右心室前壁大部分、右心室侧壁及后壁、左心室后壁一部分和室间隔后 1/3，包括左束支的后半。此外，还分布于房室结（93%）和窦房结（60%）。

3. 冠状动脉的分布类型

左、右冠状动脉在心胸肋面的分布变异不大，而在膈面的分布则有较大的差异，类型如下。①右优势型：右冠状动脉在膈面分布范围较大，除右心室膈面外，尚越过后室间沟分布于左心室膈面的一部分或者全部。此型约占 65.7%，属正常型；②均衡型：左、右心室的膈面各由本侧的冠状动脉供应，此型占 28.7%；③左优势型：左冠状动脉在膈面分布范围较大，除左心室膈面外，尚越过后室间沟，分布于右心室膈面的一部分；此型后室间支和房室结动脉均来自左冠状动脉。此型占 5.6%（图 1－23）。

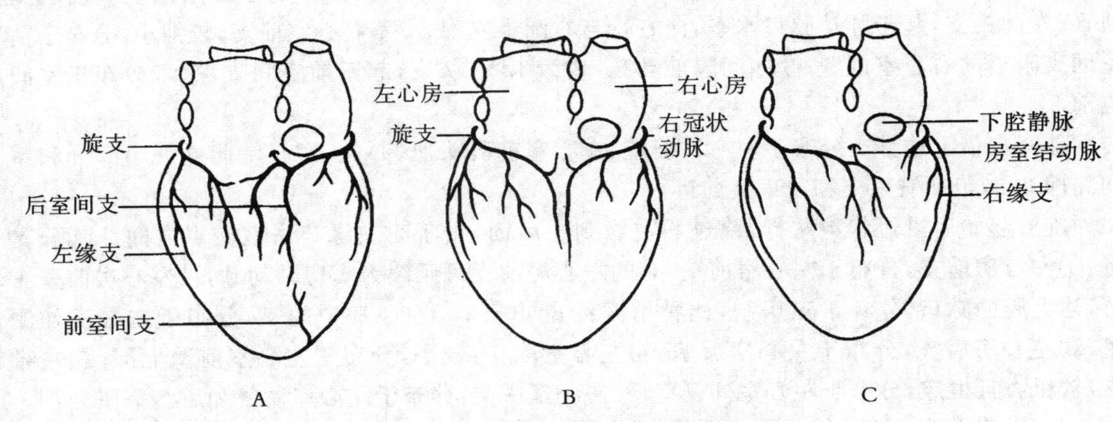

图 1－23　冠状动脉的分布类型

A：右优势型；B：均衡型；C：左优势型

4. 心脏的动脉吻合

正常心脏血管在出生时就存在丰富的动脉吻合。吻合管的长度和直径随年龄增长而增大，至 18～20 岁时达到成人的大小。在房间隔、室间隔、房室结区、心房壁和窦房结附近均有较多的动脉吻合。吻合管直径多在 100μm 以上，室间隔内动脉吻合管直径可达 400μm 以上，房间隔的可达 530μm 以上。吻合管在动脉支阻塞后可以起到侧支循环作用。此外，心壁的小动脉可通心肌窦状隙，后者再通心腔。此外还有直通心腔的动脉心腔血管。

(二)心脏的静脉

心脏的静脉包括 3 个系统。

(1)心壁内的一些小静脉直接开口于心腔,叫心最小静脉。心肌窦状隙也直通心腔。

(2)右心室前壁有 2～3 条较大的心前静脉,向上跨过冠状沟直接开口于右心房。

(3)心脏其他静脉均先汇入冠状窦,借冠状窦口注入右心房。冠状窦位于心脏后面左心房与左心室之间的冠状沟内,平均长(3.41±0.13)cm,中部直径(0.84±0.04)cm。冠状窦口有冠状窦口瓣者占 80.85%。冠状窦表面有心房肌纤维覆盖,心房收缩时能阻止冠状窦内的血液进入右心房,有类似瓣膜的作用。

冠状窦的主要属支有以下 5 个部分。

(1)心大静脉,与前室间支伴行,向上至冠状沟,左行绕过心左缘,注入冠状窦左端。

(2)心中静脉,与后室间支伴行,注入冠状窦右端。

(3)心小静脉,自心右缘向上至冠状沟,伴行右冠状动脉,向左注入冠状窦。

(4)左心房斜静脉(Marshall 静脉),斜位于左心房后壁,向下注入冠状窦起始部上缘。

(5)左心室后静脉,偶尔单独存在,向上注入冠状窦。心的静脉在心外膜下有吻合。心壁的静脉血约 70%经冠状窦回心腔,其余小部分借心前静脉、心最小静脉、心肌窦状隙和动脉心腔血管回心(图 1-24,1-25)。

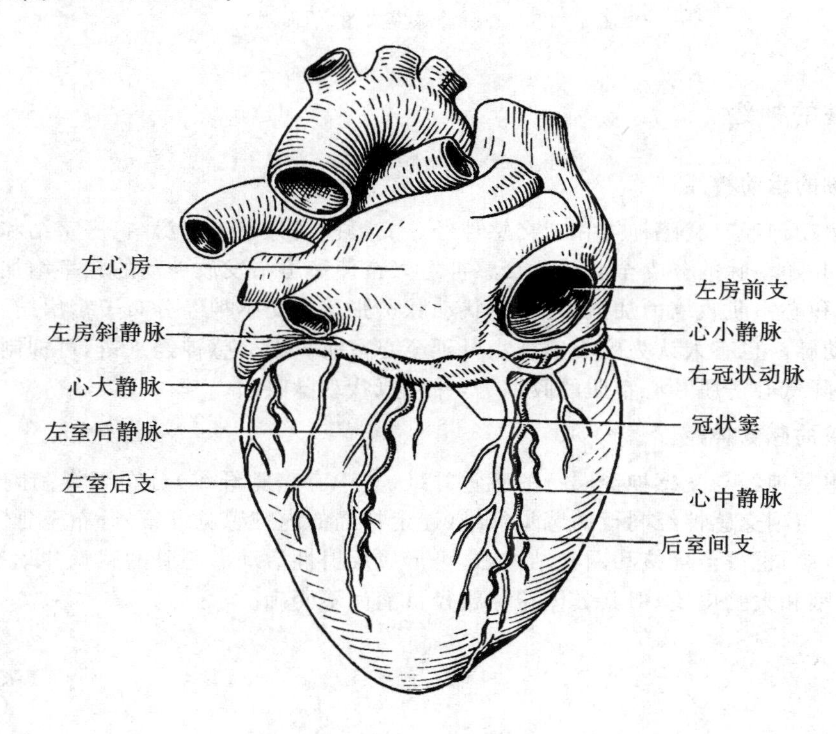

图 1-24　冠状窦及其属支(后面观)

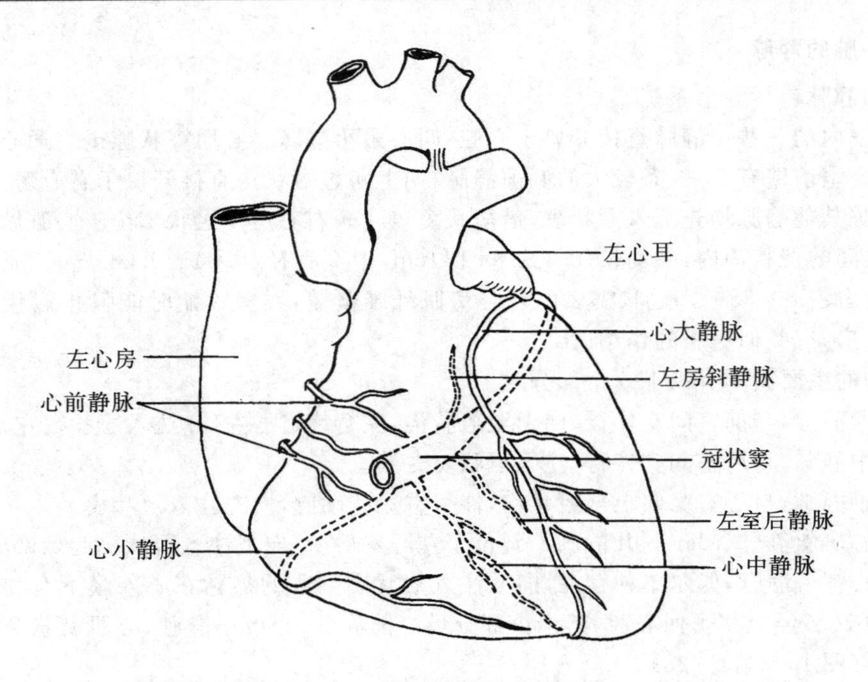

图 1-25　心脏静脉模式图(前面观)

九、心脏的神经

(一)心脏的运动神经

心脏的运动神经有交感神经和副交感神经。交感神经分布于窦房结、房室结和左、右冠状动脉的主干,并随动脉的分支至心肌。交感神经兴奋使窦房结发放冲动的频率增加,房室传导加快,心房肌和心室肌收缩力加强,并使冠状动脉扩张。副交感神经分布于窦房结、房壁肌、房室结和冠状动脉。也有人认为副交感神经可延至心室肌。副交感神经兴奋,可抑制房室传导,使心跳变慢,降低心房肌和心室肌的收缩力,并使冠状动脉收缩。

(二)心脏的感觉神经

心脏的感觉神经与交感神经同行的感觉纤维(其中有痛觉纤维)分布至脊髓胸 1～4、5 节段后角灰质。与副交感神经同行的感觉纤维(迷走神经的内脏感觉纤维)分布至延髓的孤束核和迷走神经背核,也可至疑核和网状结构,这可形成反射性活动。心脏的感觉冲动最终传向背侧丘脑、下丘脑和大脑皮质,但其具体传导路径目前尚不明确。

(张春艳)

第二节　心脏的生理

一、心脏的泵血功能

心脏是一个由心肌及其间质构成并具有瓣膜结构的空腔脏器。它虽有非循环性内分泌功能(分泌心钠素),但其主要功能是循环功能,即通过有规律的舒缩交替活动,收缩时把血射至动脉,舒张时将静脉回流的血返回心脏。这样,心脏通过周而复始的周期性活动,完成其泵血功能,以满足机体的代谢需要。

(一)心肌舒缩的物质结构和机制

1. 心肌舒缩的物质结构

心脏是由心肌细胞和几种非心肌细胞(成纤维细胞、平滑肌细胞和内皮细胞)构成的。心肌细胞的主要构成是肌原纤维(myofibril),而肌原纤维则以肌节(sarcomere)为其基本结构与收缩单位。肌球蛋白(myosin)与肌动蛋白(actin)一起,兼有支架和收缩双重功能,在心肌收缩功能中起重要作用。

(1)肌原纤维和肌节:每个肌细胞内部都含有上千条沿细胞长轴走行的肌原纤维。每条肌原纤维沿长轴呈现规律的明、暗交替,分别称为明带和暗带。细胞内每条肌原纤维的明带和暗带在横向上都位于相同水平,因而整个肌细胞也呈现明、暗交替的横纹。暗带的中央有一段相对较亮的区域,称为H带;H带的中央,即暗带的中央,有一条横向的线,称为M线;明带中央也有一条线,称为Z线或Z盘。两个相邻Z线之间的区域称为肌节,是肌肉收缩和舒张的基本单位。肌原纤维之所以出现明带和暗带,是由于肌节中含有两套不同的肌丝。暗带中主要含有直径较大的粗肌丝,直径约10nm,长度约1.6μm,与暗带的长度相同,中间有细胞骨架蛋白将它们固定,形成M线;明带主要含有直径约5nm的细肌丝,每条细肌丝的长度约1.0μm,它的一端锚定在Z盘的骨架结构中,另一端可插入暗带的粗肌丝之间,所以暗带中除了粗肌丝之外,也含有细肌丝,M线两侧没有细肌丝插入的部分则形成H带。肌节中除了肌丝之外,还有维持粗、细肌丝精确几何位置和作为收缩蛋白附着点的细胞骨架。

(2)肌管系统:横纹肌细胞含有两套独立的肌管系统,一种是走行方向与肌原纤维垂直的管道,称为横管或T管,它是肌膜在Z线附近向内凹陷形成的。在它凹入的肌原纤维断面上反复分支成网,包绕每条肌原纤维,细胞外液经肌膜上的开口与管内相通。另一种管道的走行方向与肌原纤维平行,称为纵管,也就是肌浆网。肌浆网的管道交织成网,包绕在肌原纤维周围。在肌原纤维周围的肌浆网也称为纵行肌浆网,其末端变得肥大或呈扁平形状,与T管膜或肌膜相接触(但不连接),这部分肌浆网称为连接肌浆网。

2. 心肌舒缩过程和机制

如前所述,心肌舒缩的本质是因细肌丝的滑动导致肌节长度改变的结果。

(1)心肌的收缩:当心肌细胞兴奋去极化时,细胞外的Ca^{2+}从细胞外顺离子浓度差转入细胞质,同时激发肌浆网(可能还有线粒体)释放Ca^{2+}进入细胞质,使细胞质的Ca^{2+}浓度迅速升高;当Ca^{2+}浓度从10^{-7}mol/L升至10^{-5}mol/L时,钙则与肌钙蛋白C(TnC)结合,从而改变TnC和肌钙蛋白I(TnI)的构型,使TnI移开肌动蛋白,并通过肌钙蛋白T(TnT)使肌球蛋白旋转到肌动蛋白的两条螺旋沟中,从而使被掩盖的肌动蛋白作用点暴露出来,与肌球蛋白头部接触形成横桥;与此同时,Ca^{2+}激活肌球蛋白头部ATP(三磷酸腺苷)酶,水解ATP放出能量,启动肌球蛋白头部定向偏转,使由肌动蛋白构成的细肌丝沿着肌球蛋白构成的粗肌丝向肌节中央滑行,结果肌节缩短,心肌收缩。因为本过程把心肌的兴奋与收缩紧连在一起,故称为兴奋-收缩耦联。

(2)心肌的舒张:当心肌收缩后复极化时,肌浆网借助于钙泵的作用从肌浆中把Ca^{2+}摄取回来，同时另一部分钙通过肌膜转至细胞外；这样，肌质内的 Ca^{2+} 浓度迅速降低，当降到 10^{-7} mol/L时，Ca^{2+} 即与肌钙蛋白解离，使 TnC 和 TnI 构型恢复原状，进而通过 TnT 使肌球蛋从肌动蛋白螺旋沟中转移出来，恢复原来位置，肌动蛋白上的作用点又重新被掩盖，与此同时，ATP 把肌球蛋白头部 ADP(二磷酸腺苷)置换下来，使肌动-肌球蛋白重新解离为肌动蛋白和肌球蛋白，肌动蛋白细胞丝向外滑行恢复原位，肌节恢复原长，心肌舒张，此过程使心肌的复极和舒张同时发生的，故又谓之心肌复极-舒张耦联过程。

(二)心动周期

心脏每收缩和舒张一次，即为一个心动周期。由于心房和心室是分开活动的，所以每个完整的心动周期，实际上包括心房收缩、心房舒张、心室收缩和心室舒张 4 个过程。左右两心房和两心室都是功能性合胞体，无论心房或心室的舒缩活动基本上是左右两侧同步进行的。由于心室的收缩活动在心脏泵血功能上起主导作用，因此通常所说的心脏的收缩期和舒张期，都是指心室的收缩期和舒张期而言的，并不考虑心房舒缩状态(图 1－26)。

1. 等容收缩期

在心房收缩结束后，心室肌立即开始收缩，心室内压力开始升高，当室内压超过房内压时，心室内血流出现向心房反流趋势，这种反流趋势将房室瓣推向关闭，从而阻止了血液倒流入心房。从心室开始收缩到房室瓣关闭之间的这段时间，常被称为心室收缩始期。在房室瓣关闭后，室内压仍低于主动脉压，主动脉瓣仍然关闭，心室成为一个封闭腔。由于血液是不能被压缩的，心室继续强烈收缩，室内压力急剧升高，而心室容积无变化，所以这段时间称为等容收缩期，历时约 0.05 秒。

2. 快速射血期

当室内压继续上升到超过主动脉压时，主动脉瓣打开，标志此期开始。由于心室仍继续强烈收缩，大量血液快速射入主动脉，心室容积迅速显著地缩小，室内压继续上升达到顶点。此期历时约 0.11 秒。射血不仅量大(占总射血量 80％～85％)，而且迅速，故称快速射血期。

3. 减慢射血期

在快速射血期以后，心室肌收缩力逐渐减弱，室内压也开始逐渐下降，射血速度减慢，心室容积继续缩小直到最低值，于是射血停止。这段时间称为减慢射血期，历时约 0.19 秒。

4. 等容舒张期

当心室肌开始舒张，室内压迅速下降时；由于射血已经终止，血液的动能较小，主动脉与心室之间的反向压力差驱使血液反流，推动主动脉瓣关闭，即从心室开始舒张到主动脉瓣关闭之间的这段时间，常被称为心室舒张始期。此后，因室内压仍显著高于房内压，房室瓣继续保持关闭状态，使心室又形成封闭腔。心室肌继续舒张，室内压急速下降，而心室容积保持不变，故称等容舒张期。当室内压继续下降到低于房内压时，房室瓣开启，此期结束，历时约 0.08 秒。

5. 快速充盈期

房室瓣开启后，心室肌继续扩张，使室内压下降，并始终低于房内压，甚至造成负压，于是心房和大静脉内的血液因心室抽吸大量快速流入心室，心室容积迅速增大，故称为快速充盈期。此期历时约 0.11 秒，进入心室内的血量常占整个舒张期流入量的 2/3 左右。

6. 减慢充盈期

在心室舒张的后期,由于心室内血液充盈程度增加,心室内压趋于平稳,与心房内压的差距减小,血液由静脉经心房回流入心室的速度减慢,故称减慢充盈期,历时约 0.23 秒。此期与快速充盈期之间的界限不太明显。

7. 心房收缩期

在心室舒张的末期,心房开始收缩,心房容积缩小,房内压升高,将心房内的血液挤入心室。此期历时约 0.1 秒。其挤入心室的血量,因心率不同而有很大的差异。

心室收缩始期和心室舒张始期的时限都极短暂,通常将它们分别在阐述等容收缩期和等容舒张期时一并说明。所以,一个心动周期实际上可分为 9 个时相。

右心室的射血与充盈过程,与左心室基本相似。不过肺动脉压较低,仅为主动脉压的1/6,故右心室压力变化幅度比左心室小得多。

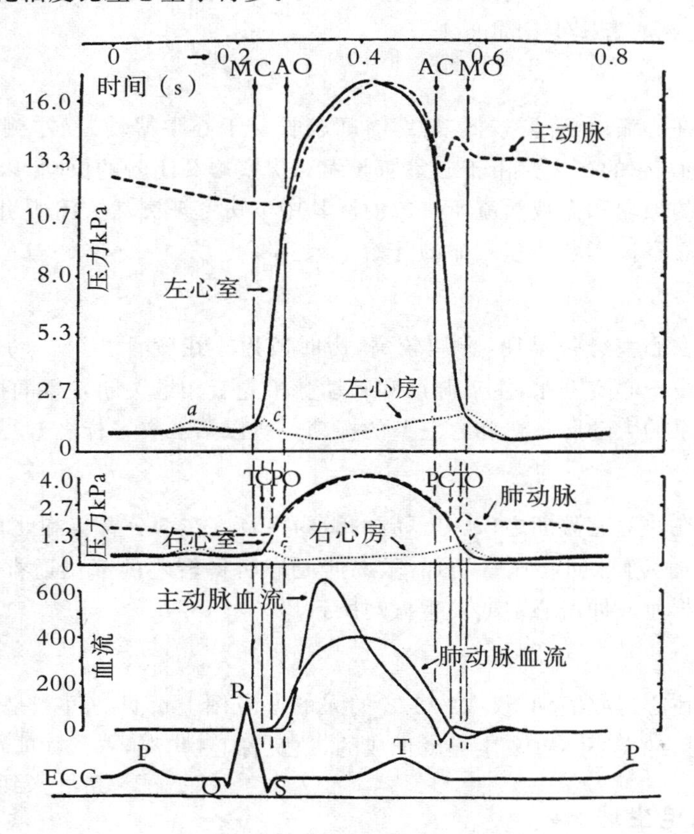

图 1-26 心动周期各种事件示意图

从上到下纵坐标表示:主动脉、左心室、左心房、肺动脉、右心室和右心房的压力(kPa),主动脉和肺动脉内血流(mL/s),心电图(ECG);横坐标表示时间。AO 和 AC 分别表示主动脉瓣开放和关闭,MO 和 MC 表示二尖瓣的开放和关闭,PO 和 PC 表示肺动脉瓣的开放和关闭,TO 和 TC 表示三尖瓣的开放和关闭

由图 1-26 可以看出以下关系。

(1)心房的收缩紧随心电图 P 波,心室的收缩紧随心电图的 R 波,T 波处于心室射血减少期。

(2)心房收缩在前,心室收缩在后,然后是心房、心室的共同舒张期。在收缩的高峰期,左心室和主动脉的压力远高于右心室和肺动脉的压力,心房的压力低于心室的压力,接近于零。

(3)二尖瓣的关闭是在等容舒张期之末。主动脉关闭是在射血减少期之末,此时左心室压力低于主动脉压,二者间有压力差。二尖瓣开放是当左心室压力低于左心房压力时。主动脉瓣开放是在左心室压力大于主动脉压力时。

(4)主动脉瓣开、关之间是左室射血期。二尖瓣开、关之间是左室充盈期。二尖瓣关闭与主动脉瓣开放并非同时,二者之间的时间为等容收缩期。主动脉瓣关闭与二尖瓣开放亦非同时,二者之间的时间为等容舒张期。

(三)心音的产生

通常在一个心动周期中,用听诊器可以听到两个心音,即第一心音与第二心音。在一部分健康青年人中可听到第三心音。此外,在少数人还可以出现第四心音。由于其音频太低,用听诊器难于听到,但可在心音图上记录下来。

1. 第一心音

第一心音发生在心缩期,音调较低,持续时间较长。于心尖搏动处(左侧第 5 肋间隙锁骨中线处)听得最清楚。它的产生是由于心室肌收缩和房室瓣关闭时的振动,以及大动脉管壁在射血开始时所发生的振动和血液涡流所造成的。其中以房室瓣突然关闭所引起的振动为听诊的主要成分。第一心音标志着心室收缩的开始。

2. 第二心音

第二心音发生在心室舒张早期,音调较高,历时较短。在胸骨旁第 2 肋间隙处听得最清楚。其产生主要是由于心室舒张,主动脉瓣和肺动脉瓣先后相继关闭发生的振动,以及和心室射血突然停止相联系的大动脉管壁和心室壁的振动。所以第二心音标志着心室舒张的开始。

3. 第三心音

第三心音发生在快速充盈期之末,是低频的微弱声音。在部分青年和儿童可以听到,特别是当运动或平卧位时,静脉回心血量增加,较易听到。听得较响的部位通常在心尖部的右上方。其产生可能由于血液冲击心室壁发生振动所致。

4. 第四心音

第四心音发生在心房收缩期,仅在约 1/4 的人的心音图上可见。可能是由于心房强烈收缩,血流进入心室时,冲击心室壁发生振动形成的,故又称心房音。

二、心肌细胞电生理

心脏的心肌细胞根据组织学特点、电生理特性,主要是根据功能的不同可分为两大类型:一类是普通的心肌细胞,又称为工作细胞,包括心房肌和心室肌细胞,因其细胞质内富含肌原纤维,执行收缩功能,这类细胞具有兴奋性、传导性但不具有自律性。另一类是心脏特殊传导组织,包括窦房结、房室交界、房室束(也称为希氏束)及其分支和 Purkinje 纤维等,这类心肌细胞除有兴奋性和传导性外,还有自动产生节律性兴奋的能力,故称为节律性细胞(或起搏细胞),但其收缩功能已基本丧失。

(一)心肌细胞的生物电活动

要了解心肌的电生理特性,首先必须了解心肌细胞的电活动。这里简要介绍静息以及遇到刺激情况下心肌细胞膜电位的变化。

1. 静息电位

在静息状态下膜两侧呈极化状态,膜内电位比膜外电位约低 90mV,这个电位差称为静息电位。此电位的形成主要与 K^+ 顺其化学梯度由膜内向膜外扩散有关。

2. 动作电位

动作电位即在刺激后膜电位会发生变化,首先引起心肌的电活动,随后才为机械收缩或周期性兴奋。动作电位包括除极和复极两个过程,通常将此整个过程分为 0、1、2、3、4 共 5 个时期,简单介绍如下。

(1)除极(去极)过程:又称 0 期。在适宜刺激下,心室肌细胞发生兴奋,膜内电传由静息状态下的－90mV 迅速上升到＋30mV 左右,构成动作电位的上升支,其正电位部分称超射。人和哺乳动物心室肌动作电位的除极过程短暂,占 1～2 毫秒,而除极幅度很大,约为 120mV,可见心室肌 0 期除极速度很快,其最大除极速度可达 800～1000V/s。

(2)复极过程。

1)1 期复极:复极开始,膜内电位由约＋30mV 迅速下降到 0mV 左右,故 1 期又称为快速复极初期,约占 10 毫秒。0 期除极和 1 期复极在图形上呈尖峰状,习惯上称为锋电位。

2)2 期复极:复极过程非常缓慢,基本停滞在 0mV 左右,图形较为平坦,故称为坪或平台期。此期的存在是心室肌细胞动作电位区别于骨骼肌和神经纤维的主要特征。持续时间约为 200 毫秒,是心室肌动作电位持续较长的主要原因,与心肌的兴奋收缩耦联、心室肌不应期长、不会产生强直收缩等特性密切相关,也常是神经递质和化学元素调节及药物治疗的作用环节。

3)3 期复极:膜内电位由 0mV 逐渐下降到－90mV,复极过程由慢逐渐增快,约占 100 毫秒,是复极化的主要部分。

4)4 期复极:膜复极完毕,膜电位恢复到静息电位水平。在心室肌和心房肌细胞等非自律细胞,4 期内膜电位稳定于静息电位水平,而在自律性细胞(窦房结或者 Purkinje 细胞),4 期呈自动除极现象。

(二)心肌的电生理特性

心肌组织具有兴奋性、自律性、传导性和收缩性 4 种生理特性。收缩性是心肌的一种机械特性,而兴奋性、自律性和传导性,则以肌膜的生物电活动为基础,故称为心肌的电生理特性。

1. 心肌的兴奋性

所有心肌细胞都具有兴奋性,即具有受到刺激时产生兴奋的能力。衡量心肌的兴奋性可以用刺激的阈值作指标,阈值高表示兴奋性低,阈值低表示兴奋性高。心脏各部位不同类型的心肌细胞的动作电位不仅幅度和持续时间各不相同,而且形成的离子基础也有一定的差别,下面仅以非自律心肌细胞心室肌的静息电位和动作电位为例,说明心肌细胞生物电现象的一般规律,自律细胞另有其独特的活动规律。

(1)形成机制。

1)心室肌细胞静息电位的形成:心室肌细胞在静息时,膜对 K^+ 的通透性较高,K^+ 顺浓度梯度由膜内向膜外扩散所达到的平衡电位，即为心肌细胞的静息电位。

2)心室肌细胞动作电位的形成。

0 期：在动作电位的形成过程中，局部电流刺激未兴奋区域，使该区心室肌细胞膜上部分钠通道激活开放，少量钠内流造成膜部分去极化。当去极达到阈电位时(约－70mV)，膜上钠通道开放的概率和数量明显增加，出现再生性钠电流，即 Na^+ 顺浓度梯度和电位梯度由膜外快速进入膜内，使膜进一步去极化，而进一步的去极化，又使更多的钠通道开放，造成更快、更多的 Na^+ 内流。根据 0 期除极的速率，可将心肌细胞分为快反应细胞和慢反应细胞。

1 期：此时快钠通道已失活关闭，但除极过程中有瞬时性外向钾通道的激活(Ito)。K^+ 经该通道的快速外流，导致了快速复极 1 期的形成。

2 期：由同时存在的 Ca^{2+} 和 Na^+ 的内向离子流和 K^+ 的外向离子流处于平衡状态的结果。0 期膜电位的除极变化，除了导致快钠通道的再生性开放和以后的关闭外，也激活了膜上的钙通道。钙通道的激活过程较钠通道慢，因此要等 0 期后才表现为持续性开放。由于心肌细胞外 Ca^{2+} 的浓度远比细胞内高，其持续而缓慢的内流造成了较长的平台期。造成平台期较长的另外一个重要原因是内入性整流现象，即正离子易从细胞外流入膜内，而不易从膜内流向膜外。在心肌细胞，0 期除极可使细胞膜上的某种钾通道(I_{k1})对 K^+ 的通透性降低到只有原来的 1/5，因此大大降低了 K^+ 的外流，故膜电位的复极时间延长。

3 期：在平台期末，钙通道失活关闭，内向电流消失；而膜对 K^+ 的通透性又恢复并增高，K^+ 主要是通过 I_k 通道迅速外流，造成膜电位的复极。并且随着膜内电位向负的方向转化，内入性整流现象逐渐减小，K^+ 外流不断加快。这种现象和 0 期钠通道的再生性除极相似，再加之心室肌各细胞复极过程的不一致，造成复极区和未复极区间存在电位差，可加速未复极区的复极过程，造成再生性复极，直到复极完成。

4 期：4 期开始后，细胞膜的离子转运机制加强，排出细胞内的 Na^+ 和 Ca^{2+}，摄回细胞外的 K^+，这主要是依靠 Na^+－K^+ 泵和 Na^+－Ca^{2+} 交换来实现的。

(2)影响兴奋性的因素。

1)静息电位水平：静息电位绝对值越大，距离阈电位的差距就越大，引起兴奋所需的刺激阈值增高，表示兴奋性降低。反之，静息电位绝对值减小时，兴奋性增高。

2)阈电位水平：阈电位上移，和静息电位之间的差距增大，兴奋性降低；阈电位下移，兴奋性增高。

3)钠通道的情况：钠通道有备用、激活和失活 3 种状态。当膜电位处于正常静息电位水平时，钠通道虽然关闭，但处于可以被激活的备用状态。在外来刺激或传导而来的局部电流影响下，造成膜两侧电位改变并发生除极时，钠通道被激活开放，引起 Na^+ 快速内流和膜的进一步去极化，紧接着钠通道很快失活关闭，使 Na^+ 内流终止。此时钠通道不能立即被再次激活开放，只有恢复到备用状态后才能再次被激活。

(3)兴奋性的周期性变化与收缩的关系。

兴奋性的周期性变化有以下几点。①绝对不应期和有效不应期：0 期开始到 3 期膜内电位恢复到－60mV 的这段时间，为有效不应期。此期又可分为两个阶段：0 期到 3 期达－55mV为绝对不应期，不发生任何程度的去极化；－55mV 到－60mV 为局部反应期，可发生局部的部分去极化，但不能产生动作电位。此期产生的原因为钠通道完全失活或刚开始复活。②相对不应期：从有效不应期完毕(约－60mV)到复极化基本完成(－80mV)为相对不应期。

高于正常阈值的刺激，方能引起兴奋。此期产生的原因为钠通道的开放能力尚未恢复正常。③超常期：电位由－80mV 恢复到－90mV 为超常期。此期内，用低于正常阈值的刺激，就可引起动作电位爆发。此期产生的原因为膜电位与阈电位的差距较小，故所需的刺激阈值小于正常阈值。

在相对不应期和超常期引出的动作电位，其 0 期的幅度和上升速率均低于正常。这主要是由于部分钠通道仍处于失活状态的缘故。这样的动作电位传播速度较慢，易形成心律失常及折返。随后膜电位恢复至正常静息电位，兴奋性正常。

兴奋性的周期性变化与心肌收缩活动的关系如下。①不发生强直收缩：由于心肌细胞的有效不应期特别长，相当于整个收缩期和舒张早期，在此期内，任何刺激都不能使心肌发生兴奋和收缩。因此，能够保持心肌舒缩交替，实现泵血功能。②期前收缩和代偿间歇：在心室的有效不应期之后，心肌受到人为的刺激或来自窦房结以外的病理性刺激时，心室可产生一次正常节律以外的收缩，称为期前收缩。而期前兴奋也有自己的有效不应期，当紧接在期前收缩后的一次窦房结的兴奋传到心室时，常正好落在期前兴奋的有效不应期内，因此不能引起心室的兴奋和收缩。必须等到下次窦房结的兴奋传来，才能发生收缩，从而形成代偿间歇。

2. 心肌的自动节律性

组织细胞能够在没有外来刺激的条件下，自动地发生节律性兴奋的特性，称为自动节律性，简称自律性。具有自律性的组织或细胞，称为自律组织或自律细胞。心脏的自律组织或自律细胞构成了心脏内的特殊传导系统，而特殊传导系统各部位的自律性的高低是有差异的，通常用自律细胞自动发生兴奋的频率来反映自律性的高低。窦房结细胞自律性最高，其频率为 100 次/分，成为正常起搏点；Purkinje 纤维自律性最低（约为 25 次/分），而房室交界（约 50 次/分）和房室束支的自律性依次介于两者之间。

(1)自律细胞的跨膜电位及形成机制。

自律细胞的动作电位在 3 期复极末到达最大复极电位后，4 期的膜电位并不稳定于这一水平，而是开始自动除极，除极达到阈电位后，自动引起下一个动作电位的产生。因此，4 期自动除极是自律性的基础。

窦房结细胞的动作电位及其形成机制：窦房结细胞动作电位的幅值小，由 0 期和 3 期、4 期组成，超射小，没有 1 期和 2 期。当 4 期自动除极达阈电位时，即激活膜上的钙通道，引起钙内流，导致 0 期除极。由于钙通道是慢通道，因此窦房结细胞动作电位 0 期除极幅度低，速度慢，又称为慢反应自律细胞。以后钙通道逐渐失活，而钾通道被激活，出现 K^+ 外流。由于钙内流减少和钾外流增加，膜便逐渐复极并达最大复极电位。参与 4 期自动除极的净内向电流主要是由一种外向电流和两种内向电流所构成：①时间依赖性的 I_k 通道逐渐失活，造成钾外流进行性减少；②进行性增强的内向离子流 I_f（主要是钠流），I_f 电流不同于心室肌 0 期除极的钠流，而是细胞膜向复极化或超极化方向激活的离子流；③T 型钙通道的激活和钙内流，T 型钙通道的阈电位较 L 型的低，为－50mV 到－60mV。

Purkinje 细胞的动作电位：Purkinje 细胞动作电位的形态与心室肌的相似，产生的离子基础也基本相同，但 4 期膜电位并不静息，而是出现自动除极现象，属于快反应自律细胞。Purkinje 细胞 4 期自动除极的离子基础和窦房结细胞的不同，主要是由随时间而逐渐增强的内向电流 I_f 和逐渐衰减的外向钾电流引起。

(2)影响自律性的因素。

1)4 期自动除极的速度:除极速度快,到达阈电位的时间就缩短,单位时间内爆发兴奋的次数就增加,自律性就增高。反之,除极速度慢,自律性就降低。

2)最大舒张电位的水平:最大舒张电位的绝对值变小,与阈电位的差距就减小,到达阈电位的时间就缩短,自律性增高。反之,最大舒张电位的绝对值变大,则自律性降低。

3)阈电位水平:阈电位降低,由最大舒张电位到达阈电位的距离缩小,自律性增高。反之,阈电位升高,则自律性降低。

3. 心肌的传导性和心脏内兴奋的传导

心肌是一种功能合胞体,心肌细胞膜的任何部位产生的兴奋不但可以沿整个细胞膜传播,而且可以通过闰盘传递到另一个心肌细胞,从而引起整块心肌的兴奋和收缩。动作电位沿细胞膜传播的速度可作为衡量传导性的指标。

(1)兴奋传导的原理:心肌细胞和骨骼肌细胞及神经细胞相同,兴奋传导也是出于兴奋部位的膜和邻近静息部位的膜之间发生电位差,产生局部电流,从而刺激静息部位的膜发生兴奋。此外,心肌细胞之间的闰盘为低电阻区,局部电流可以通过此处。

(2)影响心肌传导性的因素。

1)结构因素:心肌细胞兴奋传导的速度与细胞的直径有关。直径大,横截面积较大,对电流的阻力小,局部电流传播的距离较远,兴奋传导快。反之,细胞直径较小,则兴奋传导慢。另外,细胞间缝隙连接的数量也是重要因素,细胞间缝隙连接数量少,传导速度慢。

2)生理因素:心肌细胞兴奋传导的速度还与动作电位 0 期除极速度和幅度以及邻近部位膜的兴奋性有关。动作电位除极速度和幅度愈大,其形成的局部电流也愈大,达到阈电位的速度也愈快,使传导速度加快。邻近部位膜的兴奋性取决于静息电位和阈电位的差距。邻近部位的兴奋性高,即膜电位和阈电位的差距小,传导速度就快。邻近部位膜的兴奋性还取决于 0 期除极钠通道(或慢反应细胞的钙通道)的状况。当兴奋落在通道尚处在失活状态的有效不应期内,则传导阻滞;如落在相对不应期或超常期内,则传导减慢。

(3)心内兴奋传导途径:窦房结发出的兴奋主要通过心内特殊传导系统传到整个心脏,其传导途径如下:窦房结发出的兴奋,需经过心房肌、房室交界,然后由希氏束传到左、右束支,最后经 Purkinje 纤维到达心室肌。兴奋由房室结开始传导到心室外表面为止,整个心内传导时间约为 0.22 秒。其中心房内传导约需 0.06 秒,房室交界约需 0.11 秒,而心室内传导约需 0.06 秒。房室交界区细胞的传导性很低,其中以结区最低,传导速度仅 0.02m/s。房室交界区是兴奋由心房进入心室的唯一通道,兴奋在这里延搁一段时间(称房-室延搁)才传向心室。房-室延搁具有重要的生理意义,它可以使心室在心房收缩完毕之后才开始收缩,不致产生房室收缩重叠的现象,保证心室血液充盈。

当心肌炎时,自律细胞及传导组织可受到损伤,另外心房肌及心室肌细胞也可受损,前两种细胞与组织受损可产生多种心律失常,尤其是过早搏动与传导阻滞;而心房肌及心室肌细胞尤其是心室肌细胞受损时,则可以产生 ST-T 改变甚至出现 Q 波和低电压。所以了解心肌的电生理特性很重要,这是理解一些临床及辅助检查异常的基础。

(三)心电图的原理及各波特点

心肌动作电位的变化是记录心电图的基础。一个心动周期包括兴奋、传导、产生电变化。

正常人体内,由窦房结发出的一次兴奋,按一定的途径和时程,依次传向心房和心室,引起整个心脏的兴奋。因此，每个心动周期中，心肌各部分兴奋过程中出现的电变化的方向、途径、次序和时间等都有一定的规律。这种生物电变化通过心脏周围的导电组织和体液（容积导体）反映到人体表面上来，使身体各部位在每个心动周期中也都发生有规律的电变化。将记录电极放置在人体表面一定部位记录出来的心脏电场变化曲线，就称为心电图。

心电图反映的电变化，包括心脏兴奋的产生、传导和恢复过程中的生物电变化，它与心脏的机械收缩活动无直接关系，所以，有心电图异常，并不一定伴随心功能异常。

正常典型心电图波形及其生理意义：由于测量电极安放位置和连线方式（导联方式）不同，所记录到的心电图波形有所不同，但基本上都包括 1 个 P 波，1 个 QRS 波群和 1 个 T 波，有时在 T 波之后，还出现 1 个小的 U 波。各波图形及其意义如下。

1. P 波

P 波反映左右两心房的去极化过程。P 波波形小而圆钝，历时 0.08～0.11 秒，波幅不超过 0.25mV。

2. QRS 波群

QRS 波群代表左右两心室去极化过程的电位变化。曲线的 QRS 波群，包括 3 个紧密相连的电位波动。第 1 个向下的波为 Q 波，以后为高而尖峭向上的 P 波，最后是 1 个向下的 S 波。但在不同导联中，这 3 个波不一定都出现。正常 QRS 波群历时 0.06～0.10 秒，代表心室肌兴奋扩布所需时间；各波波幅在不同导联中变化比较大。

3. T 波

T 波反映心室复极过程中的电位变化，波幅一般为 0.1～0.8mV。在 R 波较高的导联中 T 波不应低于 R 波的 1/4，T 波历时 0.05～0.25 秒。T 波的方向与 QRS 波群的主波方向相同。

4. U 波

U 波是 T 波后 0.02～0.04 秒可能出现的 1 个低而宽的波，方向一般与 T 波一致，波宽为 0.1～0.35 秒，波幅大多在 0.05mV 以上。U 波的意义及成因均不十分清楚。

在心电图中，除了上述各波形有特定的意义外，各波以及它们之间的时程关系也具有重要的理论和实践意义。其中比较重要的有以下几项。

1. P－R 间期（或 P－Q 间期）

P－R 间期指从 P 波起点到 QRS 波起点之间的过程，为 0.12～0.20 秒。P－R 间期代表由窦房结产生的兴奋经由心房、房室交界和房室束到达心室，并引起心室开始兴奋所需要的时间，故也称为房室传导时间。在房室传导阻滞时，P－R 间期延长。

2. PR 段

PR 段指从 P 波终点到 QRS 波群起点之间的曲线，通常与基线成同一水平。PR 段形成的原因是内于兴奋冲动通过心房之后在向心室传导过程中，要通过房室交界区，兴奋通过此区传导非常缓慢，形成的电位变化也很微弱，一般记录不出来，故在 P 波之后，曲线又回到基线水，成为 PR 段。

3. Q－T 间期

Q－T 间期指从 QRS 波群起点到 T 波终点的过程，代表心室开始兴奋去极化到完全复极到静息状态的时间。

4. ST 段

ST 段指从 QRS 波群终点到 T 波起点的线段，正常时它与基线平齐。它表示了心室各部分已全部进入去极化状态，心室各部分之间没有电位差存在，曲线又恢复到基线水平。

(四)心房肌纤维与心室肌纤维的区别

(1)心室的肌纤维粗且长，为(10～15)×100μm，而心房肌纤维则细且短，为(6～8)×(20～30)μm。

(2)心室肌纤维有分支，心房肌纤维则无分支。相邻心房肌纤维的侧面之间可以形成桥粒和缝管连接，通过这些连接可以传导冲动。

(3)心房肌纤维细胞核的两端可见到较多的电子致密颗粒，叫特殊的心房颗粒，现已证明颗粒内容是心钠素。

(4)James 发现在结间束的部位有 Purkinje 细胞，可较快地传导冲动。

(5)Rubenstein(1987)发现在下腔静脉瓣内有起搏细胞(P 细胞)，其动作电位与窦房结的 P 细胞相似。

以上几点反映了心房肌细胞形态和功能的特殊性和多样性。

(五)心肌纤维的再生

早在 19 世纪初期就有学者提出心肌肥大是现有心肌细胞增殖和肥大共同作用的结果，然而，这更多是基于一种假说或猜测。1921 年到 2000 年绝大多数学者支持心肌细胞是终末分化细胞。2000 年至今，越来越多的学者认为心肌细胞有一定的增殖能力。随着技术水平的提高，尤其是激光共聚焦显微镜的使用，使心肌细胞的增殖能力得到强有力的技术支持。而且，梗死后心肌细胞立即表达早期和晚期的生长相关基因，细胞周期素 E、A 和 B 的量增加，它们的相关激酶活性也显著增加。另外，DNA(脱氧核糖核酸)高水平复制、胞核分裂、胞质分裂都已经被证实。有丝分裂也已经在多种模型中被检测到。除了直接证据外，随着对心肌细胞坏死和凋亡的认识也从另一方面证实了成年心肌细胞的增殖。由此可见，患心肌炎或其他心脏疾病时，如果心肌有受损现象，那么应当休息及积极治疗，以促使心肌细胞再生。但心肌梗死时，被破坏的心肌纤维化主要是由周围的结缔组织所代替，形成永久性瘢痕。

(王聪霞)

参考文献

[1] 黄华，徐凤，周景玲．心脏的解剖与生理[J]．国外医学护理学分册，2000，19(4)：195.

[2] 陈明哲．心脏病学[M]．北京：北京医科大学出版社，1999.

[3] Williams PL．格氏解剖学[M]．杨琳，高英茂，译．沈阳：辽宁教育出版社，1996.

[4] 邢洪涛，柏树令，李吉．心肌细胞的骨架蛋白 Actin 的研究进展[J]．解剖科学进展，1997，3 (4) ：305.

[5] 王昭，周总光．肌动蛋白在炎症反应中的作用[J]．中国微循环，2002，6(2)：117.

[6] 舒适，刘爱校，刘国琴，等．肌球蛋白研究进展[J]．生命的化学，1999，19(2)：65.

[7] Davies MJ. The conduction system of the heart[M]. London：Butterworths，1983.

[8] Suwa M, Hirota Y, Nagao H, et al. Incidence of the coexistence of left ventricular false tendons and premature ventricular contractions in apparently healthy subjects [J]. Circulation,1984,70:793.

[9] 夏伟,周建伟. 细胞骨架与细胞凋亡及细胞内信息通路的关系[J]. 细胞生物学杂志,2001,23(4):205.

[10] 张宁仔,杜日映. 心血管病学——理论与实践[M]. 北京:人民军医出版社,1999.

[11] Blom NA, Groot ACCG, Deruiter MC, et al. Development of cardic conduction tissue in human embryos using HNK 1 antigen expression [J]. Circulation , 1999,99:800.

[12] 侯允天,杜日映,郑强荪,等. 界嵴的心内形态、电生理特性及其在心律失常中的作用[J]. 中国心脏起搏与电生理杂志,2000,14(1) :53 - 54.

[13] 凌凤东,林奇. 心脏临床解剖学[M]. 西安:陕西科学技术出版社,1995.

[14] 黄华,徐凤,周景玲. 心脏的解剖与生理[J]. 国外医学护理学分册,2000,19(4):195.

[15] 姚泰. 生理学[M]. 北京:人民卫生出版社,2001.

[16] 黄作福. 生理学[M]. 湖南:湖南科学技术出版社,2000.

第二章 心肌炎的概念与分类

第一节 心肌炎的概念

心肌炎是指心肌细胞及其组织间隙局限性或弥漫性炎症,它可以原发于心肌(例如新生儿柯萨奇心肌炎),也可以是全身性疾病同时或先后累及心肌所致。因此,心肌炎是由不同病因引起的一组疾病。虽然某些心肌炎由于在终期可过渡为充血性或限制型心肌病,而被某些学者视为继发性心肌病,但在发病学上心肌炎毕竟是可区分的疾病类型。引起心肌炎的原因很多,诸如病毒、细菌、真菌、寄生虫、免疫反应以及物理、化学因素等均可引起心肌炎,而由病毒引起的心肌炎最为常见。

心肌炎的症状轻重不一,病情严重程度不等。轻者可无自觉症状,或者心肌炎的症状可能出现于原发病的症状期或恢复期。如在原发病的症状期出现,其表现可被原发病掩盖。多数患者在发病前有发热、全身酸痛、咽痛、腹泻等症状,反映全身性病毒感染;但也有部分患者原发病症状轻而不显著,须仔细询问方被注意到,而心肌炎症状则比较显著。心肌炎患者常诉胸闷、心前区隐痛、心悸、乏力、恶心、头晕。严重者可表现为猝死、严重心律失常、心源性休克或(和)心力衰竭 ,导致急性期死亡;也可表现为各种心律失常、心包炎或急性心肌梗死等。成人病毒性心肌炎的临床表现大多较新生儿和儿童病毒性心肌炎为轻,急性期死亡率低,大部分病例预后良好。但暴发型与重型患者少数可出现急性期后持续心腔扩大和(或)心功能不全,临床表现与扩张型心肌病类同,又被称为"亚急性或慢性心肌炎""扩张型心肌病综合征"等。这些患者的自然病程不尽相同。部分患者病情进行性发展,心腔扩大和心力衰竭致死;也有少数心腔扩大,而无心力衰竭的临床表现,持续数月至数年后,未经治疗,心功能改善并保持稳定;其中一部分患者可能再度病情恶化,预后不佳。

心肌炎属于特异性心肌病的范畴,世界卫生组织及国际心脏病学会联合会(WHO/ISFC)工作组关于心肌病定义和分类的报告发表在 1996 年《循环》杂志 (*Circulation*)第 93 卷 841~842 页。为便于我国心血管病临床工作者采纳应用, 2005 年《中华心血管病杂志》编辑委员会心肌炎心肌病对策专题组特作译文转载如下。

疾病分类是未知和已知病因之间的桥梁。以前心肌病定义为"原因不明的心肌疾病",用以与已知原因的特异性心肌疾病相鉴别。随着对病因学和发病机制认识程度的增加,心肌病与特异性心肌疾病的差别已变得不十分明确。由于原来心肌病的 3 个类型已被临床广泛接受并应用,该命名仍予以保留。目前,心肌病是以主要的病理生理学或如果可能的话以病因学发病机制为基础进行分类的。

一、心肌病定义和分类

心肌病是指伴有心功能障碍的心肌疾病，可分为扩张型心肌病、肥厚型心肌病、限制型心肌病、致心律失常性右心室心肌病和不定型的心肌病。

1. 扩张型心肌病

扩张型心肌病以左心室或双心室扩张并伴收缩功能受损为特征。可以是特发性、家族性/遗传性、病毒性和(或)免疫性、酒精性/中毒性或虽伴有已知的心血管疾病但其心肌功能失调程度不能用异常负荷状况或心肌缺血损伤程度来解释。组织学检查无特异性。常表现为进行性心力衰竭、心律失常、血栓栓塞、猝死，且可发生于任何阶段。

2. 肥厚型心肌病

肥厚型心肌病以左心室和(或)右心室肥厚为特征，常为不对称肥厚并累及室间隔。典型者左心室容量正常或下降，常有收缩期压力阶差。有家族史者多为常染色体显性遗传，细肌丝收缩蛋白基因突变可致病。典型的形态学变化包括心肌细胞肥大和排列紊乱，周围区域疏松结缔组织增多。常发生心律失常和早发猝死。

3. 限制型心肌病

限制型心肌病以单侧或双侧心室充盈受限和舒张容量下降为特征，但收缩功能和室壁厚度正常或接近正常，可有间质纤维化增加，可为特发性，也可伴有其他疾病（淀粉样变、伴或不伴有嗜伊红细胞增多的心内膜心肌疾病等）。

4. 致心律失常型右心室心肌病

致心律失常型右心室心肌病指右心室正常心肌逐渐进行性被纤维脂肪组织所取代。早期呈典型的区域性，晚期可累及整个右心室甚至部分左心室，累及室间隔相对较少。家族性发病常见，为常染色体显性遗传，不完全外显，隐性型也有报道。心律失常、猝死常见，尤其在青年患者。

5. 不定型的心肌病

不定型的心肌病包括一些不完全符合上述任何一组的心肌病（如纤维弹性组织增生症、非致密性心肌病、收缩功能不全但心室仅略扩张者、线粒体疾病等 ）。一些患者可能表现出不止一种心肌病的临床表现（如淀粉样变、系统性高血压 ）。现已认识到心律失常和传导系统疾病可能是原发的心肌异常，然而现尚未将之列入心肌病的范畴。

二、特异性心肌病

特异性心肌病指伴有特异性心脏病或特异性系统性疾病的心肌疾病。过去被定义为特异性心肌疾病。

1. 缺血性心肌病

缺血性心肌病表现类似扩张型心肌病，出现不能被冠状动脉病变或缺血损伤的程度来解释的收缩功能受损。

2. 瓣膜性心肌病

瓣膜性心肌病表现为与异常负荷状态不符的心室功能障碍。

3. 高血压性心肌病

高血压性心肌病表现为左心室肥厚，伴有扩张型或限制型心肌病的表现，并有心力衰竭。

4. 炎症性心肌病

炎症性心肌病指伴有心脏功能不全的心肌炎。心肌炎是心肌的一种炎症性病变，已有组织学、免疫学、免疫组化的诊断标准。可为特发性、自身免疫性、感染性引起。炎症性心肌疾病也与扩张型心肌病及其他心肌病如南美洲锥虫病(Chagas)、艾滋病病毒、肠道病毒、腺病毒、巨细胞病毒感染性心肌病的发病机制有关。

5. 代谢性心肌病

代谢性心肌病包括内分泌性疾病：如毒性甲状腺肿、甲状腺功能减退、肾上腺皮质功能不全、嗜铬细胞瘤、肢端肥大症、糖尿病；家族性累积性或浸润性疾病：如血色病、糖原累积症、Hurler 综合征、Refsum 综合征、Niemann Pick 病、Hand Schuller Christian 病、Fabry Anderson 病、Morquio Ullrich 病；营养物质缺乏：如钾代谢异常、镁缺乏、营养异常（如 Kwashilrkor 病、贫血、脚气病、硒缺乏）；淀粉样变：原发性、继发性、家族性、遗传性心脏淀粉样变；家族性地中海热、老年淀粉样变性等。

6. 全身系统疾病

全身系统疾病包括结缔组织疾病，如系统性红斑狼疮、结节性多动脉炎、风湿样关节炎、硬皮病、皮肌炎。浸润性和肉芽肿性疾病包括结节病和白血病。

7. 肌萎缩

肌萎缩包括 Duchenne Becker 型和肌强直性肌萎缩。

8. 神经肌肉性疾病

神经肌肉性疾病包括 Friedreich 共济失调、Noonan 综合征和着色斑病。

9. 过敏性和中毒性反应

过敏性和中毒性反应包括对酒精、儿茶酚胺、蒽环类、辐射和其他损害的反应。酒精性心肌病可有大量的饮酒史，目前对酒精的作用是致病的或仅是条件致病的尚不能明确。

10. 围生期心肌病

围生期心肌病指首次发病在围生期的心肌病，可能是一组混杂的疾病。

2005 年中华心血管病杂志编辑委员会心肌炎心肌病对策专题组认为，总体上，我国可采纳 WHO/ISFC 关于心肌病的定义及分类，但结合我国目前情况，在特异性心肌病中高血压性心肌病和炎症性心肌病的命名暂不予采用。近年来，快速心律失常引发的心肌病即“心动过速性心肌病”已引起重视，但未包括在该分类之中，临床上亦应予以注意。

（马维冬）

第二节　心肌炎的分类

心肌炎的分类颇不一致，根据病因将其常见类型分述如下。

一、感染性疾病病程中发生的心肌炎

心肌炎致病病原体可为细菌、病毒、真菌、立克次体、螺旋体或寄生虫。细菌感染以白喉为著，成为该病最严重的并发症之一；伤寒时心肌炎不少见；细菌感染时心肌受细菌毒素的损害。细菌性心内膜炎可以延及心肌，伴发心肌炎，致病菌以葡萄球菌、链球菌或肺炎球菌为主，脑膜炎球菌菌血症、脓毒血症等偶尔可侵犯心肌而引起炎症。多种真菌如放线菌、白色念珠菌、曲菌、组织胞浆菌、隐球菌等都可引起心肌炎症，但均少见。原虫性心肌炎主要见于南美洲锥虫病与弓形体病。立克次体病如斑疹伤寒也可有心肌炎症。螺旋体感染中钩端螺旋体病的心肌炎不少见，梅毒时心肌中可发生树胶样肿。近年来，病毒性心肌炎的发病率显著增高，受到高度重视，是当前我国最常见的心肌炎。

(一)病毒性心肌炎

病毒性心肌炎(viral myocarditis，VMC)是由多种病毒侵犯心脏，引起局灶性或弥漫性心肌间质炎性渗出和心肌纤维变性、坏死或溶解的疾病，有的可伴有心包或心内膜炎症改变。可导致心肌损伤、心功能障碍、心律失常和周身症状。可发生于任何年龄，近年来发生率有增多的趋势。临床上病情轻重悬殊，轻者可无明显的自觉症状而于体检时偶然发现，或有轻微不适症状，如乏力、多汗、心悸、头晕、胸闷、气短或喘息等，听诊心尖部第一心音低钝，心电图检查可见过过早搏动动、ST－T改变等。较重者起病急，可有明显乏力、心悸、气短、心前区不适或疼痛、恶心、呕吐、腹痛等，检查时可见心脏稍扩大、心律失常、奔马律以及其他心功能不全表现。极重者则可在发病数小时至1～2天内出现心力衰竭、心源性休克等，如不能及时正确地抢救，极易死亡。病情迁延不愈发展至慢性心肌炎者，多有反复发作的心力衰竭或严重心律失常，心脏呈进行性扩大，可发展为扩张型心肌病，最终不治而死亡。此外，发病同时或发病前1～3周内多有呼吸道、肠道及其他系统病毒感染史，病程中常有心肌酶谱升高、抗心肌抗体阳性等。病程长短不等，预后大多良好。但少数可发生严重心律失常、心力衰竭、心源性休克，甚至猝死；也可病程迁延不愈，心脏肥大，遗留心肌永久性损害，并由于免疫反应逐渐发展为心肌病。据全国九省市“病毒性心肌炎协作组”调查，其发病率占住院患者总数的5.97%，占门诊患者总数的0.14%。

近年来由于病毒学及免疫病理学的迅速发展，通过大量动物实验及临床观察，证明多种病毒皆可引起心肌炎。其中最常见的是柯萨奇(Coxsackie)病毒、ECHO病毒(即人肠孤病毒)、风疹病毒、流行性感冒病毒、腮腺炎病毒等。由于在妊娠最初3个月内感染柯萨奇病毒和风疹病毒时可引起胎儿的先天性心脏畸形，因此，这两种病毒占有特别重要的地位。由于柯萨奇病毒具有高度亲心肌性和流行性，据报道在很多原因不明的心肌炎和心包炎中，约39%系由柯萨奇病毒B所致。

需要引起注意的是，罹患病毒感染的机会很多，而多数不发生心肌炎，在一定条件下才发病。例如当机体由于继发细菌感染(特别是链球菌感染)、发热、缺氧、营养不良、接受类固醇或放射治疗等，而抵抗力低下时，可诱发心肌炎。

本病病变依患者年龄不同而有所不同。妊娠最初 3 个月的胎儿感染风疹病毒时，可引起心内膜下心肌的无反应性心肌细胞坏死。在妊娠后期，胎儿感染柯萨奇病毒时则可引起全心炎，大多伴有心骨膜纤维弹性组织增生。初生儿的病毒性心肌炎可见到心肌细胞坏死及粒细胞浸润。其后，代之以巨噬细胞、淋巴细胞、浆细胞浸润及肉芽组织形成。成人多累及心房后壁、室间隔及心尖区，有时可累及传导系统。镜下主要病变为坏死性心肌炎。晚期可见到明显的心肌间质纤维化，并有瘢痕组织形成，心内膜呈弥漫性或局限性增厚，血管内皮肿胀等变化，伴有代偿性心肌肥大及心腔扩张（充血性心肌病）。

（二）细菌性心肌炎

细菌性心肌炎（bacterial myocarditis）可由细菌直接感染，或细菌产生的毒素对心肌的作用，或细菌产物所致的变态反应而引起。主要有白喉杆菌、伤寒杆菌、化脓性球菌（葡萄球菌、链球菌、肺炎球菌、脑膜炎球菌）、结核杆菌等细菌及其毒素所致心肌炎。细菌感染累及心脏并非常见，而一旦累及，通常是细菌性心内膜炎的并发症（典型的是金黄色葡萄球菌和肠道球菌引起）。

1. 心肌脓肿

心肌脓肿常由化脓菌引起，如葡萄球菌、链球菌、肺炎双球菌、脑膜炎双球菌等。化脓菌来源于脓毒败血症时的转移性细菌菌落，或来自细菌性心内膜炎时的化脓性血栓栓子。肉眼观，心脏表面及切面可见多发性黄色小脓肿，周围有充血带。镜下，脓肿内心肌细胞坏死液化，脓腔内有大量脓细胞及数量不等的细菌集落。脓肿周围心肌有不同程度的变性、坏死，间质内有中性粒细胞及单核细胞浸润。心脏脓肿的形成可累及瓣膜环和房室间隔。

2. 白喉性心肌炎

白喉杆菌可产生外毒素，一方面可阻断心肌细胞核蛋白体的蛋白质合成，另一方面可阻断肉碱介导的长链脂肪酸运入线粒体，导致心肌细胞脂肪变性和坏死。镜下，可见灶状心肌变性坏死，心肌细胞出现嗜酸性变、肌浆凝聚、脂肪变性及肌浆溶解。病灶内可见淋巴细胞、单核细胞及少数中性粒细胞浸润。病灶多见于右心室壁，愈复后形成细网状小瘢痕。有的病例出现弥漫性心肌坏死，可导致心性猝死。

3. 非特异性心肌炎

在上呼吸道链球菌感染（急性咽峡炎、扁桃体炎）及猩红热时，可并发急性非风湿性心肌炎。其发病机制尚未明了，可能是由链球菌毒素引起。病变是间质性心肌炎。镜下，心肌间质结缔组织内及小血管周围有淋巴细胞、单核细胞浸润，心肌细胞有程度不等的变性、坏死。

（三）真菌性心肌炎

真菌性心肌炎致病菌主要有放线菌、白色念珠菌、曲菌、组织胞浆菌和隐球菌等。多数对人类致病的真菌在自然界是腐生菌；当空气中的孢子到达肺脏或鼻窦，或当菌丝或孢子偶然接种在皮肤或角膜时可引起感染。皮肤癣菌病可由其他人或动物传染所致，而在其他真菌病，传染非常少见。感染真菌后可产生免疫力，能部分防止再感染。真菌病流行地区的居民比外来者感染真菌的可能性小。易感因素有助于了解宿主抵抗力。免疫球蛋白缺陷者不易感染真菌，而中性粒细胞减少症常可使患者感染曲霉或深部念珠菌病。在多数深部真菌病中，细胞免疫是最重要的。

(四)螺旋体性心肌炎

螺旋体性心肌炎的病原体主要有钩端螺旋体、梅毒螺旋体等。Lyme 心肌炎是一种由蜱传播的,螺旋体引起的心肌炎。在美国中部、北部和太平洋地区夏季最常见。有 10%的患者在急性期累及心脏,常有房室结传导异常,导致晕厥。常可伴发心肌心包炎,可有轻度无症状的左心功能受损。Lyme 心肌炎可静脉注射头孢三嗪和青霉素,极轻的患者可口服氨灭菌和强力霉素。有二至三度房室传导阻滞的患者应进行心电监护。有症状的房室传导阻滞者应临时起搏器治疗。糖皮质激素逆转传导阻滞的效果尚未确定,但实际中经常应用。

心血管梅毒表现是由于动脉内膜炎堵塞了给大血管提供血供的营养血管,这种情况下产生中等程度的坏死伴有弹力组织的破坏,特别在主动脉弓升段和横段,导致无并发症的主动脉炎、主动脉反流、冠状动脉病或冠状动脉口狭窄。症状出现在感染后的 10～40 年内。心血管梅毒在男性中更为常见,发病年龄较女性早,美国黑人比白人更易出现,在抗生素发明前,10%的晚期未治疗患者发生有症状的心血管梅毒并发症,主动脉反流是动脉瘤的 2～4 倍。然而尸检发现一半的未经治疗的美国黑人男性梅毒患者有梅毒性主动脉炎。X 线片上升主动脉的线性钙化显示无症状性梅毒性主动脉炎,而动脉硬化很少有这种体征。主动脉扩张和主动脉闭合时的鼓性心音不一定是主动脉炎。梅毒性动脉瘤通常为囊性的,偶有纺锤形,不会导致主动脉分离。约 1/10 梅毒引起的主动脉瘤累及腹主动脉,而动脉硬化性腹主动脉瘤常位于肾动脉下。

(五)立克次体性心肌炎

立克次体病包括斑疹伤寒、恙虫病等。立克次体构成了一个严格在真核细胞内生长的革兰氏阴性球杆菌和短小杆菌家族,这些生物体的特性包括它们专性地细胞内寄生和持续繁衍。病原性立克次体在哺乳动物宿主内活动,它们是通过昆虫成蜱等媒介传播的,除虱传斑疹伤寒外,人只是偶尔的宿主。其感染后心脏受累的表现主要是心律失常,可见于 7%～16%的患者。

(六)原虫性心肌炎

原虫病包括锥虫病、弓形体病、疟疾等。

1. 弓形虫性心肌炎

此型心肌炎由鼠弓形虫(toxoplasma gondii)感染而引起。人类主要因食入含有包囊的未煮熟肉类而感染。弓形虫进入人体后,经血流到达单核巨噬细胞系统及各种组织,并在细胞内繁殖。弓形虫侵入心肌细胞后很快繁殖,形成集合体,亦称假包囊。心肌细胞很快破裂,病原体进入周围组织。被破坏的心肌细胞周围有淋巴细胞、单核细胞浸润,愈复后有瘢痕形成。约半数患者因心力衰竭致死。

2. Chagas 心肌炎

此种心肌炎由原虫枯氏锥虫(trypanosoma cruzi)感染引起,流行于拉丁美洲各国。病情严重,死亡率高。可引起灶状或弥散性心肌坏死,周围有淋巴细胞、单核细胞浸润,心腔扩张,心室壁(主要在心尖区)变薄,常形成室壁瘤,伴有心腔内附壁血栓形成。

(七)蠕虫性心肌炎

病原体有旋毛虫、包虫、血吸虫、丝虫等,累及心脏者较少见。

二、过敏或变态反应所致的心肌炎

此类心肌炎见于一些变态反应性疾病，如风湿病、类风湿关节炎、系统性红斑狼疮、结节性多动脉炎等。急性风湿热的心脏炎是一个全心炎症，包括心包炎、心肌炎和心内膜炎。其中以风湿性心肌炎最为常见，在心肌间质结缔组织内可见到典型的风湿性肉芽肿。多数报道中称，40%～60%风湿热患者有心脏炎证据，包括窦性心动过速、二尖瓣反流性杂音、第三心音奔马律、心包摩擦音和心脏扩大。超声心动图用于辅助诊断二尖瓣的潜在异常，无心脏杂音的患者中20%可发现这种异常。P－R间期延长和心力衰竭也可出现，但这些都是在其他心脏疾病中均可出现的非特异性表现。

此外，某些药物可引起变态反应性心肌炎，如磺胺、抗生素（青霉素、四环素、链霉素、金霉素等）、消炎药（保泰松、消炎痛）、抗抑郁药（阿密曲替林）以及抗癫痫药（苯妥因）等。病变主要累及左心室、室间隔。镜检下常表现为间质性心肌炎，可引起心肌细胞坏死溶解及淋巴细胞、浆细胞以及显著的嗜酸性粒细胞浸润。

三、化学、物理或药物所致的心肌炎

化学品或药物如吐根素、三价锑、阿霉素等，或电解质平衡失调如缺钾或钾过多时，均可造成心肌损害，病理上有炎性变化。

一些蒽环霉素类强力抗肿瘤药如阿霉素，在大剂量（大于 $550mg/m^2$）给药时，可引起致命的心力衰竭。心衰的发生不仅与药物剂量有关，还和其他危险因素是否并存有关，如心脏的放射治疗、高龄（大于70岁）、基础心脏疾病、高血压以及是否同时接受环磷酰胺治疗等。如具备上述危险因素，则无论阿霉素给予多大剂量，其心力衰竭的发生率都增加8～10倍；因此对于这类患者，应进行放射性心室扫描、超声心动图及必要时结合运动负荷试验，以发现亚临床状态的左心室功能减退，并进行药物剂量的调整。

大剂量环磷酰胺可引发急性充血性心衰，也可在用药两周内发病。心肌水肿及出血坏死是其组织学特征。5－氟尿嘧啶偶可引起患者胸痛，心电图可有心肌缺血样改变，甚至心肌梗死样改变。

心脏区过度放射，也可引起类似的炎性变化。放射治疗导致心肌损伤主要与投照野及放射剂量有关，多发生在食管、纵隔肿瘤、肺癌及纵隔的淋巴瘤的放射治疗患者。这些患者的放射线投照区域均经过或波及心脏，可引起心包、心内膜、瓣膜及心肌的炎症、水肿及传导阻滞，还可以引起放射性冠状动脉炎进而导致冠状动脉狭窄。据病理研究报告，首次接受超剂量的胸部照射后48小时，即可出现急性心肌炎性反应，心肌组织有大量的炎性细胞渗出。而更多的则是长时间、反复多次、中小剂量照射引起患者慢性心肌炎或非炎性损伤即放射性心肌病。

四、孤立性心肌炎

孤立性心肌炎（isolated myocarditis）亦称特发性心肌炎（idiopathic myocarditis），至今原因不明。因其首先由Fiedler（1899）所描述，又称Fiedler心肌炎，多见于20～50岁的青、中年人。急性型常导致心脏扩张，可突然发生心力衰竭致死。根据组织学变化分为以下两型。

1. 弥漫性间质性心肌炎

弥漫性间质性心肌炎(diffuse interstitial myocarditis)在镜下,心肌间质和小血管周围有多量淋巴细胞、浆细胞和巨噬细胞浸润,有时也可见到嗜酸性粒细胞和少量中性粒细胞。心肌细胞较少发生变性、坏死。

2. 特发性巨细胞性心肌炎

特发性巨细胞性心肌炎(idiopathic giant cell myocarditis)的病变特点是心肌内有局灶性坏死及肉芽肿形成。病灶中心部可见红染、无结构的坏死物,周围有淋巴细胞、浆细胞、单核细胞和嗜酸性粒细胞浸润,混有许多多核巨细胞。巨细胞的形态、大小各异,可为异物型或Langhans 型多核巨细胞。

除按病因学分类外,病毒性心肌炎根据病情变化和病程长短,可分为 4 期。

1. 急性期

新发病、临床症状和检查发现明显而多变,病程多在 6 个月以内。

2. 恢复期

临床症状和客观检查好转,但尚未痊愈,病程一般在 6 个月以上。

3. 慢性期

部分患者临床症状、客观检查呈反复变化或迁延不愈,病程多在 1 年以上。

4. 后遗症期

患心肌炎时间已久,临床已无明显症状,但遗留较稳定的心电图异常,如室性过早搏动、房室或束支传导阻滞、交界区性心律等。

急性心肌炎在组织学上被定义为心肌的炎症及心肌细胞的坏死。对急性心肌炎诊断的金标准是心内膜心肌活检。Dallas 标准已经被广泛接受,1995 年 WHO/ISFC 对于心肌病的定义和分类做出了调整,第一次心内膜心肌活检的改变被做如下定义。急性(活动性)心肌炎:炎性细胞浸润$\geqslant 14/mm^2$,并有心肌细胞坏死、恶化;慢性心肌炎:炎性细胞浸润$\geqslant 14/mm^2$,但通常无心肌细胞坏死、恶化;无心肌炎:无炎性细胞浸润,或炎性细胞浸润$< 14/mm^2$。药物、毒素、自身免疫反应或全身系统性疾病均可导致急性心肌炎,但最常见的原因是感染因素引起。急性期不明确的慢性患者与心肌病难区分,据当前认识与已有证据,有一部分心肌病是由心肌炎演变而来。而近几年慢性心肌炎和心肌病的发病在临床上有增多的趋势,而猝死病例时有发生,故慢性心肌炎和心肌病的研究愈来愈受到专家们的重视。

根据心内膜心肌活检和病理解剖资料,结合临床可将病毒性心肌炎(VMC)分为三种类型:急性心肌炎、急进性心肌炎和慢性心肌炎。这三种心肌炎的组织学特征如下。

1. 急性心肌炎

急性心肌炎为心肌炎的急性期,心肌坏死多以单个心肌细胞为单位或呈孤立小病灶,可见大量的急性病损灶。细胞水肿程度不一,一般无正在愈合的细胞损害,也未见纤维化改变。此期主要特征是间质的弥漫性炎性细胞的浸润。浸润细胞多是淋巴细胞为主的单核细胞,亦有少量嗜酸性粒细胞、多核白细胞和组织细胞等。同时可伴有心内膜和心包浸润以及间质水肿。急性期的时间大约 1 个月。

2. 急进性心肌炎

急进性心肌炎主要改变为许多细胞病损灶和广泛的纤维化，亦有细胞急性损害区域。此型中急性细胞损害和正在愈合的损害细胞并存，且以后者占优势。炎症细胞为单核细胞、淋巴细胞、浆细胞和巨噬细胞以及少量的多形核细胞。起病 1～2 个月以后已见不到心肌细胞坏死，但仍可见心肌纤维排列紊乱、空泡变性和萎缩。间质改变以纤维化为主，还可有心内膜增厚和血管周围纤维化。

3. 慢性心肌炎

慢性心肌炎中正在愈合的细胞损害和急性细胞损害几乎呈均衡态势。在炎性病灶内可见多核白细胞、巨噬细胞、纤维母细胞和肌原纤维，一般以单核细胞为主。随着肌原纤维的增殖，残留下一些纤维化病灶，间质的结缔组织轻度增多。

此外，心肌炎还可以根据病情轻重分为轻型、中型和重型心肌炎。①轻型患者的症状较轻微，甚至无任何症状。可表现为在病毒感染后 3 周内出现少数过早搏动或轻度 T 波改变或仅有胸闷、心悸等非特异性症状。②中型较轻型少见，有明显乏力、头痛、心悸、胸闷、气短、多汗、面色苍白、心前区疼痛，也有的患者出现腹痛、关节痛、肌肉疼痛等，多有明显的心电图异常和充血性心力衰竭。该型病程长，容易反复，迁延不愈，转成慢性心肌炎或扩张型心肌病。③重症心肌炎来势凶猛，病情凶险，死亡率极高，临床表现为心源性休克、心力衰竭和恶性心律失常。一般认为重症病毒性心肌炎总的预后比预想的好，部分遗留不同程度的症状和心电图异常，尚有少部分患者将来可能发展为心肌病。

有文献提到心肌炎的进程可分为病毒感染期、自身免疫反应和扩张型心肌病 3 个阶段，治疗也应针对各个阶段不同的性质而定，应包括清除病毒、调节继发免疫反应等，但事实上各阶段并不能严格明确地区分。

重症 VMC 的治疗除强调了保护营养心肌的治疗外，在早期应用肾上腺皮质激素的基础上采用了大剂量丙种球蛋白，后者除有非特异性抗病毒作用外，还具有调节免疫的功能，它能否对改善本病的远期预后发挥作用尚待进一步的观察。已有多位作者报道对于重症 VMC 患者出现严重甚至是致命性心律失常，安置临时起搏器是一项简便有效的抢救措施。至于临时起搏器撤除的指征目前尚无统一标准，有建议为恢复自主窦性心律后 2 周，撤除临时起搏器的时机应根据病情决定，具体问题具体分析，也有待积累更多的经验以期将来总结出较为合理的指征。

VMC 还可以按病理改变分为局灶性和弥漫性心肌炎，实质性和间质性心肌炎。实质性心肌炎是以心肌细胞溶解、坏死、变性和肿胀为主要特征的病理改变。间质性心肌炎以心肌纤维之间和血管周围结缔组织中有炎性细胞浸润为主的病理改变。应当指出，所谓实质-间质、弥漫-局灶只是人为划分，相互之间是可以转化、重叠的。

总之，心肌炎的分类方法很多，各种分类方法的侧重点有所不同，例如可以根据病因、病理改变、病程、病情轻重等不同方面进行分类，在实际工作中应根据不同的需要采用不同的分类方法。应该指出，各种分类方法并不是截然分开的，在很多情况下可以结合两种或者两种以上的分类方法对某一心肌炎进行描述，例如急性重症病毒性心肌炎等；而且，各种分类方法只是人为划分的，相互之间是可以转化、重叠的。

（董　新）

参考文献

[1] 李江林，李渝芬，张智伟，等．重症病毒性心肌炎 4 例[J]．实用医学杂志，2005，21(15)：1670.

[2] 崔小岱，马连华，许峥，等．慢性病毒性心肌炎动物模型的建立[J]．中国比较学杂志，2006，16(3)：153.

[3] 中华心血管病杂志编辑委员会心肌炎心肌病对策专题组．关于成人急性病毒性心肌炎诊断参考标准和采纳世界卫生组织及国际心脏病学会联合会工作组关于心肌病定义和分类的意见，2005.

[4] CPP Hia，WCL Yip，BC Tai. et al. Immunosuppressive therapy in acute myocarditis：an 18 year systematic review[J]. Arch. dis. Child，2004，89：580.

[5] 布朗沃森．哈里森内科学[M]．王德炳，译．北京：人民卫生出版社，2003.

[6] Nakashima AK，Rolfs R，Flock M，et al. Epidemiology of sypilis in the United States [J]. Sex Transm Dis ，1996 ，23：16.

[7] Gust DA，Levine WC，St Louis ME，et al. Mortality associated with congenital syphilis in United Stated [J] . Pediatrics，2002 ，109(5)：79.

[8] 罗丰，王朝晖．艾滋病的心血管系统损害[J]．国外医学·心血管疾病分册，2004，31(1)：31.

[9] Hamm CW. K atus Ha. New biochemical markers for myocardial cell injury current [J]. Opinion Cardiology ，1995，10(6)：335.

[10] 冯兵，陈自强，李元平．重症特发性 Fiedler 心肌炎猝死 1 例[J]．临床心血管病杂志，1996，12(4)：232.

[11] 徐玉．中毒型菌痢并发中毒性心肌炎 1 例[J]．现代中西医结合杂志，1999，8(6)：973.

[12] 张丽霞，王慎元，张兴善．沙门氏菌心肌炎与婴儿猝死[J]．国外医学．妇幼保健分册，2000，11(3)：137.

[13] Feldman AM，McNamara D. Myocarditis[J]. N Engl J Med . 2000，343：1388.

[14] Liu PP，Mason JW. Advances in the understanding of myocarditis[J]. Circulation，2001，104：1076.

[15] Karwatowski SP，Chronos NA，Sinclaire H. et al. Eect of systemic sclerosis on left ventricular long-axis motion and left ventricular mass assessed by magnetic resonance [J]. J Cardiovasc M Res，2000，2：109.

[16] Moon J，Coghlan JG，Pennell DJ. Systemic sclerosis involving the heart[J]. Heart，2001，86：308.

第三章 心肌炎的病因、病理及流行病学

第一节　心肌炎的病因

心肌炎是指由各种原因引起的心肌的局限性或弥漫性的炎性病变。心肌炎的病因尚未完全明确，但许多感染性因素、系统性疾病、药物和毒素以及理化因素等均可以引起此病。在我国及北美洲病毒性心肌炎(特别是肠道病毒)比较常见。在有些地区(如南美洲和中美洲的部分地区)则以美洲锥虫病(由克鲁兹锥虫引起)导致的心肌炎更为常见。此外，近年来随着艾滋病(acquired immunodeficiency syndrome，AIDS)在全球发患者数日益增多，人类免疫缺陷病毒(human immunodeficiency virus，HIV)所致的心肌炎的发病率逐年上升。现将心肌炎的病因分类介绍如下。

一、感染

由各种病原微生物及其毒素引起的心肌炎称为感染性心肌炎。感染性心肌炎可出现在各种病毒性、细菌性、真菌性、立克次体性、螺旋体性、原虫性及后生动物性疾病的当时和病后，实际上任何一种感染源都可以引起心脏的炎症。在各种感染性心肌炎中，以病毒性心肌炎(viral myocarditis，VMC)最为常见。

(一)病毒感染

病毒引起的心肌的局限性或弥漫性的炎性损害称为VMC。在感染性心肌炎中VMC最为常见，其发病率近年来呈上升趋势。随着检测技术的提高和临床医生的重视，已发现许多病毒可导致心肌炎，且VMC不是一种少见病，而是一种遍及全球的常见病、多发病。大量研究资料表明，许多病毒均可引起心肌炎，例如小RNA病毒(包括肠道病毒中的柯萨奇病毒A组和B组，以及ECHO病毒、脊髓灰质炎病毒)、呼吸道病毒(包括流感病毒A型和B型、风疹病毒、流行性腮腺炎病毒、腺病毒、麻疹病毒)、疱疹病毒(包括单纯性疱疹病毒1型和2型、EB病毒、巨细胞病毒、人疱疹病毒6型)、人细小病毒B19型、痘病毒以及流行性出血热病毒等。

1. RNA病毒

(1)小RNA病毒：小RNA病毒科包括肠道病毒和鼻病毒两个属。引起心肌炎者主要是肠道病毒，包括CVB组病毒1～6型、CVA组病毒1～24型、ECHO病毒1～34型、脊髓灰质炎病毒1～3型以及新型肠道病毒68～72型。其体积甚小，直径在20～30nm，为立体对称的20面体，无包膜，核心为单股RNA，分子量为2×10^6～2.8×10^6，50～56℃、30分钟可被灭活，耐低温、耐酸、耐乙醚。经常在人和灵长类动物的肠道内寄生，在肠黏膜细胞内增殖，在细胞质内组装成熟。病毒并能侵入血液、心脏、神经系统及其他组织，引起各种各样的临床表现。

1)柯萨奇病毒(coxsackie virus,CV):1948年,美国柯萨奇市的科学家在两个瘫痪患儿的粪便中,分离出一种病毒,定名为柯萨奇病毒。后来证明这种病毒是引起心肌炎的重要病原,从而揭示了大批原因不明的疾病之谜。病毒感染人体造成心脏疾患最初发现于新生儿,到1957年,北爱尔兰报道了一例成人柯萨奇心脏病后,近40余年来,国内外成人罹患病毒性心肌炎已屡见不鲜,而且有逐年增多之势。因此,引起了医学界的普遍关注。20世纪70年代中期,德国的学者肖更瑞奇进而指出,几乎所有病毒都可能引起心肌炎,但最常见的仍属CV。

CV是肠病毒的一种,属于小核糖核酸病毒,是引起VMC常见的病原体之一。它广泛分布于自然界中,特别是人的呼吸道和肠道,对自然环境的抵抗力较强,如在食物中可存在数周,在污水及粪便中可生存数月,至今尚无特效防治措施。已有资料表明,心肌对这一病毒特别易感,是由于心肌膜受体对这种病毒颗粒有极大的亲和力之故,其传播途径包括消化道和呼吸道,由于传播途径较广,健康人中也存在一定数量的CV隐性感染。大多数CV感染是良性的、自限性的和亚临床性的。它感染人体后可以激活机体免疫系统产生相应抗体。免疫学认为:IgG抗体在感染后产生较晚,持续时间较长,可以作为既往感染和潜伏性感染的标志。

CVA组和CVB组两组分别有24个和6个血清型。两组病毒对敏感实验动物具有不同的致病作用,但生物学特征则很相似。CVA可在人类中引起疱疹性咽峡炎、上呼吸道感染、无菌性脑膜炎以及类似脊髓灰质炎的麻痹症。此外,CVA也是近年来较为流行的小儿手足口病的主要病原体;CVB可产生心肌炎、心包炎、“夏季流感”、流行性胸痛、睾丸炎等。CV感染见于世界各地,呈散发,亦可演变为暴发流行。较多在夏季和早秋的温暖季节流行。

CVB中引起的心肌炎,以2～6、9型居多,CVA中9型亦较为常见,1、2、4、9、16型为次。婴儿心肌心包炎的致病病毒可能为A组的1、4、9、16型。

2)埃柯病毒(enteric cytopathic human orphan virus,ECHO病毒):ECHO病毒的传染性很强,曾引起多次的世界性大流行。它和柯萨奇病毒感染具有极为相似的临床和流行病学特征,常引起无菌性脑膜炎、麻痹性疾病、呼吸道感染、婴幼儿腹泻等多种表现,患者中主要为儿童,成人亦可受累。ECHO病毒多在夏秋季流行,由于具有较强的传染性,部分呈家庭幼儿园范围内传播。

ECHO病毒从呼吸道或口腔侵入人体,在咽部或肠壁淋巴组织中居留及繁殖,病毒从原发部位向局部淋巴组织或血液内转移,并终止于此,或者再随着血流到达其他器官,如中枢神经系统、皮肤黏膜、心脏、呼吸道、肝脏、肌肉等处。

引起心肌炎的ECHO病毒多为6、11、12、19和25型。除心电图改变外,多无心脏受累的明显征象,或虽有心肌炎的表现,但大多可迅速恢复。9型可引起成人暴发型心肌炎,可伴有严重心律失常,如完全性房室传导阻滞。

3)脊髓灰质炎病毒(polio virus):该病毒的唯一天然宿主是人。患者及无症状的带病毒者是传染源。病毒主要由粪便排出,再经口侵入人体。该病毒主要侵犯脊髓前角的运动神经细胞而致脊髓灰质炎,故此命名。有人报告,在致死性脊髓灰质炎病例中,有40%～90%心脏受累。也有人从心肌炎患者大便中分离到该病毒,血清同型抗体亦有增高。提示脊髓灰质炎病毒也是心肌炎的致病病毒之一。

4)鼻病毒(rhino virus):鼻病毒和肠道病毒均属于小RNA病毒,其形态、大小、核型、结构蛋白等与肠道病毒相似,与肠道病毒的不同之处是不耐酸,pH3～5时可完全灭活。该病毒迄今已发现100多个血清型,主要寄生于鼻道,引起普通感冒,临床症状以鼻炎为主,有时也可引起咽、支气管等部位感染。鼻病毒的分离比肠道病毒困难，加之普通感冒患者很少进行病毒分离，因此鼻病毒能否引起心肌炎目前尚存疑问。

(2)正粘病毒(orthomyxo virus)：正粘病毒科的代表种类为流感病毒。流感病毒分甲、乙、丙3个血清型。该病毒通常呈球形，直径为80～120nm，有时呈丝状。核衣壳呈螺旋状，由单股RNA和蛋白质互相联结而成，含有多聚酶。核衣壳外面的包膜分内外两层，内层为蛋白质，外层为脂层。脂层上有两个重要的病毒抗原，均为糖蛋白，一种称血凝素，另一种称神经氨酸酶。甲型流感病毒因其表面抗原常常产生变异又可分为许多亚型，量变形成的新变种常造成中小型的流行性感冒流行，质变产生的新毒株常引起较大规模的流行性感冒流行。乙型和丙型流感病毒引起的流行性感冒，多为局限性流行或散发性发病。病毒随患者呼吸通分泌物排出，借飞沫传播，主要侵犯上呼吸道，严重病例亦可犯及下呼吸道及肺部。国外报告，在流行性感冒流行期间，心肌炎的患病率为9%～75%。许多学者从心肌炎患者中分离出甲型、乙型流感病毒或发现病毒抗体增高，说明流感病毒可以引起心肌炎。研究显示流感剖检病例的1/3存在活动性心肌炎表现，猝死病例进行剖检的13例中，有6例确诊为心肌炎，其中1例为A型流感病毒性心炎。世界卫生组织(WHO)的病毒年报显示A型流感病毒感染有1.3%，B型0.7%，C型3.6%合并心肌炎，提示心肌炎合并率不低。但也有研究以心肌酶谱为诊断指标，得到与上述结果相反的结论，即心肌炎合并率很低。2009—2010年，日本流行的甲型H1N1流感病毒所致的心肌炎，15例患者中有10例属于爆发性心肌炎(其中6例活检证实)，并给予持续的机械循环支持，8例最终存活，提示甲型H1N1流感病毒与严重的心衰发生相关，同时也提示对于爆发性心肌炎患者给予适当的机械循环支持是必要的。

(3)副粘病毒(paramyxo virus)：副粘病毒包括副流感病毒、腮腺炎病毒、麻疹病毒、呼吸道合胞病毒等。其抗原性稳定，不易产生变异。

1)副流感病毒(parainfluenza virus)：该病毒形态多样，球形颗粒直径为100～300nm，丝状形和巨大颗粒可达800nm。为RNA病毒，核衣壳呈螺旋对称，缠绕疏松，包膜较脆弱，含有血凝素、溶血素和神经氨酸酶。在≥37℃时很不稳定。副流感病毒有4个血清型，其引起心肌炎的报告少见。

2)流行性腮腺炎病毒(mumps virus)：该病毒形态呈球形，大小不一，直径为80～240nm。属RNA病毒，核衣壳呈螺旋对称，包膜上含有血凝素、溶血素和神经氨酸酶。流行性腮腺炎病毒只有一个血清型，由患者唾液排出，经直接接触或飞沫传播给易感者，经过病毒血症，主要定位于腮腺等器官，引起流行性腮腺炎。腮腺炎后患儿可出现心电图异常或发病为心肌炎已经得到临床证实。腮腺炎病毒后约有4.4%的患者有心电图改变，以ST段压低、T波低平或倒置较为多见，有的还可以有心肌炎的表现。

3)麻疹病毒(measles virus)：麻疹病毒形似球状，直径为120～200nm，为单股RNA病毒，核衣壳呈螺旋对称，卷曲在包膜内，包膜表面有棘状突起，内含血凝素和溶血素，其抗原性单一面稳定。该病毒对热很不稳定，56℃、15分钟即被灭活。其致病主要通过飞沫经呼吸道感染，感染后潜伏10天左右发为麻疹。麻疹患儿出现心肌炎表现者在过去并不少见。患有麻疹的患儿伴有心电图异常的可占19%～50%，甚至以上。

4)呼吸道合胞病毒(respiratory syncytial virus)：病毒颗粒直径90～120nm，有包膜，但缺乏血凝性和溶血性。性质很不稳定，如在4℃仅能保存几个小时，在慢冰冻后约90%失去活性。该病毒为婴幼儿急性下呼吸道感染的主要病原，其引起心肌炎的报告甚少。

(4)披盖病毒(toga virus):本科病毒既包括以吸血节肢动物为传播媒介的虫媒病毒,如乙型脑炎病毒、登革热病毒、出血热病毒、黄热病病毒等,也包括风疹病毒。前者病毒形态呈球形颗粒,直径为20～50nm,核心为单股RNA,核衣壳为对称的20面体,外有带刺突的包膜,其中登革热病毒、黄热病病毒、出血热病毒均能引起心肌炎。风疹病毒的病毒颗粒直径为50～70nm,也是单股RNA病毒;只有一个血清型,为风疹的病原。近年来,由风疹病毒引起的先天性、后天性心脏病屡见报道。

(5)弹状病毒(rhabdo virus):属该科的狂犬病病毒,形态呈长圆形如子弹头,大小约为75nm×180nm,核心为单股RNA,衣壳蛋白的壳微粒以螺旋状对称排列围绕核心,外面有脂蛋白包膜,膜上有刺突。该病毒为狂犬病的病原,有人报告亦可引起心肌炎。

2. DNA病毒

(1)疱疹病毒(herpes virus):该科病毒种类很多,与人有关者包括单纯疱疹病毒、水痘病毒、巨细胞病毒、EB病毒、人细小病毒B19型。它们有共同的生物学特征,只是抗原性各不相同。疱疹病毒含双股DNA核心,衣壳蛋白是由162个壳微粒组成的立体对称20面体,核衣壳直径约100nm,外有一层脂蛋白包膜,外形呈球形,直径为150～200nm,属大的DNA病毒。

1)单纯疱疹病毒(herpes simplex virus,HSV):分两型,即HSV-1和HSV-2,是单纯疱疹病的病原,传染途径为呼吸道、口腔、生殖道以及先天性宫内感染。该病毒感染在新生儿期常出现全身性单纯疱疹,可累及心脏造成心肌炎。

2)水痘-带状疱疹病毒(varicella-zoster virus):该病毒为水痘和带状疱疹的病原,前者为原发性感染,后者为复发性感染,经呼吸道传播,流行时80%～90%接触的易感者会发病。水痘后出现心电图异常或发展为心肌炎者偶可见到。

3)巨细胞病毒(cytomegalovirus,CMV):CMV感染多为全身性损害,也可以引起心肌损害,为心肌炎的病因之一。人巨细胞病毒(HCMV)在人群中的感染率很多,我国育龄妇女感染率达98%,新生儿HCMV隐性感染高达84.2%。CMV感染主要引起肝炎综合征、肺炎、脑和肾损害等,近年来,CMV感染与心脏病的关系也逐渐引起注意。有人用间接酶联免疫吸附试(ELISA)方法检测急性病毒性心肌炎患儿血清CMV特异IgM抗体,同时取健康小儿血清标本作为对照。研究结果显示病毒性心肌炎患者血清CMV特异IgM阳性率52.9%,明显高于对照组,说明CMV是心肌炎的主要病原。

4)EB病毒:该病毒为传染性单核细胞增多症的致病病原之一,人为其贮存宿主,唾液腺可能是病毒繁殖的场所,主要由唾液传播,也可通过污染的物品间接传染。传染性单核细胞增多症常见于青少年,几乎所有器官都可受累,继发心肌炎者已有病例报告。

5)人细小病毒B19型(human parvovirus B19,$HPVB_{19}$):$HPVB_{19}$属于细小病毒科,是红细胞病毒属的成员。1974年,英国科学家Cossart及其同事在筛查无症状乙肝患者血清时无意发现的,由于其是在B组的第19号样品中发现的,故命名为B19病毒。根据核苷酸序列,$HPVB_{19}$被分为三个基因型:Ⅰ型(标准型)、Ⅱ型(类似A6型和类似LaLi型)、Ⅲ型(类似V9型)。后续,Umene K.等发现与神经系统疾病密切相关的B19病毒Ⅴ型。全世界均有$HPVB_{19}$感染的报道,但是不同地区的流行株不一样。Ⅰ型常见于欧美,Ⅲ型常见于西非、日本和英国,Ⅴ型在我国较为常见。

$HPVB_{19}$感染疾病谱广,可涉及血液系统、循环系统、呼吸系统、泌尿系统、神经系统等。

近年来,多位学者研究证明 $HPVB_{19}$ 是继肠道病毒、腺病毒后又一可造成心脏损害的重要病原,并且是小儿爆发性心肌炎的常见病因之一,常常导致重症心衰,并有可能发展成扩张型心肌病,预后不良。但 $HPVB_{19}$ 其早期发病机制不同于肠道病毒和腺病毒直接作用于心肌细胞造成细胞溶解,是通过感染心脏内的小动脉、静脉的内皮细胞,造成内皮细胞功能障碍,破坏心肌的微循环,炎性渗出及继发心肌缺血。

6)人疱疹病毒6型(human herpers viruses,HHV-6):该病毒是1986年从淋巴增生性疾病和艾滋病患者单核细胞中培养获得的一种新病毒。HHV-6具有典型的疱疹病毒的形态学特征,但其基因结构和抗原性与其他已知的5种疱疹病毒不同,因而分类为HHV-6。HHV-6为嗜淋巴细胞病毒,可在T型及B型淋巴细胞内复制。根据抗原性不同,又可将HHV-6分为A、B两组。尽管两组病毒间的基因同源性达96%以上,但在细胞趋向和临床表现方面有很大不同。

流行病学调查显示,健康人群中HHV-6感染非常普遍,世界范围内超过95%的儿童在2岁前都有HHV-6感染的证据,而几乎所有人在3岁前都有感染过。目前认为大多数HHV-6可通过飞沫传播,也可以通过密切接触(如接吻,共用餐、饮器具等)、输血或器官移植感染。HHV-6是迄今为止发现的唯一一种可将自身DNA病毒整合到宿主染色体上的疱疹病毒,约有1%的人群可通过此种途径垂直传播。HHV-6的发病机制主要与原发感染及病毒的再活化有关。而HHV-6相关的心肌炎的发病率近几年来随着检测技术的发展而增多,且多发生在免疫功能低下的患者中。

(2)腺病毒(adeno virus):腺病毒可引起毒血症,故可侵犯全身多个系统,与多种疾病的发生有关,如上呼吸道感染、咽结膜热、支气管肺炎、脑炎等。近年来国外研究发现它亦是病毒性心肌炎的又一重要原因。据文献报道引起病毒性心肌炎的腺病毒主要为3、7、11及21型。腺病毒感染引起的心肌炎临床表现轻重不一,大多有发热,伴有上呼吸道感染;大多数患者有明显的心电图改变,重者有心脏扩大;酶学改变较为明显,大多数病例伴有肌酸磷酸激酶(CK)及其同工酶(CK-MB)不同程度的升高;此外,腺病毒感染引起的病毒性心肌炎容易反复,常迁延不愈,应引起临床重视。

(3)痘病毒(pox virus):痘苗接种引起心肌炎甚至致死,亦有报道。此科中的天花病毒是人类天花的病原。目前天花已经绝迹,不作赘述。

3. 未分类的病毒

由于肝炎病毒既可以是RNA病毒,也可以是DNA病毒,因此归于此类。目前已经发现有甲、乙、丙、丁、戊、庚六型肝炎病毒,其中临床最常见的是甲型肝炎和乙型肝炎。肝炎病毒也可引起心肌损害,有报道发生率为17.3%。在病毒性肝炎流行时,曾在尸检中发现有心肌间质及血管周围炎症浸润伴心肌局灶性坏死及心内膜下出血。1988年春季上海市甲型肝炎流行时,曾有心肌炎患者血中特异型甲型肝炎病毒的IgM阳性,并出现各种心电图异常,如ST段压低、T波低平或倒置以及房室传导阻滞等,提示甲型肝炎病毒确可引起心肌炎。近年来日本的研究显示在心肌炎的患者血清和心肌组织中分离出丙型肝炎抗体和RNA(核糖核酸)。

(二)细菌感染

细菌感染中以白喉最为显著,最易发生在未进行免疫的儿童。伤寒也不少见。两者都因细菌毒素的作用而使心肌受损。心内或心包的细菌感染可延及心肌引起心肌炎,致病菌以葡萄球菌、链球菌或肺炎球菌较为多见。此外，脑膜炎球菌、淋球菌、沙门菌、棒状杆菌、嗜血杆菌、布氏杆菌病、结合分支杆菌等亦可发生心肌炎。

(三)立克次体感染

立克次体感染以斑疹伤寒为主，也可见于Q热。恙虫病是由东方立克次体经恙螨幼虫叮咬人的皮肤后所导致的，极易引起暴发流行，值得广大临床医生及流行病学工作者重视。人对本病易感性较强，病愈后免疫持续时间较长，外来人口发病率高。夏秋季为本病流行季节，其中6～7月为发病高峰。青壮年，尤其是野外作业的人员受恙螨侵袭机会较多，因而最易受到感染而发病。

(四)螺旋体感染

心肌的螺旋体感染以梅毒螺旋体、钩端螺旋体为主。梅毒是一种由苍白螺旋体感染所引起的累及全身各器官的性传染病，其中心血管损害多在感染后10～25年才出现临床症状而被诊断。心血管系统梅毒为晚期梅毒中最严重的内脏梅毒，严重者可危及生命。目前世界上性病梅毒流行范围最广，传播速度最快，患者人数最多，死亡率逐年上升，严重危害着世界各国人民的身体健康。感染梅毒后的潜伏期很长，儿童1～2年，成年可长达3～5年，少数人20～30年后发生晚期梅毒。

(五)真菌感染

真菌感染包括曲霉菌、酵母菌、念珠菌、芽生菌、放线菌、组织胞浆菌、隐球菌、诺卡菌等都可引起败血症而侵入心肌，引起炎症。

(六)原虫感染

多种原虫，包括锥虫、弓形体、疟疾、黑热病原虫等，也可侵犯心肌，导致炎症。

(七)蠕虫感染

多种蠕虫感染，如毛线虫、犬弓蛔虫、包囊虫、棘球绦虫、血吸虫、丝虫感染等，也可影响心肌。

二、过敏或变态反应所致的心肌炎

青霉素、磺胺类、甲基多巴、抗结核药(异烟肼、链霉素、对氨基水杨酸钠等)、吐根素、保太松、消炎痛、金霉素、利尿药、抗癫痫药物等均可因过敏或变态反应而导致心肌炎。接种疫苗后的心肌炎相对较少，据统计，美国的发生率在0.55‰。有报道称牛痘和破伤风抗毒素都可因过敏而造成死亡。过敏性心肌炎有时因患者缺乏典型的过敏性表现如发热、皮疹、嗜酸性粒细胞增多等症状，增加了临床诊断的难度。

三、内分泌和代谢紊乱

有些心肌炎是由于内分泌和代谢紊乱引起的，低钙血症、高磷血症、低磷血症、甲状腺功能亢进、甲状腺功能减退、儿茶酚胺分泌过多等也可引起心肌炎。

四、理化因素

理化因素也可引起心肌炎。吐根素、砷、三价锑、酒精、钴、磷、汞、铅、蛇毒、蝎毒等都可引起心肌炎，这些化学药物或毒物除通过过敏反应外，还可由于直接毒性作用引起中毒性心肌炎。此外，心脏区接受过度放射照射也可引起心肌炎。放射治疗导致心肌损伤主要与投照野及放射剂量有关。多发生在食管、纵隔肿瘤、肺癌及纵隔的淋巴瘤的放射治疗患者。这些患者的放射线投照区域均经过或波及心脏，可引起心包、心内膜、瓣膜及心肌的炎症、水肿及传导阻滞，还可以引起放射性冠状动脉炎进而导致冠状动脉狭窄。据病理研究报告，首次接受超剂量的胸部照射后48小时，即可出现急性心肌炎性反应，心肌组织有大量的炎性细胞渗出。而更多的则是长时间、反复多次、中小剂量照射引起患者慢性心肌炎或非炎性损伤即放射性心肌病。

五、结缔组织病

国外曾报道系统性红斑狼疮（systemic lupus erythematosus，SLE）尸检心肌炎发病率达40%，部分SLE心肌炎呈隐匿状态或亚临床状态而难以发现。目前狼疮心脏损害已是SLE四大死因之一。类风湿患者尸检10%～20%见有并发非特异性间质性心肌炎，硬皮病和结节性多动脉炎等也可并发心肌炎。

六、其他因素

罹患病毒感染的机会很多，而多数不发生心肌炎，在一定条件下才发病。诱发除病毒感染外，病毒性心肌炎的发生还可能与下列因素相关。

（一）遗传

病毒性心肌炎的发病有较明显的家族聚集性。有学者认为病毒性心肌炎的家族多发的特点可能是因为家族成员存在某种共同的遗传免疫缺陷，同时又受到病毒的侵犯而发病。由于缺少有关的人群流行病学研究资料，病毒性心肌炎的家族多发特点是因遗传因素的作用，还是由共同生活环境和生活习惯所致，有待进一步研究。

（二）性别

根据临床报道病毒性心肌炎在男性中较多发，在有关的动物试验中也发现心肌对病毒的易感性有性别差异。由此推断性激素可能与病毒性心肌炎发生有关。

（三）妊娠

妊娠可能是病毒性心肌炎的危险因素之一。妊娠增加了病毒感染的机会和感染后发展成各种严重疾病的可能性。在CVB流行期间，孕产妇中发生病毒性心肌炎的比例高于一般成年人。

（四）微量元素缺乏

已有许多实验室研究证实硒对由CVB感染所致的心肌病变具有保护作用。低硒的因素可能使机体的免疫功能下降，而不利于机体对病毒的抵抗和对机体的保护。在云南克山病病区发生的病毒性心肌炎流行可能与病区的粮食和人群普遍低硒有关。

（五）营养、卫生状况

因引起病毒性心肌炎的病毒大多数为肠道病毒和呼吸道病毒，这些病毒的流行常与当地的卫生状况、经济条件及人群对CVB的免疫水平密切相关。病毒性心肌炎暴发流行的地区常是环境潮湿、卫生条件差、当地居民有喝生水习惯的地区。

(六)过度运动

运动可致病毒在心肌内繁殖复制加剧,加重心肌炎症和坏死。

(七)细菌感染

细菌和病毒混合感染时,可能起协同致病作用。

(朱参战)

第二节　心肌炎的病理

心肌炎的病理改变可分为局灶性和弥漫性心肌炎及实质性和间质性心肌炎。实质性心肌炎是以心肌细胞溶解、坏死、变性和肿胀为主要特征的病理改变。间质性心肌炎以心肌纤维之间和血管周围结缔组织中有炎性细胞浸润为主的病理改变。应当指出,所谓实质-间质、弥漫-局灶只是人为划分,相互之间是可以转化、重叠的。

病毒性心肌炎(VMC)的基本病理改变为心肌间质的炎细胞浸润和心肌细胞的变性坏死及晚期出现纤维化改变等。不同病毒感染心肌时,均可见到上述病变。其他如细菌等感染因子以及化学、物理、药物、过敏原等所致的心肌改变也大同小异。因此心肌炎的病变对各种致病因子而言并不具备特征性的意义。心肌病理的检查对临床诊断心肌炎具有很重要的意义,但要确诊 VMC,尚需在心内膜心肌活检或尸解的心肌组织细胞中找到病毒颗粒或病毒核酸才能对临床确诊病毒性心肌炎有重要价值。

由于心肌炎的病死率很低,能获得尸解的机会不多,有关心肌炎在尸解中的检出率因心肌炎的诊断标准不同而异。国外报道一般为 3.3%~5.4%,国内的则远较国外的检出率低。近年来发展的心导管心内膜心肌活检技术对早期提供心肌病理及病原依据提供了重要手段,然而由于取材的时期、部位和技术的熟练程度等对是否能获得病原或病理的证据尚有概率的问题,但仍不失为一种新技术的诊断依据。

一、大体观察

心脏重量在早期或心肌病变较局限时可正常或稍有增加,心肌外表较为松软,弹性差,切面为苍白色,间有灰黄色斑状坏死和散在的出血。坏死灶可分别呈局限、散在或广泛分布。后期出现灰色纤细的结缔组织条纹。病变以左室和室间隔为主,心房病变较轻。当病程发展到后期伴有心力衰竭或病变弥散可逐渐增加。肉眼检查心脏外形较正常增大,两侧心室明显扩张,心室肌壁肥厚,以左室为著,外观多较苍白,质较硬、弹性差,心脏表面及心肌切面可见灰白色网状纤维结缔组织及形状各异的瘢痕形成。有的间或有灰黄色的坏死性病灶,心内膜有轻度增厚,心脏各瓣膜一般无明显受累。如合并心包炎或心内膜炎同时尚可见到心包肿胀,并有心包积液、心内膜、心瓣膜赘生物形成或溃疡性变化,或有附壁血栓形成,附壁血栓脱落时可引起脑、肾、肺等梗死。心腔可扩张,其程度视病情而不同,心室壁一般变薄。北京市儿童医院对 19 例急性心肌炎的病理资料分析表明:在 19 例中,心脏轻度、中度扩大各 6 例,重度扩大 4 例,无明显扩大 3 例。以左、右室扩张为主,2 例有心肌肥厚。心肌松软,暗红色,有的心肌发花,颜色不均匀。

二、组织形态改变

心肌炎病变比较局限者在大体标本上不易发现，仅在显微镜下能发现局灶性变化。因此，心肌炎的病理学检查必须在心脏的各个部位的心肌进行多处切片，以免遗漏。

心肌炎的组织形态改变呈多样化，轻重程度相差悬殊。最主要的特征为心肌细胞坏死和间质炎性细胞浸润，可见心肌纤维从变性直至坏死的各种病变。心肌纤维的变性呈颗粒性、脂性及玻璃样变，亦可有心肌细胞溶解。心肌间质充血、水肿及出血，炎性细胞浸润较明显，以淋巴细胞、单核细胞为主，亦有较多的多形核细胞。心肌的组织学所见变化较大，根据显微镜下的病变程度可分为三型：轻型常需要找几个视野方能发现病灶。中型多数呈灶性心肌炎改变。重型心肌病变广泛而严重，多数呈弥漫性心肌炎改变。

以 CVB_3 感染的心肌炎病理改变为例，在急性期早期有心肌细胞肿胀，细胞横纹不清，细胞质染色嗜酸性增强，细胞核出现核固缩和核碎裂。早期尚未见炎性细胞浸润，随后心肌细胞可发生坏死、崩解、细胞核和细胞轮廓消失，周围出现单核细胞及淋巴细胞为主的炎性细胞浸润，坏死灶中蓝色钙化颗粒物质增多，形成散在点状、灶性或片状心肌细胞坏死和炎性细胞浸润，心脏间质和血管多未受累。部分 VMC 进入慢性期。其主要病理改变是炎性细胞逐渐减少，纤维细胞开始增多，形成纤维瘢痕组织，部分心肌可有增生、肥大，在病灶内可钙化以及心脏扩大、心内膜增厚及附壁血栓形成等。在急性或慢性阶段，心肌炎均可累及心脏传导系统，如窦房结，房室结，房室束，左、右束支及 Purkinje 纤维，引起传导阻滞或各种心律失常。无论是实质性心肌炎还是间质性心肌炎，也都会引起不同程度的心肌松软无力，发生心脏功能减损。电镜检查可见心肌细胞破碎，肌丝丧失，肌纤蛋白结构破坏，线粒体退行，内膜中可分离出病毒，也可应用荧光免疫检查方法在心肌、心包或心内膜中找到特异性病毒抗原。电镜检查可见病毒颗粒。

此外，一些特殊的心肌炎有一些特异性改变，如化脓性心肌炎心肌可见小脓肿，急性过敏性心肌炎可有较多的嗜酸性粒细胞浸润，结核性心肌炎可有心包、心肌内的结核结节等，一般在病理上很难区别心肌炎的性质。组织病理学结合应用免疫学及分子生物学方法对病理组织进行病原学检查有助于病因诊断。

心内膜心肌活检的组织学诊断：心肌炎的发病率难以确定，因为心肌炎的诊断主要依据临床诊断，缺少病理学诊断。近年来，临床上已较多开展了心导管法心内膜心肌活检，为心肌炎诊断提供了可靠的病理诊断依据。

1984 年达拉斯会议制定了心肌炎组织学诊断标准如下。①活动性心肌炎：要求炎性细胞浸润和附近细胞损害包括明确的细胞坏死，或含空泡、细胞外形不整，和细胞崩解；②临界性心肌炎：炎症浸润稀疏，光镜下未见细胞损伤。大约 70% 活检标本对各种心肌病的诊断有帮助；由于取材很小且局限，标本本身可致细胞收缩而出现一些病理性的假象，加之组织学认识上差异，故临床表现和组织学相关较差；心内膜心肌活检系创伤性检查，有一定危险性，严重并发症有气胸、右心室穿孔、室性心律失常等，故除特殊情况外，一般不作为常规检查。

根据心内膜心肌活检和病理解剖资料，结合临床可将 VMC 分为三种类型：急性心肌炎、急进性心肌炎和慢性心肌炎。这三种心肌炎的组织学特征如下。

（一）急性心肌炎

急性心肌炎为心肌炎的急性期，心肌坏死多以单个心肌细胞为单位或呈孤立小病灶，可见大量的急性病损灶。细胞水肿程度不一，一般无正在愈合的细胞损害，也未见纤维化改变。此期主要特征是间质的弥漫性炎性细胞的浸润。浸润细胞多是淋巴细胞为主的单核细胞，亦有少量嗜酸性粒细胞、多核白细胞和组织细胞等。同时可伴有心内膜和心包浸润以及间质水肿。急性期的时间大约 1 个月。

（二）急进性心肌炎

急进性心肌炎主要改变为许多细胞病损灶和广泛的纤维化，亦有细胞急性损害区域。此型中急性细胞损害和正在愈合的损害细胞并存，且以后者占优势。炎症细胞为单核细胞、淋巴细胞、浆细胞和巨噬细胞以及少量的多形核细胞。起病 1～2 个月以后已见不到心肌细胞坏死，但仍可见心肌纤维排列紊乱、空泡变性和萎缩。间质改变以纤维化为主，还可有心内膜增厚和血管周围纤维化。

（三）慢性心肌炎

慢性心肌炎中正在愈合的细胞损害和急性细胞损害几乎呈均衡态势。在炎性病灶内可见多核白细胞、巨噬细胞、纤维母细胞和肌原纤维，一般以单核细胞为主。随着肌原纤维的增殖，残留下一些纤维化病灶，间质的结缔组织轻度增多。

三、动物研究

随着人们对心肌炎研究的不断深入，建立了 VMC 实验动物模型和培养搏动心肌细胞感染柯萨奇 B 组病毒致心肌病变模型，对该病的病理改变及发生机制的阐明有了很大的发展。

BALB/c 小鼠感染 CVB_3 病毒后 7～14 天，心脏外观可 100％出现病变，心外膜下有白色点状、斑块状病变，以斑块状为多。随感染日期的延长，病变出现率逐渐有所减轻，但在个别小鼠中病变程度仍然可以很严重。

心肌病变最早见于感染后的第 4 天，镜下仅见有散在的肌纤维玻璃样变性，坏死及炎细胞浸润均不明显；感染后第 5 天开始出现轻微的坏死病灶及少数以淋巴细胞为主的单核细胞炎性浸润；感染后 7 天坏死及炎性病变迅速发展，心肌细胞气球样变性，局灶性坏死，散在局灶性淋巴细胞浸润。至感染后 10 天心肌病变达到高峰，发病率为 100％，淋巴细胞浸润增多，呈灶状分布，心肌广泛坏死。感染后 14 天炎性及坏死病灶开始吸收，多数病灶可见到程度不等的纤维化改变；感染后 21 天，病变基本恢复，坏死及炎性病变轻微，多数以纤维化病灶为主。

在心肌炎所出现的各种病变中，以坏死改变最为多见，其发生率占心肌炎总数的 89.9％，于感染后 5 天即可见到，且迅速增多和扩大，至 10～14 天达到 100％。炎性细胞浸润见于心肌炎病变的全过程，发生率仅次于坏死，为 83.5％，以淋巴细胞为主，于 7～10 天最为多见。变性以早期较为明显。纤维化自第 7 天起即可发生，12 天后几乎全部坏死灶内见到程度不等的改变。钙化较纤维化的发生率为低，感染后 7 天在坏死灶内即可见到，10 天时达到高峰。

CVB_3 小鼠心肌炎超微结构改变：感染后 1 天心肌细胞内各细胞器无显著变化，第 2 天糖元略有减少。感染后 3 天心肌出现明显病变，线粒体肿胀，部分呈凝聚状，嵴结构不清；肌丝稀疏，排列紊乱，间隙增宽，个别有轻度断裂；少数肌浆网扩张，糖原散在。感染后 5 天线粒体部分肿胀，嵴明显破坏，在坏死处可见早期盐类沉积；部分 Z 线不清，肌浆网扩张，糖原颗粒较少，在肌原纤维间可见较多脂滴，间质有比较活跃的成纤维细胞。第 7 天心肌细胞内可见区域性模糊片块状结构，其线粒体完全破坏，部分嵴空化或缺失，肌丝稀疏，肌节消失，结构较完整处，肌丝及线粒体改变较轻；细胞核无明显改变，其他细胞器很少见，细胞间连接不清晰。在细胞膜下及肌原纤维间有不少小环状结构，其中心有致密小颗粒。感染后10天肌纤维大都呈坏死状，间质细胞较丰富，可见较多的胶原纤维。某些细胞核消失，线粒体肿胀、肌丝稀疏，Z线模糊，肌节消失。感染后14天肌纤维仍可见大片溶解破坏，肌纤维缩短。但在同一视野内可见相对正常的肌细胞；间质有成纤维细胞、淋巴细胞及细胞碎片；毛细血管内皮细胞疏松、增宽，细胞膜外有成束的胶原纤维。感染后28～35天，少数肌原纤维尚有肌丝稀疏，其余基本正常。心肌细胞仍有明显病变，线粒体仍有改变，可见浸润的淋巴细胞及纤维细胞。

实验组于感染后2天在血液及心肌中可分离出病毒。第2～10天心肌病毒阳性率达100%，至第14天病毒骤然消失，血液中病毒阳性率于感染后第3天达高峰后逐渐下降，至第6天即未再分离出病毒。

也有学者建立了小鼠慢性心肌炎实验动物模型。对照组小鼠心肌未见有病理改变，实验组小鼠心肌包括炎症、变性、坏死、钙化和纤维化等；10天和20天心肌以炎症和坏死为主，40～120天小鼠心肌病变以变性和纤维化为主。实验组小鼠心肌的超微结构与对照组小鼠的心肌差别十分明显，实验组小鼠各时间段均有不同程度的病理改变，主要表现在线粒体溶解，嵴消失，呈空泡状；肌纤维消失；亚细胞结构不清等。

有报道从猪心室肌中分离提纯肌凝蛋白并将其注射到BALB/ c小鼠皮下，引发小鼠自身免疫性心肌炎，观察其自身免疫阶段和慢性病变期的病理变化，在模型组中初次免疫14天后处死的小鼠心脏即有局灶性炎症出现，心肌细胞肿胀，颗粒样变性，毛细血管扩张，周围可见到炎性细胞的渗出，主要为淋巴细胞。炎性细胞浸润主要集中在心外膜及心外膜下，心肌细胞间以及间质未见到明显的炎性细胞浸润。初次免疫第21～30天的小鼠心脏炎性浸润更加明显，心肌细胞间以及间质均可见到局灶性的炎性细胞浸润，主要为淋巴细胞，还可见到中性粒细胞、浆细胞等，伴有心肌细胞坏死。初次免疫60天后炎症细胞减少，代之以明显的纤维化出现。对照组中小鼠心脏均未见到明显的炎性改变。

（刘晓唤）

第三节　心肌炎的流行病学

近年来，由于抗生素的广泛应用，由链球菌感染引起的风湿性心肌炎明显减少。白喉、伤寒、立克次体、原虫、真菌、螺旋体、理化因素等虽然都可以引起心肌炎，但病例更少。而由病毒感染所引起的心肌疾病却日趋增多，尤其是在发展中国家。

一、发病率及病原体的演化

国内外许多流行病学资料表明，在病毒感染的人群中，2%～5%有轻重不一的心脏症状，这与病毒种类、流行或散发、季节、年龄、妊娠、性别等多种因素有关。大多数患者病情较轻，属于亚临床型，少数患者病情严重，可发生猝死。最近的一项基于ICD编码登记系统的研究显示，全球心肌炎的年患病率约在22/10万。

近年来病毒性心肌炎发病率有逐年增高趋势。以上海医科大学两个综合性附属医院为例，在内科住院患者中，20世纪50年代和60年代心肌炎分别占0.66%和1.32%，均仅列第9

位，但70年代占5.69%，跃居第5位，而1986年病例数为1979年的6倍。在柯萨奇B_2～B_5及A_9病毒、流感A型病毒、ECHO病毒等的局部流行期间，有心脏表现或发生心肌炎者，达到5%～12%。在传染性单核细胞增多症、脊髓灰质炎、麻疹患者中，有异常心电图改变者分别高达40%、12%～31%、20%～30%。国外文献对活检和尸检证实的病毒性心肌炎的报道相对较多，检出率为1%～31%不等。根据这类研究估计人群中病毒性心肌炎的患病率在2.3%～5%。而近来资料显示在特发性左室功能异常的患者中67%可以检测出病毒。

但心肌活检和尸检的研究同样存在调查人群不同、样本来源不同、诊断标准不一致等问题并由此导致VMC的检出率相差很大。

文献中报道，VMC占各种原因所致心肌炎的18%～42%。许多病毒均可引起心肌炎，例如小RNA病毒（包括肠道病毒中的CVA组和CVB组，以及ECHO病毒、脊髓灰质炎病毒）、呼吸道病毒（包括流感病毒A型和B型、风疹病毒、流行性腮腺炎病毒、腺病毒、麻疹病毒）、疱疹病毒（包括单纯性疱疹病毒1型和2型、EB病毒、巨细胞病毒、人疱疹病毒6型）、人细病毒B19型、痘病毒以及流行性出血热病毒等。VMC的病原体随着时间和地域的不同，有着演变的过程。20世纪中期到90年代，肠道病毒，尤其是CVB组引发的心肌炎最为常见。柯萨奇病毒是肠病毒的一种，属于小核糖核酸病毒，是引起VMC最常见的病原体。它广泛分布于自然界中，特别是人的呼吸道和肠道，对自然环境的抵抗力较强，如在食物中可存在数周，在污水及粪便中可生存数月，至今尚无特效防治措施。已有资料表明，心肌对这一病毒特别易感，是由于心肌膜受体对这种病毒颗粒有极大的亲和力之故，其传播途径包括消化道和呼吸道，由于传播途径较广，健康人中也存在一定数量的CV隐性感染。CV感染见于世界各地，呈散发，亦可演变为暴发流行。较多在夏季和早秋的温暖季节流行。CVB中引起的心肌炎，以2～6、9型居多，CVA中9型最多，1、2、4、16型为次。婴儿心肌心包炎的致病病毒可能为A组的1、4、9、16型。

随着时代的变迁，同时各种分子生物学技术如PCR的发展，对心肌炎病毒基因组的识别范围越来越广。肠道病毒所致心肌炎的比例在下降，而其他病毒性心肌炎的比例则有所升高。国外一项研究资料显示，对1988年到2000年间诊断的624例心肌炎患者，其中有38%进行活检并分离病毒基因组，提示腺病毒是最常见的病原体。而最近，随着检测技术的发展以及心内膜下活检率的提高，$HPVB_{19}$和人疱疹病毒6则逐渐成为最常见的心肌炎的病原体。日本学者也在心肌炎患者的血清和心肌中提取出丙型肝炎病毒的抗体和RNA。这些都提示VCM的病原体的格局是随着时代一直不断的变化着。因此，对VCM患者单纯的检测CV，已经不能满足现有心肌炎的病因学诊断。

近年来，随着艾滋病在全球的发病率逐年上升，其合并心肌炎的情况也日渐受到重视。目前一般认为HIV感染后的心肌炎并非HIV病毒直接侵袭心肌所致，而是免疫低下继发其他病毒、细菌所致的心肌炎。心肌炎组织病理以心肌组织、细胞的变性及炎症细胞渗出为特征，尤其是炎症性细胞渗出，继而发生心肌细胞坏死、间质细胞纤维化、间质细胞浸润以单核细胞为主。随着病程延长，细胞浸润逐渐减轻，间质纤维化加重，同时炎性改变亦可累及起搏和传导系统，成为各种心律失常的病理学基础。AIDS患者心肌炎，临床表现不一，多数为无症状或轻症状，常常为机会性感染引起的临床症状所覆盖，少患者以心脏症状为主，出现胸闷、心悸、胸痛、劳力性呼吸困难、端坐呼吸等，急性时可以出现进行性心功能恶化、心律失常、心源性休克甚至猝死等，预后极差。血生化常表现心肌酶谱异常，心电图非特异性的ST或T波改变，心律失常；多普勒超声心动图检查呈心室舒张功能异常表现，心室射血分数降低。核素心肌显像和心肌活检术对心肌炎诊断有较高价值，尤其是心肌组织检出病毒或病毒相关物质诊断价值更高。高效抗病毒治疗对部分 HIV 心肌炎患者有效，但常常因为发展成扩张型心肌病而预后不佳。

二、发病季节

心肌炎的发病季节与致病病毒的流行规律密切相关。因为各季节都有相对容易流行的病毒，所以全年均有发病，尤其在居住条件比较拥挤、环境卫生比较差的地方，比如农村、幼儿园、学校、居住条件落后的居民区等。一般来说，肠道病毒包括 CVA 组和 CVB 组以及 ECHO 病毒、脊髓灰质炎病毒等感染，多见于夏秋季节，高峰期一般在 7、8 月份。呼吸道病毒感染如流行性感冒则常见于冬春季节，因此这些时候 VMC 的发病也相对多一些，一般来说，1～3 月份为发病高峰。而在居住条件比较拥挤的可为散发性，无明显季节分布特点。其他如单纯疱疹病毒、带状疱疹病毒、水痘病毒、腺病毒等常散发于四季。复旦大学(原上海医科大学)附属中山医院分析了 8 年的急性心肌炎患者诊治情况，结果显示急性心肌炎的就诊数在各季度几乎是平均分布，无明显的季节规律。我国 9 省市小儿心肌炎发病调查报告显示，发病于春季占 27.7%、夏季占 31.4%、秋季占 20.2%、冬季占 20.7%，其中发病于 7 月份者最多，占 10.3%，发病于 1 月份者最少，占 6.7%。一般规律是四季均有发病，夏秋季常是发病高峰期，冬季可再次出现一次小高峰。此外，气候条件也与发病有关。

三、发病年龄

CVB 病毒性心肌炎在新生儿中最先发现。VMC 可发生于任何年龄，但以小儿多见。近年来发病有逐渐增多的趋势，已成为小儿多发病，是常见的后天性心脏病。在成人心肌炎患者中，以青壮年发病率最高；在小儿心肌炎患者中，婴幼儿的构成比最大，约 50%左右为婴儿。在我国云南暴发的 CVA_9 病毒感染流行中，14 例 VMC 患者全部为青年工人。在英国 CVB_5 病毒感染流行时，900 例心脏受累者中，年龄在 12 岁以下者占 12%，其中 50%不足 1 岁。在受感染者发生心脏受累所占比例上，10～30 岁年龄组最高，为 35%；而 1 岁以内组、1～9 岁组仅占 5%和 6%。我国 9 省市小儿心肌炎的调查中，小于 2 岁者占 17.2%，2～4 岁者占 18.0%，4～14 岁者占 64.8%。上海某医院在 8 年的研究中还发现，393 例急性 VMC 患者平均年龄为 31.6 岁(13～76 岁)，小于 40 岁的中年人占 78.6%，其中 CVB 组病毒阳性组 207 例，小于 40 岁者占 80.6%。

四、性别分布

自 1957—1973 年国外对 CVB 病毒性心肌炎的性别分析中，约 2/3 患者为男性。CVA 以及脊髓灰质炎病毒所致心脏疾患中也以男性居多。上海医科大学中山医院 393 例急性病毒性心肌炎患者中，男/女比例为 1.34：1，其中 CVB 病毒抗体阳性的 207 例，男/女比例为1.62：1。

五、地区分布

几乎全球各大洲均有病例出现。在西方发达国家，有报道贫民区比条件较好地区发病率高3～6倍。

VMC在我国各地均有发生，一般为散发，少数地区有小范围的暴发流行。流行地区一般卫生条件较差、气候温湿，同时有肠道感染的流行。根据9省市小儿病毒性心肌炎的调查估计的14岁以下儿童的心肌炎发病率有明显的地区差别，哈尔滨的发病率为29.15/10万，最低的福州市发病率为6.88/10万。由于我国9省市发病调查主要在城市进行，因此，城市发病者所占比例较大，为71.9%，而县镇及农村发病者仅占28.1%。近年来，随着县镇及农村生活水平的提高，其心肌炎的发病率逐年增高，有接近城市发病率的趋势。

综上所述，结合病毒学资料，由于引起心肌炎的病毒种类很多，流行规律不同，每个地区流行的主要病毒型别有所不同，同一地区不同年度主要病毒的型别也常有改变；加以病毒学检查目前还不能广泛地应用，因而不易得到确切的流行病学材料。但从上述内容分析，本病的流行不太规律，随各地病毒分布而有所不同，有时有局部地区的暴发流行。夏秋常是发病高峰期，冬季有时因流感流行，发病增多，再出现1次小高峰。如果能坚持搞好饮水卫生和环境卫生，同时加强人群的体质和自动与被动免疫，本病的发病会随之而减少。

（朱参战）

参考文献

[1] 许杰州，黄林喜．系统性红斑狼疮心血管事件的特点[J]．岭南急诊医学杂志，2004，9:176.

[2] 乔红梅，鲁继荣，成焕吉，等．小儿病毒性心肌炎腺病毒感染病原学及临床研究[J]．临床儿科杂志，2004，22:150.

[3] F Zack, K Klingel, R Kandolf, et al. Sudden cardiac death in a 5-year-old girl associated with parvovirus B19 infection[J]. Forensic Science International, 2005, 155:13.

[4] K Klingel, M Sauter, C T Bock, et al. Molecular pathology of inflammatory cardiomyopathy[J]. Med Microbiol Immunol, 2004, 193: 101.

[5] 崔小岱，马连华，许峥，等．慢性病毒性心肌炎动物模型的建立[J]．中国比较医学杂志，2006，16:154.

[6] 沈涤非，唐其柱，史锡腾，等．实验性自身免疫性心肌炎小鼠模型研制[J]．微循环学杂志，2004，14(2):35.

[7] 徐翼，方峰，向稚丹，等．小鼠巨细胞病毒性心肌炎模型的建立[J]．中华心血管病杂志，2005，33:360.

[8] Sandeep Sagar, Peter P Liu, Leslie T Cooper Jr. Myocarditis[J]. Lancet, 2012, 379: 738-747.

[9] Alida L P Caforio, Sabine Pankuweit, Eloisa Arbustini, et al. Current state ofknowledgeonaetiology, diagnosis, management, and therapy of myocarditis: a position statement of the European Society of CardiologyWorking Group on Myocardial and Pericardial Diseases[J]. European Heart Journal, 2013, 34: 2636-2648.

[10] Ukimura A, Izumi T, Matsumori A. Clinical Research Committee on Myocarditis Associated with Influenza APiJobJCS. A national survey on myocarditis associated with

the 2009 influenza A (H1N1) pandemic in Japan[J]. Circ J, 2010,74:2193 - 2199.

[11] Ayelet Shauer, Israel Gotsman, Andre Keren, et al. Acute Viral Myocarditis: Current Concepts in Diagnosis and Treatment[J]. Isr Med Assoc J. 2013 Mar,15(3): 180 -185.

[12] Shiraishi A, Hoshina T, Ihara K, et al. Acute liver failure as the initial manifestation of Wilson disease triggered by human parvovirus b19 infection[J]. Pediatr Infect Dis J,2012,31(1):103 - 104.

[13] Slavov SN, Kashima S, Silva-Pinto AC, et al. Genotyping of Human parvovirus B19 among Brazilian patients with hemoglobinopathies[J]. Can J Microbiol,2012,58(2): 200 - 205.

[14] Qian XH, Zhang GC, Jiao XY, et al. Genetic diversity of human Parvovirus B19 VP1 unique region[J]. 中华儿科杂志,2003,41(2): 128 - 130.

[15] 王楚. 疱疹病毒 6 型感染研究进展[J]. 儿科药学杂志,2014,20(8):62 - 65.

[16] Brennan Y, Gottlieb DJ, Baewer D, et al. A fatal case of acute HHV - 6 myocarditis following allogeneic haemopoietic stem cell transplantation[J]. J Clin Virol. 2015,72: 82 - 84.

[17] Ayelet Shauer, Israel Gotsman, Andre Keren, et al. Acute Viral Myocarditis: Current Concepts in Diagnosis and Treatment[J]. IMAJ,2013,15:180 - 185.

[18] GBD 2013 Risk Factors Collaborators, Forouzanfar MH, Alexander L, et al. Global, regional, and national incidence, prevalence, and years lived with disability for 301 acute and chronic diseases and injuriesin 188 countries, 1990 - 2013: A systematic analysis for the global burden of disease study 2013[J]. Lancet, 2015,386:743 - 800.

[19] Kuhl U, Pauschinger M, Noutsias M, et al. High prevalence of viral genomes and multiple viral infections in the myocardium of adults with "idiopathic" left ventricular dysfunction[J]. Circulation, 2005,111:887 - 893.

[20] Gabriel Fung, Honglin Luo, Ye Qiu, et al. Myocarditis[J]. Circ Res. 2016,118(3): 496 - 514.

[21] 冯润川. 艾滋病相关性心血管疾病研究进展[J]. 海南医学,2011,22(24):114 - 117.

[22] Shichao Lv, Jie Rong, Shunv Ren, et al. Epidemiology and Diagnosis of Viral Myocarditis[J]. Hellenic J Cardiol, 2013, 54: 382 - 391.

第四章 病毒性心肌炎的发病机制

病毒性心肌炎(viral myocarditis,VMC)指病毒感染引起的心肌细胞变性坏死和间质炎性细胞浸润及纤维渗出为主要病理变化的一种常见病。20 世纪 70 年代以来,国内外发病均有增多趋势,在急性病毒感染后约有 5%的人群发病,多数情况下为轻中型临床表现。但也可急性暴发以至猝死,部分呈慢性持续感染,遗留顽固性心律失常、慢性心功能不全。近来资料还证实本病与扩张型心肌病的发生密切相关。虽然进行了大量的研究,但该病的发病机制至今尚不完全清楚,一般认为与病毒直接侵犯心脏和机体的免疫反应损伤有关。此外,从中医的角度也对心肌炎的发病机制进行了广泛的研究。

第一节 病毒直接损伤与心肌炎

早先有动物模型研究证明心肌炎有病毒的急性感染或(和)持续感染。Li 等研究 19 例心肌炎或心肌病患者,针对病毒衣壳蛋白 VP_1 的肠道病毒特异性抗体用免疫组化方法检测,心肌炎、心肌病患者阳性率分别为 81.8% (9/11)和 75% (6/8),急性期染色明显,阳性信号出现在心肌细胞质,慢性期或心肌病仅出现在散在的心肌细胞中;用 RT - PCR 法,9 例能检测出肠道病毒 RNA,而对照组中无一例有 VP_1 衣壳蛋白和病毒 RNA。该研究显示,肠道病毒在心脏持续感染期间,产生蛋白和 RNA 或者少量的后代(更可能是有缺陷的病毒颗粒),使心肌炎向心肌病转化。

也有人用优化免疫组织化方法研究了 10 例致死性急性心肌炎和 89 例扩张型心肌病(含 10 例恢复期/慢性期心肌炎)的心肌组织 VP_1,7 例急性心肌炎患者呈阳性,47 例扩张型心肌病呈阳性,而 37 例对照组中只有 3 例阳性,OR 值 12.68。VP_1 染色呈单个或成群分布在心肌细胞质中。这项研究进一步证明了肠道病毒出现在从急性期、恢复期心肌炎到心肌病终末期的心肌组织中,并提示病毒持续感染期间有蛋白的翻译。

病毒直接感染导致细胞骨架蛋白的破坏。Badorff 等用重组纯化的柯氏肠道病毒蛋白酶-A,在体外能裂解培养的鼠左室心肌细胞的抗肌萎缩蛋白,直接裂解的位置在铰链 3 区。进一步研究发现,分别给免疫正常和免疫缺陷鼠接种 CBV_3,7 天后两种鼠心肌的抗肌萎缩蛋白均有裂解,用 CBV_3 抗体和抗肌萎缩蛋白抗体对感染病毒鼠心肌进行免疫染色,可见抗肌萎缩蛋白及其相关的 α_2 肌膜蛋白聚糖和 β_2 肌营养不良蛋白聚糖形态学上有断裂,肌纤维膜完整性丢失,破坏抗肌萎缩蛋白-糖蛋白复合体,抗肌萎缩蛋白功能也受破坏,使心肌组织损害。用 CBV_3 感染抗肌萎缩蛋白缺陷鼠,病毒的复制明显增多,滴度升高,心肌损害加重,是由于抗肌萎缩蛋白是肌纤维膜的机械支持,它的缺失使肌膜容易破裂,病毒在心肌细胞更有效地释放出来,再感染周围细胞。而突变的抗肌萎缩蛋白(能抵抗裂解)鼠中病毒复制减轻。抗肌萎缩蛋白功能缺陷增加了肠道病毒诱发心肌病的概率。

（寇朴怀）

第二节　免疫发病机制中涉及的免疫系统

目前认为，病毒感染后的免疫反应及自身免疫反应在VMC的发病中有重要作用，近年来的研究证实细胞免疫、白细胞介素2(IL-2)系统、单核细胞因子、抗心肌特异性抗体与VMC的发生密切相关。本节就VMC免疫发病机制的研究进展作一介绍。

一、固有免疫

固有免疫是机体在种系发育和进化过程中形成的天然免疫防御机制，即出生后就已具备的非特异性防御功能，是人体抵御外来入侵的第一道防线。模式识别受体是一类主要表达于固有免疫细胞表面、非克隆性分布、可识别一种或多种病原相关分子模式的识别分子。宿主通过模式识别受体感应入侵的病毒，产生干扰素、细胞因子，调节细胞的活化和分化，从而发挥直接的抗病毒效果。

Toll样受体(Toll-like receptor，TLR)在人类中目前已发现11种，TLR属于Ⅰ型跨膜受体蛋白，由胞外区、跨膜区和胞内区三个部分组成。TLR广泛表达于各种免疫细胞，参与机体免疫反应。在人体心脏组织中，TLR3、TLR4的表达相对丰富，表明在VMC的发病中，TLR起重要作用。TLR3是病毒感染模式识别受体中较早研究的对象。TLR3与dsRNA结合后可上调干扰素，抑制病毒复制，在宿主抗病毒免疫反应中起到重要作用。有实验表明，TLR3剔除的小鼠与野生鼠相比，更易感染柯萨奇B组病毒(coxsackie B_3，COX-B_3)而形成VMC，其死亡率相对升高。而在TLR3表达的转基因鼠，早期感染阶段被毒血症水平低，小鼠存活率高。一项临床研究中，VMC患者活检证实，TLR3基因呈多态性，TLR3基因部分位点的突变可能会减弱宿主天然免疫反应，增加人群对病毒的易感性和心肌病变的风险。除了TLR3之外，心肌细胞膜上的TLR4可以识别病毒或病毒损伤后的心肌细胞成分，激活后的TLR4可进一步激活NF-κB，后者则可引起一系列炎症应答，包括炎症因子释放(如IL-1、IL-6)、细胞黏附分子产生、炎症细胞募集等。另外，Triantafilou K等以CVB_3感染体外培养的人类心肌细胞，发现病毒感染后炎症因子及TLR-7与TLR-8的水平明显升高，提示这二者可能参与CVM的发展过程。

近年来，还有越来越多的TLR被发现与CMV发展密切相关，这表明固有免疫在VMC时机体的免疫应答中起到很重要的作用。因此，进一步探索TLR在VMC中的作用机制，可能为明确心肌炎的发病机制及治疗带来新的曙光。

二、细胞免疫

细胞免疫异常包括T淋巴细胞亚群、红细胞免疫、自然杀伤细胞异常等。T淋巴细胞及其亚群在免疫调节中起重要作用，其中T辅助细胞Th(CD4)与T抑制细胞(CD8)相互诱导和制约的关系尤为重要。CD4/CD8被认为是免疫调节的参数，一旦二者比例失调，会导致异常的免疫反应，甚至病理损伤。有关T细胞与VMC的关系，研究发现T细胞缺乏的小鼠

CVB_3，病毒性心肌炎很少产生炎症损伤，而重新引入了 T 细胞可使小鼠易感性增强。对先天性胸腺缺乏的小鼠及预先输入脾细胞的小鼠均接种 COX－B_3，结果后者的死亡率明显升高。以上研究均表明，T 细胞参与了 VMC 的病理过程。有关 VMC 的 T 淋巴细胞亚群的变化，文献报道为小鼠心肌炎病理感染后第 3～7 天，T 细胞及 T 辅助细胞均有下降；另一组 39 例 VMC 患者的研究中，亦显示急性 VMC 的 T 总细胞、Th、T 抑制细胞（Ts）及 Th/ Ts 比值均明显下降，表明 T 淋巴细胞亚群异常在 VMC 的发病中起重要作用。近年来，除了 Th1 和 Th2 细胞之外，研究者们又发现一种新的 Th 细胞亚群——Th17。Th17 亚群是一群由转化生长因子和 IL－6 诱导分化，可分泌 IL－17 和 IL－6，介导自身免疫，且不同于 Th1 和 Th2 的 T 淋巴细胞亚群。研究显示，用 CVB3 感染小鼠使其获得 VMC，其病毒复制、Th17 细胞表达、血清 IL－17、心肌 IL－17 mRNA 均有升高。且在病毒感染后第 5 天，即病毒复制的高峰期，心肌 IL－17 mRNA 与 CVB3RNA 之间有显著关系，并且随着细胞因子 IL－17、TNF－α 等减少，病毒滴度有所下降，提示 Th17 细胞有助于 VMC 时 CVB_3 的复制。另有实验提示 Th17 细胞可通过活化 TGF－β 而促进病毒复制。Th17 细胞在慢性心肌炎中也起到一定的作用，抑制 Th17 细胞治疗有利于患者预防自身免疫。同时，Th17 细胞也可能成为心肌炎预后评价的诊断治疗。

红细胞免疫不仅在清除体内循环免疫复合物方面发挥作用，而且对白细胞有一定的调控作用，红细胞膜上的过氧化物歧化酶（SOD）能参与吞噬细胞清除阴离子，增强吞噬功能。文献报道 VMC 患者红细胞补体 3b（C_{3b}）受体花环率（RCRR）明显下降，而免疫复合物花环率（RICR）明显升高，表明 VMC 患者红细胞免疫黏附功能下降，致免疫复合物（IC）堆积；而且还进一步发现 RCRR 与 CD8 呈显著正相关，提示红细胞免疫黏附功能受损的同时也影响了 T 淋巴细胞的活化，CD8 细胞数及其功能减弱，CD4/CD8 比例失调，免疫反应平衡失调，引起 VMC 的免疫损伤。

自然杀伤细胞（natural killer cell，NK 细胞）是一类独立的淋巴细胞亚群，是 VMC 早期最主要的炎性浸润细胞，因其不受主要组织相容复合物分子限制，可直接作用于病毒感染的心肌细胞，主要通过释放穿孔素途径溶解细胞，达到清除病毒的作用，在抗病毒及免疫调节中起到重要作用。大量的研究表明，NK 细胞与 VMC 的病理过程有关。国内杨氏检测了未愈心肌炎患者的 NK 细胞活性，发现明显降低，说明病情反复与 NK 细胞活性有关。NK 细胞活性下降，易导致病毒侵犯心肌细胞，另一方面导致免疫调节失衡，二者均与 VMC 的病理过程有关。NK 细胞的杀伤作用虽然参与了 VMC 的病理损害，但因其主要杀灭病毒感染心肌细胞，是 VMC 早期主要的抗病毒屏障，所以对心肌的病理损害是有限的。

树突状细胞（dendritic cells，DC）作为专职的抗原递呈细胞（APC），其递呈抗原的能力是巨噬细胞和 B 细胞的 10～100 倍，能够活化静息期的 T 淋巴细胞、刺激幼稚的细胞增殖，并建立具有初级免疫反应的 APC。Yokiyama 等发现经过加权处理的心脏用 LSAB 免疫染色，在正常心脏中可发现 DC（1.5/HP），而在心肌炎的急性阶段 DC 的数量可上升到 12.6/HP，表明 DC 可能在病毒性心肌炎的发生发展中扮演了重要的角色。另外，DC 的成熟状态和类型都能直接影响 T 细胞的免疫反应，细胞内的病毒感染引起吞噬细胞和 DC 分泌 IL－12，可促进 T 细胞向 Th1 细胞分化同时分泌 IFN－γ，反过来又会促进细胞免疫反应，杀伤性 T 细胞的增殖，吞噬细胞的活化，最终清除抗原。同时，在 VMC 患者中，固有免疫细胞通过 TLR7、TLR8 等识别病毒核酸成分活化后，可分泌多种促炎因子，又可促使 DC 的成熟。可见，在 VMC 的发生及发展过程中，细胞免疫与固有免疫紧密相关，二者在 VMC 发病中具有同样重要的作用。

三、IL－2 系统异常

T 淋巴细胞经抗原刺激产生 IL－2，同时其表面可表达白介素 2 受体（IL－2R），以及释放至血清中的可溶性白细胞介素 2 受体（SIL－2R）称为 IL－2 系统。自 1985 年 Rubin 发现 SIL－2R 以来，已经发现其与自身免疫性疾病的发生及心血管疾病的发生有关。国外文献发现 VMC 患者的 SIL－2R 明显升高，国内的研究亦发现急性 VMC 及 VMC 后遗症组患者的 SIL－2R 均明显高于正常对照组，提示 SIL－2R 参与了 VMC 的病理过程，SIL－2R 可与细胞膜 IL－2R 竞争结合 IL－2，阻滞 IL－2 的生物学反应，引起免疫功能紊乱，参与 VMC 的病理过程。

四、单核细胞因子异常

白细胞介素 1（IL－1）、白细胞介素 6（IL－6）及肿瘤坏死因子（TNF－α）是一组介于 17～24kD 的单核细胞因子，在机体免疫、炎症反应及自身免疫性疾病的发生中占重要地位。有关单核细胞因子在 VMC 中的作用已有大量研究。动物实验证实，TNF－α 及 IL－1 能促进 COX－B 病毒性心肌炎的发生，抗 TNF 抗体能减轻 VMC 病理改变的程度；文献报道 VMC 患者 IL－1、IL－6 及 TNF－α 水平明显升高。用 MTT（Fluka 公司产试剂，NK 细胞活性测定）比色法测定 VMC 患者的 IL－6 活性，亦发现明显高于正常对照组。

以上研究均表明单核细胞因子与 VMC 的免疫损伤有关。单核细胞因子参与心肌免疫损伤的机制包括：①TNF－α 及 IL－6 具有人类白细胞抗原（HLA）-类抗原的诱生能力，这为心肌自身免疫损伤奠定了基础。②TNF 具有抑制心肌收缩力、改变心肌细胞膜电位、降低血压等多种效应，IL－1 亦可抑制心肌收缩力，增强 TNF 对器官的损伤。③IL－1 及 TNF－a 可促进炎性细胞的浸润过程。④三者均能激活 T、B 淋巴细胞，导致免疫功能紊乱。

五、抗心肌抗体

研究证明，VMC 患者中可测出多种抗心肌自身抗体。特异性抗心肌抗体是一类针对心肌某一特定抗原决定簇的自身免疫性抗体，具有器官特异性和疾病特异性，不仅能够参与 VMC 的发生和发展，对病毒性心肌炎的诊断也具有一定的价值。

VMC 患者血清中存在一种特异性的新型抗体即抗 ADP/ATP 载体抗体。该抗体的发现为 VMC 的分子-免疫机制提供了重要理论依据。ADP/ATP 载体是位于线粒体内膜的一种蛋白质，其功能是完成细胞质与线粒体 ADP/ATP 能量转运。研究发现 VMC 患者外周血清中存在抗 ADP/ATP 载体抗体，该抗体可通过干扰心肌细胞能量代谢及引起 Ca^{2+} 超载而致心肌细胞变性、坏死及纤维化，参与 VMC 的病理过程。

抗 β_1 肾上腺素能受体抗体也是一种抗心肌抗体。在巨细胞病毒性心肌炎小鼠中，随着抗 β_1 肾上腺素能受体抗体平均几何滴度的升高，心肌病理积分也逐渐上升，提示心肌病变与该抗体有关。研究发现，抗 β_1 肾上腺素能受体可通过受体门控机制，引起心肌细胞膜钙电流增加和细胞内钙超负荷，导致心肌损伤。此外，抗 β_1 肾上腺素能受体不仅能够阻断受体与配体结合，并且对受体有激动效应，可能干扰受体的正常调节，进而影响心脏结构和功能的改变。因此，该抗体在心肌炎向心肌病的转化过程中的作用也日益受到重视。

抗胆碱能受体抗体不仅存在与扩心病患者中，在 VMC 患者血清中也存在。国内有研究表明，在 VMC 患者血清中的抗胆碱能受体抗体能够使心肌 M 受体与其配体的结合力明显降低。同时，在 cTnI 阳性和病毒逆转录阳性的 VMC 患者体内，心肌 M 受体不仅仅与其配体结合力降低，同时受体数目也有所减少。cTnI 阳性及病毒逆转录阳性一定程度上能够反映心肌受病毒侵犯及损伤的程度，由此说明，抗胆碱能受体抗体在 VMC 的发展中也起到一定的作用。

抗肌球蛋白抗体是针对心脏本身的自身作用抗体，这种抗体可出现在链球菌感染后风湿热、腮腺炎、VMC 等患者的血清中，可分别作用于心脏的不同抗原成分。有学者在研究 CVB_3 感染小鼠的心肌炎模型时发现，抗肌球蛋白抗体在病毒感染后第 14 天的小鼠血清中出现，第 21 天其滴度进一步增高，第 28 天达到高峰，并且这种变化与心脏病理损伤程度是一致的。并且，利用 ELISA 法在 VMC 患儿血清中测定抗肌球蛋白抗体，其阳性率明显高于正常儿童，这提示了抗肌球蛋白参与了心肌病理损伤过程，同时在一定程度上可用于 VMC 的早期诊断。

抗心肌抗体介导的心肌损害是扩张型心肌病的始动因素及早期发展的重要因素。有研究表明，抗心肌抗体持续阳性的 VMC 患者约有 36.4% 会转化为扩张型心肌病，因此，检测 VMC 患者血清抗心肌抗体既是诊断病毒性心肌炎的重要手段，同时又对心肌炎的预后有重要意义。

（陈继舜）

第三节　免疫与心肌损伤

本节从免疫指标和免疫损伤的角度介绍免疫方面的研究进展。

一、VMC 与免疫指标的变化规律

实验证明 VMC 患者机体的各主要免疫指标在不同病程中有所改变，具体表现在以下几个方面。

（一）体液免疫指标

目前临床较常用的体液免疫指标为免疫球蛋白和补体 C3。在成人 VMC 病例中，血清 IgA、IgG、IgM 的水平在急性期和恢复期均较健康人有不同程度的升高。杨氏等用单相琼脂环状扩散（沉淀法）测定 VMC 患者血清 IgA、IgG、IgM 及补体 C3 水平，发现患者 IgA、IgG、IgM 的 3 项指标均明显高于正常，补体 C3 明显低于正常。但对儿童 VMC 患者的机体免疫研究却发现，在急性期血清 IgA、IgG、IgM 均低于对照组，尤以 IgG、IgM 更明显，而在迁延期、慢性期上述 3 项指标均较正常对照组升高，表明 VMC 患儿在急性期存在体液免疫功能缺陷。以上研究均说明 VMC 患者机体存在体液免疫功能的紊乱，可能与 VMC 的发病有关。

（二）细胞免疫指标

细胞免疫指标的变化对疾病的诊断和治疗有重要的意义。有实验证实 COX - B_3 感染的小鼠在不同时期的心肌标本中有多种不同比例的免疫细胞浸润，其中 T 细胞（T cell，TC）在第

3 天出现，第 14 天达高峰，T4/T8 比例从第 5 天的 1.3 上升到第 9 天的 9.1。国内用抗原特异性细胞毒技术，发现 Balb/c 小鼠感染 COX－B_3 病毒后 5～14 天，外周血、脾脏表面抗原为 $Thy1^+$、$Lyt2^+$ 及 $L3T4^+$ 淋巴细胞的百分率低于正常对照组，尤以感染后第 9 天及第 14 天为显著。病毒感染后第 5 天及第 14 天，感染鼠心肌中表面抗原为 $Thy1^+$、$Lyt2^+$ 及 $L3T4^+$ 淋巴细胞百分率有明显上升，且 $L3T4^+$ 淋巴细胞的上升速率大于 $Lyt2^+$ 淋巴细胞的上升速率。

在临床研究方面，对 T 淋巴细胞亚群在 VMC 的不同时期的变化做了大量工作。应用单克隆双抗体夹心法检测 36 例 VMC 及 24 例正常人（NC）的外周血 T 淋巴细胞亚群，结果显示急性 VMC 患者总 T 细胞（CD3）、辅助性 T 细胞（CD4）和抑制性 T 细胞（CD8）均减少，CD4/CD8 比例显著降低，而 VMC 后遗症期患者 CD3、CD4 与 NC 组无差异，CD8 显著降低。CD4/CD8 比值显著高于 NC 组。

由此可以说明，VMC 患者在急性期存在细胞免疫功能低下，而在迁延期和慢性期以细胞免疫功能失调为主。

（三）免疫因子

IL－1、TNF 作为免疫调节因子在急性心肌炎时明显升高，是心肌破坏的一种重要标志，且这两种细胞因子持续升高，提示将要发生心功能不全。用 ELISA 检测方法测定 VMC 患者 IL－1 和 TNF 的变化，结果也证实血浆中 IL－1、TNF 水平明显升高。这种细胞因子的变化可作为判定心功能不全预后的一项客观依据。近年来，SIL－2R 引起了众多学者的关注。应用单克隆与多克隆双抗体夹心法检测 36 例 VMC 及 24 例正常人血清中 SIL－2R，发现患者血清中 SIL－2R 明显增高，可能导致免疫功能减弱或紊乱。IL－18 是调节先天免疫和获得性免疫的主要因子，是刺激 Th1 细胞分泌及 NK 细胞产生 IFN－γ 的有效诱导剂。IL－18 对感染的心肌细胞具有保护作用及抗病毒作用，TNF－α 可刺激 IL－18 表达增加。IL－18 可诱导产生 IFN－γ，也可抑制和调节 TNF－α 基因的表达。胰岛素样生长因子（IGF－1）是胰岛素家族的一种单链多肽类生长因子，可增强心脏功能，促进心肌肥厚，抑制心肌细胞凋亡。国内有研究显示，感染组血清 IGF－1 水平较对照组明显下降，凋亡抑制因子表达下降，凋亡促进因子表达增高，而 IGF－1 治疗组情况正好相反，提示 IGF－1 在调节细胞凋亡方面也具有一定作用。

（四）NK 细胞和 LAK 细胞活性

NK 细胞是一群多活动多功能的免疫细胞，属于天然细胞毒活性的淋巴细胞，可直接杀伤病毒感染的靶细胞。淋巴因子激活的杀伤细胞（LAK）则需受 IL－2 的调节才能发挥作用。在心肌炎时 NK 细胞和 LAK 细胞活性明显下降，而柯萨奇 B 组病毒（CVB）心肌炎患者的 NK 细胞和 LAK 细胞活性下降更显著，提示病毒性心肌炎患者的非特异性免疫功能低下。

（五）粒细胞

粒细胞是炎症反应严重程度的重要标志。在心肌炎症浸润中经常可以见到多形核白细胞，包括中性粒细胞和嗜酸性粒细胞。粒细胞活化后释放蛋白水解酶，损伤心肌细胞和胞外基质。同时，粒细胞产生的活性氧簇还可以诱导心肌细胞产生 TNF－α，通过激活胞外信号通路导致心肌细胞肥大和凋亡。

（六）肥大细胞

肥大细胞是炎症反应早期细胞因子和蛋白酶的主要来源。心脏固有肥大细胞在对感染和炎症应答时可迅速脱颗粒，在 CVB_3 感染后 6 周就可以在心脏组织中观察到脱颗粒的肥大细胞。肥大细胞储存和释放许多蛋白酶，如纤维蛋白溶酶、糜蛋白酶、基质降解酶等，并且是已知的唯一在颗粒内储存 TNF－α 的细胞。由于肥大细胞在心脏是固有的，并且是细胞因子和蛋白酶的一个主要来源，因此肥大细胞可能参与心脏早期免疫应答的形成，并直接导致心肌局部损伤。国外有学者研究发现，肥大细胞酶可以通过激活基质金属蛋白酶使心肌细胞外基质发生重构，胶原降解，最终导致心脏舒张功能改变。

二、VMC 与免疫损伤

VMC 的免疫损伤机制，尚在进一步的探索之中。目前认为 VMC 的发病过程包括两个阶段。

(1)感染后第 1 周以病毒对心肌的直接损伤为主。病毒作用于心肌细胞，钾离子流向膜外，钠通道部分失活，钙通道部分激活。患者抗 ADP/ATP 载体自身抗体与 Ca^{2+} 通道有交叉免疫反应，影响 Ca^{2+} 通道的门控机制，Ca^{2+} 内流导致细胞病变。

(2)第 2 周开始以病毒感染后引起的细胞免疫、体液免疫反应介导的心肌细胞损害为主，表现为更广泛的心肌坏死和间质单个核细胞浸润，有关免疫发病机制有以下几个方面。

(一)细胞免疫损伤

在细胞免疫反应中，T 细胞是机体最重要的免疫活性细胞，在本病的发病中起着至关重要的作用。在柯萨奇 B_2(COX－B_2)感染小鼠心肌细胞模型中加入免疫脾细胞孵育，可加重病变程度。给预先用抗胸腺细胞血清处理过的 CD－1 小鼠和胸腺切除、X 线照射、保留骨髓的小鼠接种 CVB_3 病毒，发现这些体内缺少 TC 的小鼠虽有大量病毒复制，却不发展成为典型的心肌炎，心肌坏死和炎症细胞浸润也较对照组为轻。给先天性胸腺缺陷小鼠（裸鼠）和预先输入脾细胞的裸鼠接种 CVB_3 病毒。结果输入脾细胞组动物死亡率显著高于裸鼠组，且心肌病变亦较重。

上述实验结果均提示 TC 介导细胞免疫反应是本病的重要因素之一。T 细胞通过识别宿主和微生物的抗原表位而促进自身免疫反应的发生和发展。心肌损伤时，作为隐蔽抗原的肌凝蛋白就会释放出来与免疫系统接触，激活对它有交叉反应的 T 细胞，从而引发自身免疫反应。此外，T 细胞的激活需要协同刺激信号，即 T 细胞表面的 CD28 和 CD40 配体分别与抗原呈递细胞表面的 B_7 和 CD40 结合，否则 T 细胞将处于无能状态。

随着分子生物学的发展，由病毒感染引起的宿主免疫调节机制发生改变而造成对宿主组织细胞的损伤引起了众多学者浓厚的兴趣。穿孔素（PFP）是激活的 NK 及细胞毒性 T 淋巴细胞（CTL）等细胞介导的细胞毒性（CMC）效应细胞释放的效应分子，存在于激活的 NK 细胞和 CTL 等细胞质颗粒中的蛋白。当 NK 或 CTL 等细胞接触靶细胞时，PFP 被释放至靶细胞膜，在钙离子存在的条件下，PFP 单体能插入靶细胞膜，且多个 PFP 单体可多聚化成直径为 15～20nm 的跨膜孔道，使细胞膜的通透性增加，导致靶细胞发生渗透性溶解。同时，与 PFP 同存在于细胞质颗粒中的颗粒酶等，也可通过 PFP 孔道进入靶细胞，激活同工酶系统，使 DNA 降而致细胞凋亡。应用 RT－PCR 及免疫组化方法，检测小鼠 VMC 各时期心肌炎症细胞的 PFP－mRNA 及其抗原表达水平，发现 PFP－mRNA 于感染后 0～10 天逐渐升高，10～15 天维持于最高水平，然后逐渐下降，至 30 天基本恢复。有报道急性 VMC 小鼠及患者的

NK 细胞及 CTL 等心肌炎症细胞可表达 PFP,且证实其能插入心肌细胞膜并形成 PFP 跨膜孔道,以上实验均提示 PFP 介导的细胞毒效应在 VMC 发病中可能有重要作用。

CTL 还可通过 Fas/FasL(细胞膜表面受体蛋白/细胞膜表面受体蛋白配体)基因径路介导的心肌细胞凋亡,VMC 患者中心肌细胞浸润的 CTL 包括 $CD4^+$ 和 $CD8^+$。而 $CD4^+$ 细胞往往通过 Fas/FasL 和穿孔素-粒酶两种方式显示其 CTL 活性。Fas 是细胞膜表面受体蛋白,属于 TNF 及神经生长因子受体 (NGFR)超家庭成员。Fas 主要表达于成熟的淋巴细胞、心脏等,FasL 是 Fas 的配体,为 TNF 同源的Ⅱ型穿膜蛋白,主要表达于活化的 T 淋巴细胞。细胞膜表面的 FasL 可与靶细胞表面的 Fas 受体结合,向靶细胞内传导死亡信号,使靶细胞在数小时内发生凋亡。体外实验已证实 CTL 可通过 Fas/FasL 路径导致心室肌细胞凋亡。外周血血清可溶性 FasL 升高使 VMC 患者原位末端标记法 (TUNEL)阳性心肌细胞显著增加,提示 Fas/FasL 诱导的细胞凋亡参与了 VMC 的发病。采用电镜技术及 TUNEL 检测小鼠心肌组织的细胞凋亡,同时采用免疫组化、RT－PCR 及原位杂交 3 种方法检测心肌炎不同时期心肌组织中 Fas 与 FasL 基因转录与蛋白的表达。结果显示感染第 7 天的心肌细胞 Fas mRNA 及 Fas 蛋白和心肌浸润细胞 FasLmRNA 及 FasL 蛋白表达明显增强,细胞凋亡增加;第 10～14 天心肌 Fas mRNA 及 Fas 蛋白及浸润细胞 Fas mRNA 及蛋白表达均达高峰,细胞凋亡也达高峰,且凋亡的心肌细胞多分布于炎症细胞周围,第 21 天开始,三者均逐渐下降,也证实了 Fas/FasL 系统参与了 VMC 的发病。

(二)自身免疫损伤

大量临床和实验研究表明,病毒感染与自身免疫的发生关系密切。VMC 患者血清中可检出抗心肌抗体(AHA),且阳性率显著高于其他心脏疾病。根据自身抗体与心肌不同部位的结合又可分为抗心肌纤维膜型抗体 (ASA)及抗胞内结构型抗体多种亚型,其中以 ASA 在本病的发病中意义重大。ASA 多属 IgG,仅少量为 IgA 和 IgM,在补体的参与下对心肌细胞有特异性溶细胞毒性,导致心肌细胞肿胀坏死,且作用强度与抗体浓度密切相关。在 CVB_3 病毒性心肌炎的小鼠血清中,除 ASA 外,还有一种针对心肌收缩蛋白的心脏特异性自身抗体,这种抗体主要与肌球蛋白重链 2000 天的蛋白分子起反应,推测这个蛋白分子含有自身抗原决定簇,可诱发机体产生自身抗体。鉴于此,用提纯的肌球蛋白给小鼠注射,可诱发出类似 VMC 的心脏病变,进一步证实了针对肌球蛋白的自身免疫反应是引起心肌损伤的重要原因之一。

近年来,又陆续发现了一些新的抗体在 VMC 的发病中起作用。用放射免疫和免疫印转技术检测了 30 例 VMC 患儿抗 β 受体抗体,并与 25 例健康儿对比,结果抗 β 受体抗体在 VMC 患儿及健康儿的阳性率分别为 79.55%和 0,推测抗 β 受体抗体参与了 VMC 的发病,该研究还证实 VMC 患儿血中抗 β 受体抗体与粒细胞-巨噬细胞集落刺激因子 (GM－CSF)水平有正相关性。说明抗 β 受体抗体的产生与 GM－CSF 有关,提示免疫系统的过分激活是诱发心肌自身免疫操作的重要原因。ADP/ATP 载体和 ANT 都是位于线粒体内膜上的疏水蛋白,前者的功能是完成细胞质与线粒体间的 ADP/ATP 转运,后者则将线粒体内合成的 ATP 转运到细胞质供能,并将细胞质 ADP 转入线粒体内通过氧化磷酸化产能,是与细胞能量代谢有关的最重要的载体蛋白,抗 ADP/ATP 载体抗体和抗 ANT 抗体主要通过共同影响线粒体膜的能量转运、代谢及与细胞膜上的 Ca^{2+} 通道结合增加 Ca^{2+} 内流,导致心肌坏死。M_2 胆碱能受体是位于心肌细胞膜的一种蛋白质,属 G 蛋白的偶联膜受体,用与人 M_2 胆碱能受体顺序为

169～193 对应合成的多肽免疫兔，使兔产生抗 M_2 胆碱能受体的自身抗体，发现该抗体具有拟胆碱能样作用，减低豚鼠心室肌由异丙肾上腺素引起的环磷酸腺苷浓度的增加，减慢心室肌细胞的收缩频率，减慢心室压力增加的最大速率，减慢心率。

VMC 患者机体抗 ANT 抗体，抗 ADP/ATP 载体抗体，抗 M 受体抗体的阳性率显著多于正常人，可以推测上述 3 种抗体参与了 VMC 的发病。

(三)病毒持续感染对心肌的损伤

病毒持续感染是指感染后病毒可在体内持续数月或数年，表现为多样化的临床症状，有不同的致病机制，有的可长期排毒。有关病毒持续感染对心肌的损伤正受到越来越多学者的关注。就病毒持续感染导致心肌损伤的免疫机制而言，大多数学者认为，病毒持续感染是触发自身免疫的前提，病毒在心肌细胞内复制引起心肌细胞溶解，从而释放出肌球蛋白，后者可作为自身抗原通过一系列机制激活 B 细胞产生自身抗体。另外，感染引起损伤的心肌还能释放许多心脏抗原，这些抗原也可能导致心肌疾病。分子生物学的发展，为在分子水平研究 VMC 的发病机制提供了可能，随着对 VMC 发病机制的进一步研究，必将推动 VMC 的诊断和治疗水平的提高。

（张春艳）

第四节　自主神经系统与心肌炎

自主神经系统可分为交感神经系统和副交感神经系统，二者均与维持机体稳态有关，并且通过神经递质、细胞因子、激素等途径影响着人体的免疫系统。因此，自主神经系统对炎症性疾病也具有调节作用。目前已有一些研究发现，自主神经系统与 VMC 之间可能存在相互作用，也因此有人提出假设，认为调节机体神经通路可能能够成为 VMC 的潜在治疗途径。

一、自主神经系统功能失调与心肌疾病中的免疫反应密切相关

近来一些基础及临床试验表明，自主神经系统功能失调与心脏功能减退及心脏疾病的发病率和死亡率升高均有密不可分的联系。这类疾病的一大特点是迷走神经功能减退和交感神经功能亢进，这些疾病包括心力衰竭、心律失常、缺血再灌注损伤以及高血压。

自主神经通路(包括心脏的交感神经即迷走神经)将心脏和大脑相互连通，心肌与中枢神经系统之间可以相互传递信息。因此，正如大脑可发放神经冲动支配心脏，心脏亦可将信息通过自主神经系统上传至中枢神经系统。有证据显示，在早期心功能不全时，心脏可将神经信号通过自主神经上传至大脑、将冠状动脉左前降支堵塞后，其产生的腺苷、缓激肽、5－羟色胺等物质可刺激心脏的传入神经，导致大脑孤束核中 c－fos 的免疫反应性快速提高，从而引起全身交感张力的增高。大脑整合这些信息后，又会使得迷走神经张力降低，进而影响激素的释放及免疫系统的改变。一项临床研究显示，在心功能 NYHA(纽约心脏病协会)Ⅳ级的心衰人群中，血浆中去甲肾上腺素水平与 IL－6 及 TNF－α 水平呈现显著的相关性。这提示这些炎症因子可能受到了交感神经的调控。

此外，许多研究表明，交感神经过度释放的儿茶酚胺类物质具有心脏毒性，会加重心肌细胞的炎症反应，一个典型的例子就是儿茶酚胺诱导的应激性心肌炎。重大的应激事件会通过

cAMP 介导的钙超载降低心肌细胞的顺应性，增加细胞膜的通透性，引起心肌损伤。而氧化的儿茶酚胺代谢产物是一个潜在的自由基源，可进一步导致心肌损伤。

除了交感神经功能亢进之外，迷走神经功能下降在心肌疾病发展中也具有同样重要的作用。迷走神经功能的下降与心脏疾患预后不良有很大的关系。在一项急性心肌缺血的犬类动物试验中，利用阿托品阻断迷走反射会使原有室性心律失常恶化，导致心源性猝死的发生。而另一组利用电刺激使迷走张力增高，可预防室颤及心源性猝死。目前已有大量研究表明，迷走神经对于心血管的保护作用涉及多种因素的参与，包括激活抗炎信号通路，增加 NO 的浓度，调节氧化还原状态，改善线粒体的结构和功能以及调节钙离子平衡。刺激迷走神经传入纤维可减少促炎因子的产生，减轻心肌损伤。

二、交感神经系统在病毒性心肌炎中的作用

以往一些解剖学、生理学、药理学方面的动物实验均可不同程度的证明交感神经系统可以影响免疫系统。20 世纪 60 年代开展的组织荧光方面的研究就已在人体淋巴组织及器官中发现去甲肾上腺素纤维的踪影，许多免疫细胞均可表达肾上腺素受体，表明淋巴组织能够接受去甲肾上腺素能神经的调控。

近来一些研究表明，在小鼠动物模型中，儿茶酚胺类能够使 VMC 的病情恶化，而肾上腺素能受体拮抗剂的使用能够使心肌炎有所缓解。烟草也能够使患者或实验动物的交感神经兴奋，也会使 VMC 小鼠的心肌炎加重。目前已有各种基础研究及临床研究反复证实这一点。有学者将 CVB_3 心肌炎小鼠分为两组，一组通过游泳及跑步运动刺激交感神经兴奋，而另一组未予以运动刺激，结果发现，运动组小鼠心率及血压均有所上升，这与儿茶酚胺有明显关系。同时，运动组小鼠相比于非运动组小鼠，其心肌损伤范围明显扩大。在病毒感染高峰阶段，运动组心肌中的 CVB_3 复制量可达到正常组的 530 倍。而在 VMC 扩心病小鼠模型中，松达氯胺被用来抑制交感神经兴奋，能够显著降低死亡率，减少心肌病理损伤，并减少微血管病变。

三、副交感神经系统在病毒性心肌炎中的作用

迷走神经是人体内第十对脑神经，主司内脏功能及免疫系统的调控。当病原体入侵机体和组织损伤发生时，迷走神经是神经反射机制的主体，调节固有免疫反应及炎症反应。

大脑与免疫系统的相互作用对于炎症控制至关重要。胆碱能抗炎通路是 2002 年由 Tracey 首次提出的。之所以会如此命名，是因为乙酰胆碱是副交感神经系统中主要的神经递质，处于乙酰胆碱环境中的巨噬细胞的活性会明显下降。所谓炎症反射是在中枢中被整合的一种生理机制，它是由迷走神经调控的。炎症反射丧失会导致固有免疫过度活跃，并且过多表达的细胞因子也会产生毒性作用。神经系统通过炎症反射，可以抑制细胞因子的释放，进而保护细胞及组织免受伤害及凋亡。这种反射的主要是通过 α_7 烟碱型乙酰胆碱受体（α_7 nAchRs）完成的，它是一种配体门控离子通道，主要表达于巨噬细胞、淋巴细胞、神经元等细胞表面。当病原体入侵时，受损组织会迅速释放炎症因子，作用于孤束核传入纤维，激活孤束核，通过神经传导将信号迅速传至下丘脑，到达前脑与整合内脏感觉信息的区域后，激活迷走神经，刺激其神经末梢释放乙酰胆碱，作用于炎细胞表面的 α_7 nAchRs，阻碍促炎因子的合成，进而抑制了局部及全身的炎症反应。这就是副交感神经的炎症反射。

胆碱能抗炎通路激活能够有效减轻炎症反应,并且改善患有脓毒血症、内毒素血症、缺血再灌注损伤、出血性休克、胰腺炎、关节炎及其他免疫性疾病患者的预后。在 CMV 发展过程中,胆碱能抗炎通路也同样能够抑制炎症过程的进展。Leib C. 等在其研究中首次发现,利用尼古丁激活胆碱能抗炎通路可改善自身免疫性心肌炎患者的炎症情况,并且能够减轻心肌纤维化程度。同时,口服尼古丁的小鼠血浆中促炎因子 IL-6 和 TNF-α 水平均显著下降,心肌中各项趋化因子(如 MCP-1、CCR-1、CCR-2 等)mRNA 表达水平也有所下降。另有实验发现,在 CVB_3 心肌炎小鼠模型中,尼古丁治疗能够显著提高 VMC 小鼠生存率,减轻病理学及细胞微细结构的损伤,并且能够显著抑制 TNF-α 及 IL-6 的表达,而利用选择性 α_7 nAchR 拮抗剂会导致与上述相反的效果。该试验首次证明了胆碱能抗炎通路的激活可明显改善急性 VMC 病情。

(马维冬)

第五节 心肌炎反复发作的机制

日本于 2005 年提出了慢性心肌炎诊断指导原则,规定慢性心肌炎是急性心肌炎迁延 3 个月以上,或不显性发病、呈慢性经过的心肌炎。一些研究者认为慢性心肌炎的机制是持续性病毒感染,多数研究者认为急性期病毒感染引起的持续性自身免疫是慢性期的主要机制。但这一疾病目前临床资料尚不足;然而自身免疫反应是各种脏器可以发生的疾病,其频率达人口的 5%～6%。而且,把多数自身免疫性疾病在其自然经过或治疗过程中,反复发作的事实结合起来考虑,则"反复发作性自身免疫性心肌炎"的概念就不能说是无根据的假说。此处以自身免疫性心肌炎模型的复发,以及以可疑的自身免疫性心肌炎病例来叙述关于反复发作的机制。

一、自身免疫性心肌炎的复发

已知将肌球蛋白与佐剂混合后,给大鼠或小鼠皮下注射后大约 2 周,发生急性心肌炎。这种心肌炎急性期发病的机制可能如下。即首先在接受皮下注射部位的所属淋巴结等,心肌肌球蛋白特异性反应的 T 淋巴细胞被激活,进而,这种细胞通过淋巴管或血管循环,到达心脏与具有相同抗原的(抗原决定部位)的树状细胞相遇,再次被激活。其后,此种细胞、尤其重要的 $CD4^+$ 细胞,分泌各种各样的细胞激素(cytokine)物质,对这些物质产生反应的巨细胞浸润,释放一氧化氮(NO)等伤害心肌细胞。

上述机制最有可能是急性期心肌损害的机制。然而,若如上所述,一旦被激活的 T 细胞,若持续活动的话,心肌细胞将应继续受损伤,直至全部死亡,患心肌炎鼠死亡。但许多心肌炎的鼠,3 周后残存健康的心肌细胞,并且心肌炎消退。这就和其他自身免疫性疾病模型一样,自身免疫性心肌炎在某一时期可以消退。作者以这样的心肌炎模型,探讨了心肌炎消退的可能机制。结果发现,$CD4^+$ 细胞反应时,可分为产生 IL-2 和 INF-r 等的 Th1 型和产生 IL-4、IL-5、IL-6、IL-10 等的 Th2 型 $CD4^+$ T 细胞。在炎症的高峰后,因 Th2 型的细胞激素成为起作用的因素,故 Th2 型 $CD4^+$ T 细胞在高峰后的病变消散中起重要作用。然而,一度消散的心肌炎再次发作是否可能,是一个非常重要的问题,于是作者探讨了一度急性心肌炎消退后,再次用心肌肌球蛋白诱发活动性心肌炎是否可能的实验。其结果是:1 个月后 5 只鼠中 1

只,2个月后4只鼠中3只,4个月后4只鼠都再次发生重症心肌炎。这就是说,一度炎症消退的鼠也可诱发再次心肌炎发作。

目前,关于自身免疫性心肌炎再次发作的机制尚未进行充分探讨,推测可能与Th2型T细胞关系较密切,但也尚不清楚,有学者分析了在自身免疫性脑脊髓炎(EAE)模型的研究结果,认为自身免疫性疾病是否再发病或仍处于缓解状态,决定于病原淋巴细胞和调节性淋巴细胞,以及新出现的抗原决定基表位等的关系的微妙平衡。若这一平衡倾向于自身免疫发病的话,则容易再次发作。

二、可能是自身免疫反应引起的再发性人类心肌炎

在心肌炎的过程中,一些病例在免疫抑制剂治疗后恢复,在免疫抑制剂治疗停止后复发;或者自然恢复后,在长时间潜伏期后出现扩张型心肌病。在这些病例中,推测可能存在"反复发作性自身免疫性心肌炎"。

探讨大鼠的自身免疫性心肌炎模型,巨细胞的出现是一个特征。研究巨细胞性心肌炎病例提示其发病机制与自身免疫有关。巨细胞性心肌炎多数合并其他自身免疫性疾病,而且多数必须采用强力免疫抑制治疗。对巨细胞免疫性心肌炎,用泼尼松龙治疗后,左心室室壁运动显著改善;泼尼松龙减量后复发,室壁运动再次恶化,增加泼尼松龙用量、用硫唑嘌呤后室壁运动恢复。

胶原病易合并心肌炎。多发性肌炎(PM)合并心肌炎的患者,检查发现室壁运动降低,用激素后改善,激素减量时复发,也说明存在反复发作的自身免疫性心肌炎。

(周 静)

第六节 心肌炎发病及其向扩张型心肌病转化的机制

心肌炎是心脏内科的常见病多发病,在世界卫生组织/国际心肌疾病联合会(WHO/ISFC)的心肌病分类中,划为炎症性心肌病,病毒感染是炎症性心肌病的最常见原因,尤以CVA、CVB、ECHO病毒、呼吸道病毒及肝炎病毒为常见,同时,由于在扩张型心肌病患者中有较高的柯萨奇病毒阳性率,推测其发病也与病毒感染有关。影响病毒致病的因素既与病毒特性有关,也与宿主因素有关,尤其是宿主的基因特性,因为基因特点决定了机体的免疫状态,即主要组织相容性复合体(major histocompatibility complex, MHC)的差异决定了宿主对病毒的易感性,脑心肌炎病毒(murine myocarditis virus,EMCV)在T细胞缺陷裸鼠(BALB/c), BA/2及C3H/He(不易产生心肌炎的动物模型鼠系)鼠可引起重症心肌炎,而在A/J、C57BL/6鼠(模型鼠)则几乎无病理损害。实验及临床研究表明免疫系统在病毒性心肌炎及其向扩张型心肌病转化中发挥了重要的作用。

一、病毒性心肌炎急性期与亚急性期的病理损害及免疫因子的介入

小鼠接种病毒后,有两种主要的病理损害机制,一种为病毒的直接侵害,另一种为免疫系统介导的病理损害,在不同的病期,两者作用的强弱不同。其主要机制如下。

(一)NK 细胞、穿孔素、干扰素和一氧化氮

在鼠注射 EMCV 或 CVB_3 后 3 天内，即可见到有病毒介导的细胞毒性损伤，主要表现为局部心肌纤维的坏死，而无炎症细胞的浸润。在少量炎症细胞浸润以前，可有 IL－1β、TNF－α、干扰素 γ(interferon－γ,IFN－γ)等细胞因子 mRNA 的表达。

在病毒接种后，首先浸润入心肌组织的是 NK 细胞，并同时伴有 TNF－α、IL－1α、IL－1β 以及一氧化氮 (NO)浓度的升高。

NK 细胞由 IL－2 激活，通过限制病毒的复制发挥重要的抗病毒作用，在动物实验中，NK 细胞反应降低鼠及应用抗 NK 细胞抗血清处理的 NK 细胞缺乏鼠的病毒感染时程明显延长，病毒滴度较高，心肌炎表现较重。NK 细胞主要通过释放 PFP 达到杀伤受染心肌细胞 、清除病毒的作用，并通过分泌 IFN－γ、TNF－α 等细胞因子，进一步扩大反应。NK 细胞的杀伤作用虽然参与了急性病毒性心肌炎的病理损害，但由于 NK 细胞只杀伤受病毒感染的心肌细胞，为机体有效的抗病毒途径，其对心肌的病理损害是有限的。

在鼠接种 EMCV 或 CVB_3 即刻或 24 小时内注射 IFN，可有效地减轻心肌病损，NK 细胞与 IFN 的相互作用在抗病毒方面具有重要作用。同时说明单纯由病毒诱生的 IFN 尚不足以起到完全的抗病毒作用，尚需外源性 IFN 的加强，但外源性 IFN 必须在感染的极早期才有作用，提示 IFN 可能主要通过诱发其他抗病毒机制来发挥作用，尤其是 IFN 介导的 NO 是一重要的抗病毒介质。在此期，免疫细胞分泌产生的 IL－1β、TNF－α，均可诱导诱生型 NO 合成酶 (nitricoxide synthase, iNOS)的表达，IL－1β 和 IFN－γ 的共同存在可导致心肌收缩功能的异常，可能由于高浓度的 NO 对心血管的作用有关；而转化生长因子－β(transfer growth factor－β,TGF－β)可减弱 iNOS 的活性，减少 iNOS mRNA 的表达。

(二)病毒滴度与中和抗体

BALB/c 鼠接种 EMCV 后 4 天，心肌组织病毒滴度达高峰；此时机体开始产生中和抗体，中和抗体在 8～10 天迅速升高，于第 14 天达高峰；同时，病毒滴度则在第 8 天开始下降，于第 10 天消失。可见，病毒滴度与中和抗体密切相关，使用糖皮质激素 (泼尼松)可明显降低中和抗体的滴度，同时明显延缓病毒的清除。除抗体外，单核巨噬细胞、NK 细胞在第 5～10 天，在心肌组织中明显浸润，起到了清除病毒的作用。

(三)细胞免疫介导的病理损害

T 细胞是病毒感染后浸润入心肌的第二批主要的免疫细胞，以接种后 7～14 天达高峰；T 细胞浸润与心肌的病理损害同步。在天 BA/2 和 BALB/c 鼠接种 EMCV 后 7～14 天，表面抗原为 Thy1. 2＋并 Lyt1 ＋2 3 ＋的前体 T 细胞在心肌中占优势，同时，表面抗原为 Lyt1＋细胞 (辅助 /诱导 T 细胞)也出现在心肌组织中，并与外周血及脾脏 T 细胞改变相似，在 7～14 天，Lyt2＋细胞 (细胞毒/抑制 T 细胞)也开始增加。浸润的 T 细胞在心肌阻止了病毒的复制和扩散，发挥了关键的抗病毒作用，但同时也是引起心肌病理损害的最主要的机制。

细胞毒性 T 细胞 (CTLs；Lyt2＋)通过其 T 细胞受体 V 区(T cell receptor variable region, TCRV)，Vα 及 Vβ(TCRVα/β)识别存在于病毒感染心肌细胞表面的抗原多肽，此过程受 MHC－I 类分子的限制。根据 CTL 杀伤靶细胞的机制，已有文献探讨了通过使用抗 TCR 抗体及通过合成 TCRV 区多肽制备疫苗，防止病毒感染后的 T 细胞免疫反答。CTL 细胞的活化除需抗原激活外，还需要辅助性 T 细胞 (helper cell)Th 细胞的辅助才能分化为效应性

CTL，其活化过程复杂，需要 TCR/CD_3与靶细胞膜上的 MHC－Ⅰ类分子抗原肽复合物结合产生第一信号，也需要 CTL 与靶细胞表面多种黏附分子如分化抗原－2 /淋巴细胞功能抗原（CD_2/LFA ），淋巴细胞功能抗原－1 /细胞间黏附分子－1（LFA－1 /ICAM－1 ）及分化抗原28/B_7分子（CD28/B_7）等结合产生第二信号。尤其是表达于受染心肌细胞上的黏附分子 B_7－1（B_7，CD80 ），B_7－2（B70，CD86 ）及 CD40 与表达于 T 细胞上 CD28 及分化抗原－40 配体/糖蛋白－39（CD40L/GP39）在 CTL 的活化上具有重要意义。CTL 杀伤靶细胞的主要机制在于释放 PFP 及颗粒酶，单体的 PFP 插入靶细胞膜并发生多聚化，形成穿膜的管状结构，引起细胞渗透压改变，导致细胞溶解；颗粒酶则为一类丝氨酸酯酶，具有复杂的细胞毒效应。CTL 尚可通过 Fas 及 Fas 配体（Fas/Fas L）介导诱导靶细胞凋亡。

（四）病毒感染在 T 细胞去除鼠中所致的心肌病损

在 T 细胞去除鼠（如经抗胸腺细胞抗体处理的小鼠，胸腺切除并骨髓细胞重建的 TXBM 鼠，及经抗全 T 细胞单克隆抗体处理鼠）接种 CVB_3，其心肌病理损害明显减轻，其减轻的原因主要与细胞免疫的抑制或缺失有关，因为在 T 细胞去除鼠接种的 CVB_3复制与其他鼠未见明显差异。

在 T 细胞缺陷裸鼠（BALB/C nu/nu）接种 EMCV，心肌只有轻度的单核细胞浸润，未见心腔扩大，生存期明显延长；而在 BALB/c－nu/＋鼠接种 EMCV，则有的大量单核细胞浸润，伴有明显的心腔扩大。如 BALB/c nu/nu 鼠注射入 BALB/c nu/＋鼠脾细胞，也可发生严重的心肌炎。三组鼠血清中和抗体未见明显差异。这一结果提示：虽然决定病毒被清除的因素在于体液免疫，但决定心肌炎轻重的主导因素则为细胞免疫。

二、慢性病毒性心肌炎的病损机制及其向扩张型心肌病转化的发生机制

自病毒接种 15 天起到病毒被彻底清除，即慢性病毒性心肌炎期，心肌损伤仍然持续存在。在 DBA/2 鼠接种 EMCV 90 天后，可见到心肌重量及心肌重量/体重比率的明显增加，伴有心腔扩大。病理检查显示心肌纤维化严重，但无炎症细胞浸润，类似人类扩张型心肌病。在心肌炎如何触发扩张型心肌病的产生，仍然不甚清楚，由于缺乏感染初期病毒衣壳蛋白和能够培养的病毒体，人们推测其触发机制为自身免疫反应。以下机制可能参与了慢性病毒性心肌炎向扩张型心肌病转化的发生机制。

（一）病毒 RNA 持续复制

新近的研究提示病毒机制不仅参与了急性病毒性心肌炎的发病，还参与了慢性心肌炎及病毒性心脏病的进展。现代的分子医学技术，为人们在实验及临床上进一步阐明心肌炎的病毒机制及扩张型心肌病的发病提供了依据。原位杂交技术显示，在 EMCV 感染鼠 3 周后，仍可检测到病毒 RNA 持续存在；同样的方法还在 3 株不同的近交免疫全能鼠发现病毒持续阳性后转化为慢性心脏病；而在天 BA/1J 鼠，因能够彻底清除病毒而未发现有病毒 RNA 持续存在和心肌病变慢性化。由于慢性期病毒 RNA 减少，使得原位杂交难以发现，现在可用更为敏感的 PCR 技术，由于不同研究者的技术条件差异，所得结果差异较大，有研究结果发现在病毒感染 90 天后仍可检测到 EMCV－RNA。

有证据表明持续存在的病毒 RNA 可以复制，但却不能检测到病毒滴度，可能是由于病毒 RNA 变异，不能合成衣壳蛋白，其复制方式为一种限制型或替代型，但由于病毒 RNA 仍可产

生具有抗原特异性的非感染性病毒颗粒（缺陷型病毒），而此足以导致进展性的心肌损伤。此外，长期慢性的病毒性心肌炎患者中，病毒可能会逃逸宿主先天免疫。有研究发现，CVB有攻击宿主泛素-蛋白酶体（UPS）、促使病毒复制和心肌细胞损伤加剧作用。UPS是降解和清除真核细胞内无用蛋白质的重要途径，可避免正常生物体内异常的自身免疫损伤。CVB感染会干预UPS对宿主蛋白的正常降解，导致抗病毒蛋白减少，病毒复制增加；同时，UPS对CVB侵入心肌细胞、潜在的病毒再激活以及病毒诱导的心肌凋亡等均有调控作用。因此，应用蛋白酶体抑制剂可减轻CVB介导的心肌损害。病毒感染尚可由于交叉反应诱发机体产生针对心肌组织的自身抗体，尤其是抗心肌肌球蛋白重链抗体，诱发机体产生自身免疫反应，是扩张型心肌病发病的重要机制。

近年来，还发现扩张型心肌病患者中有较高的丙型肝炎病毒/抗丙型肝炎病毒抗体，有研究发现3例慢性活动性心肌炎尸检标本心脏及肝脏均发现有丙型肝炎病毒正链及负链RNA。丙型肝炎病毒感染可能是除柯萨奇病毒外的又一引起心肌慢性病损的病毒。

（二）细胞凋亡

在病毒性心肌炎转化为扩张型心肌病的过程中，病毒损伤和免疫机制具有重要的作用，在这一过程中，心肌细胞可表现为坏死，也可表现为凋亡，不同于细胞坏死，细胞凋亡表现为细胞的固缩和胞核的降解，而无巨噬细胞的吞噬和邻近细胞的炎症反应，细胞凋亡参与了心脏传导系统疾患、心律失常、扩张型心肌病及致心律失常型右心室心肌病的发病。

细胞凋亡除形态学上的直接证据外，在急性期尚有与凋亡有关的bcl－2基因的表达，在晚期尚有凋亡基因Bax的高表达，在培养的幼鼠心肌细胞通过DNA片段技术及TUNEL染色，可观察到Fas抗原mRNA的表达。现在已知即使病毒感染后，其病毒RNA的持续存在仍能诱发机体心肌细胞不断地非炎症性死亡（极有可能正是细胞凋亡），正如人类扩张型心肌病中的情况相似。病毒感染可能是触发心肌细胞凋亡的重要因素，这也是病毒性心肌炎转化为扩张型心肌病的重要机制，已有很多报道在细胞分子水平证实了病毒触发凋亡的存在。这一机制在病毒性心肌炎转化为扩张型心肌病的过程中可能发挥了极为重要的作用。

近年有文献报道在VMC中存在细胞自噬现象，这提示细胞自噬可能与VMC的发展有一定的关系。细胞自噬广泛存在于真核细胞中，是依赖于溶酶体对胞内蛋白质和受损细胞器降解的过程。VMC的发病过程中，病毒感染可激发活性氧自由基的产生大量活性氧蓄积会造成细胞氧化应激损伤。细胞自噬能够有效清除活性氧损伤的蛋白质和细胞器，降低活性氧对细胞的损害，从而起到保护作用。然而，过度激活的细胞自噬则会导致细胞凋亡。但是，目前细胞自噬在CMV中是一种潜在的细胞存活机制还是导致细胞死亡或参与发病生理病理过程，亦或是两种作用同时具备，目前还没有定论。但是，由于CMV中广泛存在的病毒感染、氧化应激损伤等刺激均与细胞自噬存在密切联系，因此从细胞自噬入手，探讨病毒感染引起的心肌损伤及其与自噬的关系，可为揭示CMV的发病机制提供一种新的思路。

（三）抗G蛋白偶联受体自身抗体及其他扩张型心肌病中存在的自身抗体的损害作用

病毒性心肌炎及扩张型心肌病患者血清中存在多种抗心肌组织自身抗体，可能参与了扩张型心肌病的发病并成为病毒性心肌炎向扩张型心肌病转化的重要机制。扩张型心肌病中存在的多肽抗体主要有：抗心肌肌球蛋白重链抗体、抗心肌细胞线粒体内膜ADP/ATP载体抗体、抗α－酮戊二酸脱氢酶支链抗体、抗M_7抗体以及近年来备受重视的抗β_1-肾上腺素能受体抗体、抗 M_2-胆碱能受体抗体等抗 G 蛋白偶联受体自身抗体。抗心肌抗体产生的机制可能与病毒感染后的交叉反应有关，有人通过氨基酸序列分析，证实 ADP/ATP 载体蛋白与柯萨奇病毒 B_3 外壳蛋白有同源性，同源性最强的部位为 ADP/ATP 载体分子的第 27～36 个氨基酸与 CVB_3 外壳蛋白第 1218～1228 序列。因此，针对 CVB3 的抗体可与 ADP/ATP 载体分子发生反应，并可与心肌细胞膜上的钙通道发生交叉抗原反应，增加钙内流，从而引起细胞内钙超负荷而导致心肌细胞的损伤及破坏；同时，钙通道阻滞剂地尔硫䓬可有效地阻止这一病理状态的产生而改善患者的远期预后。以上各种抗原抗体结合导致的免疫损伤可能参与了病毒性心肌炎的进展和扩张型心肌病的发病。

近年来在 30%～40%的扩张型心肌病患者血清中发现有较高滴度的针对 β_1 肾上腺能受体及 M_2-胆碱能受体第二胞外环肽的自身抗体，因 β_1 受体及 M_2 受体均属 G 蛋白偶联受体，且其第二胞外环肽抗原决定簇氨基酸序列相似，故通称为抗 G 蛋白偶联受体自身抗体。G 蛋白偶联受体是机体至为重要的信号调节通路，在心血管生理及病理调节中具有重要意义。已有证据表明这两种抗体不仅可以降低两受体拮抗剂的结合位置，还可以识别相应的靶受体，并表现为不随时间而失敏感的受体激动剂样活性，这一重要的机制可能在病毒性心肌疾病的发病中具有重要的意义。

三、病毒性心肌炎各期研究方向

(一)病毒性心肌炎急性期

需进一步阐明 NK 细胞及 T 细胞介导的免疫损伤机制，尤其是在这一损害过程中多种细胞因子（如 TNFs、ILs、IFNs 等）、iNOS 产生的 NO、穿孔素、黏附分子及其他免疫分子（如 ICAM－1、LFA－1、B_7－1、B_7－2、CD28、CD40、GP39)，以及 TCR（Vα 及 Vβ)等。在临床应用方面，则应进一步强调利巴韦林及 α－IFN 等抗病毒药物及高剂量免疫球蛋白，β 阻滞剂、钙通道阻滞剂及血管紧张素转换酶抑制剂(ACEI)的运用。

(二)病毒性心肌炎慢性期

应进一步研究病毒感染后肠病毒 RNA 以及其他如丙型肝炎病毒等病毒基因组 RNA 的持续复制、病毒与免疫的相互作用及自身免疫反应机制，阐明病毒感染作为扩张型心肌病的触发因素的可能机制。

(三)关于慢性病毒性心肌炎向扩张型心肌病转化的机制问题

可重点研究细胞凋亡及抗 G 蛋白偶联受体自身抗体在扩张型心肌病发病中的作用。

总之，免疫系统在病毒性心肌炎及其向扩张型心肌病转化中发挥了重要的作用，尤其是现代免疫学和分子病毒学等分子医学技术，为病毒性心肌炎进展为扩张型心肌病的发病机制提供了重要的手段。有关 T 细胞免疫应答的新进展则为病毒性心肌炎及其转化为扩张型心肌病的机制提供了全新的见解；细胞凋亡在慢性心肌炎及扩张型心肌病的发现，为这一复杂的机制提供了仅次于病毒 RNA 持续复制和免疫介导损伤之外的第三种发病途径，同时，在体液免疫应答方面，抗心肌抗体在扩张型心肌病的发病中也具有重要的意义。

（董　新）

第七节　iNOS NO 体系在病毒性心肌炎发病中的重要作用

研究表明，实验性小鼠 CVB_3 心肌炎急性期心肌组织中有 iNOS 表达，应用 NOS 抑制剂 L-精氨酸甲酯(L-NAME)5mg/kg 可抑制 iNOS 表达，减少 NO 生成，并可减轻心肌组织炎性浸润及坏死，提示 iNOS NO 体系在病毒性心肌炎发病中起重要作用。

一、病毒性心肌炎心肌中 iNOS 的表达

近年来，随着人们对 NO 作用研究的深入，发现 NO 在机体炎性反应及免疫调节方面起重要作用，许多炎性疾病中均有 iNOS NO 体系的参与。在急性病毒性心肌炎患者心内膜心肌活检标本中发现 iNOS 活性及其 mRNA 和蛋白的表达。通过免疫组化方法及免疫电镜的观察，发现 iNOS 主要存在于心肌浸润的巨噬细胞及损伤的心肌细胞中。在实验性 CVB_3 心肌炎模型中系统研究了心肌中 iNOS 活性，发现 iNOS 活性在病毒接种后第 8 天达高峰。在小鼠 CVB_3 心肌炎极期亦发现心肌中有较强的 iNOS 表达，表达 iNOS 的细胞主要为心肌浸润的炎性细胞及炎性灶周围心肌细胞，通过血清中 NO 含量间接测定，证实了对 NO 过量产生的推测，进一步提示病毒性心肌炎时 iNOS 可能在心肌组织中诱导 NO 过量产生，进而参与病毒性心肌炎发病的病理生理过程。

体外研究表明，初始炎性细胞因子，如 TNF-α、IL-1 等的刺激，可诱导巨噬细胞及多种组织细胞如心肌细胞中 iNOS 基因的表达，即可催化产生大量 NO。已证实病毒性心肌炎时，心肌组织可产生 TNF-α 及 IL-1 等细胞因子，因而推测 CVB_3 心肌炎时这些细胞因子的作用导致了 iNOS 表达，进而促进 NO 的产生。

二、iNOS NO 体系在 CVB_3 心肌炎中的作用

病毒性心肌炎时，心肌中有 iNOS 表达。在病毒性心肌炎发病过程中，iNOS NO 体系对心肌造成损伤，而 NOS 抑制剂可起到保护心肌的作用。L-NAME 通过抑制 iNOS，减少 NO 过量生成而保护心肌。其机制可能有以下几方面。

(1)抑制 NO 的过量产生，可减轻 NO 抑制线粒体呼吸链反应及 DNA 合成所造成的组织损伤。

(2)减少 NO 生成，进而减少自由基生成，从而减轻心肌损伤。

(3)减少 NO 产生，还可减轻 NO 的负性肌力作用，从而保护心肌。

（贾　珊）

第八节　硒与心肌炎

已知硒是心肌组织中谷胱甘肽过氧化物酶（GSH PX）的活性成分，在维持心肌组织形态和功能上起重要作用。缺硒能降低红细胞免疫功能及 GSH PX 活性，引起克山病和心肌病，通过补硒可以得到纠正和预防。

缺硒小鼠的心脏对病毒、特别是对 CVB_3 的易感性增强；GSH PX 可保护小鼠不患病毒诱

导的心肌炎;低硒大鼠心肌细胞膜 $Na^{+}-K^{+}$-ATP 酶和 5′-核苷酸酶活性降低,补硒后酶活性升高,表明硒对心肌细胞膜有稳定和保护作用。研究一组患儿急性期血硒明显低于对照组,而且病情重者硒缺乏明显。血硒与病情程度成正相关,说明缺硒是引起病毒性心肌炎的主要因素之一。

缺硒使 GSH PX 活性降低,细胞膜稳定性下降,抗氧化作用减弱,不能清除体内过多的氧自由基。阴离子自由基与心肌细胞膜不饱和脂肪酸反应,产生脂质过氧化作用引起心肌细胞膜的损伤导致心肌病变。并且在 CVB_3 引起的病毒性心肌炎小鼠模型中,适量补充硒元素的小鼠相对于未补硒的模型组而言,心肌病理积分显著下降,且 GSH PX 活性显著上升,MDA 含量显著下降,进一步证明硒与 VMC 之间有密不可分的联系。这提示我们未来或许可通过适当补硒来改善 VMC 患者的病情。

近年来认为免疫机制参与了病毒性心肌炎的发病过程,而硒对免疫功能的影响亦受重视。硒可以增强小鼠淋巴细胞、中性粒细胞和巨噬细胞活性,缺硒时吞噬细胞杀菌功能和抗体生成能力下降。研究表明血硒水平下降时,伴有 CD3、CD4、CD8 及 IgM 和补体水平的降低,其中尤以 CD4、CD8 下降明显。提示低硒是引起机体免疫功能低下的重要因素。CD4/CD8 的比值变化不大,说明辅助 T 细胞和细胞毒 T 细胞的增殖作用减弱,不能抑制病毒的复制、增加细胞因子的产生以起到抗病毒作用,并使机体对各种病毒的易感性增强。

硒也具有明显抑制心肌凋亡的作用。当心肌细胞受到病毒侵袭时,一方面可激活凋亡程序,通过牺牲感染细胞达到清除病毒的作用。另一方面,病毒也可调控凋亡相关基因的表达,调控心肌细胞的凋亡。国内有实验表明,在 CMV 小鼠模型中,硒干预小鼠的心肌细胞 p-Akt、Bcl-2 表达明显上升,而 Bax、Cleaved caspase-3 蛋白表达下降。PI3K-Akt 信号通路在细胞存活、增殖及凋亡过程中发挥重要的生物学作用。激活的 PI3K 可直接使下游靶分子 Akt 磷酸化,从而使 Akt 激活,激活后的 Akt 通过与下游效应分子(如 Bax、Bcl-2)结合,从而发挥抗凋亡作用。因此上述研究结果表明,硒能够抑制心肌细胞凋亡,其机制可能与 PI3K-Akt 信号通路表达增加有关。硒对心脏的保护作用还体现在硒能够使 CVB_3 心肌炎小鼠心肌细胞的 IGF-1 升高,IGF-1 的高表达能够通过提高一氧化氮合酶的活性,发挥促进自由基清除、扩血管及干细胞动员等作用,减少心肌受损。此外,硒还具有促进细胞再生、抗感染、改善心肌功能等多种生物活性。

硒还能刺激免疫球蛋白和抗体产生,缺硒则抗体形成减少,淋巴细胞活性及中性粒细胞的杀菌能力减弱,机体易受到病毒侵袭。而硒对病毒感染,特别是由 CVB 感染所致的心肌病变具有保护作用。当体内缺硒时保护作用减弱,加上病毒对心肌和免疫系统的直接损伤以及酶活性降低、氧自由基的产生等引起心肌细胞的损害。由于硒缺乏伴随免疫功能改变,从此角度考虑,患病期间适量补充硒可能会增强机体的免疫功能,起到治疗和预防作用。

(周　静)

第九节　病毒性心肌炎中医学机理

一、大气下陷理论

病毒性心肌炎(VMC)是由于病毒侵犯心脏引起的心肌急、慢性炎症改变的心肌病变。近年来，中医药治疗 VMC 取得了很大的进展，临床上不仅筛选出许多有效的中药和方剂，而且对其病机的认识也在深化。研究认为本病的发病和病机与大气下陷密切相关，分述如下。

(一)大气与大气下陷

大气一词，最早见于《黄帝内经》，其含义包括真气、经气、邪气和宗气。后世医家对大气也有论述，其中近代张锡纯论述最详，他总结归纳了大气的生成、循行及功能特点，为医家认识和掌握大气的概念及病证特点提供了理论依据，他所创立的升陷汤为治疗大气下陷证的基础方剂。大气就是宗气，其积于胸中，功能有二：一是走息道司呼吸，二是贯心脉行气血。此外还可以调节声息、视听嗅觉、肢体寒温及心搏的强弱与节律。《读医随笔·气血精神论》："凡呼吸、言语、声音以及肢体运动，筋力强弱者，宗气之功用也。"

人的生命活动是以升降出入为主要形式而存在的。"是以升降出入，无器不有。"(《素问·六微旨大论》)。然"内伤之病，多病于升降"，无论外感与内伤，伤及心肺损其宗气，皆可引起大气下陷。大气下陷是大气因虚而下陷，宗气无力升举为主要特征的一种病理状态。其临床主要症状有呼吸短气、胸前下坠感、胸中窒闷似乎喘、心悸怔忡、咽干作渴、神昏健忘、二便失禁、癃闭、脱肛、月经淋漓不断、舌淡、脉弱等。

虽大气下陷的临床表现复杂多样，但病机不外乎三个方面：一为气陷心肺失司；二为气陷清阳不升；三为气陷三焦气化失职，不能升举固摄。

(二)大气下陷证与 VMC 的相关性

1. 大气下陷证与 VMC 发病相关

VMC 是指病毒通过呼吸道、消化道侵犯心肌所致。中医认为 VMC 多为感受温热毒邪或感风寒、风湿侵袭人体酿为热毒发病。其邪气多从皮毛、口鼻而入，袭表侵肺或损伤脾胃，肺虚或胃伤而致宗气生成不足或虚损，也有毒邪直中心经伤及宗气者。阳气主升主动以升为健，心肺居于高位以降为和，宗气虚心肺气弱失司于本位，无力托举心肺而有下降之势或下降太过，皆可因虚致陷产生大气下陷证。

2. 大气下陷证与 VMC 症状、体征相关

大气下陷证以气虚为病理基础，气短是其主症，沉迟无力、关前尤甚、参伍不调为其常见脉象。VMC 以青少年居多，青少年处于脏器发育完善之期，肺脾肾稚弱。先天不足或后天劳逸失调饮食不节，则易形成气虚之体，素体气虚，感受邪毒更易损伤正气而有气虚乃至下陷的表现。临床中气短、胸闷、心悸、乏力是 VMC 的主要临床表现。心气不足，胸中宗气运转无力，则气短、胸闷；无以助心行气血则心悸；"劳则气耗"故诸症稍劳尤甚。淡白舌、淡红舌，脉弱、微、强弱不匀者，均为气虚不濡、鼓动无力所致。

气陷是大气下陷的病理特征。大气下陷以"气陷"为特点，其实质是宗气重亏，不司其职，下沉气街。大气不能上达心肺司呼吸而致的呼吸不利是大气下陷证最主要的症状。张锡纯明确指出气少不足以息是大气下陷的主症。"呼吸之气不能上达，胸中之气息息下坠，咽喉发紧，努力呼吸似乎喘"等都是对少气一症生动的描述。临床患者常有胸中坠胀、咽中拘急的特征性症状的描述都是气虚气陷，心肺失司的体现。

大气下陷证的脉象为沉迟微弱，关前尤甚，其剧者或六脉不全或参伍不调。其中沉迟微弱是虚损之征，关前尤甚提示病位在上焦，是大气下陷心肺不足，无力鼓动脉道所致。参伍不调是描述脉搏跳动节律不齐，往来艰涩的一种脉象，与现代医学心律失常的脉象很一致。VMC

患者几乎都有不同程度和类型的心律失常，诊脉可见促、结、代、参伍不调，以无力的居多。气陷宗气运转无力，无以行血，血脉不畅是其发病机制。

3. 大气下陷证是 VMC 的常见证候

大气下陷证的病理变化有虚—陷—竭即由轻至重的递进过程，轻重差异很大。现代医学认为 VMC 的临床表现及病情的轻重取决于病变的广泛程度与部位。轻者无明显症状，重则短期内可迅速发生心衰甚则猝死。我们在临床中观察到大气下陷在其他证候中都有不同程度的体现。VMC 中后期，心肺气虚，肺脾肾功能失调。在常见的证候气阴两虚瘀阻痰蕴，心脾两虚中，临床虽见气短、心前坠胀等气陷之症，但程度轻，一般状态良好，是大气“虚”的病理阶段。大气下陷证则见有典型的气短、心前坠胀、胸闷、乏力等症，是气陷的典型证候。若邪毒嚣张，耗竭宗气，则见心阳暴脱，是大气下陷的重症。

4. 大气下陷证与 VMC 心功能变化相应

现代医学认为，VMC 急、慢性期皆有心功能减退的表现。心功能测定也成为心气虚客观化标准的计量诊断。临床资料表明：部分患者（症状重者）治疗前左心室功能参数均异于正常值。心脏指数（CI）、心搏量（SV）、射血分数（EF）降低，左心室排血时间（LVET）缩短，排血前时间（PEP）延长，说明 VMC 大气下陷证患者存在着不同程度的左心室功能减退，用升陷汤复方治疗后都有明显的改善，故提示大气下陷证与心功能不全相关。心功能评价是 VMC 大气下陷临床诊断及疗效判定的客观指标之一。

5. 针对大气下陷的治则

益气升陷是 VMC 治疗大气下陷的基本法则。大气下陷包含了“虚”和“陷”两个层次病理变化，所以补益和升提是治疗的关键。大气下陷证的治疗当以升补胸中大气为主，使陷者复升才能发挥大气主气司呼吸，贯心脉，统摄三焦气化的功能。

二、气阴两虚理论

（一）气阴两虚证是病 VMC 的常见证候

VMC 多系感受温热邪毒或风寒、风热之邪侵袭人体，酿为热毒，侵及心脏而发。素体气虚、阴亏易感受热毒，并且热毒侵袭人体，耗气伤阴又是其必然趋势，因此，气阴两虚证是病毒性心肌炎的常见证候。在一组观察资料中，涉及气阴两虚者占 84.4%，可见气阴两虚证以本病中后期常见。在病变过程中反复呈现出气阴两虚征象，证见心悸、气短、乏力、五心烦热、自汗、盗汗等。而且在观察过程中发现，有些病例在经过一段时间治疗后，临床已无明显症状，临床亦常守益气养阴而巩固疗效。尤其是一些后遗症气阴两虚患者，大多遗留较稳定的异常心电图，临床并无明显症状，此时可谓“无症可辨”，临床也常采用益气养阴、补养心脾而收效。这就说明，气阴两虚证不仅多见，而且贯穿于病毒性心肌炎的全过程。

（二）气阴两虚是 VMC 的主要病理基础

正气不足、邪毒侵心是导致病毒性心肌炎发生的重要因素。其中，气阴两虚是本病发生的内在根据，而外感温热邪毒则是诱发和加重本病的主要外因。

气阴两虚，极易感受温热邪毒；邪毒内侵，势必更加耗气伤阴。因此，VMC 多见于气阴两虚以及感邪较重者。在一组资料中，有 179 例在初期有发热咽痛、全身酸痛、腹泻等症状，占

67.5%，另外，几乎所有病例都在病变过程中出现过次数不等的外邪侵袭征象。观察资料中，属热毒侵心、气阴两虚证者64例，占24.2%，在本病病变过程中，该证的出现频数达772次。且每次感邪后，气阴两虚征象都会更加明显，这就提示，在VMC病变过程中，外邪侵袭是诱发和加重本病的主要因素。

气阴既虚，脾失温煦，肺失濡润，肺脾两虚则不能布散水津，水湿聚而成痰。本组分析资料中，证属气阴两虚、痰湿内阻者占15.4%，其余尚有部分病例疾病过程中呈现出气阴两虚，血行无力，营阴涩滞，每致瘀血内停。所观察资料中，气阴两虚，瘀血内阻者占13.2%，还有大部分病例在本病病变过程中反复呈现瘀血内阻征象，该证出现频数达340次。可见痰浊、瘀血是VMC常见的病理产物，且两者常相互并见，所观察资料中，属气阴两虚，痰阻血瘀者占13.9%，该证在病变过程中出现频数达301次。

总之，气阴两虚证是VMC的常见证候，气阴两虚是贯穿于本病全过程的根本病理变化，这也就决定了益气养阴法是治疗本病的基本法则，益气养阴法对VMC不论在急性期或慢性期，均有确实疗效，总有效率高达91.2%。其治疗机制有待深入探讨。

三、脾胃学说理论

近十几年来，以COX－B组病毒为主要病原体的VMC有日益增多的趋势。从中医学辨证看，病毒性心肌炎属于心悸、怔忡，病机以心之气阴两虚为本，治法多采用益气养阴。此处从中医脾胃学说理论出发，提出病毒性心肌炎发病的脾胃机制。

(一)中医的脾胃及其现代观

自金元李东垣以来，以“内伤脾胃，百病由生”“四季脾旺不受邪”等学术思想为代表的脾胃学说逐渐成为中医理论的著名学术流派。经过历代医家的理论探索和实践检验，脾胃学说已日臻完善，它被证实是阐明机体生理活动与病理机制的中心环节，不仅是消化系统疾病辨证施治的重要理论基础，而且对临床各科疾病的治疗有积极的指导意义。临床实践证实，原发因素不在消化系统的一般杂病在其病程中都可能出现脾虚证，或为主证，或为兼证，应用调理脾胃的方法治疗均能取得明显疗效。以比类取象产生的“脾胃”，在中医理论中是一个“主运化水谷精微，为后天之本，气血生化之源；主升清，统血，主肌肉、四肢”的功能综合体。多数学者认为它包括了现代医学中消化系统、血液系统、循环系统、运动系统及免疫系统等多方面的功能，相当于现代医学中的脾、胰、胃、小肠、门静脉系、肠系膜淋巴结、大肠的部分或全部等形态与功能的综合体现。有研究证实，健脾益气的方药可通过增强消化系统功能、促进能量代谢、改善免疫功能和神经体液调节等发挥其奇特的临床疗效。

(二)中医对VMC的传统辨证

中医学认为，VMC的病机在于素体正气不足，复感邪毒，侵及心脏而发，使气血阴阳两虚，肺失濡润，脾(胃)失温煦。现代中医临床对VMC的辨证较多涉及脾胃：本病位于心络，多见于素体虚弱者，加之思虑过度，劳心伤脾或劳倦伤脾，导致脾虚气弱，阴血不足，心络失养，神不潜藏，心志不宁，呈现胸闷憋气，乏力气短；病久后，热邪日久，心火炽盛耗伤气阴，母病及子，脾胃失温煦，而见心悸乏力。在治疗中，部分临床学者独辟蹊径，大胆从脾胃论证，如“益气养血、心脾同治”“滋阴清热、煦濡脾胃”，收效显著。考察近年来在动物实验中抗心肌炎显效的中草药(如黄芪、太子参、丹参、苦参、炙甘草、麦冬、黄连、黄芩、栀子、党参、人参、玉竹、当归、川芎、山楂等），大多属归经与脾胃有关的健脾益气方药。因此，从中医学的理论和临床研究分析，VMC 的病机与中医脾胃功能息息相关。

(三)现代医学对 VMC 的认识

现代医学认为，病毒感染及继发的自身免疫反应是 VMC 的主要发病机制。研究者发现以下结论。

1. 柯萨奇病毒是 VMC 最主要的病原体

柯萨奇病毒经口腔进入胃肠道，侵入咽、胃肠淋巴组织、肠系膜淋巴结内增殖，尔后播散入血，在脾等单核-巨噬细胞系统内增殖，通过第二次病毒血症主要侵及心肌产生心肌炎病变。

2. 柯萨奇病毒感染后胰腺炎、糖尿病的发病率亦相当高

多个型别的 COX－B 组病毒能使小鼠产生心肌炎和(或)胰腺炎病变，而且在胰腺缺失的小鼠中亦未检出心肌炎病变；运用转基因技术使小鼠胰腺 β 细胞表达 γ－干扰素，该小鼠感染柯萨奇病毒后可免于罹患心肌炎。

3. 心肌、脾、淋巴结同时存在柯萨奇病毒的持续感染是急、慢性小鼠 VMC 的重要特征

感染的脾细胞大多为表达 CD45R/ B220＋的前 B 及 B 淋巴细胞，而 $CD8^+$ 细胞毒/抑制 T 细胞未见感染。体内外实验中证实柯萨奇病毒主要在脾脏 B 淋巴细胞中复制，进而 Mena 观察到，感染柯萨奇病毒后，B 细胞缺乏鼠 (Bc Ko 鼠)脾脏难以检测到病毒基因，而且体内病毒的复制、传播明显延迟。最近在人类病毒性心肌炎中亦证实心肌、脾组织同时存在柯萨奇病毒的衣壳蛋白或病毒 RNA。

以上研究充分显示脾淋巴细胞是柯萨奇病毒感染的重要靶细胞，这一环节是病毒在体内复制、播散，造成心肌 (持续)感染的重要机制。

4. 凋亡现象

Huber 发现小鼠病毒性心肌炎脾组织及心肌浸润淋巴细胞存在凋亡现象。随后分别在小鼠和人类病毒性心肌炎中证实，急性病程中心肌本身罕见细胞凋亡，而胸腺、脾淋巴细胞或由脾转移至心肌中的浸润淋巴细胞凋亡现象极为普遍。Huber 在后续研究中发现，上述淋巴细胞的凋亡是在 T 细胞调控下的免疫调节过程 (通过 Fas－Fas L 信号途径使 Th2 凋亡，对 Th1 无凋亡效应)，使活化 T 细胞中以介导细胞免疫的 Th1 为主，与 VMC 自身免疫反应的启动密切相关。

在病毒性心肌炎的病程中，病毒感染、播散、心肌持续感染、自身免疫反应的启动及心肌病变与胃肠道、肠系膜淋巴结、胰腺、脾脏的病理及功能改变息息相关，这与中医所阐述的脾胃功能综合体的定位、功能表现 (脾旺不受邪、免疫功能等)相类似。上述研究为病毒性心肌炎发病机制的脾胃学说提供了强有力的现代科学佐证。

(四)展望

从理论探索分析，病毒性心肌炎的病机与中医脾胃功能综合体的功能紊乱密切相关；理论上，调理脾胃功能能够有效地遏制病毒的播散和心肌持续感染，调节免疫功能状态，改善心肌炎症病情，阻止心肌炎向扩张性心肌病迁延。因此，在中医理论指导下，运用现代医学手段，深入研究病毒性心肌炎发病的脾胃机制将具有十分重要的理论和实践意义。

四、中医学温病理论

病毒性心肌炎，根据其发病特点属中医学温病范畴，从其临床特点来看，则可将其归属心悸、怔忡、胸痹、虚劳等病。中医学认为本病多因患者素体气阴两虚，外感邪毒，内侵于心所致，其病情轻重不一，病机错综复杂，临床证候虚实并见。

（一）外感邪毒是急性病毒性心肌炎的发病外因，热毒内侵是其重要发病环节

根据急性病毒性心肌炎发病常伴有发热、周身酸痛、咽痛等外感热证及传变迅速、易伤气阴等特点分析，本病的病因应主要是外感邪毒。正如《素问·痹论篇》中所云："脉痹不已，复感于邪，内舍于心。"《济生方·怔忡论治》亦认为："冒风寒暑湿，闭塞诸经，令人怔忡。"对于本病的感邪途径，叶天士曰："温邪上受，首先犯肺，逆传心包。"这种"逆传"，虽未见神昏谵语之候，但可出现热伤心肌、心气心阴耗损之证，说明邪毒内侵，由卫入营、由肺及心，是本病的重要发病环节。

有学者认为，邪毒包括温热邪毒和湿热邪毒两种，以温热邪毒较为常见。温热邪毒侵袭人体，可从鼻喉体表而入，易伤及肺卫，由于肺朝百脉，与心脉相通，肺脏受邪，留而不去，内舍于心，进而出现肺心同病的病症，一般先有发热微寒、全身酸楚、头痛咽痛、咳嗽流涕等上呼吸道感染症状，继而出现心悸、气短、胸闷、乏力等内舍于心的表现；湿热邪毒侵袭人体，多从口而入，损伤脾胃，由于心主血脉，脾为气血生化之源，脾失健运，气血不充，心脉失养，故而出现脾心同病的病症，一般先有肌肉酸痛、寒热起伏、恶心呕吐、腹泻纳呆等消化道感染症状，继而出现胸闷、胸痛、心悸、脉结代促等心脉失养的表现。故热毒从口、鼻而入，内侵脾、肺，损伤心脉，是病毒性心肌炎的重要发病途径。从大量临床统计资料来看，急性病毒性心肌炎出现上述上呼吸道或肠道感染症状者，高达 75%～90%。

"外感邪毒""热毒内侵"与现代医学将病毒感染作为本病发病原因的认识基本相符。病毒性心肌炎急性期所出现的心肌细胞坏死和炎细胞浸润，与病毒本身的溶细胞作用有关，很多病毒可引起心肌炎，尤以柯萨奇 B 组病毒最为常见。病毒感染机体后所致病变主要依靠机体细胞膜的受体，已知柯萨奇 B_3的受体定位于人的第 19 号染色体上，而 COX－B 组病毒在人或大鼠、小鼠心肌细胞上既有该病毒的受体，又能翻译该病毒信息，于是导致病毒增殖、细胞病变。大量研究证实，感染机体的心肌细胞内确实存在病毒复制，柯萨奇 B_2病毒感染小鼠心肌细胞后 24 小时出现轻度溶细胞毒性，病毒滴度在感染 72 小时后明显增高，运用经心内膜心肌活检技术所得急性病毒性心肌炎患者心肌标本进行超敏感 PCR 可检测到病毒 RNA 的存在 。

值得注意，许多病毒性心肌炎患者常没有明显的外感症状，有报道 100 例符合病毒性心肌炎的患者中，50%无病毒感染史，可能是患者的外感症状轻微或属无症状者，仍不能排除曾感染过病毒。从辨病与辨证相结合的观点出发，可以认为热毒内侵始终是本病的重要发病环节，清热解毒法的应用不应拘泥于热毒症状的有无，而应贯穿整个治疗过程，这是彻底清除邪毒和预防再感染的有效措施，热毒症状的消失，并不等于邪毒的清除。现代研究表明，在临床症状消失而未痊愈的病毒性心肌炎患者的心肌中可检测到病毒 RNA 的持续存在，临床症状的复燃与心肌内病毒 RNA 恢复复制有关，并由此可演变成慢性心肌炎。

现代药理研究证实，某些清热解毒药，如金银花、连翘、黄连、黄芩、栀子等药都具有不同程度的抗病毒作用。临床应用清热解毒药时应注意不能过用大苦大寒之品，并与益气养阴药合

理配伍，以防其恋邪伤正之弊。选用金银花、连翘、黄连之类，只要配伍恰当，有利于阻止病情的加重和发展。

(二)气阴两虚是急性病毒性心肌炎的发病内因，气耗阴伤是其主要病机转归

机体发病与否不仅与致病因子的侵入有关，还取决于机体正气的强弱。急性病毒性心肌炎的发病机制同样如此。《诸病源候论》曰："心藏神而主血脉，致令心气不足，因为邪之所乘，则使惊而悸动不定。"大量临床证实，病毒性心肌炎发病主要与机体气阴不足有关，邪毒"逆传心包"多见于素体气阴两虚或受邪较重的患者。病毒性心肌炎患者常见自汗、盗汗之症，这是患者素体气阴两虚的表现，机体汗出表疏，卫外不固，邪毒袭表，动辄复感，病情迁延，进而耗伤心气、心阴。《诸病源候论》云："汗多则损于心，心液为汗故也。"

外感温热邪毒致病，又极易耗气伤阴，如《素问·阴阳应象大论》所云"壮火食气"，陈平伯所谓"风温燥热之病，燥则伤阴，热则伤津"即此意也 。张伯臾亦说："温邪时毒，伤人阴血津液为其常，阳气损耗为其变"。故邪毒内侵于心，既损心气，又灼心阴，随之出现气阴亏损、心失所养的一系列症状：胸闷、心悸、气短、乏力、口干、自汗、盗汗等。

气阴两虚型患者多存在免疫功能的下降，一般认为，仅约5%的患者病毒感染后可累及心脏，这与病毒的种类、毒力、流行或散发有关，但发病与否主要取决于被感染者的免疫功能。目前，对免疫功能在病毒性心肌炎发病机制中的作用，认识已比较明确。在病毒性心肌炎模型中，感染7天时，心肌中NK细胞首先增多，以后T细胞、巨噬细胞等在心肌细胞处密集。国外专家指出，在急性感染期，宿主的防御机制取决于巨噬细胞和中和抗体对病毒的清除，以及NK细胞和毒性T细胞对感染细胞的细胞介导性溶解作用的平衡。

益气养阴药物与病毒性心肌炎免疫失控的恢复有密切关系。临床观察发现，益气养阴药能使患者的玫瑰花环和活性花环、自然杀伤(NK)细胞活性及细胞免疫功能明显提高 。实验研究证明，益气养阴药可促进急性病毒性心肌炎小鼠模型体内干扰素的诱生，提高NK细胞活性，对柯萨奇B_3病毒感染心肌细胞有明显的保护作用。以上研究，进一步证实了气阴两虚在病毒性心肌炎发生、发展过程中的重要作用，为益气养阴法用于治疗病毒性心肌炎提供了依据。

综上所述，患者在气阴两虚的基础上外感邪毒，正虚邪盛，正退邪进，邪毒内侵，是急性病毒性心肌炎的发病过程；邪毒内炽，耗气伤阴，既损心体，又损心用，心失所养，是急性病毒性心肌炎的主要病机转归。

五、其他理论

(一)邪气内侵，肺脾失调心神伤

有学者认为，温热邪毒不仅犯肺，也侵及脾胃，提出VMC应从肺、脾、心三脏论治，不可偏废。刘弼臣认为，"心常有余，肺常不足，脾气易虚"是小儿VMC的发病内因；其病机，总属禀赋不足，正虚御病无力，外邪痰浊乘虚入侵，阻鼻袭肺，伤脾侵心，肺、脾、心相传，使心血阴阳受损，心神失养，而心悸、怔忡由生；并提出从肺论治须分寒热，从脾胃论治当辨气阴的治则。不仅小儿病毒性心肌炎从肺、脾、心论治，成人VMC也应从此三脏论治，如杨思进按照中医辨证论治的方法，结合现代医学的研究成果，总结出了从心、肺、脾论治，以及分阶段、重药理论治的规律，认为肺、脾功能失常在VMC的发病中起着重要作用，并总结出了"护心为主，肺脾同调，结合药理”的辨证、辨病论治体系及整体观念思想。

(二)卫气营血,三焦结合调机变

有学者也从温病学角度探讨 VMC 的辨证论治规律,根据病情和病程进展,对 VMC 分期论治:①初期为正气不足,外感时疫,病毒内侵,病在上焦,伤及卫气,相当于病毒复制期;②急性期为时疫病毒内炽,传变迅速,病在中上焦,伤及气营,相当于免疫反应期;③恢复期及慢性期为病毒逐渐控制,正气逐渐恢复,正虚邪恋,难解难分,大部分患者正胜邪退而病愈,极少数发展为心肌损害,相当于扩张性心肌病期;④后遗症期为病毒已除,正气损伤未复,心肌损害,表现为扩张型心肌病,严重心律失常,充血性心力衰竭、猝死等。

(张春艳)

参考文献

[1] 董召斌. 小儿病毒性心肌炎致病机制的分子水平研究进展[J]. 中国实用儿科杂志,2007,22(2):150.

[2] 曹洪欣,朱海燕. 大气下陷证与病毒性心肌炎相关性机制的理论探讨[J]. 陕西中医,2002,23:141.

[3] 杨思进,赵李平. 病毒性心肌炎的免疫研究进展[J]. 中西医结合心脑血管病杂志,2003,1:162.

[4] Tracy S, Hofling K, Pirruccello S, et al. Group B coxsackie virus myocarditis and pancreatitis: connection between viral virul encepheno types in mice[J]. J Med Virol, 2000, 62:70.

[5] Horwitz MS, La Cava A, Finc C, et al. Pancreatic expression of interferon - gamma protects mice from lethal coxsackie virus B3 infection and subsequent myocarditis[J]. Nat Med, 2000, 6:693.

[6] Mena I, Perry CM, Harkins S, et al. The role of B lymphocytes in coxsackievirus B3 infection[J]. Am J Pathol, 1999, 155:1205.

[7] Zhang H, Li Y, Peng T, et al. Localization of enteroviral antigen in myocardium and other tissues from patients with heart muscle disease by an improved immunohistochemical technique[J]. J Histochem Cytochem, 2000, 48:579.

[8] Colston JT, Chandrasekar B, Freeman GL, et al. Expression of apoptosis - related proteins in experimental coxsackievirus myocarditis[J]. Cardiovasc Res, 1998, 38:158.

[9] Huber SA. T cells expressing the gamma delta T cell receptor induce apoptosis in cardiac myocytes[J]. Cardiovasc Res, 2000, 45:579.

[10] Tavares PS, Rocon AR, Leite AF, et al. Innate immune receptor activation in viral myocarditis: pathophysiologic implications[J]. Rev Port Cardiol, 2010, 29(1):57 -78.

[11] Kawai T, Akira S. The role of pattern - recognition receptors in innate immunity: update on Toll - like receptors[J]. Nat fImmunol, 2010, 11(5): 373 - 384.

[12] 孙鹤,于建才,赫嘉惠,等. 病毒性心肌炎发病机制研究进展[J]. 医学综述,2014,21:

3868 - 3870.

[13] Gorbea C,Makar KA,Pauschinger M,et al. A role for Toll - like receptor 3 variants in host susceptibility to enteroviral myocarditis and dilated cardiomyopathy[J]. J Biol Chem, 2010, 285(30): 23208 - 23223.

[14] 黄浩,刘靖华. Toll 样受体 4 与心血管疾病[J]. 国外医学(生理、病理科学与临床分册),2003,6:627 - 629.

[15] Triantafilou K, Orthopoulos G, Vakakis E, et al. Human cardiac inflammatory responses triggered by Coxsackie B viruses are mainly Toll - like receptor (TLR) 8 - dependent [J]. Cell Microbiol, 2005, 7: 1117 - 1126.

[16] 雷茜,钟家蓉. Th17 细胞在病毒性心肌炎中的作用[J]. 重庆医学,2013,23:2799 -2801.

[17] 何世东,张春来,高潮. 流式细胞仪检测急性病毒性心肌炎 T 淋巴细胞亚群及 NK 细胞的意义[J]. 中西医结合心脑血管病杂志,2007,4:348 - 349.

[18] 陈萍,陈瑞珍. 树突状细胞在病毒性心肌炎中的作用及其可能的机制[J]. 免疫学杂志,2007,6:695 - 697.

[19] 唐省三,陈志坚,廖玉华,等. 抗 β - 1 肾上腺素能受体抗体在鼠巨细胞病毒性心肌炎中的作用[J]. 山东医药,2005,13:1 - 3.

[20] 王西栋,张广兰. 抗心脏肌球蛋白重链抗体检测在小儿病毒性心肌炎诊断及预后中的应用[J]. 卫生职业教育,2007,04:128 - 129.

[21] 肖楠,张军平. 抗心肌抗体在病毒性心肌炎诊断中的贡献[J]. 世界中西医结合杂志,2012,1:75 - 76.

[22] 翟淑波,刘仕成,孙景辉. 病毒性心肌炎的发病机制、诊断和治疗[J]. 实用儿科临床杂志,2010,22:1762 - 1764.

[23] 吴辉,杨俊,丁家望. 心肌损伤的自身免疫机制研究进展[J]. 心血管康复医学杂志,2009,1:83 - 85.

[24] 袁璟,汪朝晖,廖玉华. 从病毒性心肌炎演变为扩张型心肌病:病毒的作用[J]. 临床心血管病杂志,2012,2;81 - 82.

[25] 于建才,赫嘉惠,仲娇月,等. 自噬与病毒性心肌炎关系研究进展[J]. 心脏杂志,2016,2:221 - 225.

[26] 张凤英,王贺成,赵连志,等. 硒对小鼠柯萨奇性病毒性心肌炎脂质过氧化反应的影响[J]. 中国应用生理学杂志,2010,1:70 - 71.

[27] 黎萍,郑百红,陈鹏,等. 硒对病毒性心肌炎小鼠心肌细胞凋亡的抑制作用及其作用机制[J]. 吉林大学学报(医学版),2016,1:54 - 58.

[28] 黎萍,郑百红,潘薇,等. 硒对病毒性心肌炎小鼠心肌的保护作用及其机制研究[J]. 中国实验诊断学,2015,3:352 - 354.

[29] 吴美芳,张军平,吕仕超. 病毒性心肌炎中医病因病机研究概况[J]. 中国中医药信息杂志,2011,08:108 - 110.

[30] Cheng Z, Li - Sha G, Yue - Chun L. Autonomic Nervous System in Viral Myocarditis Pathophysiology and Therapy. [J]. Current Pharmaceutical Design, 2016, 22(4).

第五章 病毒性心肌炎的分子生物学研究进展

VMC的发病机制目前尚不完全清楚，随着分子生物学的发展，对VMC有了更进一步的认识。分子生物学是一门从生物大分子结构和功能水平上阐述各个生命现象的前沿科学，其内涵也随着生命科学的发展而日益丰富。

第一节 细胞凋亡与心肌炎

细胞凋亡又称为程序性细胞死亡(programmed cell death，PCD)，是由基因控制的引起DNA破坏的细胞死亡。与细胞的生长、分化一样，是机体的一种生理现象，贯穿于生命的全过程。凋亡对成人正常组织细胞数的动态平衡发挥关键作用，从某种程度上说，细胞凋亡与细胞的生长和分化同样重要，是细胞的基本特征之一。

在成人心脏组织，心肌细胞为终末分化细胞，正常情况下其细胞数几乎不发生变化，凋亡的发生率极低，通常难以检测到。但是在病理情况下，凋亡参与了许多疾病的病理生理过程，如动脉粥样硬化、球囊损伤后的再狭窄、急性心肌梗死后的再灌注损伤、充血性心力衰竭、心肌炎及心脏移植后的免疫排斥反应等。据报告，这些疾病中心肌细胞凋亡的发生率为0.1%～30.0%。近来有学者研究发现心肌细胞凋亡参与了VMC的发病，是VMC的发病机制之一。Kawano等首先在1例慢性心肌炎的心肌标本中观察到许多凋亡的心肌细胞，结果提示凋亡可能是心肌炎心肌损害的机制之一。另外有学者发现嗜鼠心肌柯萨奇B_3病毒(CVB_{3m})所致的VMC小鼠在接种病毒后3～30天心肌中均可见凋亡的心肌细胞，9～15天阳性率相对较高。以下就细胞凋亡与心肌炎发病机制的关系及抗细胞凋亡的研究进展作一介绍。

一、细胞凋亡与心肌炎发病机制

(一)病毒对心肌的直接损害与细胞凋亡

凋亡过程受来自体内外多种因素的调控，病毒是较重要的调控因素。病毒通过自身基因的表达激活宿主细胞的凋亡相关基因，诱发或抑制相应细胞凋亡。病毒感染时，一方面机体运用细胞凋亡的手段，牺牲个别细胞来清除异物，从而起到宿主防御作用；另一方面，病毒为维持自身的存活与繁殖调控宿主细胞凋亡，引起宿主病理损害。

引起病毒性心心肌炎的病毒常见的有：肠病毒、腺病毒、HIV-1、流感病毒、细小病毒、巨细胞病毒、疱疹病毒、丙型肝炎病毒等约20种病毒。其中，属肠病毒的柯萨奇病毒B_3型(coxsackievirus B_3，CVB_3)致病力最强。通过给5周龄BALB/c小鼠腹腔接种CVB_{3m}，诱发小鼠VMC，接种病毒9天后处死小鼠，利用光镜、电镜及原位末端标记法对心肌组织进行检测，结果显示VMC检出率93.33%，心肌细胞凋亡阳性率为80%，提示细胞凋亡可能为小鼠VMC

的发病机制之一。引起心肌炎的病毒感染时，若未能及时被机体固有免疫系统清除，通过心肌细胞膜相应病毒受体，如属于免疫球蛋白(Ig) 超家族柯萨奇病毒与腺病毒受体(coxsackievirus and adenovirus receptor，CAR)，该受体是Ⅰ型跨膜糖蛋白，分布随年龄、性别及遗传背景的不同存在差异。这一发现解释了流行病学青壮年易感、男性较女性病毒性心肌炎发病率高的原因。未被免疫系统清除的病毒，通过与心肌细胞 CAR 结合，转入细胞内进行扩增，产生病毒蛋白直接损伤心肌细胞。如柯萨奇病毒 B_3 进入心肌细胞，通过以下 3 种途径直接损伤心肌：表达病毒蛋白酶 2A，病毒蛋白酶 2A 切割启动因子－4G，抑制心肌细胞蛋白合成结构；CVB_3 病毒蛋白酶 2A 专属切割抗肌萎缩蛋白链 3 区域，破坏肌膜的完整性；CVB_3 病毒蛋白 2A 和 3C 通过外在的 caspase－8 的介导的信号通路的激活及内在的线粒体介导的凋亡通路，诱导被感染细胞的凋亡。

WN 54954 是一种可作用于微小 RNA 病毒感染的早期，从而能明显降低 CVB_{3m} 所致小鼠病毒性心肌炎的发病率的抗病毒复合物。经 WN 54954 治疗的小鼠心肌细胞中 CVB_{3m} 病毒的 RNA 较未治疗的小鼠中低 89%，发生细胞凋亡的心肌较未经 WN 54954 治疗的小鼠减少 52%，发生坏死的区域减少 77%，这说明在病毒性心肌炎中病毒通过细胞凋亡及坏死损伤心肌细胞而致病。

但也有一些得出不同结论的研究结果，发现在急性 VMC 心肌组织中，虽然可以检测出大量的凋亡细胞，但凋亡细胞是浸润进入心肌组织的单核细胞，而并非心肌细胞。另有研究者报导在 CVB_3 引起的心肌炎中很少能够观察到凋亡，并且凋亡前因子(Bax、Fas 与 FasL)在心肌组织中的含量没有改变，但是抗凋亡因子 bcl－2 却经常明显增高，以至 Bax/bcl－2 的比值发生改变。导致这些实验结果出现差异的原因可能是采用了不同鼠系的动物模型导致免疫病理机制存在差别。

(二)自身免疫反应对心肌的损害与细胞凋亡

研究证实感染小鼠的心肌组织存在不同类型的免疫细胞浸润，其中以大量巨噬细胞、中性粒细胞和淋巴细胞为主，伴有少量 B 细胞、树突状细胞和自然杀伤细胞等。自然杀伤细胞、中性粒细胞、巨噬细胞是浸润心肌最早的细胞，有免疫浸润的作用。T 淋巴细胞能够清除病毒，介导心脏炎症。B 细胞产生自身抗体，抗体介导免疫可以清除病毒，并导致自身免疫和慢性心力衰竭。T 细胞通过激活为细胞毒性淋巴细胞，释放穿孔素/颗粒酶介导杀伤靶细胞及 Fas /FasL 诱导细胞凋亡。有研究显示在由肌球蛋白诱导的自身免疫性心肌炎的小鼠动物模型中通过 TUNEL 法发现心肌细胞及浸润的炎性淋巴细胞都有细胞凋亡的发生。细胞凋亡的高峰期在第 17 天，在第 17、21 天通过琼脂凝胶电泳可出现凋亡细胞的 DNA 梯形条带。在肌球蛋白诱导的自身免疫性心肌炎的小鼠动物模型中通过注射 99m Tc－annexin 及(14) C－DG 两种放射性跟踪剂来检测炎症与细胞凋亡在心肌中的分布。99m Tc－annexin 为细胞凋亡的显示剂，而(14) C－DG 则可显示炎症所在。结果发现在心肌炎急性期两者的摄入量均显著高于正常小鼠($P<0.0001$)。此说明除炎症外，细胞凋亡与自身免疫性心肌炎的发病关系亦很密切。

二、心肌炎的心肌细胞凋亡发生机制

(一)诱发心肌细胞凋亡的细胞及细胞因子

CVB_3 侵入机体以后，激活机体免疫系统，T 细胞、NK 细胞和巨噬细胞浸润进入心肌组

织，并分泌各种细胞因子。这些细胞及细胞因子在心肌局部通过心肌细胞表面的受体发挥作用，最终导致部分心肌细胞坏死或凋亡。

1. T 细胞、NK 细胞在 VMC 中的作用

T 细胞主要包括 $CD4^+$ T 细胞和 $CD8^+$ T 细胞，其中 $CD4^+$ 细胞主要通过 Fas/FasL 系统显示其活性，而 $CD8^+$ T 细胞则通过 Fas/FasL 和穿孔素-颗粒酶两种方式发挥其杀伤作用。$CD8^+$ T 细胞(CTL)在穿孔素的帮助下，颗粒酶 B 进入靶细胞，直接激活效应因子 Caspase (Caspase - 3、6、7)从而引发凋亡。在病毒性心肌炎急性期，心肌细胞凋亡在敲除穿孔素的实验动物模型中表现非常明显，说明穿孔素非依赖性凋亡通路在心肌炎进展过程中发挥了关键作用。CTL 导致凋亡的第二条途径是通过 CTL 细胞表面的 FasL 三聚体和靶细胞表面 Fas (CD95)相互作用引起凋亡。细胞膜表面的 FasL 与靶细胞表面的 Fas 受体结合后向细胞内传导死亡信号，使靶细胞在数小时内发生凋亡。VMC 小鼠心肌细胞 Fas mRNA 及浸润淋巴细胞的 Fas mRNA 均显著升高，FasL 蛋白表达水平与心肌病变轻重呈正相关。分别通过 Northern Blot 分析法及免疫化学法在第 17、21 天在心肌细胞及浸润的炎性淋巴细胞中发现 Fas mRNA 及蛋白的表达。另外在 14、17、27 天通过原位杂交及免疫染色在浸润的淋巴细胞中发现 FasL，且 FasL 阳性的淋巴细胞主要是 $CD4^+$ 细胞。一个值得非常关注的现象是，在病变区域之外的心肌组织可以观察到心肌细胞凋亡。所以，凋亡在 VMC 的病理生理过程中，其重要性不可低估。

2. TNF 超家族成员在 VMC 中的作用

在急性 VMC 发病过程中，被激活的抗原特异性 T 细胞和抗原非特异性 NK 细胞渗入心肌组织，在其发挥作用的过程中，除了上述颗粒酶和 FasL 外，TNF 也是重要的细胞因子之一。TNF - α 是功能多向性细胞因子，参与多种形式的心血管病理，而且在一定情况下，能够诱导细胞发生凋亡。TNF - α 通过激活淋巴细胞、NK 细胞等途径提高机体抗病毒免疫反应，同时抑制病毒复制和特异性杀伤病毒感染的细胞。但是，也有研究者指出，如果在急性期前预防性使用抗 TNF - α 抗体可以减轻心肌损伤，而在感染后给予则无保护作用，说明 TNF - α 在 VMC 的病程中并不总是起保护作用。对轻度心肌炎的实验动物给予 TNF - α 后，小鼠死亡率和心肌病变显著增加，且体外实验表明 TNF - α 能够诱导小鼠心肌细胞凋亡。相应的通路研究表明，TNF - α 主要通过升高神经鞘氨醇水平诱导心肌细胞凋亡。同时，TNF - α 诱导心肌细胞生成 $TNFR_1$ 配体表达增多，因此推测，TNF - α 导致心肌细胞凋亡的机制可以概括为：表达增多的 $TNFR_1$ 介导神经鞘氨醇升高，最终导致心肌细胞凋亡。

在 T 细胞、NK 细胞与心肌细胞结合的过程中，除 TCR 发挥主要信号传导作用之外，还有众多的协同刺激因子参与其作用。这些协同刺激因子大多属于 TNF 超家族成员，主要有 CD27/CD27L(CD70)、CD30/CD30L(CD153)、CD40/CD40L(CD154)、OX40(CD134)/OX40L 和 4 - 1BB(CD137)/4 - 1BBL。研究提示，CVB_3 感染引起的急性病毒性心肌炎导致心肌细胞表面 TNF 受体-配体超家族成员水平增高，尤其是 CD30L 和 4 - 1BBL。

(二)心肌细胞凋亡的基因调控

细胞凋亡是一个非常复杂的病理生理过程，许多因素均可影响细胞凋亡的发生。细胞类型不同，受影响的因素也不同。有多种基因参与细胞凋亡过程的调控。目前发现的细胞凋亡有关基因有 3 类：促细胞凋亡基因、抑制细胞凋亡基因和在细胞凋亡过程中起协调作用的基因。在病毒性心肌炎中对细胞凋亡具有调控作用的基因主要有 bcl－2、Bax、p53、myc 和 ras 等原癌基因。

1. bcl－2 基因家族在调节心肌细胞凋亡中的作用

Bcl－2 家族由抑制凋亡基因 bcl－2、Bcl－XL、bcl－w、mcl－1 等及促进凋亡基因 bax、bcl -Xs、bim、mtd、bid、bad 等组成。Bcl－2 家族的成员通常以二聚体的形式发挥作用，bcl－2 /bcl－2、bcl－2/bax、bcl－2/bcl－xL 抑制细胞凋亡，而 bax/bax、bax/bad、bcl－2 /bax－xs 则促进细胞凋亡。抑制和促进细胞凋亡两类蛋白的比例决定了细胞在受到凋亡信号刺激时是否发生凋亡，其中 Bax /bcl－2 的比值水平是决定细胞受外因刺激后发生凋亡与否的关键因素，这种比值变化的原因部分是由于特定的蛋白间竞争性二聚体形成的作用。有实验证明，受 CVB_3感染的 CD1 小鼠发生病毒性心肌炎时 bcl－2 表达轻度增高，在感染 2 周后达到高峰。bcl－2 可能通过以下途径发挥抑制细胞凋亡作用：①细胞抗氧化作用；②抑制钙离子跨膜流动；③改变离子通道蛋白通透性；④吸附/锚定蛋白；⑤抑制线粒体释放细胞色素 c。

2. C－myc 基因在调节心肌细胞凋亡中的作用

C－myc 基因是一种原癌基因，它在细胞增殖及凋亡的调节中具有重要作用。C－myc 蛋白存在于核中，C－myc 蛋白作为调节因子，一方面激活介导细胞增殖的基因，另一方面也激活诱导凋亡的基因。对于它的作用目前较为一致的结论是，C－myc 信号传递系统激活后，如果培养体系中有足够的生长因子持续存在，则细胞增殖并分裂，否则诱导细胞凋亡。

在 VMC 发病过程中，C－myc 和 Max 水平均明显增高，而且认为 C－myc 在心肌细胞内的主要作用是激活诱导凋亡的基因。另外，C－myc 基因表达失调被认为是心肌细胞凋亡的主要诱因。

3. ICE 基因家族

目前发现的该家族成员有 Ced－3、ICE、Nedd－2 / ICH－1、CPP32、TX 等。ICE 基因家族编码的蛋白酶在凋亡中发挥重要作用，其作用底物有多聚 ADP 核糖聚合酶〔poly (ADP－ribose) polymerase, PARP〕，DNA 蛋白激酶(DNA－PK)、H1 组蛋白、层黏蛋白、骨架蛋白、肌动蛋白、蛋白激酶 C－δ(PKC－δ)等。许多证据表明，ICE 样蛋白酶是细胞死亡机制的核心成分，凋亡似乎是蛋白酶级联切割底物的过程。

4. p53 基因在调节细胞凋亡中的作用

p53 是一个抑癌基因，是 DNA 损伤的分子传感器，能够诱导细胞增殖停滞和细胞凋亡促发。p53 诱导细胞周期停滞是通过在 G_1期上调 p21 周期素抑制酶而发挥作用，诱导凋亡则有赖于 E1A 和 myc 的高表达。因此，p53 阻滞细胞生长和诱导凋亡的功能靠细胞间的信号传导发挥作用。野生型 p53 基因是细胞凋亡的必需成分，它监视细胞内 DNA 的状态，如果细胞 DNA 受损，p53 蛋白水平就增高，以终止增殖，使受损细胞获得修复 DNA 的时间，如果细胞 DNA 受损无法修复，则 p53 蛋白持续增高，引起细胞凋亡。

5. Fas

Fas 蛋白与 Fas 配体组成 Fas 系统，二者的结合可激活 caspase 家族酶联反应，从而导致靶细胞走向凋亡。

6. IAP 家族

凋亡抑制蛋白 IAP 家族是一组具有杆状病毒 IAP 重复序列(baculoviral IAP repeat,

BIR)结构域的抑制细胞凋亡的蛋白。这些蛋白的过度表达,可以不同程度地抑制多种因素引起的细胞凋亡。在酵母和哺乳动物细胞中,IAP家族蛋白通过抑制caspase-3,7,9等的活性抑制细胞凋亡。其他基因jun、fos、myb、asy、Rb等基因亦与细胞凋亡有关。

(三)心肌细胞凋亡途径

心肌细胞凋亡在病毒性心肌炎的发病中起重要作用,凋亡信号通路被激活。细胞程序性死亡发生可能是由于激活死亡受体介导的凋亡途径(外在途径)或线粒体介导凋亡途径(内在途经)。

1. 死亡受体信号途径

死亡受体是细胞表面受体,属于肿瘤坏死因子受体蛋白家族。典型的死亡受体有凋亡相关因子、肿瘤坏死因子受体1、肿瘤坏死因子诱导凋亡受体1和肿瘤坏死因子诱导凋亡受体2。这些受体被激活后绑定它们的同源性配体即FasL、肿瘤坏死因子、肿瘤坏死因子诱导凋亡配体。死亡受体胞质含有一段结构称死亡域。它能与同型衔接蛋白的死亡域结合。FAS相关死亡结构域是Fas的衔接蛋白,与胱天蛋白酶前体一起激活受体,形成死亡诱导信号复合物,激活胱天蛋白酶8,进而激活下游胱天蛋白酶系统,导致细胞凋亡。

2. 线粒体信号途径

线粒体介导的凋亡途径是细胞凋亡分子细胞色素c、第2个线粒体衍生的胱天蛋白酶激活剂、凋亡诱导因子从线粒体里释放,产生级联反应诱发细胞凋亡。各种凋亡诱导因素可导致线粒体膜上通透性转换孔不可逆开放,细胞色素c通过线粒体膜上通透性转换孔释放到细胞质中。释放到细胞质中的细胞色素c与胞质中的凋亡蛋白酶激活因子1和胱天蛋白酶9的酶原相结合形成凋亡酶体,生成有活性的胱天蛋白酶9而触发凋亡蛋白酶的级联反应,激活下游的胱天蛋白酶3和胱天蛋白酶7,引起细胞凋亡。在线粒体介导的细胞凋亡调控中B淋巴细胞瘤/白血病2基因家族蛋白发挥着重要的作用,其中Bax可以促进线粒体促凋亡因子的释放,从而加速细胞凋亡。有实验证明,在体外病毒感染心肌细胞后有胱天蛋白酶3的激活,体外用胱天蛋白酶抑制剂可以有效抑制细胞死亡,敲除胱天蛋白酶3基因可显著提高小鼠的生存率。

(四)凋亡蛋白酶

在细胞凋亡的启动和完成中起重要作用,是细胞凋亡的执行者,决定了细胞凋亡的形态改变和生物化学改变。至今已发现14种凋亡蛋白酶(caspase),依据结构和功能的不同可分为3组。

1. 启始 caspase

启始caspase即caspase-2,-8,-9,-10,对细胞凋亡的刺激信号作出反应,启动细胞的自杀过程。

2. 效应 caspase

效应caspase即caspase-3,-6,-7,是在细胞凋亡过程中的具体执行者,完成对特定蛋白底物的水解。

3. 主要与炎症信号的产生和免疫调节有关的 caspase

主要与炎症信号的产生和免疫调节有关的caspase即caspase-1,-4,-5,-14,与细胞凋亡关系不很密切。

综上所述，可以把 VMC 时心肌细胞发生凋亡的情况概括为：首先，刺激因子通过心肌细胞膜上的死亡受体和 TNF 受体家族，如 Fas、TNFR1 等，其与细胞膜表面的受体相互作用，引起受体聚集，然后通过胞内信号传递系统依次激活凋亡级联反应，最终活化 caspase 级联反应下游产物，从而导致细胞凋亡。

目前，对于 CVB_3 感染以后，心肌细胞凋亡发生情况仍存在很多争议。有学者对 81 名心肌炎患者进行心肌活检，另设 17 名正常对照，用 PCR 法检测病毒 RNA，发现 81 名心内膜炎患者中 7 名患者的检测结果为阳性，但是在心肌组织中未发现凋亡细胞。然而，许多实验又证明了病毒感染以后，心肌细胞的确有部分细胞发生凋亡。结合胞内基因调控的论述，可以认为心肌细胞是否出现凋亡是综合因素作用的结果。此外，细胞凋亡的过程非常短暂，形态学改变仅在 5～30 分钟内完成，消化清除凋亡细胞也只不过几个小时。因此，研究心肌细胞凋亡不仅需要了解心肌细胞凋亡所特有的通路，而且在实验中也需要反复探索，把握凋亡研究的最佳时机。

对于心肌细胞凋亡在心脏疾病中的意义，目前认为心肌细胞的丢失可能导致收缩功能下降，进而减低泵功能。Adams 已报道了严重心衰伴明显心脏扩大和围产期死亡的转基因鼠 Gαq 过度表达引起细胞凋亡，提示凋亡存在于心力衰竭的一个短暂时期。临床结果证实：扩张型心肌病伴左心功能低下的患者中有 65%存在不同程度的心肌细胞凋亡，表现为典型的 DNA 梯形特征，提示心肌细胞凋亡与扩张型心肌病间存在密切关系。

对一般器官而言，少数细胞凋亡可能不影响组织器官的生理功能，但对心肌细胞这样一种高度分化，接近分化末端，通常认为不具备再生能力的组织细胞，凋亡无论是宿主防御的结果，还是病毒诱导所致，都将引起心肌组织的病理损伤，心肌细胞的丢失和减少。凋亡部位电活动的异常可导致心律失常，凋亡也导致心肌重塑。因此，心肌细胞凋亡甚至是局限于局部范围的凋亡，均可导致细胞结构和电活动紊乱。

三、抗细胞凋亡与心肌炎的治疗对策

心肌炎是发病率和死亡率均很高的疾病，其发病机制还不完全清楚。目前尚无特效疗法，缺少可靠而有效的治疗方案。随着人们对细胞凋亡在该病的发生和发展中的作用的日益重视，通过抗细胞凋亡寻找治疗心肌炎的新对策也成为许多人的共识。

CVB_3 是人类 VMC 最常见的病原体，此病毒被感染后可激活心肌细胞内的丝裂原活化蛋白激酶(MAPKs) ERK1/2。研究人员通过 U0 126 (ERK1/2 的阻止剂)治疗 CVB_3 感染的心肌细胞，发现 U0126 可明显减少 CVB_3 子代病毒的释放及病毒蛋白的合成，更重要的是还能阻止 CVB_3 诱导的细胞凋亡。故 MAPKs 阻止剂无疑将为 VMC 的治疗带来希望。

CX295 可阻止半胱氨酸蛋白酶钙依赖性中性蛋白水解酶的活性，而在患有由呼吸道肠道病毒诱发的心肌炎的新生小鼠模型中发现该酶的活性增加。在给予 CX295 治疗后在病理组织学上可见心肌细胞损伤明显减少，通过 TUNEL 法发现其可完全阻止心肌细胞的凋亡，同时血清肌酸磷酸激酶降低。由此可推测阻止细胞凋亡信号传导通路有可能成为治疗 VMC 的有效措施。

此外，还有研究报道了 caspase 的阻止剂〔如 Q－VD－OPH 和 Z－VAD(OMe) － FMK〕也有可能成为治疗 VMC 的又一新对策。

在抗心肌细胞凋亡这一环节上，祖国医学也占据了不可替代的地位。许多研究均表明，黄芪可通过上调 VMC 小鼠心肌组织 Bcl-2 的基因转录，抑制心肌凋亡，减轻心肌损伤。

抗病毒药对确诊病毒的存在，及早的抗病毒治疗具有临床意义。抗病毒药物利巴韦林，结构上与核苷及鸟苷类似，能够渗入 RNA 病毒中，诱导病毒突变死亡。实验研究表明，利巴韦林具有广谱抗 RNA 病毒的效果，明显的降低 CVB_3 感染者病毒心肌病毒滴度，减少心肌细胞凋亡，减轻心肌炎性反应及钙化。然而，因利巴韦林可引起严重的溶血性贫血，限制了其在急慢性病毒性心肌炎治疗中的应用。

由于心肌炎的发病机制还不十分清楚，故目前心肌炎尚无特效疗法。随着细胞凋亡及病毒感染分子机制的进一步研究，将为心肌疾病的临床基因治疗及 DNA 疫苗的应用由理论转为现实奠定基础。

（张春艳）

参考文献

[1] Schultz JC, Hilliard AA, Cooper LT, et al. Diagnosis and Treatment of Viral Myocarditis[J]. Mayo Clin Proc, 2009, 84 (11) : 1001 - 1009.

[2] Luo H, Wong J, Wong B. Protein degradation systems in viral myocarditis leading to dilated cardiomyopathy[J]. Cardiovascular Research, 2010, 85(2) : 347 - 356.

[3] Yajima T, Knowlton KU. Viral myocarditis: From the perspective of the virus[J]. Circulation, 2009, 119 (19) : 2615 - 2624.

[4] Chau DH, Yuan J, Zhang H, et al. Coxsackievirus B3 proteases 2A and 3C induce apoptotic cell death through mitochondrial injury and cleavage of eIF4GI but not DAP5 /p97 /NAT1[J]. Apoptosis, 2007, 12(3) : 513 - 524.

[5] 陈瑞珍，解玉泉．病毒性心肌炎向扩张型心肌病演变的免疫学机制[J]. 诊断学理论与实践，2011, 10(5): 414 - 417.

[6] 李锐，党群．病毒性心肌炎发病机制与治疗研究进展[J]. 中西医结合心脑血管病杂志，2011, 9(10): 1244 - 1246.

[7] DeBiasi RL, Robinson BA, Leser JS, et al. Critical role for deathreceptor mediated apoptotic signaling in viral myocarditis[J]. J Card Fail, 2010, 16(11): 901 - 910.

[8] Leonardo R, Mara ES, Guillermo V, et al. Activation of apoptotic signalling events in human embryonic stem cells upon Coxsackievirus B3 infection[J]. Apoptosis, 2012, 17 (2): 132 - 142.

[9] DeBiasi RL, Robinson BA, Sherry B, et al. Caspase inhibition protects against reovirus - induced myocardial injury in vitro and in vivo[J]. J Virol, 2004, 78(20): 11040 - 11050.

[10] Fechner H, Pinkert S, Geisler A, et al. Pharmacologicaland Biological Antiviral Therapeutics for Cardiac CoxsackievirusInfections[J]. Molecules, 2011, 16(10): 8475 -8503.

第二节　细胞因子与心肌炎

一般认为，VMC 的发病主要与病毒直接损伤心肌细胞、免疫损伤及生化机制有关。在病毒诱发的炎症至感染后自身免疫反应的产生及进展过程中,细胞因子被认为具有重要作用。心肌炎的免疫反应包括自然杀伤细胞(NK)活性降低、T淋巴细胞的溶细胞作用、Th1/Th2平衡失调及相关细胞因子参与的免疫反应。众所周知,VMC急性期大量炎症细胞坏死可刺激产生大量细胞因子,如INF-γ、TNF-α、IL-1、IL-6、IL-4、IL-18、TGF-β_1、NF-κB、NGF、MIF、IGF-1等,各细胞因子相互作用形成网络。近年来,许多研究发现其他一些炎性因子在VMC中也起重要作用。我们就有关细胞因子在VMC发病过程中作用机制的研究进展综述如下。

一、TNF

TNF主要由单核巨噬细胞产生,是机体炎症与免疫系统的重要调节因子,并与心肌炎及扩张性心肌病的发生有关。有研究显示在心肌炎患者心内膜心肌活检标本中,发现TNF-α及TNF-α转换酶(TACE)的mRNA的表达显著增高。TNF-α具有双重作用,一方面在机体免疫调节、机体生理功能和抗感染等方面发挥重要作用;另一方面,可加重心肌炎症。其机制可能是:①高浓度的TNF直接破坏心肌细胞,诱导VMC形成;②TNF异常会导致白细胞介素(IL-1)的异常,免疫调节网络功能失常,可能在VMC的自身免疫形成中起作用;③TNF可显著增加白细胞、心肌细胞及血管内皮细胞膜免疫黏附分子的表达,促进大量淋巴细胞向心肌浸润。TNF-α对心肌还有负性肌力作用,导致心肌收缩及舒张功能低下,心肌炎症加剧。TNF-α还可导致基因调控的异常,通过坏死或凋亡引起心肌细胞死亡。

TNF的受体分为3型:低分子量的TNF-RP55,高分子量的TNF-RP75,TNF-α及TNF-β均能与此两型受体结合,但亲和力不同,第3型特殊受体为TNF-Rrp,它优先与TNF-β相互作用。

有学者利用鼠肌球蛋白诱发的心肌炎模型及TNF-RP55基因缺陷小鼠对TNF/TNF-R系统进行了研究,结果显示:①TNF-RP55 -/-小鼠在注射心肌肌球蛋白后,未出现炎症性心脏浸润。而对照组小鼠则发生严重的自身免疫性心肌炎;②在TNF-RP55 -/-小鼠中,心脏间质细胞无法表达主要组织相容性Ⅱ类抗原分子,从而影响目的器官的易感性。既然自身免疫性心肌炎的产生依赖于心脏间质细胞向自身反应性T细胞呈递心肌肌球蛋白多肽及MHCⅡ类抗原分子,因而MHCⅡ类抗原分子在心脏间质细胞的上调表达对心肌炎的产生有重要作用。这一试验显示,低分子量的TNF-RP55对炎症性心脏浸润及自身免疫性心肌炎的产生起到关键作用,使TNF-RP55可能成为设计干预和治疗药物时的候选目标之一,这为今后治疗由自身免疫反应所介导的慢性心肌炎及扩张型心肌病提供了新思路。

二、肿瘤坏死因子配体相关分子

肿瘤坏死因子配体相关分子IA(TNF ligand-related molecule IA, TLIA)属于TNF家族的新成员。TLIA通过其特异受体直接作用于免疫系统,具有促进单核细胞增殖分化、诱导中性粒细胞的趋化活性、活化T细胞、增加IFN-γ的分泌等生理活性,在免疫调节及炎症性疾病中发挥重要作用。研究发现,病毒性心肌炎小鼠心肌组织中TLⅠA及其受体DR3的表达明显增高,TLⅠA可以通过结合死亡受体3(DR3),然后为初始T淋巴细胞活化提供第二刺激信号,使巨噬细胞和中性粒细胞聚集到炎性部位,促进NF-κB、IL-2、IFN-γ等炎性介质的分泌，诱导和促进细胞的炎症反应及凋亡。

三、干扰素(IFN)

IFN－γ由活化的NK细胞和T细胞产生，有丝分裂原、特异性抗原及细胞因子，如TNF、IL－1等为主要诱导剂，IFN－γ也可刺激自身表达。

在小鼠CVB_3心肌炎中，IFN－γ主要由浸润的NK细胞在急性心肌炎早期阶段合成。已经知道，NK细胞可通过杀死病毒感染的细胞及合成IFN－γ在限制病毒复制中发挥关键作用，而IFN－γ除直接抑制病毒复制外，同时还可进一步激活NK细胞。二者相互作用以控制病毒感染。

IFN－γ的免疫调节功能亦包括激活巨噬细胞，目前细胞生物学的进展已显示IFN－γ是最强的巨噬细胞激活因子。因为IFN－γ较IFNα/β能更为显著地引起巨噬细胞表达主要组织相容性类抗原，故其能更为明显地减少目标器官病毒数量。Horwitz等给胰腺β细胞表达IFN－γ的转基因小鼠腹腔接种CVB_3，发现不能引起心肌炎发生。为探讨IFN－γ及一氧化氮(NO)在VMC小鼠的变化，以CVB_3感染BALB/c鼠为研究对象，检测血清IFN－γ、心肌匀浆中NO在病程中的动态变化，结果显示，感染病毒后小鼠体内IFN－γ及NO均有不同程度升高，尤其是感染后第7天最高，且NO的升高与IFN－γ有相关关系($r=0.95$，$P<0.05$)；小鼠心肌病理积分与NO升高也有相关关系($r=0.66$，$P<0.05$)。IFN－γ本身并不能直接诱导心脏微血管内皮细胞产生NO合成酶(iNOS)，而是通过IL－1使其产生增加。

IFN－γ在VMC中发挥保护作用的机制仍不完全清楚，可能与直接抑制病毒复制，调节细胞免疫功能，诱导NO产生等生物学作用有关。该研究还提示，病毒感染后细胞因子过分表达可以刺激NO生成，NO过高可加重病情。因此，IFN－γ在VMC发病中可能起着双重作用，一方面有助于控制病毒复制，另一方面加重心肌炎症损害。

四、白细胞介素

白细胞介素类细胞因子由各种不同的血细胞和免疫反应细胞产生，种类繁多，且生物学反应也极为多样。

(一)白细胞介素-1

白细胞介素-1(IL－1)是炎症反应的重要介质，但在病毒感染时，IL－1并不总是起保护作用。已发现在某些组织内，IL－1的局部浓度直接与其在病变过程中的作用有关。小量的IL－1参与维持机体正常的防御机能，而局部浓度过高时，则破坏内环境稳定，加重组织损伤。动物实验表明IL－1能刺激炎症浸润区CK的产生而诱发疾病，这些细胞因子可能有利于病毒介导的细胞损伤之后一些隐蔽的自身抗原的出现。临床在急性期应用IL－1抑制剂或IL－1受体拮抗剂(IL－1RA)可能会减轻心肌损伤。迁延期血中IL－1水平降至正常，与急性期过后，浸润心肌的巨噬细胞逐渐消失，IL－1分泌减少有关。

(二)白细胞介素-2

白细胞介素-2(IL－2)由激活的T细胞产生，同时它又能激活一系列其他类型细胞，包括B细胞、单核细胞、激活的杀伤细胞及自然杀伤细胞。已经证实，在心肌炎的病毒血症阶段，应用IL－2可限制病毒复制。然而，如果在病毒血症后阶段使用，则是有害的。其原因可能为:①IL－2 通过增加浸润的 T 细胞数量而加重心肌炎病情;②IL－2 通过刺激细胞毒性 T 淋巴细胞而对心肌细胞产生间接的细胞毒作用。

以往认为,IL－2 在心肌组织自身免疫性损伤的调节中是具有关键作用的细胞因子。但是新近有研究显示,利用 IL－2 基因敲除小鼠模型及对心肌肌球蛋白诱发的心肌炎敏感性不同的小鼠株(以小鼠心肌肌球蛋白使不同品系小鼠免疫产生心肌炎,它依赖于 T 细胞的激活,是人类感染后炎症性心脏疾病很好的模型)证实:①C3H(敏感株)小鼠中,IL－2 ＋/＋,IL－2 ＋/-,IL－2 -/- 导致的心肌炎严重程度类似;②C57BL/6(非敏感株)中,IL－2 -/-与 IL－2 ＋/＋相比较,心肌组织炎症细胞浸润及 MHCⅡ类抗原表达无差异,IL－2 基因缺陷并未增加心肌炎易感性。这说明 IL－2 在心肌炎进展中并未起到根本性作用,故心肌炎可能仍可通过其他途径介导发生。

(三)白细胞介素－10

Th2 相关细胞因子白细胞介素－10(IL－10)具有多种免疫调节特征,包括:抑制 Th1 细胞及巨噬细胞功能,抑制 Th1 细胞相关细胞因子产生,并可通过抑制核因子－kβ 来抑制炎症反应。研究人员应用重组人 IL－10 (rhIL－10) 提高了小鼠急性 EMCV 心肌炎的生存率,并减轻了心肌病变。有几种机制可能解释这种作用效果:①IL－10 能抑制 TNF－α 的释放;②IL-10 能抑制 IL－2 的产生;③IL－10 可通过抑制巨噬细胞功能而减少 NO 的产生。在病毒性心肌炎的动物模型中,NO 的产生增加,且当应用 NO 合成酶抑制剂时,心肌病变减轻。若 IL－10 的治疗与病毒接种同时开始或于接种后一天开始则能降低死亡率及心肌损伤程度,应用时间较晚则无效,因此 IL－10 在病毒感染早期的免疫反应调节中发挥重要作用。

(四)白细胞介素－6

白细胞介素－6(IL－6)是一种多效型细胞因子,可调节多种组织细胞的生长与分化,不仅在机体的免疫反应、防御机能及造血调控中起重要作用,而且与临床诸多疾病的病理变化密切相关。IL－6 可激活心肌细胞表面 CD54 表达,促进活化的淋巴细胞的黏附和氧自由基介导的损伤。刘亚黎的动物实验显示,病毒性心肌炎急性期内 IL－6mRNA 的表达及蛋白定量均明显升高,而抗 IL－6 抗体投入后导致患病小鼠的心肌组织内病毒滴定度明显增加,炎症细胞浸润与坏死扩大,生存率有所下降,这表明在急性病毒性心肌炎发病的过程中,IL－6 具有炎症防御性作用。它的可能机制是在活化 B 细胞内诱导抗体产生,促进 T 细胞增殖,增加 NK 细胞和巨噬细胞的活性,促进干细胞合成炎症蛋白,从而起到生物防御作用。但多数学者同时也认为,如果 IL－6 等炎性因子大量产生,则会导致疾病的恶化。

(五)白细胞介素－12

白细胞介素－12(IL－12)是一种免疫效应细胞生长刺激因子,由巨噬细胞、B 细胞及其他抗原递呈细胞产生,具有多种生物学活性。它能显著增加 NK/LAK 细胞的杀伤作用,促进特异性 CTL 细胞的应答能力,诱导 T 细胞及 NK 细胞产生大量 IFN－γ,并协同 IL－2 诱导 T 细胞及 NK 细胞的细胞毒活性,促进 Th1 型细胞免疫反应,是一种在免疫反应中发挥多种作用的细胞因子。有研究发现,小鼠感染 CVB3 后,其心肌组织中 IL－12mRNA 的表达水平增高,同时体内 IL－12、IFN－γ 的蛋白含量也增高;在投入 rIL－12 后,IFN－γ 的蛋白含量升高更明显,小鼠生存率提高。因此,在 VMC 早期,小鼠体内 rIL－12 能减轻心肌损害,提高感染小鼠存活率,起到保护性的作用。总之,在病毒性心肌炎急性期,小鼠体内 IL－12 的含量增高能通过增强 NK 细胞活力，诱导 IFN－γ 大量产生，抑制小鼠心肌组织中的病毒复制，从而减轻心肌损伤，对小鼠起到保护性的作用。

(六)白细胞介素－17

白细胞介素(IL－17)由 $CD4^+$ T 细胞分泌，能够诱导上皮细胞、内皮细胞、成纤维细胞合成分泌 IL－6、IL－8、G－CSF、PGE2，促进 ICAM－1 的表达。许多研究者论证了 IL－17 在实验性自身免疫性心肌炎中起着重要作用，并使用 IL－17－Ig 转基因进行心肌炎的生物学治疗。我国学者在病毒性心肌炎模型及临床上论证了 IL－17 在病毒诱导的体液免疫中起着重要作用，并使用其中和抗体干预心肌炎取得了一定的效果。最近研究表明，IL－17A 在急性自身免疫性心肌炎的病理过程中所起的作用较小，而在慢性心肌炎导致心肌病的病理过程中起着重要作用。但是需要进一步了解 IL－17 在病毒性心肌炎中的急性和慢性过程中的作用机制及其靶点，同时采用中和 IL－17 干预的方法对 VMC 中 Thl7 细胞的诱导分化及功能的调控等机制进行探索，必将为 VMC 的发生、发展、临床转归及免疫治疗的新靶点提供实验基础和理论依据。

IL－17 细胞不仅在自身免疫性心肌炎中作为促炎症性 T 淋巴细胞亚群起着重要的作用，同时通过调控基质金属蛋白酶(matrix metalloproteinase, MMP)活性来影响细胞外基质以进一步维持心室结构和功能。近期实验研究表明，IL－17 在病毒性心肌炎中主要通过 MMP－2、MMP－9、TIMP－K 金属肽酶含血小板反应蛋白基元(ADAMTS)等表达上调，促进Ⅰ型胶原和Ⅲ型胶原分解代谢，参与心肌细胞外基质降解与心室重构的过程，进而导致心脏的炎症损伤和心脏的扩大等病理改变。

(七)白细胞介素－18

白细胞介素－18(IL－18)是新发现的一种多效型细胞因子，又称 γ-干扰素诱生因子。由活化的巨噬细胞、库普弗细胞、角质细胞等产生，在结构上与 IL－1 相似，在功能上与 IL－12 相似，参与机体的炎症反应和免疫应答。动物模型研究表明，IL－18 具有抗病毒效应。研究发现，在 VMC 早期应用 IL－18 能起到防御病毒入侵、保护心肌作用，并认为 IL－18 表现的保护作用与免疫学功能密切相关。对感染 EMCV 鼠模型的研究表明，在病毒接种的同时应用 IL－18 能提高小鼠生存率，而在接种后第 2 天或第 5 天应用则不能。IL－18 的免疫功能主要有两个方面，一是能刺激 Th1 细胞及 NK 细胞产生 IFN－γ；二是能选择性增强 Th1 及 NK 通过 Fas/FasL 途径介导的细胞毒作用。

IFN－γ 是机体抗病毒的重要细胞因子，而 NK 细胞杀伤靶细胞无特异性，处于机体防御的第一防线。在心肌炎早期，主要是病毒的直接侵袭作用造成心肌细胞损害。IL－18 能通过诱导 IFN－γ 的大量产生及增强 NK 细胞等的细胞毒作用，限制心脏组织中病毒的复制，杀伤受感染细胞，表现出显著的抗病毒效应。

有学者从细胞水平研究 IL－18 对感染 CVB_3 乳鼠搏动心肌细胞的保护作用。结果发现 IL－18 在 4～20ng/mL 浓度范围内对感染 CVB_3 心肌细胞具有保护作用，可以使心肌细胞病变减轻，酶释放减少，而在 30ng/mL 可以加速、加重感染 CVB_3 心肌细胞的病变。

(八)白细胞介素－27

白细胞介素－27(IL－27)是一种新型 IL－6/IL－12 家族的细胞因子，由亚基 EBI3 和 p28 组成，主要由抗原呈递细胞产生，如活化的单核细胞、树突状细胞、巨噬细胞、淋巴细胞等。

IL－27受体 WSX－1/gp130(IL－27R)表达于多种免疫细胞和非免疫细胞表面。IL－27与多种细胞表面的IL－27R结合后，可激活不同的JAK/STAT信号转导通路，发挥广泛的免疫调节作用。

黄凯等人研究发现，VMC小鼠心肌组织中IL－27 p28 mRNA和血清IL－27蛋白表达均呈阳性，且较对照组明显增高，提示IL－27可能在VMC的发病中起重要作用。在病毒的作用下，抗原呈递细胞DC等活化，IL－27 mRNA表达增加，翻译成蛋白，分泌到细胞外发挥其生物学作用。IL－27刺激 $CD4^+$ T细胞，引起JAK2、TYK2和STAT1/3/5磷酸化，以STAT1依赖方式促进Th1的分化，抑制Th17细胞和Treg分化，并诱导T细胞分泌抗炎因子IL－10，减轻病毒免疫应答引起的炎症，是调节Th1及Th17细胞分化增殖的重要细胞因子。其前期研究表明，T辅助细胞如Th1、Th17细胞及其效应分子IFN－γ、Th17高于未感染病毒的对照组，提示Th1及Th17细胞参与VMC的发病过程。在VMC中高表达的Th17是否通过调节Th1及Th17细胞分化增殖而参与VMC的发病机制，仍需进一步深入研究。但心肌Th2亚基EBI 3的mRNA在VMC各时点未见显著差异，提示VMC中IL－27可能主要通过p28途径激活下游信号通路发挥作用。

五、结缔组织生长因子

结缔组织生长因子(connective tissue growth factor, CTGF)是近年来发现的细胞因子，可促进成纤维细胞分裂和胶原沉积，介导细胞黏附和趋化作用，诱导细胞凋亡，促进血管形成，与纤维化指标(CVF、PVCA)及TGF－β的表达密切相关。研究报道，CVB_3 感染小鼠心肌成纤维细胞，致CTGF分泌增加，CTGF的浓度和 CVB_3 的滴度成正比，其表达受TGF－β调节。

六、血管内皮细胞生长因子

血管内皮细胞生长因子(vascular endothelial growth factor, VEGF)具有多种生理效应，包括促血管生成、舒张血管、提高血管通透性、促进细胞增殖、分化及提高细胞生存力等。研究显示，VMC组心肌组织VEGFmRNA表达较正常组高，且在感染病毒后表达渐增高，14天达最高峰，提示VEGF在VMC早期，即促发了心脏修复工程。

七、单核细胞趋化蛋白－1

单核细胞趋化蛋白－1(monocyte chemoattractant protein－1, MCP－1)能趋化激活单核巨噬细胞、淋巴细胞向心肌组织的浸润，趋化激活嗜碱性粒细胞时期释放组胺参与免疫应答。MCP－1的另一作用表现在调节单核细胞和巨噬细胞黏附分子如integrin家族 B_2 组的表达及细胞因子IL－1、IL－6的产生。研究发现，心肌组织中MCP－1 mRNA和蛋白表达水平在VMC小鼠急性期逐渐升高，在炎症性病变最严重期维持于最高水平，恢复期则逐渐下降。

八、半乳糖凝集素－9

半乳糖凝集素－9(Galectin－9)可促进细胞的分化成熟、黏附聚集、细胞凋亡、嗜酸性粒细胞的趋化与激活，参与信号通路，有重要的免疫调节作用。VMC中激活后的T细胞可产生和释放Galectin－9，另外，IFN－γ可上调内皮细胞和成纤维细胞表达Galectin－9。有研究报告，MC 中 Galectin－9 的 mRNA 与蛋白表达增加，且与心肌炎病变严重程度一致。

九、内脂素及中性粒细胞激活肽－78

内脂素（visfatin）是一个重要的前炎性因子。研究表明，在 VMC 时能上调单核细胞 MMP－9 mRNA 及 MMP－9 活性，促进内皮细胞产生 MMP－2/－9 及单核细胞趋化蛋白－1。内脂素还能促 TNF－α 和 IL－8 的表达，增强 MMP－9 的基质降解作用。中性粒细胞激活肽－78（ENA－78）结构上与 IL－8 相似，可以在各种炎性介质的诱导下表达，如脂多糖（LPS）、IL－1、TNF－α 等。具有趋化和激活中性粒细胞作用，调节血管生成因子的活性作用。VMC 时 ENA－78 与细胞表面特异性受体 CXCR2 结合，上调黏附分子 E 选择蛋白和 CD11b/CD18（Mac 1）的表达，白细胞黏附内皮细胞，使血管上皮遭破坏，炎性细胞侵入受伤组织。

总之，一般认为，在心肌炎的发病过程中，INF 家族起保护作用，尤其在心肌炎急性期。IL 家族和 TNF 家族在心肌炎慢性期可刺激炎症反应，因而是有害的。细胞因子在炎症修复过程中有重要作用，很可能会成为改变心肌炎和扩张型心肌病自然病程的治疗手段。但在疾病发展的不同时期，细胞因子所起的作用不同。在病毒性心肌炎早期，细胞因子在保护机体方面可能起重要作用；在慢性期，当免疫激活成为组织损伤部分时，采用激活的细胞因子抑制剂或本身有抑制作用的细胞因子治疗可能非常有效。随着越来越多的细胞因子被深入研究，将会对心肌炎的诊断及治疗提供新的思路。

（李永勤）

参考文献

[1] 田琳，何春枝，孙捷，等. 肿瘤坏死因子配体相关分子ⅠA 在病毒性心肌炎小鼠心肌中的表达及意义[J]. 临床儿科杂志，2008，2(10)：893－896.

[2] Chang H，Hanawa H，Yoshida T，et al. Alteration of IL－17 related proteinexpressions in experimental autoimmune myocarditis and inhibition of IL－17 byIL－10－Ig fusion gene transfer[J]. Circ J，2008，72(5)：813－819.

[3] Yuan J，Yu M，Lin Q W，et al. Neutralization of IL－17 inhibits the production of anti－ANT autoantibodies in CVB3－induced acute viral myocarditis[J]. IntImmunopharmacol，2010，10(3)：272－276.

[4] Yuan J，Cao A L，Yu M，et al. Thl7 cells facilitate the humoral immune responsein patients with acute viral myocarditis[J]. J Clin Immunol，2010，30(2)：226－234.

[5] Baldeviano G C，Barin J G，Talor M V，et al. Interleukin－17A Is Dispensable for Myocarditis but Essential for the Progression to Dilated Cardiomyopathy[J]. Circ Res，2010.

[6] 盖显英，张圳，孙景辉. 结缔组织生长因子及其在心血管疾病中作用的研究进展[J]. 中国实验诊断学，2009，13(3)：425－426.

[7] 李文娟，何学华，方亦兵. 病毒性心肌炎不同时点血管内皮细胞生长因 mRNA 的表达[J]. 临床儿科杂志，2009，27(5)：429－432.

[8] 刘红英，刘丽春．单核细胞趋化蛋白-1在病毒性心肌炎小鼠心肌中表达及意义[J]. 临床儿科杂志,2010,28(12):1174-1177.

[9] Mengshol JA, Golden-Mason L, Arikawa T, et al. Acrucial role for Kupffer cell-derived galectin-9 in regulation of T cell immunity in hepatitis C infection [J]. PLOS One,2010,5(3):e9504.

[10] Bersinger NA, Frischknecht F, Taylor RN, et al. Basal and cytokinestimulated production of epithelial neutrophil activating peptide-78 (ENA-78) and interleukin-8 (IL-8) by cultured human endometrial epithelial and stromal cells[J]. Fertil Steril, 2008,89(5):1530-1536.

第三节　心肌炎与相关基因调控

目前已有不少文献报道,心肌炎的发生与某些基因调控有关,如 bcl-2 蛋白、Fas-FasL 基因、c-Fos、c-Fos mRNA 基因等。

一、Fas-FasL 基因

Fas-FasL 途径是细胞毒 T 淋巴细胞致心肌损伤的主要途径之一。细胞介导的细胞毒作用主要通过两种途径杀伤靶细胞:一是通过穿孔素与颗粒酶的作用,具体表现为 T 细胞、自然杀伤细胞与靶细胞相互识别、接触,颗粒内容物穿孔素和颗粒酶释放到细胞间隙中,穿孔素在靶细胞膜上打洞,颗粒酶进入靶细胞,启动细胞凋亡;二是通过 Fas、FasL 作用诱导细胞凋亡。Fas 是细胞膜上的受体蛋白,属于 TNF 及神经生长因子受体(NGFR)超家族成员,主要表达于成熟的淋巴细胞、心脏等;FasL 是 Fas 的配体,属于和 TNF 同源的Ⅱ型跨膜蛋白,主要表达与活化的 T 淋巴细胞。当激活的细胞毒 T 淋巴细胞经 Fas/FasL 与靶细胞结合时,细胞膜上的 FasL 可与靶细胞表面的 Fas 受体结合,向细胞内转导死亡信号,从而使靶细胞在数小时内发生凋亡。在病毒感染后,一方面机体调动凋亡体系,诱导感染细胞发生凋亡以清除入侵的病毒;另一方面,病毒在宿主细胞内存活与繁殖,促发宿主细胞凋亡,引起宿主病理损伤。

实验研究显示,感染后第 7 天,心肌细胞 Fas mRNA 及 Fas 蛋白和炎症浸润细胞 FasL mRNA 及 FasL 蛋白表达增高,细胞凋亡出现。第 10～14 天心肌 Fas 与 FasL 表达量达到高峰,细胞凋亡明显可见,而且凋亡的心肌细胞多分布于炎症细胞周围。从第 21 天开始 Fas/FasL 的转录及翻译逐渐下降。以上结果提示 Fas/FasL 系统参与了 VMC 的病理过程,而且表达 FasL 的心肌细胞可能通过旁分泌或自分泌的形式导致相邻表达 Fas 的心肌细胞死亡。另有实验认为 CVB_3 能够引起心脏组织 FasL 蛋白高表达,但检测到的凋亡心肌细胞并非均在浸润细胞周围,也可呈散在分布。

二、Bcl-2 蛋白

Bcl-2 家族在调节凋亡中起着最重要作用。Bcl-2 家族主要包括两大类:一类是抗凋亡基因,包括 Bcl-2、Bcl-xl、Bcl-w 等;另一类是促凋亡基因,包括 Bax、Bad、Bak 等。Bcl-2 能干扰促凋亡蛋白 Bax,阻止细胞色素 c 从线粒体释放入细胞质以激活 caspases,因此抑制了凋亡。随着凋亡刺激,Bcl-2 与 Bax 的比值决定着细胞的命运,比率升高则促进细胞存活,而降低则促进细胞死亡。

有报道给 BALB/c 小鼠注射 CVB_3 建立 VMC 动物模型，然后在注射后第 3 天到第 20 天通过 HPLC 法测量谷胱甘肽水平，TUNEL 法与 Caspase - 3 裂解法测量凋亡的心肌细胞、实时 RT - PCR 测量 Bax 和 Bcl - X(L)mRNA 的表达、空斑计数试验与 RT - PCR 检测病毒的复制及研究病理组织学，发现小鼠血浆中的谷胱甘肽水平明显降低，从第 3 天开始心肌中的促细胞凋亡的 Bax mRNA 水平及抗凋亡的 Bcl - X（L）mRNA 的水平均明显升高，说明 Bax mRNA 以及 Bax/Bcl - X(L)与细胞凋亡呈正相关。心肌细胞凋亡在第 5 天达高峰，且伴有血浆谷胱甘肽水平的急剧下降。谷胱甘肽的降低是氧化应激的标志。

总之，在 CVB_3 心肌炎小鼠心肌组织中，存在 Bcl - 2 蛋白和 Bax 蛋白表达上调，Bcl - 2 和 Bax 参与心肌炎心肌细胞和浸润细胞凋亡调控。最近研究表明 Bcl - 2 基因转染可阻断 Fas 介导 Jurkat 细胞凋亡。故了解 Bcl - 2 和 Bax 对 VMC 细胞凋亡分子机制，将会为心肌炎治疗开辟新的途径。

三、c - Fos mRNA 基因

c - Fos 原癌基因是一种即早基因，其成熟的 mRNA 长度为 2.2kb，表达产物 c - Fos 由 380 个氨基酸组成，相对分子质量(Mr)为 55×10^3，是一类 DNA 结合蛋白。在细胞质形成的 c -Fos 蛋白只有迅速转入胞核内，与 c - Jun 的表达产物 c - Jun 形成复合物后才会与 DNA 结合，单独的 c - Fos 则不具备此能力。c - Fos 蛋白可与 c - Jun 蛋白相互作用结合成转录因子 AP -1，刺激 AP - 1 反应基因的转录。另外，有学者发现 CVB_3 感染的离体培养心肌细胞中转录因子 c - Fos 和 c - Jun 表达增加。而在心肌顿抑过程中 c - Fos 表达明显升高，证明 AP - 1 参与其调节，推测 c - Fos 表达增加可能与心肌顿抑后分子损伤修复有关。

有研究表明 VMC 小鼠在接种病毒后 3 天 c - Fos 蛋白表达阳性心肌细胞核数及其占心肌细胞核总数的百分比就较对照组小鼠明显增加，并随着病程的进展进一步增加，7～9 天时达高峰，以后又逐渐减少，至病程后期(接种病毒后 35 天）基本恢复正常；另外，VMC 小鼠在接种病毒后 3 天和 7 天，c - Fos mRNA 表达水平也明显高于对照组。结果表明，小鼠 VMC 心肌细胞中 c - Fos 表达增加。另外，由于 c - Fos 癌基因表达的蛋白质 c - Fos 能与 c - Jun 癌基因表达的蛋白质 c - Jun 结合形成二聚体转录因子 AP - 1 ，AP - 1 能调节胶原酶基因的转录，使胶原酶产生增加，胶原酶在组织的炎症中起了重要作用。因此，推测 c - Fos 的异常表达可能也参与了炎症性疾病 VMC 的发病。

（贯　珊）

第四节　心肌炎与信号转导

在 VMC 发病机制的研究中，病毒的直接损伤先于免疫损伤已经得到公认。因此病毒与宿主细胞间信号的传递在感染早期有决定性的作用。有丝分裂原蛋白激酶（mitogen - activated protein kinase，MAPK）通路是重要的细胞分裂调节系统，包括细胞外信号转导通路（extracellular signal - regulated kinase，ERK）、c - Jun N 端激酶（c - Jun N terminal kinase，JNK）和 P38 三条通路，ERK 通路是迄今为止研究最多的通路。ERK 是 80 年代末期发现的一类

丝/ 苏氨酸蛋白激酶，是传递丝裂原信号的信号转导蛋白。它正常定位于细胞质，当激活后转位至细胞核，调节转录因子活性，产生细胞效应。经人工克隆和序列测定分析，已知 ERK 家族有 5 个亚族，包括 ERK1～ERK5。ERK1 和 ERK2 途径是 ERK 家族中研究最彻底的，它们表达广泛，涉及调节在不同细胞内包括减数分裂、有丝分裂、有丝分裂后期的功能等一系列生理过程。多种刺激如生长因子、细胞因子、病毒、G 蛋白偶联受体的配体以及癌基因等都可激活这两条途径。

Ras 蛋白作为 Raf－MEK－ERK 途径的上游蛋白，是最早发现的小 G 蛋白，为癌基因 ras 的产物，分子量 21kD，定位于细胞膜内侧。Ras 蛋白为膜结合型的 GTP/ GDP 结合蛋白，具有活化态的 GTP 结合构象与失活态的 GDP 结合构象。两种构象可以相互转变，在信号转导过程中发挥开关作用。Ras 受许多刺激因子的激活，如 EGF、TNF、PKC 的激活物及 Src 家族成员等。当胞外信号与受体结合后，生长因子受体结合蛋白 2（ Grb2)，作为接头分子，与激活的受体结合，再与 SOS(son of seven) 的 C 端富于脯氨酸的序列相互作用形成受体－Grb2－SOS 复合物。SOS 与受体或受体底物蛋白上的 Tyr 磷酸化位点结合导致胞浆蛋白 SOS 向膜转位，并在 Ras 附近形成高浓度的 SOS，SOS 与 Ras－GDP 结合，促使 GTP 取代 Ras 上的 GDP，使 Ras 由失活态转变为活化态，激活 Ras，启动 Ras 通路 。

Raf 是 40～75kD 的 Ser/Thr 蛋白激酶，它有种类型：Raf－1、A－Raf、B－Raf，其中 Raf－1 是研究最广泛也是功能最多的激酶。Ras 作为其上游激活蛋白，利用高亲和力和 Raf－1 N－端的两个区域(RBD 和 CRD) 结合后，将 Raf 从细胞质转移到细胞膜，在胞膜上 Raf 被激活，但 Raf 的激活机制现在仍不清楚，只知与 Raf 的丝/苏氨酸的磷酸化有关。

MEK(MAPK/ ERK 激酶)分为分子量 44kD 和 45kD 的 MEK1 和 MEK2 两种。Raf 被激活后，它的 C 端催化区能与 MEK 结合，并使其催化区第Ⅷ亚区中两个 Ser 磷酸化，从而使 MEK 激活。MEK 属于少有的双重特异性激酶，使 Tyr 和 Thr 两个调节位点磷酸化而激活 ERK。但 MEK 如何兼具 Tyr 和 Thr 双特异性磷酸化活性目前尚不清楚，不过 MEK 对 ERK 的 Tyr/ Thr 双特异性磷酸化具有重要的生理意义，因为 ERK 信号通路在细胞信号转导网络中处于枢纽地位，任何错误的活化都会对细胞生命活动产生深远的影响，而这种双特异性的识别和激活机制，大大提高了信号转导的准确性，防止了 ERK 的错误激活。

MAPK/ ERK 是一种 Ser/ Thr 蛋白激酶。多种激酶作用于 MEK 时，活化的 MEK 通过其 N 端区域与 ERKs 直接连接，催化 ERK 的亚功能区 8“TEY 盒”中的 Tyr 和 Thr 残基双特异性磷酸化，激活 ERK。MEKs 不仅仅是 ERK 的激活物，还可能是 ERK 在胞浆中的锚定器，当信号通路无活性时，它就将 ERK 固定在胞浆中，一旦有信号刺激 ERKs 磷酸化及二聚体化，它就激活 ERKs 并将其转移到细胞核或其他活化位点，再进一步磷酸化下游底物。

已有实验发现在 VMC 小鼠心肌中 ERK 通路被明显激活。PD98059 是 MAPK 传导通路的阻断剂，能特异性抑制 ERK 激酶的磷酸化，P－ERK 生成减少，阻断 ERK 通路。应用 Western blot 的方法检测正常心肌细胞、CVB3 感染心肌细胞、PD98059 干预后再用 CVB3 感染的心肌细胞中 ERK 活性的变化，结果发现感染组心肌细胞 P－ERK 的表达高于正常组。提示病毒感染离体的心肌细胞后，启动了 ERK 信号转导通路。细胞病变观察结果显示 PD98059 干预组细胞变性较感染组明显减少，且干预组心肌细胞的成活率明显高于感染组，提示 PD98095 对心肌细胞有明显的保护作用。国外实验研究发现 PD98059 的最适浓度为 10～50μmol/L，最佳作用时间为 10～30min。国内也有学者选用 PD98059 的浓度为

20μmol/L和 50μmol/L ，作用时间均为 30min。结果显示 50μmol/L PD98059 对 ERK1/2 激活的抑制作用更强，但对心肌细胞活性的保护作用不如 20μmol/L 组，考虑这可能与高浓度 PD98059 影响正常心肌细胞的增殖分化相关。总之，病毒在攻击心肌细胞时启动了 ERK 信号转导通路，同时 ERK 通路又被病毒利用去感染心肌细胞。PD98059 能干预病毒对心肌细胞的感染，但是只有合适浓度的 PD98059 才能使心肌细胞免遭进一步受损。对 ERK1/2 的研究为探讨 VMC 发病早期机制和开发新的治疗药物提供了客观依据。当病毒侵入人体后，心肌细胞膜上的 TLR 很快能够识别病毒成分，并通过一系列信号通路引起炎症应答。目前关于 TLR 激活胞内信号途径的认识主要来自于对 TLR2 和 TLR4 的研究，包括髓样分化因子 88(MyD88)依赖性和非依赖性两种途径。MyD88 最初发现于髓样细胞的分化过程中，因此得名。它具有两个特殊的结构域，即 N 端的死亡结构域(death domain，DD)和 C 端的 TIR 结构域(Toll/IL - 1R domain，TIR)。MyD88 通过 C 端的 TIR 结构域与膜受体的 TIR 结构域作用，向下游传递信号。MyD88 与 TLR 相互作用后，便募集 IRAK 家族成员。正常情况下，IRAK -1 因与 Tollip(Toll - interacting protein)结合而处于稳定状态。经配体刺激后，IRAK -4 发挥激酶的作用使 IRAK - 1 磷酸化，IRAK - 1 与 Tollip 亲和力降低，转为和 MyD88 结合。此时，MyD88 的 C 端 TIR 结构域与受体结合，N 端的 DD 结构域募集 IRAK - 1、IRAK - 4 和 TRAF6 (TNFR - associated factor 6)到受体上。活化后的 IRAK - 1 和 TRAF - 6 进一步磷酸化，并与 MyD88 解离。TRAF - 6 和 Ubc13/Uevl A 一起催化 TRAF6 自身第 63 位的赖氨酸发生泛素化。泛素化的 TRAF6 在 TAB - 1(TAK - 1 binding protein - 1)和 TAB - 2 (TAK - 1 binding protein - 2)的介导下，与 MAP3K 家族成员 TAK - 1(TGF - β - activated kinase - 1)结合并激活 TAK - 1。活化的 TAK - 1 分别使 MAPK 和 IKK(IκB kinase)复合物磷酸化，引起 2 条不同途径的信号转导。MAPK 通路上文已提及，而另外一个 IKK 复合物的激活则启动了 NF - κB 信号通路。NF - κB 二聚体在静息条件下与 I - NF - κB (inhibitor - NF - κB)结合而保持无活性状态。IKK 复合物可以使 I - κB 磷酸化，泛素化并与 NF - κB 解离，使得活性 NF - κB 分子进入细胞核，与其他转录因子一起协同诱导促炎因子 IL -1、IL - 6、IL - 8 等基因的表达，参与固有免疫过程。有研究发现，除了 MyD88 依赖途径之外，TLR - 3 和 TLR - 4 可由 TRIF 进行 MyD88 非依赖途径的信号转导，其结果是诱导 IFN - β 和 IFN 诱导基因的表达，并伴随 NF - κB 晚期活化。

VMC 进一步发展会引起心脏结构的改变，主要体现在心肌纤维化，表现为心肌组织结构中胶原纤维过量积聚，这也是 VMC 慢性期的主要病理变化。Li 等将 CVB_3 接种于 Balb/c 小鼠，制备 VMC 模型，10 天后心肌组织中 TNF - α、IL - 1 和 4、转化生长因子 β 表达增加，Ⅰ/Ⅲ型胶原比率均明显升高。Ogata 等研究显示，JAK/STAT 信号通路在其中起到重要的作用。JAK 是一类胞质内可溶性酪氨酸蛋白激酶，共有 4 个家族成员，即 JAK1、JAK2、JAK3 和 Tyk2。当受体被各种细胞因子激活后，其胞内的酪氨酸(Tyr)磷酸化，活化的 JAK 继而使其底物蛋白中的 Tyr 磷酸化并由此启动信号转导。STAT 则是 JAK 的直接底物，共有 7 个家族成员，它们活化后能将细胞因子的信号从受体直接传递到细胞核内，调节基因的表达。JAK/STAT 信号通路通过血小板衍生生长因子(PDGF)，介导细胞外基质代谢，在胶原合成或沉积中起到重要作用。国内有研究表明，慢性 CVB_3 心肌炎小鼠中，左心室纤维化明显增加，心肌组织内Ⅰ和Ⅲ型表达明显增加。RT - PCR 和免疫组化结果显示，JAK1 和 STAT 3 的表达增强，推测 JAK/STAT 通路在慢性 VMC 小鼠心肌纤维化过程中能够起到促进胶原表达的作用。

除此之外，胆碱能抗炎通路发挥其作用也与 JAK/STAT 通路密切相关。有研究表明，乙酰胆碱与 α7 nAChR 相互作用，能够使 NF-κB 向核中迁移减少，还能够通过 JAK2 的磷酸化增加 STAT3 的表达。De Jonge 等发现，刺激迷走神经可以促进 STAT3 的表达，明显减轻手术诱导的炎症及术后肠梗阻。这表明 JAK/STAT 信号通路还具有一定的抗炎作用。

（刘晓唤）

参考文献

[1] 刘欣欣，王四旺．Toll-NF-κB 信号转导通路与病毒性心肌炎研究现状[J]．中国民族民间医药，2009，12：23-24.

[2] 吴燕燕，王易．Toll 样受体信号通路中 MyD88 的研究进展[J]．免疫学杂志，2012，03：262-265.

[3] 李乐，张益玲，陶厚权，等．金丝桃素对病毒性心肌炎小鼠慢性期心肌纤维化的影响及其机制[J]．中草药，2013，17：2416-2421.

[4] De Jonge WJ，Van der Zanden EP，The FO，et al．Stimulation of thevagus nerve attenuates macrophage activation by activating theJak2-STAT3 signaling pathway[J]．Nat Immunol，2005，6：844-851.

第五节　柯萨奇-腺病毒受体与心肌炎

引起心肌炎的病毒主要为肠道病毒，特别是柯萨奇病毒 B 组（coxsackie virus B，CVB）最为常见。CVB 感染靶细胞的过程分为 3 个步骤：与细胞表面特异受体蛋白的结合，病毒内吞并脱壳，病毒 RNA 与细胞因子的相互作用。其中病毒和细胞表面特异受体的结合是病毒感染靶细胞的最初事件，CVB 可能通过多种受体感染心肌细胞，柯萨奇-腺病毒受体（coxsackievirus and adenovirus receptor，CAR）作为柯萨奇病毒和腺病毒受体，是 CVB 所有 6 个血清型感染心肌细胞的主要受体。CAR 在幼年大鼠心脏中表达很丰富，而且分布于整个心肌细胞表面，这可能是新生儿和儿童对 VMC 易感性高的主要原因。CAR 作为 CVB 和腺病毒（adenovirus，ADV）的共同受体，在柯萨奇病毒与腺病毒感染宿主细胞过程中起关键作用。

CVB 是病毒性心肌炎最常见病原。研究表明，人群对 CVB 易感性主要与心肌 CAR 表达水平有关。在实验性自身免疫性心肌炎中，随着心肌炎病程的发展，在心肌中检测到大量的 CAR，而在慢性阶段 CAR 表达降低，在实验中还发现 CAR 的表达比大量的炎症细胞浸润早几天。CAR 是一种相对分子质量为 46 的跨膜糖蛋白，包含 365 个氨基酸，由胞内、外和跨膜 3 个结构域组成，其中胞外域包含两个免疫球蛋白样结构（Ig1、Ig2），腺病毒通过纤维蛋白末端的球状结构域与 Ig1 结合，而柯萨奇病毒与 CAR 的结合可能是通过 Ig2 或 Ig1 和 Ig2 间的重叠区；跨膜段含 22 个氨基酸，对细胞间相互作用起稳定调节作用；胞内部分含 107 个氨基酸，其前两位半胱氨酸残基可能是翻译后脂化修饰位点。CVB 在感染靶细胞过程中，先借助其表面的凹槽与细胞膜上 CAR 结合，黏附于细胞膜上，然后脱去蛋白衣壳，病毒核酸进入细胞内，并逐步将其 RNA 转入核内，即所谓内在化。

新的研究指出，CAR 存在基因的多态性，CAR 基因启动子区域－968 位点存在 G/A 置换现象，导致心肌对 CVB 的易感性不同。968G/A 多态性位于 CAR 基因的启动子部位。当 A 突变为 G 后该结合区域的构型发生了变化，使基因与转录抑制蛋白结合的能力下降，从而转录抑制作用减弱，最终表现为启动子的活性增强，基因转录增强，蛋白质的表达量增加。研究发现，心肌炎组 CAR 基因 GG 基因型和 968G 等位基因频率明显高于对照组，G 等位基因可引起 CAR 表达增加，使心肌细胞对 CVB 的易感性增加，CAR 基因 T 等位基因可能是柯萨奇病毒性心肌炎的遗传易感基因。

衰变促进因子(decay accelerated factor，DAF/CD55) 是靶细胞膜上存在的另一类具有黏附功能的分子，它是一糖基磷脂酰肌醇锚蛋白，分子量为 70 000，由 4 个短的相同重复单位和一个丝氨酸-酪氨酸富集区组成，无跨膜和胞内结构域。DAF 作为 CAR 的复合受体，大大增加了 CVB 感染的效率，但是 DAF 单独不能导致 CVB 感染，因为其不能介导黏附后事件的发生。用纯化的猪心肌凝蛋白免疫成年大鼠，诱导自身免疫性心肌炎，发现心肌细胞 CAR 表达水平明显升高，可见心肌 CAR 在感染性和非感染性心肌炎表达都增加。CVB 感染使有病变及未有病变的心肌细胞 CAR 表达上调，CAR 表达上调使心肌细胞对 CVB 易感性增加，导致感染扩散，病情加重。用 CVB3、CVB3/LPS 分别和 B10. A 小鼠孵育，结果发现 B10. A - CVB3 无感染发生，而 B10. A - CVB3/LPS 发生感染，同时血清中 IL - 1、TNF 明显增高，这可能是 LPS 增加心肌细胞 CAR 的表达水平，从而使对 CVB3 不敏感的 B10. A 小鼠表现出高度易感性。

同时研究发现，抗 CAR 或抗 DAF 的单克隆抗体在体外可阻断 CVB3 对易感细胞的感染，表明 CAR 和 DAF/CD55 在 CVB_3 感染靶细胞过程中发挥重要的介导作用。DAF/CD55 作为复合受体可显著增加 CVB 和 DAF/CAR 受体复合体的结合效率，并促进由 CAR 介导的病毒内吞。Lim 等将 CAR 和 DAF 胞外域的 cDNA 克隆入编码人 IgG1 Fc 区的表达载体 (pCK:Fc)，从而构建成一个新的病毒受体陷阱 CAR - DAF:Fc，发现此受体陷阱能抑制 CVB3 对心脏的感染，减轻心肌炎症和心肌纤维化，CARDAF:Fc 比单一的病毒受体陷阱 (CAR:Fc)有更强大的病毒阻断效应。

随着对 CAR 及 DAF/CD55 的深入研究，可以使我们更系统的认识 VMC 的发生、发展，从而为我们治疗本病提供新的思路和作用靶点。

（贯　珊）

参考文献

[1] Kashimura T, Kodama M, Hotta Y, et al. Spatiotemporalchanges of coxsackievirus and adenovirus receptor in rathearts during postnatal development and in culturedcardiomyocytes of neonatal[J]. Virchows Arch,2004,444(3):283 - 292.

[2] Bowles NE, Jauier Fuentes - Garcia F, Makar KA, et al. Analysis of the coxsackie virus B - adenovirus receptor gene in patients with myocarditis or dilated cardiomyopathy [J]. Mol Genet Metab,2002,77(3):257 - 259.

[3] 杨云华，邓晖，刘丹莉，等．柯萨奇-腺病毒受体基因- 968G/A 多态性与柯萨奇病毒性心肌炎的关系[J]. 临床儿科杂志，2010,28(8):755 - 757.

[4] 李奋．病毒受体陷阱与病毒性心肌炎[J]. 临床儿科杂志，2007,25(10):801 - 804.

[5] Lim BK, Choi JH, Nam JH, et al. Virus receptor trap neutralizes coxsackievirus in experimental murine viral myocarditis [J]. Cardiovasc Res,2006,71(3):517－526.

第六节 抗心肌抗体与心肌炎

抗心肌抗体(antiheart antibody,AHA)是心肌受累的标志,在 VMC 以及 DCM 等心血管病中发病机制和临床意义已为人们关注。AHA 是心脏疾患时产生的自身抗体,是免疫机能介导、参与的病理过程。目前已有大量报道在 VMC 和 DCM 患者血清标本中检测出抗心肌的自身抗体(如抗线粒体 ANT 抗体、抗 β_2 肾上腺素能受体抗体、抗胆碱能受体抗体、抗肌球蛋白抗体、抗热休克蛋白抗体、抗支链 α 酮酸脱氢酶复合体抗体等),这些自身抗体在 VMC 和 DCM 发病中起重要作用。VMC 和 DCM 患者的血清中可检出 AHA,其阳性率为 50%～70%,且显著高于其他心脏疾患。有心肌炎病史的患者可发展为 DCM,认为在急性病毒性心肌心包炎时,当嗜心肌病毒侵袭心肌致病后,抗体可激发免疫病理过程,并呈慢性持久的进展,以致逐渐形成 DCM。按免疫机制分类认为心肌炎后心肌病可能是一个独立病种。目前认为,AHA 可能是在机体免疫调节失衡的情况下,使各种致病因素(尤其病毒) 所损伤的心肌成为自身抗原,导致 AHA 的产生进而加剧心肌损害,并有报道 AHA 阳性率与 VMC、DCM 患者的心功能不全具有一定的相关性。

一、抗心肌 ANT 抗体

心肌细胞将线粒体内合成的 ATP 转运到细胞质供能,并将细胞质中的 ADP 转入线粒体内通过氧化磷酸化产能,需要一套转运系统,这个转运系统就是 ANT。ANT 是位于心肌线粒体内膜最丰富的疏水蛋白质,约占膜蛋白的 12%,分子量为 30kD,以二聚体的形式存在,以保证需氧细胞的能量供应。Schultheiss 等首先发现 DCM 患者血清中存在抗 ANT 抗体。应用全细胞膜片钳技术观察 DCM 患者抗 ANT 抗体对豚鼠心室肌细胞钙电流(Ica) 的影响,发现该抗体以浓度依赖方式增加 Ica,维拉帕米可抑制该效应,对照组(无抗体者) 没有此作用。认为 DCM 患者抗 ANT 抗体激活 Ica,引起钙超负荷是 DCM 患者心肌损伤的原因。抗 ANT 抗体增加 Ica 是因为 ANT 与钙通道可能有相同的抗原决定簇。抗 ANT 抗体与心肌细胞膜上的钙通道具有交叉反应,它与钙通道蛋白结合后能促进钙内流,并且抑制钙通道的失活,导致细胞内钙超负荷,心肌细胞变性坏死。

二、抗 β 受体抗体

抗 β 受体抗体可导致心脏 β_1 受体选择性下调,通过 β 受体门控机制激活钙通道,引起心肌细胞钙超负荷,最终导致细胞死亡,使心力衰竭加剧。Wallukat 等在 VMC 和 DCM 患者血清中发现了抗 β_1 受体抗体。Dorffel 等报道在 70%～90% 的 DCM 患者血清中发现了抗 β_1 受体抗体。也有作者认为抗 β 受体抗体可影响心肌细胞信息传递,使受体调节的代谢发生紊乱,导致心肌 β 受体数目下调,诱发心肌损害。

三、抗肌球蛋白抗体

肌球蛋白分子由六条多肽链组成,包括两条重链(α、β 链)和四条轻链。其中 α 链仅存在于心房肌，β 链存在于心室肌和骨骼肌。Caforio 等用 Western - blot 对 26 例 DCM 患者进行抗肌球蛋白抗体的检测，发现 46% 的 DCM 患者抗 A、B 肌球蛋白抗体阳性，认为 A、B 肌球蛋白重链是 DCM 患者的主要抗原。有研究者对 53 例 VMC 患者通过间接免疫荧光法检测抗 α 肌球蛋白抗体，结果发现 13 例阳性，明显高于对照组（$P<0.01$），提示抗肌球蛋白抗体的检测可作为 VMC 和 DCM 的辅助诊断。

肌球蛋白是心肌收缩蛋白，正常情况下机体对其会产生免疫耐受，而在 VMC 中会产生其特异性抗体，有以下两种可能机制。

(1)病毒感染或引起心肌组织坏死的其他原因导致肌球蛋白的释放和暴露，触发个体自身免疫。

(2)病毒分子与肌球蛋白有相似的抗原决定簇。

四、抗 M_2 胆碱能受体抗体

Fu 等采用人 M_2 胆碱能受体细胞外二带顺序为 169～193 对应的多肽，用 ELISA 法检测 36 例 DCM 患者，发现 38.8% 的患者抗 M_2 胆碱能受体抗体阳性，认为 DCM 患者存在 M_2 胆碱能受体抗体。用与人 M_2 胆碱能受体顺序为 169～193 对应合成的多肽免疫兔，使兔产生抗 M_2 胆碱能受体的自身抗体，发现该抗体具有拟胆碱能样作用，减低心室肌由异丙肾上腺素引起的环磷酸腺苷(cAMP) 浓度的增加，减慢心室肌细胞的收缩频率，减慢心室压力增加的最大速度，减慢心率。这种由抗 M_2 胆碱能受体抗体引起的抑制作用可由胆碱能拮抗剂阿托品或用抗原中和抗体而抵消。

五、抗心肌抗体对 VMC 诊断价值

由于病毒性心肌炎的诊断需要介入性心内膜活检发现心肌细胞溶解和细胞浸润来确诊，临床检验和推广有很大的困难，因此寻找简便易行的非介入性检查手段是一项重要的工作。一项研究结果显示，正常对照组（总计 683 人）中，仅 34 人抗心肌抗体结果为阳性，其特异性高达 85%。而在 20843 例 VMC 患者中，急性 VMC 者抗心肌抗体阳性率为 37.4%，而慢性 VMC 者抗体阳性率为 61.7%。抗 ANT 抗体阳性率 58.2%，抗 β 受体抗体阳性率为 42.7%，抗 M2 抗体阳性率为 54.7%，抗肌球蛋白抗体阳性率为 53.3%。这表明抗心肌抗体不仅在 VMC 的发生及发展过程中起到重要作用，同时在 VMC 的诊断中具有一定的辅助价值。监测 VMC 患者血清抗心肌抗体对心肌炎的预后有重要的指导意义。

（贾　珊）

参考文献

[1] 肖楠，张军平．抗心肌抗体在病毒性心肌炎诊断中的贡献[J]．世界中西医结合杂志，2012，1：75 - 76.

第七节　氧化应激与心肌炎

氧自由基(oxygen derived free radicals，OFR)为人类身体内的主要自由基，它包括超氧

阴离子、羟基、过氧化氢等。上述氧自由基以及它们的衍生物还有脂质过氧化物等，被称为为活性氧（reactive oxygen species，ROS）。氧自由基在一定数量时是作为第二信使来调节凋亡基因表达及细胞黏附、细胞生长、转录因子活化等生理过程。但当体内活性分子如氧自由基产生过多或清除减少，造成体内活性氧类生成与抗氧化防御之间的平衡紊乱即为氧化应激。

正常心肌代谢可产生高活性物质，即所谓活性氧：· O－2（超氧化物阴离子自基）、· HO（羟氧自由基）、H_2O_2（过氧化氢）等。而正常心肌组织含有许多抗氧化物质：如 SOD（超氧化物歧化酶）、CAT（过氧化氢酶）、GSH－PX（谷胱甘肽过氧化酶）、POD（过氧化酶）及维生素C、E 和硒等，可以清除或协助清除活性氧，以保持活性氧的生成和清除的动态平衡，使心肌细胞免疫受活性氧损害和维持正常生理功能。但若机体产生过多或不能迅速清除，将造成人体组织细胞的病理损害和功能障碍。当机体感染病毒或细菌时，中性粒细胞在吞噬微生物时耗氧量增加，产生大量超氧阴离子自由基。心肌缺血、缺氧时，能量代谢障碍，ATP 降解为次黄嘌呤，并在组织中堆积，同时黄嘌呤脱氢酶（D 型）转化黄嘌呤氧化酶（O 型），催化次黄嘌呤和黄嘌呤代谢，产生氧自由基。另外免疫反应过程中产生的抗体复合物、补体等可促进吞噬细胞产生超氧阴离自由基等，因此可能导致细胞内活性氧增多，引起心肌细胞核酸断裂、多糖聚解、不饱和酯肪酸过氧化而损伤心肌。以上是自由基对心肌炎细胞损害作用的生化机制推测，最近研究发现 VMC 患者红细胞 SOD 急性期降低，血中脂质过氧化物（LPO）增高。而恢复期前者升高，后者降低，使用抗氧化剂治疗有一定效果。

多种与心脏疾病相关的酶系统可产生活性氧，包括黄嘌呤氧化酶，线粒体、解偶联一氧化氮合成酶（NOSs）、MADPH 氧化酶（NOXs）。其中 NADPH 氧化酶是心脏系统中活性氧的主要来源，并且在氧化还原信号中起重要作用的酶中 NADPH 氧化酶是独一无二的。

研究显示病毒性心肌炎患者体内的 NO 的新陈代谢严重失调，氧化和抗氧化作用的动态平衡严重失衡，氧化应激引起病情恶化。其中具体原因可能有不同的解释。心脏肌肉及血液发生炎症反应，炎性细胞可释放细胞因子促进 INOS 转变为 NO，NO 的作用：灭活抗氧化酶；结合 O_2产生亚硝基自由基最终破坏细胞功能；自身氧化变为二氧化氮，二氧化氮可催化不饱和脂肪酸与脂肪酸发生过氧化反应。心肌的炎性细胞及其他组织可释放大量氧自由基、活性氧和其他自由基，可激化自由基的一系列连锁反应。

关于 VMC 患者血中氧自由基升高是发病原因，还是 VMC 发生发展过程中的代谢改变，至今尚有争议。已知 SOD 与 GSH－PX 是机体清除自由基的酶，MDA 是 LPO 的代表。

（胡艳超）

第八节　遗传背景与心肌炎

关于 VMC 的致病机制一直在研究之中，研究发现，病毒毒株与宿主的遗传背景、年龄、性别及免疫状态都会影响 VMC 的发生发展。其中最重要的因素是宿主的遗传背景及年龄。尽管 CVB_3对人群有高的攻击性，但并不是每个人都对 CVB_3易感；动物亦然，不同种系的小鼠对有活性的 CVB_3感染有不同水平的易感性。

一、VMC 与 MHC 基因之间的关系

通常，自身免疫性疾病最强的易感基因存在于主要组织相容性复合体（major histocompatibility complex, MHC) 基因中, VMC/DCM 亦是如此。通过对心肌炎和心肌病患者进行血清学分析表明, MHC-Ⅱ类基因特别是 HLA-DR4 与心肌病的发生存在显著的相关性。在对36例患者(32例心肌病和4例心肌炎患者)的研究中,发现另外一些确定(DR12、DR15、DPB*0601)和不确定(DR11、DQB1*0301)的与自身免疫性心肌炎存在显著相关的基因,但这种相关性具有一定的个体差异。对自发患有心肌炎的NOD小鼠(携带DQ8基因,但DR3基因缺陷的转基因小鼠)的研究表明, MHC Ⅱ类基因的多样性在心肌炎的易感性中发挥着重要的作用。因此, HLA-DQ8 可能是人体内能够诱发心肌炎和心肌病的危险因子。研究表明,非典型 MHC-Ⅰ类基因 HLA-G 的3′非翻译区14bp的缺失可以作为中国汉族人群发生心肌病的危险因素。同时, HLA-G 与 DQ 等位基因,特别是 HLA-DR 与 DQ 等位基因之间的连锁不平衡已经被报道,说明 HLA-G 自身或与 HLA-DR 或 DQ 等位基因的表达产物一起在自身免疫性心肌炎的发病过程中扮演着重要的角色。

二、VMC 与 non-MHC 基因之间的关系

有研究报道另外3个与VMC易感性有关的 non-MHC loci 基因,即 Vms1, Vms2 和 Vms3。Vms1 位于染色体1上(D1Mit200, 80 cM),其与女性的心肌细胞损伤有一定的关系,而 Vms2 和 Vms3 分别位于染色体4(D4Mit81, 38 cM)和染色体3(D3Mit19, 87.6 cM)上,只表现出与男性心肌细胞损伤存在一定的相关性。

Yang 等在 CVB_3 感染的 A/J 小鼠中筛选出5个候选基因,表现为编码β球蛋白、cAMP 反应结合蛋白(CREB)结合蛋白(CBP)及 Nip21 的基因下调,编码诱导三磷酸鸟苷(IGTP)酶、ND1〔尼克酰胺腺嘌呤二核苷酸(NADH)脱氢酶的一个亚型〕的基因上调。这些改变可能导致心肌的直接损害,或通过心肌肌膜通透性的改变、线粒体编码因子的释放及信号通路的激活等,间接地使心肌受损。Kandolf 等通过一个组织特异性的肠病毒 DNA 探针体外杂交证明病毒持续存在于以下3个鼠系:A. CA、A. BY 和 SWR,这3个鼠系皆易产生进行性心肌炎;在不易产生进行性心肌炎的 DBA/1 鼠系则检测不到病毒的存在。主要组织相容性复合物(MHC)基因与非 MHC 基因在 CVB_3 诱导心肌炎不同鼠系的遗传易感性方面有决定性作用:早期中和抗体出现的时间决定易感性,在感染后第3天即出现中和抗体的鼠系与感染后第4天才产生中和抗体的鼠系相比,不易产生病毒性心肌炎;后期心肌炎的形成是由于早期病毒感染引起的继发性自身免疫反应,由不早期病毒感染引起的继发性自身免疫反应,由不同的 MHC 和非 MHC 基因控制。很多非 MHC 基因很可能参与决定后期自身免疫性心肌炎的易感性。

三、影响疾病发展的其他因素

除了遗传基因,宿主的许多其他因素也参与决定对 CVB_3 诱导的心肌炎的易感性,这些因素有年龄、性别、营养状况及劳动强度等。已有研究显示,年龄也是影响 VMC 易感性的重要因素,随着年龄增长,心脏的基因表达有显著改变,对 CVB 的易感性降低。

以科萨奇病毒 CV3 感染携带 A 基因的 A. SW 鼠和携带 B10 基因的 B10. S 鼠(这两种小鼠具有相同的 MHC 基因),结果 A. SW 鼠表现出对 VMC 的易感性,而 B10. S 鼠能够在一定程度上抵抗心肌炎的发生。通过对这两种鼠的基因分析,发现两个与免疫性心肌炎易感性有

关的 non－MHCloci，即 Eam1 和 Eam2。Eam1 与染色体 1 比较接近，而 Eam2 在染色体 6 的末端区域。

宿主对 CVB_3 易感性的差异部分地反映了它与病毒复制所需介质的表达有关，这些介质包括一些蛋白如信号转导蛋白、宿主基因转录和翻译的调控因子以及细胞的结构蛋白。辅因子-环磷酸腺苷调节反应元件结合蛋白结合蛋白（cAMP－regulated response element binding protein binding protein，CBP）是一种 cAMP/蛋白激酶途径的因子，尽管病毒感染通过 CBP 的下调而诱导心肌炎的机制目前仍不详，但是 CBP 的下调，在 cAMP 诱导的翻译中已经提供了一个重要的线索来解释为什么病毒感染能封闭和抑制宿主蛋白的合成。在某种程度上，基因表达通过 cAMP/蛋白激酶的方式调节，翻译会因 CVB_3 的感染而受到抑制，而那些变异的基因又去调节心肌细胞的新陈代谢，或调节由心脏制造的结构蛋白如心肌珠蛋白，通过上述方式病毒感染可以导致心肌在结构和生理上的异常。心肌正常功能的破坏最终引起邻近心肌细胞基因调控异常，这种累积效应导致感染心肌功能确实和其他心肌细胞表型的改变及功能异常。

影响心肌炎易感性的另一个重要因素是细胞外信号调节激酶 1 和 2（ERK1/2）。CVB_3 感染机体后触发了 ERK1/2 信号级联反应的激活，ERK1/2 的激活促进了病毒的大量复制，发生严重的心肌炎和很高的病毒滴度，而心肌炎耐受 C57BL/6 小鼠则 ERK1/2 活性显著降低，心肌炎病情较轻。由于病毒的持续刺激，ERK1/2 的激活持续存在于炎症阶段，对 CVB_3 诱导的细胞毒性或细胞凋亡有促进作用。因此，在病毒性心肌炎的治疗中，如果阻断 ERK1/2 的激活可降低宿主对 CVB_3 的易感性，并可抑制病毒的复制。

（胡艳超）

第九节　钙离子与心肌炎

心肌细胞膜上的 L 型电压依赖性钙通道与受体依赖钙通道、钠钙交换载体（Na^+/Ca^{2+} exchange，NCE）的效应，和钙泵共同维持着细胞内的钙离子平衡；L 型电压依赖性钙通道在心肌细胞动作电位形成和触发兴奋收缩耦联过程中也起关键作用。钠钙交换载体于静息期促进细胞内钙离子降低，动作电位期协同 L 型电压依赖性钙通道共同触发兴奋收缩耦联。二者功能活性的改变是细胞产生异常电活动和死亡的原因之一。

病毒感染可增加 L 型电压依赖钙通道的跨膜钙电流，可能与病毒黏附和穿透细胞膜的过程中，改变了钙通道的空间结构或通过脂质过氧化而影响其磷酸化有关。病毒感染不仅增加了 L 型电压依赖性钙通道电流的幅度，也改变了通道的电压依赖性，使最大电流时的去极化电压趋于降低；因而病毒感染细胞可于较低的电压下达其峰电流。临床上 VMC 患者多合并有过早搏动等心律失常，可能与病毒对 L 型钙通道的影响有关。

CVB_3 抑制内向 NCE 电流，同时使 NCE 逆转电位向负侧偏移。内向 NCE 电流是细胞在静息状态下外运细胞内钙离子，降低细胞内游离钙离子的主要因素。内向 NCE 电流的抑制及逆转电位的负移均不利于钙离子的排出，因而于电兴奋期进入细胞内的钙离子静息期不能有效的排出，细胞内的钙离子逐渐聚积，最终可能导致钙超载。CVB_3 不影响快 Na^+ 通道电流。

（胡艳超）

第十节　气体分子与心肌炎

一、一氧化氮

正常心肌组织中广泛存在内皮型NOS(eNOS)，不含诱导型NOS（iNOS)，但在炎性细胞因子等诱导下仍可产生iNOS。可见心肌内存在产生NO的组织学基础。研究证实，iNOS于CVB_3感染组小鼠心肌细胞及内皮细胞表达，受病毒攻击的小鼠腹腔巨噬细胞亦可产生高浓度的NO。表明心肌内增高的NO除来自CVB_3感染的心肌组织外，尚可来自炎症区浸润的巨噬细胞或其他部位的巨噬细胞分泌的NO，最终使心肌内NO蓄积增多，发挥其广泛的生物效应。

Mikami等发现VMC小鼠心肌中iNOS的mRNA表达及iNOS活性明显增加，并且iNOS蛋白主要集中在炎症细胞浸润部位，而坏死区及无浸润区均无iNOS蛋白出现。尤为重要的是，这些变化与VMC的组织病理变化进程完全一致。进一步发现用NO合成的前体物质L-Arg治疗时，其心肌中的iNOS阳性细胞显著增多，心肌损伤加重；而用NO合成抑制剂治疗则能显著减轻心肌组织中的炎性细胞浸润和心肌损伤。如果抑制NO产生，可使小鼠的病死率、心重/体重比、心肌组织病理变化严重程度显著下降。并且，另有研究也发现可通过抑制iNOS合成NO来调节炎症反应，从而使VMC小鼠的病死率、炎性细胞浸润及心肌坏死程度得以减轻。Nishio等发现重组人IL-10也可通过抑制iNOS mRNA的表达来抑制NO过度产生，因而显著减轻VMC的病情。这些结果说明NO在VMC发病机制中，对心肌的炎症损伤起重要的促进作用。

NO在炎症过程中具有双重作用，一方面内皮源性NO有抑制炎症过程的作用；另一方面在炎症后期iNOS诱导生成，合成大量的NO又可参与炎症反应，具有细胞毒作用。适量的抑制NO生成对心肌细胞具有保护作用，其机制为NO通过与脂氧基和脂过氧基结合，终止脂质过氧化反应，减轻组织损伤。Mikam i等对NO在实验性病毒性心肌炎中的作用作进一步研究发现，给予感染CVB的小鼠小剂量的NOS抑制剂后，小鼠心肌病毒滴度和死亡率明显降低。而服用大剂量的NOS的小鼠在CVB感染后第3天死亡。此研究结果表明，过度抑制NO合成，可促使病毒复制。适度的抑制NO合成，不但能抑制病毒复制，同时还可减轻高浓度NO引起的心肌损伤和收缩功能紊乱，从而保护心肌细胞免受病毒损伤。

二、硫化氢

H_2S是一种有毒、带有臭鸡蛋气味的气体，然而近年来的研究发现不但可以在包括人类在内的哺乳动物许多细胞中经酶促作用产生，而且还起着重要的生理作用，并且参与了多系统的病理生理变化。H_2S具有舒张血管平滑肌、降低血压、抑制平滑肌细胞增殖及调节心肌收缩力等多种心血管效应，参与肺动脉高压、高血压、内毒素休克及出血性休克的病理生理过程，被认为是继一氧化氮和一氧化碳后第三种气体信号分子。内源性硫化氧是体内含硫氨基酸主要是半胱氨酸在5′-磷酸吡哆醛依赖酶，胱硫醚-β-合酶，胱硫醚-γ-裂解酶作用下的代谢产物，用及原位杂交法在心肌组织以及胸主动脉、门静脉、肠系膜动脉等多种血管组织中均检测到胱硫醚-γ-裂解酶的基因表。国外学者研究发现，新型的硫化氧缓释剂GYY4137具有明显的抗凋亡生物学效应作用。研究发现，在心脏缺血再灌注损伤模型中，硫化氢通过调节ATP依赖性的钾离子通道及PKC通路，对心肌细胞起到保护作用，Sivarajah等人在大鼠心肌缺血再灌注损伤模型中发现，H_2S通过抑制P38、JNK蛋白的磷酸化进而起到抗氧化应激性损伤。Hua Wang等研究发现在CVB3小鼠模型中，分别给予H_2S及PAG处理，10天后，H_2S组心肌炎症细胞浸润及间质水肿要明显低于给予了PAG组。他们据此推测，在病毒性心肌炎模型中具有抗炎症反应的效应，此外，他们的研究还发现CSE/H_2S通路的上调参与了病毒性心肌炎的发病过程，而抑制该通路小鼠的生存率较前显著升高。

综上所述，在VMC的发病过程中，NO的大量产生促进心肌中炎症反应和心肌损伤，干扰心脏对交感肾上腺素能作用的反应性，并介导一些病理性因子的产生，促进VMC病情的发展、恶化。但过度抑制NO的产生亦有害，如大剂量的NOS抑制剂能同时抑制cNOS和iNOS而导致VMC的组织损伤加重、病情恶化；而低剂量的或特异性的iNOS抑制剂可适度控制NO的过量产生，从而减少VMC病程中的炎性因子如细胞因子和前列腺素的产生；维持血流动力学稳定，改善心肌灌注，减轻心肌损伤；改善心肌收缩功能。H_2S作为一种新型的气体分子，参与了生物体内多种代谢活动的调节，目前的认识也仅仅限于的抗炎症、抗凋亡、降低心肌耗氧量、扩张血管等多种生物学效应发面，这些发病机制的研究将有可能为VMC的治疗提供新思路、新途径。

（胡艳超）

第十一节　与心肌炎有关的其他分子生物学机制

一、微小RNA(microRNA)

巨噬细胞浸润并活化是自身免疫性心肌炎(EAM)病理的重要特点，涉及多种固有及适应性免疫调节机制，microRNA是一类由22个核苷酸组成的内源性非编码RNA。MicroRNA－146a (miR－146a) 参与调解机体多项固有及适应性免疫炎症反应，与多种系统性炎症或自身免疫性疾病相关，如类风湿关节炎，系统性红斑狼疮以及2型糖尿病等。赵思嘉等人研究发现在EAM大鼠中，miR－146a表达显著上调，并且在体给予miR－146a类似物(miR－146a ago－mirs)之后，EAM大鼠心脏炎症减轻，心功能得以改善，该作用机制可能是通过抑制其靶TRAF6，进而阻断NF－κB经典信号传导通路，降低NF－κB活性来实现的。这不仅为心肌炎的治疗提供了新的思路，也为其他炎症相关性疾病的研究和治疗打开了一面窗。

二、趋化因子

趋化因子(ChKs)是20世纪80年代末继细胞因子后引起广泛关注的一大类结构相似、功能相近的免疫分子。ChKs及其相应受体(chemokine receptor, ChKsR)种类繁多，迄今已有50多种ChKs和18种ChKsR被先后发现，根据N端半胱氨酸的数目和排列不同，将其分为C、CC、CXC、CX3C四大家族。ChKs和ChKsR分布广泛，几乎所有的组织细胞在特定的条件下都有一些ChKs和ChKsR表达；ChKs－ChKsR相互作用呈现多样性，一种ChKs可与多种ChKsR结合，同家族多种ChKs能与一种ChKsR作用，不同家族的多种ChKs也可结合同一种 ChKsR，ChKs 在体内以网络的形式存在。

已有的研究表明，ChKs 在提供炎性细胞迁移信号、活化炎症细胞、启动其定向移动中扮演至关重要的角色。也有资料证实 ChKs 在组织中的表达模式决定炎症细胞浸润类型，并与疾病的发生和发展密切。有研究表明，CVB_3体内外感染可使心肌 ChKs 的表达发生成簇性改变，成簇性改变的 ChKs 构成 ChKs 表达谱，表达谱中 ChKs 的变化呈现复杂性和不均衡性，提示 CVB_3感染可能以不同的方式调控心肌 ChKs 表达谱。ChKs 变化的复杂性与 VMC 发病的复杂性相对应，说明以谱的方式研究 ChKs 在 VMC 发病中作用的必要性。VMC 不同病程点 ChKs 谱不同，每个 ChKs 谱均呈成簇性方式发生改变。其中单核细胞趋化蛋白-1(monocyte chemoattractant protein-1，MCP-1)是第一个被克隆鉴定的 CC 家族趋化因子，现在对于其分子结构、基因表达调控和功能已有比较全面的认识，并发现它与一些疾病的发生密切相关。MCP-1 一直是研究的热点。

三、核转录因子-κB

VMC 时存在心肌炎性反应、心肌细胞坏死、凋亡及心功能下降等，这些病理改变与多种含有 κB 位点的基因过度表达有关，提示核转录因子-κB (NF-κB)参与 VMC 病理生理过程。研究脑心肌炎病毒性心肌炎模型发现，NF-κB 活性增高，应用 NF-κB 阻断剂可阻断心肌炎进展，并阻止前炎症细胞因子 TNF-α 和 iNOS 在心肌组织的基因表达，提示 NF-κB 的活化在 VM 的发病机制中起重要作用。亦有研究证实 NF-κB 在自身免疫性心肌炎的进展过程中是一重要调节因子。

NF-κB广泛存在于机体各种细胞胞质中，是许多促炎细胞因子、炎性介质、黏附分子和急性期反应蛋白高表达所必需的转录因子，促炎介质也进一步激活 NF-κB，其中 TNF-α、IL-1β 通过受体介导途径激活 NF-κB，形成正反馈的级联放大效应。在病毒感染后期，尽管病毒载量下降，而 NF-κB 的活性继续增强，与心肌病理积分呈显著正相关。

TNF 和 IL-1 与 TRAF-2(TNF 受体结合因子)结合后激活 NF-κB 诱导激酶(NIK)，NIK 激活 IκB 激酶(IKK)，引起 I-κB 蛋白磷酸化，再由泛素蛋白泛素化，最后泛素化的 IκB 被 26s 蛋白酶小体降解，暴露出 rel 蛋白上的核易位信号，这样就使 NF-κB 快速易位进入核内，与可诱导性基因启动序列上的 κB 一致序列结合，引起靶基因表达增加。在这个过程中 IL-6也可能发挥重要作用，在病毒性心肌炎中 IL-6 是加重心肌组织损伤因素之一，在免疫调节过程中伴有重要的角色，免疫反应和激素调节的失衡加重了心肌的损伤。IL-6 基因启动子中的增强子上有 NF-κB 的结合位点，激活的 NF-κB 与该位点结合后启动了该基因的转录翻译有关。

此外，NF-κB 活化可能参与了心肌细胞凋亡相关的信号传导。研究发现，PKC 抑制剂星状孢子素(staurosporine)所诱导的心肌细胞凋亡伴有 NF-κB 活化现象。NF-κB 活化可启动 TNF-α、Fas 和 FasL 等含有 κB 位点的基因转录，而这些基因的蛋白产物上调可介导细胞凋亡。但大量证据表明，NF-κB 有抗凋亡作用。就心肌细胞而言，NF-κB 促凋亡和抗凋亡的双重性可能与下列因素有关：① NF-κB 在细胞凋亡中的作用可能因刺激因素及 NF-κB 的活化程度而异；②活化的 NF-κB 还可促进超氧化物歧化酶等具有细胞保护和抗凋亡作用的基因表达。

四、基质金属蛋白酶

基质金属蛋白酶(matrix metalloproteinases,MMPs)是一组能特异性降解细胞外基质的锌离子依赖性蛋白水解酶家族,在组织重塑中起重要作用。不同的金属蛋白酶组织抑制因子(tissue inhibitoro matrix metallo - proteinases,TIMPs)对 MMPs 活性的抑制作用有一定的特异性,除 MMP-2 和膜型-MMP 外,TIMP-1 能抑制大多数 MMPs 的活性。研究表明,MMPs 的异常参与了许多心血管疾病的发病过程,MMPs 的表达和活性过度增强或 MMPs/TIMPs 比例失调,可导致正常的心肌胶原蛋白过度降解,并被缺乏连接结构的纤维性间质取代,使心脏组织重构,引起心腔扩大、室壁变薄,导致心功能恶化及心肌纤维化。

MMP-3 是 MMPs 的一种,除了能降解胶原,还能降解基底膜成分,其独特的功能为能激活其他种类的 MMPs。有关 VMC 时 MMPs 的表达国内外报道很少。近年来有研究显示,CVB_3感染小鼠心肌 MMP-3 mRNA 表达较对照组显著上调($P<0.05$),且 MMP-3 mRNA 表达与病理积分呈正相关,此与报道的炎症因子是 MMPs 的激活剂相符,提示 MMPs 过度激活是 VMC 炎症作用的结果。于注射 CVB_3 24 小时后分别予生理盐水、福辛普利灌胃治疗,结果发现生理盐水治疗组小鼠死亡率较高(53.33%),而福辛普利治疗组死亡率显著下降(26.67%),死亡高峰均出现在 7～10 天,其可能原因为 VMC 急性期生理盐水治疗组小鼠心肌 MMP-3 表达显著增高,心肌胶原降解增多,从而使限制心肌过度拉长力量减弱、导致心肌细胞滑脱、心腔扩大及心力衰竭。使用福辛普利治疗后,心肌 MMP-3 表达明显下调,胶原降解减少,从而减少心力衰竭发生。

也有研究发现,胶原含量自发病起虽然已经开始升高,但与对照组比较早期差异无显著性($P>0.05$),而 21 天和 30 天时胶原含量亦要高于其他阶段($P<0.05$),且 30 天时胶原含量要高于 21 天,二者差异有显著性,有后期增高趋势。从病理学角度分析,VMC 急性期大量的炎症和坏死刺激胶原发应性的合成增加,以代偿修复损坏的心肌组织。但因早期 MMPs 表达增加,而 TIMP 早期增加不明显,MMPs/TIMP 比值仍增加,MMPs 对胶原的降解作用抵消了早期胶原的反应性增加,表现为早期胶原含量无明显增加。后期随着 MMPs 表达下调,TIMP 表达上调,抑制作用开始逐步显现,使得胶原降解作用减弱,故而后期观察到胶原含量持续增高。VMC 后期这种迟发而持续的胶原增长,对疾病后期,甚至演变为 DCM 时的心脏功能的影响具有潜在意义。

五、柯萨奇病毒蛋白酶 2A

大约有 35%的扩张型心肌病患者体内可检测到肠道病毒 RNA,持续存在的病毒 RNA 在 DCM 的发生和发展中起着重要作用。Badorff 等实验发现纯化的柯萨奇病毒蛋白酶 2A 在被感染心肌细胞中可以分解抗肌萎缩糖蛋白复合物,进而损伤心肌细胞的骨架结构并导致心肌功能障碍。

抗肌萎缩糖蛋白复合物是肌原纤维节外细胞骨架的组成部分,对机械力从肌节传递至细胞外基质中起着重要作用。CVB_3感染心肌细胞后,肠道病毒蛋白酶 2A 分解抗肌萎缩糖蛋白复合物,触发了肌膜抗肌萎缩蛋白羧基末端和 β-SG 的丢失,SG 复合物也被裂解。除了抗肌萎缩蛋白的裂解,δ-SG 的裂解在心肌病的发生中也有着重要作用。β-肌营养不良蛋白聚糖和 SG 在肌膜上的定位依赖于功能性抗肌萎缩蛋白的羧基末端。抗肌萎缩蛋白羧基末端的缺如使 β-肌营养不良蛋白聚糖明显减少并失去在肌膜上的定位。

Badorff 实验中还显示尽管腺病毒在 DCM 中有重要作用,但被野生型腺病毒感染的心肌抗肌萎缩结合糖蛋白却无改变,这表明 SG 在 CVB_3感染后的分解是 CVB_3病毒诱导的特异性反应。严重联合免疫缺陷小鼠 CVB_3感染后同样存在抗肌萎缩蛋白羧基末端和 β-SG 的丢失与 SG 复合物的裂解,这表明以上改变是病毒的直接作用而不是免疫介导的影响。

SG 和抗肌萎缩蛋白的缺陷导致肌膜通透性增加,值得注意的是 SG 复合物的裂解发生在肌膜受损之前。总之,CVB_3感染后 SG 复合物在组成上、形态学上和功能上都有损害。蛋白酶 2A 分解抗肌萎缩蛋白可能在 VMC 及 DCM 的发生发展中有重要作用。

六、细胞间黏附因子-1

细胞间黏附因子-1(ICAM-1)是黏附分子的免疫球蛋白超家族成员,广泛分布于造血细胞和非造血细胞。在 IL-1、TNF-α、IFN、LPS、炎性介质、补体成分等刺激下,细胞表面 ICAM-1 表达增强,与配体(LFA-1 或 Mac-1)结合后发挥作用。一旦表达失控,往往导致疾病的发生和发展。在心脏中,ICAM-1 是连接心肌细胞和免疫细胞的重要桥梁,促进细胞间的黏附,介导炎症和免疫反应,可能在 VMC 的病理损伤机制中起作用。ICAM-1 的增加,一方面可能与病毒的扩散有关;另一方面参与介导杀伤性 T 细胞(CTL)的细胞毒作用,造成心肌细胞的损害。有研究显示 CVB_3 VMC 的心肌 ICAM-1 增加时,淋巴细胞浸润增多、心肌坏死加重,心肌 ICAM-1 及心肌病理改变半定量结果经直线相关分析二者具相关性。提示 ICAM-1 参与 VMC 的病理损伤过程,可能作为 VMC 病变严重程度的免疫组化指标。

七、连接蛋白 43

缝隙连接(gapjunction,GJ),又称间隙连接或通讯连接,是动物体内多种细胞之间普遍存在的细胞通道。此种连接电阻低,在心肌、平滑肌和神经细胞之间可经此传递电冲动,心脏的缝隙连接通道是心肌细胞之间实现电偶联及化学信息交换的重要结构基础。心室的缝隙连接通道主要由连接蛋白 43 (connexin 43, Cx43) 构成。Cx43 的正常表达与分布是缝隙连接通道电偶联功能正常、心脏正常电活动和协调舒缩的重要保证。Cx43 是由总跨度为 2768 碱基对(bp)的 3 条互补脱氧核糖核酸(cDNA)所编码的,该复合 CDNA 含有一 1146bp 的开放读码框,因编码分子量为 43036 天的含有 387 氨基酸的单肽,故命名为 Cx43。

免疫组织化学 SABC-cy3 法染色结果显示炎症受损的心肌组织 Cx43 表达明显减弱,致使细胞连接通讯的缝隙连接结构发生改变,通讯通道障碍,兴奋传导受阻,心肌不能同步收缩最终导致心律失常。病毒性心肌炎时 Cx43 的分布模式亦发生明显改变,部分心肌细胞胞质内出现点状、散在的 Cx43 提示受损的心肌细胞 Cx43 蛋白合成功能障碍,或合成后不能输送至细胞连接处构成缝隙连接。另外,心肌细胞不同部位 Cx43 的降解程度明显不均一,细胞端对端连接处 Cx43 降解程度明显较侧对侧连接处 Cx43 降解程度大,造成 Cx43 在细胞表面的分布模式发生明显改变。

八、$CD4^+$辅助细胞

Th17 细胞与 Th1、Th2 及调节性 T 细胞一起构成辅助细胞的个主要亚群,Th17 细胞与其他亚群有着不同的发育、分化过程，在各种免疫相关性疾病中发挥重要作用。急性病毒性心肌炎中主要为辅助 T 细胞和 Th17 细胞。Th1 细胞的免疫应答：Th1 细胞分泌多种细胞因子参与免疫反应，其中 1 型干扰素 αβ 可抑制病毒复制，而 γ 则促进炎症反应。Yu Z. 等发现在 CVB3 诱导的 VMC 小鼠模型中，小剂量给予 INFα 伺服可以通过增强 Th1 细胞的免疫应答抑制心脏内的病毒复制，从而减轻病毒性心肌炎；而 Yue 等发现，抑制趋化因子 INFγ 诱导分泌的蛋白 10 或者单核细胞趋化蛋白-1 可减少细胞的免疫应答、减轻心肌炎，但对病毒复制没有影响。Th2 细胞的免疫应答：Th2 细胞通过调控 INFγ 的转录从而抑制炎症反应，同样 IL－10 也可减轻 CVB3 诱导的心肌炎。Th17 细胞的免疫应答：越来越多的研究证实 Th17 细胞的特异性效应因子 IL－17 在病毒性心肌炎中的重要作用。在 VMC 的高峰期，外周循环和心脏中的 IL－17 水平明显升高。利用抗体将 IL－17 中和后，病毒性心肌炎小鼠的存活率提高，病毒复制减少，同时上调了 COX－2、前列腺素 E_2 和调节性 T 细胞。Th17 细胞参与体液免疫，可分泌细胞趋化因子从而促进细胞产生保护性抗体抗感染，但它与病毒复制呈正相关，促进病毒在心脏中的复制，同时 Th17 细胞促进白细胞迁移及定植于病毒性心肌炎的病灶，还可以促进心肌纤维化及心肌重构，Baldeviano 等研究发现，在 VMC 中野生型小鼠与 IL－17 缺陷小鼠相比，野生型小鼠左心室进行性扩张，收缩及舒张功能明显下降；心肌染色显示 IL－17 缺陷小鼠心肌间质胶原沉积明显降低，心肌Ⅱ、Ⅲ型胶原及 MMP 表达降低，即心肌纤维化降低；进一步研究发现，IL－17 受体在心脏成纤维细胞表达，提示 IL－17 可作用于成纤维细胞等，诱导 MMP 和相关细胞因子的表达，促进胶原沉积。

九、胰岛素样生长因子-1

胰岛素样生长因子-1(IGF－1)是胰岛素家族的一种单链多肽类生长因子，可增强心脏功能，促进心肌肥厚，抑制心肌细胞凋亡。顾坚等研究显示感染组血清 IGF－1 水平较对照组明显下降，凋亡抑制因子(Bcl－2)表达降低，凋亡促进因子(Bax)表达增高；IGF－1 治疗组情况则完全相反，且 Bcl－2 与 Bax 比率明显增高。

十、神经生长因子

研究显示，心肌组织神经生长因子(NGF)水平远远高于骨骼肌组织。心肌细胞合成和分泌的 NGF 在调节心脏交感神经元突触生长方面具有短时程和长时程的功效，NGF 具有调节交感神经元与其心肌靶细胞间突触传递作用。焦蓉等报道急性 VMC 患儿早期血清 NGF 水平高于对照组，随着病程的延长而逐渐下降，迁延和慢性期 NGF 水平高于对照组，NGF 可能通过增加免疫细胞的活性参与 VMC 的发生发展。

综上所述，可以认为 Cx43 的降解和分布模式改变是分子水平上的心肌重构，可能是导致心脏电重构和心律失常的解剖学基础。

（张春艳）

参考文献

[1] 叶锦霞，梁日欣，王岚．氧化应激与心血管疾病的关系研究进展[J]．中国实验方剂学，

2008,14 (10):68 - 70.

[2] Zhou JF, Cai D, Zhu YG. A study on relationship of nitric oxide, oxidation, peroxidation, lipoper oxidation with chronic cholecystitis[J]. World J Gastroentero, 2000, (6): 501 - 507.

[3] Liu W, Li WM, Yang SS, et al. Association of HLA class II DRB1, DPA1 and DPB1 polymorphism with genetic susceptibility to idiopathic dilated cardiomyopathy in Chinese Han nationality [J]. Autoimmunity, 2006, 39(6): 461 - 467.

[4] Rodriguez - Perez JM, Fragoso JM, varez - Leon E, et al. MHC class Ⅱ genes in Mexican patients with idiopathic dilated cardiomyopathy [J]. Exp Mol Pathol, 2007, 82(1): 49 - 52.

[5] Lozano MD, Rubocki RJ, Wilson JE, et al. Human leukocyte antigen class Ⅱ associations in patients with idiopathic dilated cardiomyopathy [J]. J Card Fail, 1997, 3(2): 97 -103.

[6] Taneja V, Behrens M, Cooper LT, et al. Spontaneous myocarditis mimicking human disease occurs in the presence of an appropriate MHC and non - MHC background in transgenic mice [J]. J Mol Cell Cardiol, 2007, 42(6): 1054 - 1064.

[7] Lin A, Yan WH, Xu HH, et al. 14 bp deletion polymorphism in the HLA - G gene is a risk factor for idiopathic dilated cardiomyopathy in a Chinese Han population [J]. Tissue Antigens, 2007, 70(5): 427 - 431.

[8] Aly M, Wiltshire S, Chahrour G, et al. Complex genetic controlof host susceptibility to Coxsackie virus B3 - induced myocarditis [J]. Genes Immun, 2007, 8(3): 193 - 204.

[9] Wang Rui. Two's company, three's a crowd: can H_2S be the third endogenous gaseous transmitter[J]. The FASEB Journal, 2002, 16(13): 1792 - 1798.

[10] Cao QJ, Einstein MH, Anderson PS, et al. Expression of COX - 2, Ki - 67, cyclin D1, and P21 in endometrial endometrioid carcinomas[J]. International Journal of Gynecologic Patfology, 2002, 21(2): 147 - 154.

[11] Sivarajah A, Collino M, Yasin M, et al. Anti - apoptotic and anti - inflammatory effects of hydrogen sulfide in a rat model of refional myocardial I/R[J]. Shock, 2009, 31(3): 267 - 274.

[12] Bian JS, Yong QC, Pan TT, et al. Role of hydrogen sulfide in the cardiopretection caused by ischemic preconditioning in the rat heart and cardiac myocytes [J]. Joural of Pharmacology and Experimental Therapeutics, 2006, 316(2): 670 - 678.

[13] Sivarajah A, Collino M, Yasin M, et al. Anti - apoptotic and anti - inflammatory effects of hydrogen sulfide in a rat model of regional myocardial I/R[J]. Sock, 2009, 31 (3): 267 - 274.

[14] Hua W, Jiang J, Rong X, et al. The dual role of the cystathionine γ - lyase/hydrogen sulfide pathway in CVB3 - induced myocarditis in mice[J]. Bicchemical and biophysical research communications, 2009, 388(3): 595 - 600.

[15] Kodama M, Oda H, Okabe M, et al. Early and longterm mortality of the clinical

subtypes of myocarditis[J]. Japanesecirculation journal. 2001, 65:961 -964.

[16] Xu WD, Lu MM, Pan HF, et al. Association of MicroRNA - 146a with autoimmune diseases[J]. Inflammation. 2012, 35:1525 - 1529.

[17] 赵思嘉,许蔚起,刘娜,等. MiR - 146a 通过抑制 TRAF6 减轻自身免疫性心肌炎大鼠心脏炎症并改善其心功能[J]. 中国分子心脏病学,2015,2:1202 - 1205.

[18] 孙景辉,翟淑波,刘慧强. 核因子 κB 在病毒性心肌炎小鼠发病中的作用[J]. 临床儿科杂志,2008,26(3):233 - 235.

[19] Noutsias M,Rohde M,Goldner K,et al. Expression of function T - cell patients presenting with acute myocarditis and dilated cardiomyopathy[J]. Eur J Heart Fail,2011, 13:611 - 618.

[20] Yu Z,Huang Z,Shao C,et al. Oral administration of interferon - a2b - transformed Bifidobacterium longum protects BALB/c mice against coxackiecirus B3 - induced myocarditis[J]. Virol J,2011,8:525.

[21] Liu W,Huber S. Cross - talk between CD1d - restricted NKT cells and γδ cells in T regulatory cell response[J]. Virol J, 2011,8:32.

[22] Yuan J,Yu M,Lin QW,et al. Neutralization of IL - 17 inhibits the production of Anti -ANT autoantibodies in CVB3 - induced acute viral myocarditis[J]. Int Immunopharmaclo, 2010,10:272 - 276.

[23] Yuan J,Yu M,Lin QW,et al. Th17 cells contribute to viral replication in coxsackievirus B3 - induced acute viral myocarditis[J]. J Immunol,2010,185:4004 - 4010.

[24] Baldeviano GC,Barin JG,Talor MV,et al. Interleukin - 17A is dispensable but essential for the progression to dilated cardiomyopathy[J]. Circ Res, 2010, 106(10): 1646 -1655.

[25] 顾坚,李堰松,王大斌. 胰岛素样生长因子- 1 在病毒性心肌炎小鼠中的变化及对心肌的保护作用[J]. 实用儿科临床杂志,2007,22(1):35 - 36.

[26] 焦蓉,黄星原,陈颖,等. 神经生长因子、可溶性 Fas 在病毒性心肌炎中的表达意义[J]. 实用儿科临床杂志,2006,21(13):831 - 832.

第六章 心肌炎模型的建立

第一节 心肌炎动物模型的建立

从人体研究VCM的发病机制有很大的局限性。其一是病毒病原学的诊断至今仍很困难，临床诊断不易得到病原学的支持；其二是临床诊断与病理的相关性较差。临床诊断为心肌炎的死亡者，尸检中只有10%有组织学证据，活组织检查有确切证据的仅有30%。因此有必要建立动物模型，对其发病机制进行系统的研究。

1950年以来，国内外用不同病毒株建成小鼠、大鼠、金黄色地鼠、猪、猴、黑猩猩等各种动物模型。虽然用接近人的灵长类动物作模型有其优越性，但这类动物，一般繁殖饲养比较困难而且价格昂贵，不宜做批量实验进行动态观察，而且有的动物并不是很敏感，常常需要一定的附加条件才能形成模型。而小鼠则繁殖快，饲养方便，价格低廉，基因型多而且又对病毒最敏感，是制作模型的理想动物。现在国内外均采用纯系或近交系的小鼠建立病毒性心肌炎模型研究其发病机制。现在已知可引起动物心肌炎的病毒有柯萨奇A组病毒(CVA)、柯萨奇B组病毒(CVB)、脑心肌炎病毒、牛痘病毒、伪狂犬病毒、单纯疱疹病毒、流感病毒等。其中较常用的病毒是CVB。$CVB_{1\sim6}$型均能引起小鼠的心肌病变。CVB_3引起的包括心肌在内的多脏器病变与新生儿急性病毒性心肌炎的病理改变很相似。因此在建立急性病毒性心肌炎的模型中常以此为代表型。

在制作模型中，选择亲心肌病毒至关重要。1987年，Kandolf等应用CVB_3感染无胸腺小鼠作为动物模型，用3H－35S标记的$_C$DNA探针，通过原位杂交实验发现，病毒RNA定位于心肌细胞内，呈灶性分布，从分子水平证明了CVB感染是病毒性心肌炎的重要病原体。不同的CVB株诱导产生心肌炎的能力不同，分亲心肌株和非亲心肌株。亲心肌病毒株可与心肌细胞上的受体特异性结合从而诱导产生心肌炎，因而推测能够中和亲心肌CVB_3病毒株的抗体，从某个角度讲也是亲心肌的，它们能够阻止病毒感染心肌，但对其他组织细胞的感染无作用。亲心肌病毒株感染的心肌炎小鼠体内可检测到循环的抗肌球蛋白抗体，而非亲心肌病毒株感染鼠没有产生心肌特异性抗体，提示亲心肌和非亲心肌病毒株的抗原性是不同的。亲人心肌的病毒株不一定对小鼠有亲心肌性。常需先在小鼠心肌或脑组织中传代多次使之适应而增强其亲心肌性。

另一个重要的问题是小鼠的品系基因型、鼠龄、性别、受孕、哺乳等均影响其对CVB_3的敏感性。Kishimoto等报道不同品系基因型的小鼠对CVB_2的敏感性有差别，具有H－2K基因的C_3H/He小鼠感染后产生严重心肌病变而具有H－2D基因的BALB/c小鼠则产生轻、中度的心肌病变。Grodum等报道CVB_1及CVB_5可引起纯系Albino乳鼠严重的心肌炎而$CVB_{2、3、4}$型只引起轻微心肌病变。但是$CVB_{1\sim5}$型均能引起成年Albino小鼠中、重型心肌损害。Khatib 等报道用 CVB_5 攻击任何鼠龄的 Swiss 小鼠均不产生心肌炎。Dnich 等在用 $CVB_{1\sim6}$ 型病毒攻击出生小于 12 小时的 BALB/c 小鼠后，CVB_3 所致的病变最重，$CVB_{4、6}$ 则较轻，$CVB_{1、5}$ 的最轻而 CVB_2 则不引起心肌的病变。改用出生小于 12 小时的 swiss 乳鼠，$CVB_{1\sim6}$ 均能引起不同程度的心肌病变。在成年的 BALB/c 小鼠中未见到有 CVB_6 致心肌炎的报道。雄鼠、受孕鼠或哺乳鼠对 CVB 感染较未受孕雌鼠敏感。因此在制作模型时，需用雄鼠。

此外，病毒的毒力和攻击剂量等均能影响模型的建立。有的病毒株虽能引起小鼠心肌病变，但发病率很低或发病率虽高而死亡率也很高而且很快死亡的均不宜作为研究发病机制的模型。现将几种常用的心肌炎动物模型的建立方法介绍如下。

一、CVB_3 病毒感染小鼠心肌炎模型的建立

近年来，病毒性心肌炎的发病率显著上升，临床研究和动物实验证实，该病的发生主要与肠道病毒，尤其是 CVB_3 病毒感染有关。下面简要介绍 CVB_3 病毒感染小鼠心肌炎模型的建立。

1. 实验材料

数只 4～5 周龄雄性近交系 BALB/c 小鼠，重 14～16g。该株严格按兄妹交配繁殖传代。CVB3 Nancy 株，用 Vero 细胞株扩增，病毒滴度为 10，50％组织培养感染剂量（TCID）。

2. 实验方法

将小鼠经腹腔内注射 0.1mL 病毒悬液，内含 10^4 TCID 病毒，造成小鼠心肌炎模型。

3. 观察项目

（1）断头法处死动物，按无菌操作，将心肌研磨成 10％的心肌悬液，接种到 HeLa 细胞中，当细胞病变达 3＋至 4＋时，经冻融，分离得到的上清液，用标准抗 CVB_3 血清鉴定。

（2）组织学检测：心脏离体后，10％福尔马林固定，石蜡包埋，切片，厚 4μm，间隔 100μm，每份标本切 5 片，光镜检查，计分（①0 分：无炎症或可疑炎症；②1 分：1 个或 2 个小的变性、炎症灶；③2 分：多个小炎症灶，或数个大炎症灶、小坏死灶；④3 分：多个大炎、坏死病灶；⑤4 分：弥漫性炎症浸润、坏死、钙化，取平均值）。对部分心肌进行电镜观察。

（3）尸检：发现自发死亡的小鼠，在死亡 2 小时内，即刻称重，尸体解剖，取心脏，病理检查。

有研究者对制造小鼠病毒性心肌炎动物模型较常用的柯萨奇 B_3 两株病毒进行了比较，通过动物实验获得了一些客观实验数据，为心肌炎造模者提供了客观的实验参考资料。研究者应用 CVB_{3m} 和 CVB_{3o} 感染 BALB/c 实验小鼠，测定两株病毒在鼠心肌细胞中的滴度；用常规病理法观察两株病毒致小鼠心肌炎的情况。结果发现 CVB_{3m} 和 CVB_{3o} 感染组小鼠心肌病毒滴度的峰值出现的时间基本相同，CVB_{3m} 的滴度较高；CVB_{3m} 感染组小鼠死亡率明显高于 CVB_{3o}，两株病毒致小鼠心肌炎的发病率分别为 76％和 17％。因此，CVB_{3m} 和 CVB_{3o} 致小鼠心肌炎的差异明显，在制造小鼠心肌炎模型时建议选择 CVB_{3m}。

目前，在儿童慢性 VMC 及 DCM 的研究中，病毒持续性感染的诊断成为实验室及临床研究的热点。国外许多知名的实验室从 20 世纪 90 年代初先后用分子杂交和 PCR 技术，发现在心肌炎和扩张型心肌病患者的心肌活检的组织中持续有病毒核酸存在。学者们普遍认为，一个可靠的实验模型对慢性心肌炎、病毒的持续感染乃至扩张型心肌病的研究是非常重要的。

采用柯萨奇 B_3 亲心肌病毒对不同品系的纯系小鼠进行感染，获得了建立慢性 VMC 实验模型所需的必要的实验数据和实验途径，为慢性 VMC 及 DCM 动物模型的建立奠定了基础。对柯萨奇 B_3 亲心肌株病毒(CVB_{3m})进行驯化，感染不同品系的纯系实验小鼠。观察并记录感染小鼠的死亡及发病情况。结果发现实验组昆明鼠和 NIH 小鼠的死亡率分别为 2.5%和 7.5%，二者的心肌未见有明显的病理改变；BALB/c 雄鼠感染 CVB_{3m} 后死亡率为 51.7%，且发病较重；BALB/c 雌鼠感染经驯化病毒后，实验组小鼠死亡率为 27.8%，感染病毒后 10～20 天心肌组织均有不同的病理改变，40 天后实验组小鼠心脏与体重的比值明显大于对照组。

一个成功的实验动物模型，首先在于动物的死亡率不应高于 40%。通过用 CVB_{3m} 对 3 个不同品系 4 种小鼠的感染进行了比较发现，昆明鼠和 NIH 鼠实验组小鼠虽有很低的死亡率，但即使是未经驯化的毒力较强的 CVB_{3m} 也不能使小鼠产生心肌炎。用驯化的 CVB_{3m} 感染 BALB/c 小鼠，雄性小鼠的死亡率高达 51.7%，且心肌炎的发病亦较急，与其死亡高峰时间相符合。实验组雌性 BALB/c 小鼠病毒感染的结果显示，各批实验小鼠的死亡率较为稳定，感染小鼠的死亡时间可到 60 天左右。病理结果显示，80～120 天的感染小鼠心肌仍有不同程度的病理改变。根据急性心肌炎模型病理结果，小鼠感染病毒 14 天后即为恢复期，表明雌性小鼠感染经驯化的病毒后产生了慢性心肌炎。慢性 VMC 的末期即为扩张型心肌病，这个观点已得到许多学者认同，并有用病毒感染鼠致扩张型心肌病的报道。通过测定各时间 BALB/c 小鼠心脏重量与体重的比值，发现在感染后期，实验组小鼠心脏重量与体重的比值明显大于对照组，且随着时间的延长比值有所增大。提示病毒感染后期小鼠心脏有增大的趋势，证实了国外学者的实验结果。建立一个可靠的稳定的实验模型，需要多学科实验数据的支持。相信通过努力，近一两年内一定能完成这项有价值和有意义的工作。

为了建立抗柯萨病毒 B_3 药物的体内药效试验模型，确立明确的病毒标志及与心肌组织病变关系，选用适当的接种病毒浓度十分重要。齐秀英等选取 4～6 周龄雄性 BALB/c 小鼠，病毒感染组腹腔接种不同浓度的 CVB_3 病毒液，对照组注射 RPMI1640 液，7 天后测定血清中和抗体效价及乳酸脱氢酶(LDH)活性；测定心肌组织的病毒滴度及观察心肌组织病理学改变。结果显示：病毒感染组鼠血清中和抗体效价及 LDH 活性显著高于正常对照组，且随接种 CVB_3 浓度增加，LDH 活性增高；随接种 CVB_3 浓度增高，小鼠心肌组织病毒滴度增加不明显。可能是由于接种较高浓度病毒的小鼠产生较高水平的中和抗体而使病毒部分被破坏，导致心肌组织中病毒滴度不高；而接种较低浓度病毒的小鼠产生较低水平的中和抗体而使进入心肌组织中病毒滴度与前者相似。病毒感染组心肌组织出现不同程度的灶性病理改变。接种病毒浓度与鼠心肌炎发病率之间不存在剂量反应关系。接种 10^2 TCID50 病毒的小鼠心肌炎发病率就可达 62.5%，但随接种病毒浓度升高，心肌炎发病率升高不显著。

虽然目前明确了雄性 BALB/c 小鼠为易感小鼠，而雌性 BALB/c 小鼠不易感，为了确定病毒感染的最佳计量，熊飞等对 CVB3 病毒感染小树心肌炎模型进行了优化，精确地探索可致 BALB/c 小鼠感染病毒性心肌炎的最佳病毒剂量。实验采用 100TCID50～10000TCID50 剂量之间的 CVB_3 感染两种小鼠，通过体重减轻率、死亡率和心脏病理及心肌 CK－MB 水平，详细评估了小鼠心肌炎的发病及严重程度，获得最佳的病毒感染剂量。发现雄性 BALB/c 小鼠致心肌炎的最佳 CVB_3 病毒滴度数量级在 1000TCID50；进一步确定 1500TCID50 是在雄性 BALB/C 小鼠中诱导病毒性心肌炎的最佳剂量；C57BL/6 小鼠不是易感小鼠，但在 1500TCID50CVB_3 感染下也可诱导轻微可见的病毒性心肌炎，便于在多数基因敲除鼠内的病毒性心肌炎研究。

二、小鼠巨细胞病毒性心肌炎模型的建立

多种病毒感染可致 VMC，巨细胞病毒（CMV）感染是其重要的病因之一。人 CMV（HCMV）在世界范围内普遍感染，我国是 HCMV 感染的高发地区，成人血清抗 HCMV 阳性率可高达 95%，严重危害人类身体健康。MCMV 心肌炎并不严重，心肌细胞变性坏死具有局灶性和散在性特点，可出现各种心律失常；心肌炎早期病变和心律失常的发生可能与病毒感染直接损伤有关，慢性期病变和心律失常的发生则可能与抗 β_1 受体抗体的作用有关。由于 HCMV 的有效疫苗还处在研究开发之中，目前为止亦缺乏低毒高效的抗 HCMV 感染药物，因此建立巨细胞病毒性心肌炎动物模型对临床药物筛选，疾病发病机制研究及疾病预后评估意义重大。

1. 实验材料

BALB/c 小鼠，4 周龄，重 10～12g。MCMV K181，在 BalB/ c 小鼠唾液腺中传毒适应，收获病毒用于本实验。选择 TC ID5010^{-4} 病毒浓度接种小鼠。

2. 实验方法

动物室保持空气新鲜，维持相对湿度 60%，温度（20±4）℃。每只小鼠经腹腔内注射 TC ID50 10^{-4} MCMV 悬液 0.1mL。

3. 观察项目

（1）组织学检查：用断颈法处死动物，观察心脏总体外观后，无菌取出心脏纵切洗净，用 4%甲醛固定，石蜡包埋，切片，厚 4μm，间隔 100μm，光镜检查，计分，取平均值。

（2）尸检：发现自发死亡的小鼠，在死亡 2 小时内，即刻称体重（BW），尸体解剖，取心脏，病理检查，称心脏重量（HW），并计算 HW/BW。

（3）小鼠肢体导联心电图记录：使用 RM6240 生物信号采集处理系统 2.0C 版记录心电图。采用标准Ⅰ、Ⅱ导联。心电图判定方法：符合下述一项者即为异常心电图：心跳加快或心跳减慢，试验前后自身变化超过 100 次/分；房性和室性期前收缩；心律失常；传导阻滞；异位心率。

HCMV 是胎儿、新生儿、成人及免疫功能不全者（如器官移植者、恶性肿瘤放、化疗后及 AIDS 患者等）的重要致病因子。MCMV 和 HCMV 在基因及核酸水平有很多相似性，在 HCMV 中存在的人类基因类似物在 MCMV 中亦同时存在。MCMV 感染和 HCMV 感染亦非常相似，这为其发病机制的研究和观察药物抑制 MCMV 作用提供了良好的模型。

本实验通过 MCMV 感染 BALB/c 小鼠后，观察记录小鼠的发病症状、体征、心脏病理及小鼠心电图变化，证实了病毒性心肌炎动物模型已经建立。该模型对进一步探讨病毒性心肌炎的发病机制、转归及抗病毒药物的筛选提供了有力工具，模型重复性、稳定性好，效果令人满意。

三、自身免疫性心肌炎小鼠模型建立

心肌炎最常见的病因之一是由于 CVB_3 感染，而 CVB_3 所致的小鼠心肌炎在病毒复制期过后心肌组织中检测不到病毒的 DNA，而炎症反应仍持续，说明自身免疫阶段是 VMC 的一个

重要阶段，自身免疫性心肌炎动物模型的建立为研究心肌炎的发病机制提供了良好的条件。

(一)心肌肌球蛋白诱导小鼠自身免疫性心肌炎模型的制备

心肌炎患者体内可以检出多种自身抗体，如抗 β_1受体抗体、抗 M_2受体抗体等。自身抗原促发是心肌炎发病机制之一，即嗜心肌病毒通过胞内复制直接溶解细胞以及病毒特异性免疫引起心肌细胞损害，使胞内自身抗原如肌球蛋白、ANT 等释放，再加上辅助刺激因子的参与，从而促发自身免疫。由此可见心肌肌球蛋白(cardiacmyosin,CM)在心肌炎发病过程中起到了一定的作用。本实验从猪心室肌中分离提纯肌球蛋白并将其注射到 BALB/c 小鼠皮下，引发小鼠自身免疫性心肌炎，观察其自身免疫阶段和慢性病变期的病理变化，从而建立实验性自身免疫性心肌炎(experimental autoimmune myocarditis,EAM)小鼠模型。

1. 实验动物

8 周龄的 BALB/c 小鼠数只，体重均为 16～20g。

2. 实验方法

心脏肌球蛋白以猪的心室肌制备，将猪心室肌制成组织匀浆后通过不同浓度的 K^+ 溶液，差速离心，DEAE－Sephadex A－50 离子交换层析化，0.05～0.4mol/L 氯化钾梯度洗脱以及分级饱和硫酸铵沉淀等方法提取。将提纯的肌球蛋白溶于 0.14mol/L 磷酸钾缓冲液中，调整浓度至 1.0mg/mL，并与等体积完全弗氏佐剂(CFA,Sigma 公司) 混合研磨成乳浊液，在小鼠双侧腹股沟和腋部皮下注射，每只小鼠注射肌球蛋白量为 1mg。免疫时间为第 1 天、第 8 天、第 30 天，共 3 次，可造成自身免疫性心肌炎小鼠模型。

3. 观察项目

(1)心肌病理学检测：于初次免疫后第 14 天、第 21 天、第 30 天、第 60 天取小鼠心脏用 10％甲醛固定，石蜡包埋，间断切片，厚 4μm，常规 H－E 染色，显微镜下观察。心肌炎程度根据 el－Khatib 等的分级法分为 0～4 级(1＋，炎细胞浸润＜5％；2＋，浸润 5％～10％；3＋，浸润 10％～20％；4＋，浸润＞20％)。

(2)血清肌球蛋白抗体滴度测定：间接 ELISA 检测小鼠血清中抗肌球蛋白 IgG 抗体，小鼠眼球取血，2100g 离心 30min 获得小鼠血清，以 10μg/mL 猪心肌肌球蛋白包被 96 孔聚苯乙烯板，含 2％牛血清白蛋白(BSA) 的磷酸盐缓冲液封闭未结合位点，同时设阳性、阴性血清及空白对照，小鼠血清 1∶80 起始倍比稀释，二抗为辣根过氧化物酶(HRP)标记的抗小鼠 IgG，显色底物四甲基联苯胺(TMB)，4mol/L 硫酸终止后酶标仪检测波长为 450nm 处的光密度(OD)，本实验阳性计算方法：[待测抗体 OD 值－空白对照值(P)] /[阳性对照 OD 值－空白对照 OD 值(N)]≥2.1 为阳性。

(3)Western 印迹法：上述肌球蛋白电泳后的凝胶在湿 PVDF 膜上 30V 电转移过夜，将膜浸入含 5％ 脱脂奶粉的 TBS 溶液(100mmol/L Tris－HCl,pH7.5,0.9％ NaCl) 中室温摇晃 1 小时，以封闭游离的结合位点；在含 1％BSA 的 TBS 中与一抗(分别用上述的实验组和对照组免疫小鼠血清) 孵育 1 小时，用含 1％BSA 的 TBS 冲洗 3 次，加入二抗(HRP 标记的抗小鼠 IgG) 孵育 1 小时，含 1％BSA 的 TBS 冲洗 3 次，加入二氨基联苯胺(DAB)显色液显色。

(4)荧光免疫试验(FIA)定量检测小鼠血清中 cTnI，原理为双抗体夹心法，使用两个纯化的山羊多克隆抗体，第一抗体固定于固相的玻璃纤维上，二抗上结合有碱性磷酸酶，底物 4－甲基伞酮磷酸盐。正常参考值＜0.1ng/mL。

事实上宿主本身的基因型别对 EAM 的诱导有着重要的影响，不同基因背景的小鼠被诱导发生 EAM 的易感性显著不同，已有实验证实本实验所用 BALB/c 小鼠对 EAM 易感性极高，且其病变进展过程与人类类似，故可作为较好的研究工具。

Pummerer 等从心肌 α_2肌球蛋白可在易感品系小鼠中诱导出较为强烈的 EAM，而骨骼肌 β_2肌球蛋白则没有出现相应的效果，心肌 α_2肌球蛋白与骨骼肌 β_2肌球蛋白相比，前者头端 614～643 位的一段多肽序列具有最高的异源性且可以在 BALB/c 小鼠体内诱导出与完整 CM 分子诱导的严重程度相一致的 EAM。

肌球蛋白诱发心肌炎的原因有以下几种。

(1)MHC 抗原提呈肌球蛋白的碎片。

(2)细胞坏死后肌球蛋白出现在细胞外间隙。

(3)分子模拟，有证据表明心肌蛋白和感染因子之间有交叉反应的表位，肌球蛋白和病毒外壳蛋白相似，约有 40％氨基酸序列相同。

正常人和动物体内与肌球蛋白反应的免疫细胞在其分化过程中并未被克隆清除，由于肌球蛋白位于心肌细胞内，在心肌细胞表面并无抗原表达，所以正常状态下这些免疫细胞处于静止状态。在腋下及腹股沟等淋巴组织较丰富的部位皮下注射肌球蛋白与完全弗氏佐剂充分混合的乳浊液，可达到两个目的：其一，吸收后的肌球蛋白可充分激活淋巴细胞并产生自身抗体；其二，被佐剂中的油脂包裹的肌球蛋白缓慢释放，可保持对免疫系统的持续刺激。被激活的淋巴细胞可释放多种细胞因子，如 IL－2、IFN－γ、TNF 等，可使心肌表达主要组织相容性复合体-Ⅱ(MHC－Ⅱ) 分子和抗原肽复合物以及黏附分子，如 ICAM－1。有文献报道，在肌球蛋白免疫后的易感小鼠心肌，E－选择素(E－selectin)、血管细胞黏附分子－1 (VCAM－1)、ICAM－1 等黏附分子表达明显升高，从而使细胞毒性 T 细胞(CTL) 和中性粒细胞黏附于心肌细胞而产生损伤作用。其机制可能除了穿孔素的细胞溶解作用，还有凋亡机制的参与。有报道认为 Fas/ FasL 系统在心肌肌球蛋白免疫后心肌炎发病过程中起到了一定的作用。同时 B 细胞通过 $CD4^+$ T 细胞激活后分泌的肌球蛋白抗体也可通过补体依赖的细胞毒(CDC)反应和抗体依赖细胞介导的细胞毒反应(ADCC) 作用对心肌细胞产生损伤。炎性反应在 21～30 天时最为明显。随后进入慢性期，成纤维细胞取代炎症细胞，坏死灶溶解吸收、消散，瘢痕形成，可见到较多胶原纤维。

心肌肌球蛋白诱导的自身免疫性心肌炎模型有如下特点：首先，特定的免疫原和特定的遗传易感小鼠使得诱导自身免疫性心肌炎具有高度的可重复性；其次，因为炎症局限于心脏，故自身免疫反应有高度的器官特异性；再次，由于用骨骼肌肌球蛋白免疫无效，故免疫原性表位对心肌肌球蛋白异构体是独一无二的。用肌球蛋白诱导的心肌炎和 CVB 感染诱导的心肌炎有许多相似之处：A. SW、A/J、A. BY 和 A. CA 小鼠均可诱发心肌炎，而 C57BL/10J 小鼠则抵抗；在 CVB 感染和肌球蛋白免疫后，A. SW、A. CA 和 A/J 小鼠均可出现高滴度的肌球蛋白自身抗体，而 A. BY 和 C57BL/10J 小鼠出现低滴度的抗体；肌球蛋白诱导的和 CVB 感染后心肌炎均表现为弥漫性间质单个核细胞浸润和心肌灶性坏死，因此这一模型体系可用于研究病毒感染后自身免疫性心脏病的病理机制。

Smith 和 Allen 等用含有抗体的血清做被动免疫实验，没有发现组织损伤，提示抗体在自身免疫性心肌炎的免疫发病机制中可能没有作用。抗体从血管腔隙中溢出并进入组织间隙的能力依赖于浓度、时间及初次感染的严重程度。细胞毒性T细胞对抗体溢出管腔及抗体介导效应的发生有重要作用。抗体在心肌炎发病中的作用较少的是诱导可论证的组织炎性反应，更多的是干扰细胞的功能。Schwimmbeck 等通过实验证明，ADP/ ATP 载体蛋白(ANT)的一个抗原决定簇，第27～36个氨基酸可在心肌细胞表面表达。抗该片段的抗体干扰心肌细胞的代谢功能。进一步，ANT 的氨基酸组成为1218～1226的片段的同源决定簇在 CVB_3 壳体蛋白上找到。CVB_3 感染鼠可产生抗 ANT 抗体。

国内也有学者报道了以包含心肌球蛋白致病性抗原表位的人工合成多肽免疫 BALB/c 小鼠，从而建立实验性自身免疫性心肌炎动物模型。方法是用 FMOC 法人工合成含心肌肌球蛋白抗原表位长度为14个氨基酸残基的多肽，经 HPLC 法纯化至纯度达95%以上并以质谱分析法鉴定。纯化多肽皮下免疫遗传易感 BALB/c 系小鼠，建立自身免疫性心肌炎模型。结果发现88.9%的实验组小鼠第14天出现心肌损伤，至第21天心肌损伤达高峰。心肌病理切片可见心肌层充血，间质单核细胞浸润明显并伴心肌细胞肿胀、坏死。血清抗心肌肌球蛋白自身抗体阳性，并伴肌钙蛋白I水平升高。因此，应用本方法可成功诱导 BALB/c 系小鼠发病，建立实验性自身免疫性心肌炎动物模型。与 CM 诱导的 EAM 模型相比，CM 分子致病抗原表位(多肽抗原)诱导模型在发病率、死亡率上均无明显差别，且本方法具有特异性强、用量少及易于人工合成纯化等优点。该诱导模型亦为进一步研究相应 CM 分子致病抗原表位序列及针对相应致病表位调控心肌炎的发生与发展提供了良好的工具。

Bachmaier 等研究了抗原模拟机制在 EAM/EAC 发病过程中的作用。所谓抗原模拟机制是指外来病原体与自身心肌组织具有相同的抗原表位，使机体在对外来病原产生免疫应答的同时也产生针对自身心肌组织的免疫活性细胞。他们通过分析推测在人感染性心肌炎的发生过程中，人 CM 分子与外来病原的共同抗原表位序列为：甲硫氨酸-丙氨酸-X-X-X-丝氨酸-苏氨酸。之后，又分别以来自苍白密螺旋体、包柔螺旋体、肺炎支原体等病原的5个含有上述序列的多肽段免疫 BALB/c 小鼠，使其发生 EAM，进一步证明自己的观点。

Ratcliffe 等从已被 CM 抗原表位多肽诱导发生 EAM 的 Lewis 大鼠体内分离出自身反应性 $CD4^+$ T淋巴细胞，并将其在体外培养后从尾静脉回输入正常野生型 Lewis 大鼠体内，在其体内引起心肌的持续性炎症反应和心肌细胞凋亡，6个月后大鼠产生了类似人类 DCM 的表现(心室腔扩张、心肌肥大并伴有大量的纤维化)。

Kaya 等研究发现，在 EAM 的早期诱导阶段以眼镜蛇毒素(CVF)耗尽小鼠体内补体 C_3，可阻止 EAM 的发生。相应的在这些小鼠体内促炎症反应的细胞因子(IL-4、IFN、TNF 等)的产生明显下降，自身抗体滴度也明显下降。而当在 EAM 效应时相再消耗补体 C_3 时并不能影响疾病的进展。该研究提示补体系统在疾病的始发阶段起着非常重要的作用。

(二)干酪乳杆菌细胞壁成分诱导小鼠自身免疫性心肌炎模型的制备

干酪乳杆菌是人类及哺乳动物肠道益生菌，参与肠道菌群平衡调节，并且广泛应用于食品及饲料加工业。有学者采用自制的干酪乳杆菌细胞壁成分(lactobacillus casei cell wall element，LCWE)多次注入易感的 BALB/C 小鼠腹部皮下，成功地诱导出 BALB/ c 小鼠严重的心肌损害，且心肌炎的发生率为100%。主要表现为心肌间质以淋巴细胞为主的浸润、局灶性心肌坏死和局灶性出血，并同时存在心内膜炎、心外膜炎和小血管周围炎性细胞浸润。电镜下见心肌细胞肿胀、肌丝溶解和淋巴细胞浸润。现将其模型的具体制备方法简要介绍如下。

1. 实验动物

BALB/c 小鼠数只，4～5 周龄，雌雄不限。

2. 实验方法

LCWE 的制备：依照 Trang 等的方法并略作改进：将干菌种接种于培养基中，于 37℃温箱中厌氧培养 2 天后离心(5000r/min，40 分钟)，磷酸盐缓冲液(PBS) 反复洗涤 6 次后取沉淀物，加入 10 倍 4%十二烷基硫磺酸钠孵育以溶解细菌(室温，过夜)，PBS 反复洗涤 10 次后弃去上清液，取沉淀物依次用 250μg/mL DNAse Ⅰ、RNase、胰蛋白酶孵育(各 37℃×4 小时，PBS 洗 2 次)。弃去上清液，沉淀物湿重约 20g 加入 60mL PBS，在乙醇浴中用细胞裂解仪超声裂解 2 小时(裂解细胞壁)。然后用超速低温离心机离心(40 000r/min，4℃，1 小时)，上清液的成分为 LCWE。根据酚/硫酸比色计测定鼠李糖浓度，以此鼠李糖浓度值作为 LCWE 的浓度，然后用 PBS 稀释至 1 mg/mL 置于－70℃备用。BALB/c 小鼠于第 0、3、5、10 天经腹腔皮下注射 0.5mL 的 LCWE 可造成 EAM 动物模型。

3. 观察项目

组织学检查(方法同前)。

本实验模型的诱导因素不是病原微生物(如柯萨奇病毒) 对心肌的直接感染，亦非病原毒素的直接作用。本研究采用 LCWE 直接免疫动物，诱导出广泛的心肌炎，更符合自身免疫性心肌炎的发病过程，并为研究其病因和发病机制开拓新的思路。

关于 LCWE 可致机体免疫损伤的机制，一些学者已进行过相关探讨，证明干酪乳杆菌细胞壁的特定成分鼠李糖和 N－乙酰基半乳糖胺是其特别抗原决定簇。已证实链球菌 A 细胞壁的 N－乙酰基半乳糖胺和鼠李糖与人体心肌、血管等组织中的某些糖蛋白有共同抗原，能够产生自身免疫反应。本实验组小鼠检测出抗心肌抗体，由此作者推测，LCWE 中的鼠李糖和 N－乙酰基半乳糖胺可能与小鼠心肌有交叉抗原性，诱导小鼠心肌发生免疫损伤致心肌细胞破坏，暴露的心肌成分作为抗原产生更多的抗心肌抗体，进而发生 EAM。细胞免疫在 LCWE 诱导小鼠心肌炎的过程中也发挥着重要作用。由于激活的 T 细胞促进自身免疫病的发生，随着脾脏 T 细胞的过度激活到逐渐衰竭，免疫反应由亢进得到扼制，心肌损伤逐步恢复。关于 LCWE诱导小鼠 EAM 的具体机制尚待深入研究。

总之，LCWE 能够诱导 BALB/c 小鼠产生 EAM，其心肌病理改变典型，群体发生率高。该动物模型可成为自身免疫性心肌炎研究的良好动物模型。

(三)细菌脂多糖促进克氏锥虫抗原诱导的自身免疫性心肌炎模型的建立

1. 实验材料

4～6 周龄的 SPF 级雄性 A/J 小鼠数只，克氏锥虫的培养及繁殖参照 Leon(2004)等的方法。克氏锥虫抗原参照 Leon 等的方法完成。简短地说，锥虫 epimastigotes 培养后，经 PBS 洗 3 次，重悬在 PBS 中，加等量的丙酮固定。再经超声粉碎及冻融，最后用 751 分光光度计测定蛋白质含量。

2. 实验方法

250μg 锥虫抗原用完全弗氏佐剂(Difco，Detroit，Mich.)乳化后免疫 A/J 鼠，每鼠分 3 个部位经皮下免疫 0.1mL。于第 7 天和第 14 天，分别给予 2 次加强免疫，免疫方式与第一次相同。总共 750μg 锥虫抗原接种到小鼠体内。LPS 于第 1 及第 7 天两次经腹腔接种给小鼠。PBS 及 PBS/25μg LPS 免疫组作为对照。

3. 观察项目

组织学检查(方法同前)。

锥虫抗原/ 25μg LPS 免疫组可见明显的心肌炎症,因此,一定浓度的 LPS 能够促进锥虫抗原诱导的细胞和体液免疫效应,从而促使心肌炎的发生。

四、低硒小鼠 VMC 模型的建立

微量元素硒是人体必需的,它在机体多以半胱氨酸的形式存在,参与谷胱甘肽过氧化物酶(GSH - Px)的组成。近年来国内外研究发现,硒与心血管疾病间有着密切的关系。低硒、低维生素 E 所致的氧化应激状态使机体处于易损状态,同时还可增强病原体毒力,此两者的协同作用可加重心肌损伤。下面简要介绍低硒小鼠病毒性心肌炎模型的建立方法。

1. 实验材料

取纯系健康 5 周龄雄性 BALB/c 小鼠。体重 16～18g 。低硒饲料配比(%):低硒酵母(购自黑龙江省阿城市)45,猪油 4,植物油 1,无硒盐 5,不含维生素 E 的维生素 0.5,蛋氨酸 0.4,氯化胆碱 0.1,其余加蔗糖至 100,加维生素 E 200mg/kg。常硒饲料配制:低硒饲料内按每克加入 0.2μg 亚硒酸钠拌匀。采用 2,3 - 二氨基萘荧光分光光度法,测定常硒饲料中硒含量为 0.277 mg/kg,低硒饲料中硒含量为 0.013mg/kg。嗜鼠心肌柯萨奇 CVB_{3m}病毒采用微量滴定法在 Hela 细胞上测定其 TCD50 为 10^{-7}。实验用量为 1000 TCD50 0.1mL。

2. 实验方法

BALB/C 小鼠以低硒饲料喂养 5 周后,腹腔接种 0.1mL 1000 TCD50 嗜鼠心肌 CVB_{3m}病毒建立低硒小鼠病毒性心肌炎模型。

3. 观察项目

(1)组织学检查(方法同前)。

(2)取全血测 GSH - Px 活性。

硒是抗氧化酶的关键成分 GSH - Px 的关键因子,硒缺乏降低了机体抗氧化能力,有毒的脂质过氧化物堆积,从而使细胞造成损伤,导致低硒组小鼠心肌损伤加重和检出率增高。

五、阿霉素心肌炎模型的建立

阿霉素心肌炎是一种中毒性心肌炎,是由于阿霉素对细胞的直接毒性作用造成心肌细胞的炎性改变,有的部位以变性为主,有的部位以坏死为主。现将其模型的建立方法介绍如下。

1. 实验动物

体重 200～300g SD(Sprague Dawley)大鼠数只,雌雄不限。

2. 实验方法

给予阿霉素 3mg/kg 腹腔注射,隔日 1 次,共 4 次,总剂量 12mg/kg。建立大鼠阿霉素心肌炎模型。

3. 观察项目

组织学检查(方法同前)。

六、基因工程 VMC 模型

随着基因工程技术的飞速发展,转基因小鼠模型对研究病毒性心肌炎的发病机制有着重要的作用。基因敲除(gene knockout) 又称基因打靶(gene targeting),是通过外源 DNA 与染色体 DNA 之间的同源重组,精细地定点修饰和改造基因 DNA 片段的技术。最近,敲除免疫系统不同成分的转基因模型对我们进一步认识 VMC 的发病机制很有帮助。用缺乏 TNF 基因小鼠〔TNF(-/-)〕,用脑炎心肌炎病毒(EMCV)感染之。结果发现 TNF(-/-)小鼠的生存率明显低于 TNF(+/+)小鼠。TNF(-/-)小鼠心肌的 EMCV 病毒滴度和病毒基因组的 RNA 明显高于 TNF(+/+)小鼠。组织病理检查结果反映 TNF(-/-)小鼠心肌的炎症改变不如 TNF(+/+)小鼠明显。免疫组化分析反映,与 TNF(+/+)小鼠比较,TNF (-/-)小鼠心脏的细胞间黏附分子-1 和血管细胞黏附分子-1 减少。另一种小鼠的心肌炎模型是通过敲除编码干扰素调节因子的基因建立的,此因子在调节干扰素表达中起重要作用。使小鼠此基因失去活性,小鼠对柯萨奇病毒性心肌炎十分易感。Fairweather 等用 IL-12Rβ1、IFN-γ、TLR4 缺陷鼠来研究感染 CVB_3 后炎症、病毒复制和细胞因子情况,接种后 12 天对心脏进行相关检测,结果显示 IL-12Rβ1 和 TLR4 缺陷鼠心脏中炎症减轻、病毒复制减少,细胞因子 IL-1β 和 IL-18 降低,并和炎症轻直接相关,而 IFN2γ 缺陷鼠中病毒复制加重,显示 IL-12$Rβ_1$ 和 TLR4 这 2 种受体有着共同的下游通路直接影响着 IL-1β 和 IL-18 产生,证明这 2 种因子参与心肌炎的发病机制,IFN-γ 则有保护心肌作用。敲除小鼠 $TGFβ_1$ 基因,造成的心肌周围炎与 VMC 和自身免疫病近似。还有研究报道在敲除穿孔素或(及)FasL 小鼠中探讨 VMC 的发病机制。

(李永勤)

第二节 病毒性心肌炎细胞感染模型的建立

心肌细胞培养是能在体外对心肌细胞进行生物学特性的研究,并建立一些实验病理模型,已成为心脏病研究的重要手段之一。有关人员采用大白鼠的心肌细胞进行体外培养,并用嗜心性柯萨奇病毒 CVB_3感染心肌细胞,建立病毒性心肌炎(VMC)模型,为 VMC 的实验研究奠定基础。

一、实验动物

新生 1～3 天的 SD 种大白鼠乳鼠,雌雄不限。各种病毒对不同种动物或同种不同品系动物的亲和性均不相同,就柯萨奇 B 组病毒而言,SD 及 Wistar 纯种大鼠是可选择的动物模型,选用 SD 纯种大鼠乳鼠培养细胞作为模型,实验证明此品系大鼠心肌炎诱发率可达 100%。鼠龄选择 1～3 天的乳鼠较好,因此时心肌细胞已充分分化,适用于各种研究,而>4 天的大鼠的培养心肌细胞就较慢发育成有自律搏动的细胞。新生大鼠心肌细胞易于长期培养,有利于某些指标的观察,即方便又有一定的优越性。

二、实验方法

出生1～3天的SD大鼠，取心室肌用0.1%胰蛋白酶分次消化细胞，所得的细胞悬液用差速贴壁技术分离出心肌细胞，分装于24孔组织培养板，每孔1mL生长液含5×10^5细胞，生长液为含20%胎牛血清的Eagle's MEM液，于5%CO_2、37℃培养箱中培养。CVB_{3m} Nancy株，在人胚肾细胞上繁殖，接种前以3000r/min离心30分钟，弃沉淀；上清液在心肌细胞上测50%组织感染率(TC ID50)。上清液做不同程度稀释后，接种细胞作预实验，选择100TC ID50作为正式实验的接种浓度。培养48小时将已呈规律搏动的各孔心肌细胞分成两组——病毒感染组和对照组。弃去上清液后，在病毒感染组细胞中每孔加0.5mL含100TC ID50 CVB_{3m}(在培养心肌细胞上测定其50%组织感染率为10)的生长液，对照组仅加生长液。37℃温育1小时后，各组弃上清，加生长液每孔1mL，置37℃培养观察。

观察指标如下。

(1)形态学观察：用倒置相差显微镜动态观察成活心肌细胞的形态变化，感染CVB_{3m}后细胞病变(cytopathic effect，CPE)以细胞受累的程度为标准，CPE表示法：(±)＜25%，(＋)25%～50%，(＋＋)51%～75%，(＋＋＋)＞75%，(＋＋＋＋)近100%。

(2)电镜观察方法：心肌细胞在载玻片上生长成片后，无钙、镁离子的D-Hank's液洗涤2次，以pH 7.2的0.1mol/L磷酸缓冲液洗涤2小时，每半小时换缓冲液一次，再用2%锇酸固定2小时，并经上述缓冲液洗涤1小时，样品包入4%琼脂，凝聚后切成小块，经乙醇及丙酮系列脱水，环氧树脂，EPON 812包埋，60℃聚合制成超薄切片，电镜观察超微结构。

(3)心肌细胞培养液中酶的测定：取细胞密度为5.0×10^5mL的心肌细胞培养液，用Beckman全自动生化分析仪测定感染前后培养液中心肌酶谱，每份样品1mL，数据均以均数±标准差表示，采用同批组间资料t检验。

(4)DNA倍体分析：取培养第3天的细胞经0.15%胰蛋白酶液消化1～2分钟，弃去消化液，D-Hank's液洗涤2次，然后加入适量培养液，经吹吸后制成细胞悬液(细胞密度＞1.0×10^4/mL)，RNA酶37℃作用20分钟，碘化丙啶(PI)染色30分钟，流式细胞仪检测，Multiple Option Cell Cycle Fitting(Autofit Version 2.53)软件分析。

参考文献

[1] 申元英，杨占秋，刘建军，等．柯萨奇病毒B3致病模型的建立[J]．武汉大学学报(医学版)，2001，22(4)：297.

[2] Kandolf R，Ameis D，Kirschner P，et al. In situ detection ofenteroviral genomes in myocardidal cells by nucleic acid hybridization：an approch to diagnosis of viral heart disease[J]. ProcNatl Acad USA，1987，84：4812.

[3] Veena Taneja，Marshall Behrens，Leslie Cooper，et al. Spontaneous Myocarditis in Transgenic Mice Needs Appropriate MHC and non-MHC Genes[J]. Clinical Immunology，2007，123：127.

[4] 齐秀英，李晓眠，刘民，等．BalB/C鼠柯萨奇病毒B3心肌炎模型中病毒接种浓度的研究[J]．天津轻工业学院学报，2000，3：5.

[5] 徐翼,方峰,向稚丹,等．小鼠巨细胞病毒性心肌炎模型的建立[J]. 中华心血管病杂志,2005,33(4):360.

[6] Ishiyama S , Hiroe M , Nishikawa T ,et al. The Fas/ Fas ligand system is involved in the pathogenesis of autoimmune myocarditis in rats [J]. J Immunol, 1998, 161 (9):4695.

[7] 沈涤非,唐其柱,史锡腾,等．实验性自身免疫性心肌炎小鼠模型研制[J]. 微循环学杂志,2004,14(2):35.

[8] 姜剑斌,张静,仇慧仙,等．小鼠慢性自身免疫性心肌炎模型的建立[J]. 温州医学院学报,2006,36(6):527.

[9] 熊然,唐其柱,魏小红,等．多肽诱导 BalB/C 小鼠自身免疫性心肌炎模型及鉴定[J]. 武汉大学学报(医学版),2006,27(2):206.

[10] Conant SB, Swanborg RH. Application of tetramer technology in studies on autoimmune diseases[J]. Autoimmun Rev , 2003,2(1):43.

[11] 蔡刚,张军,刘莉,等．腺病毒介导反义 C ⅡTA 基因对实验性自身免疫性心肌炎的治疗[J]. 中华微生物学和免疫学杂志,2005 ,25 (1) :56.

[12] 范荣,张军,郭品娥,等．心肌肌球蛋白诱导 BalB/C 小鼠发生自身免疫性心肌炎[J]. 第二军医大学学报,2002,23(5):515.

[13] MurakamiU ,Uchida K, Hiratsuka T. Cardiac myosin from pigheart ventricle: purification and enzymatic p roperties [J]. JBiochem (Tokyo) , 1976, 80 (3) : 611.

[14] Trang T , Earl D , Martindale V , et al . Superantigenic activity is responsible for induction of coronary arteritis in mice : an animal model ofKawasaki disease[J]. Intern Immuno , 2003 , 15 : 79289.

[15] 牛美真,王宏伟,覃丽君,等．干酪乳杆菌细胞壁成分诱导小鼠自身免疫性心肌炎的研究[J]. 中华微生物学和免疫学杂志,2005,25(6):442.

[16] 林爱芬,颜卫华,余素飞,等．细菌脂多糖促进克氏锥虫抗原诱导的自身免疫性心肌炎[J]. 中国人兽共患病杂志,2005,21(12):1094.

[17] 张邻杰,钟学宽,孙辉,等．低硒病毒性心肌炎鼠 IL－2 及 SIL－2R 的检测[J]. 航空航天医药,2000,11(4):187.

[18] 焦宝明,李志梁,钱洪津,等．实验性阿霉素心肌炎心肌肌钙蛋白Ⅰ免疫组化研究[J]. 岭南心血管病杂志,2000,6(2):124.

[19] 尹海芳,王秋菊,李宁．基因敲除鼠疾病模型的研究进展[J]. 遗传,2002,24(4):463.

[20] 李湘萍,徐慰倬,李宁．动物基因敲除研究的现状与展望[J]. 遗传,2003,25(1):81.

[21] 李萌,吕仕超,吴美芳,等．实验性自身免疫性心肌炎动物模型的建立与评价[J]. 中国比较医学杂志,2013,69:72.

[22] 朱咏贵,陈志衡,杨作成．病毒性心肌炎模型研究进展[J]. 国际病理科学与临床杂志,2013,67:71.

[23] 李岳春,任江华,曹茂银,等．制备小鼠病毒性心肌炎模型最适柯萨奇病毒 B－3 浓度的实验研究[J]. 浙江医学,2007, 1166:1168.

[24] 刘捷,邓玉莲,许春萱,等．心肌炎动物模型:$CoxB_3$感染 BALB/c 小鼠心肌炎[J]. 中国

人兽共患病杂志,2001,86:88.

[25] 熊飞,万方方,钱乾,等. 小鼠柯萨奇病毒性心肌炎模型的优化[J]. 现代免疫学,2014,183:189.

[26] 陈志坚,廖玉华,唐省三,等. BALB/c 小鼠巨细胞病毒性心肌炎模型的特征[J]. 中国病理生理杂志,2008,466:469.

[27] 王西栋,张广兰. 病毒性心肌炎动物模型细胞免疫功能和细胞因子检测的意义[J]. 中国现代医生,2011,16:18.

[28] 吴祖波. GYY4137 在柯萨奇病毒 B-3 型感染的乳鼠心肌细胞中抗炎症、抗凋亡作用机制的初步实验研究[D]. 华中科技大学,2014.

第七章 心肌炎的临床表现

心肌炎是一种常见的病毒感染或非感染性免疫介导的疾病，症状多变，易于误诊。心肌炎的临床表现十分不一，可从无症状的亚临床型心肌炎到发生进行性心功能恶化、恶性心律失常、心源性休克甚至猝死的重症暴发型心肌炎。本病多由呼吸道、消化道或接触病毒感染后，先出现该系统感染的症状，经过病毒血症，数日后才侵犯心脏。当心脏症状出现时，局部感染已近尾声。急性病毒性心肌炎损伤可无临床症状，慢性心肌炎导致免疫介导的心肌损伤和功能障碍。急性心肌炎预后一般较好，但其部分可能发展为扩张型心肌病、心力衰竭，临床治疗困难。急性心肌炎一般以心外表现为首发症状，然后很快出现胸痛、心悸、心力衰竭等征兆。由于其发病突然、隐匿，给疾病诊断带来困难。急性心肌炎慢性迁延，可发展为慢性心肌炎，甚至心肌病。

第一节　心肌炎的一般临床表现

一、前驱症状表现

VMC 大多急性起病，一般在心脏受累症状出现前 1～3 周或同时见有轻重不同的病毒感染前驱表现，常见有发热、咽痛、咳嗽、周身不适、肌肉疼痛、皮疹，或恶心呕吐、腹痛、腹泻等。也可能因上呼吸道感染样症状很轻微而被忽略，或仅有轻度疲乏感，此时可无明显的病毒感染史，即隐性感冒，但并不能因此而排除病毒感染。部分患者发病于全身性病毒感染性疾病之后，则可有麻疹、风疹、流行性腮腺炎、病毒性肝炎等疾病的特异性表现。很可能这些疾病是病毒侵入的门户及其周身表现，病后经病毒血症而侵及心肌。尸检结果显示，人类免疫缺陷病毒感染患者超过半数曾患有心肌炎。另外，心肌炎也可由非病毒因素所致，如螺旋体菌（莱姆病）、棒状杆菌及锥体虫属（查加斯病）。抗精神病药（氯氮平），抗生素（青霉素、氨苄青霉素、磺胺类、四环素类）及消炎药（氨基水杨酸）等可致嗜伊红敏感性心肌炎，致病因素消除后心肌炎可能逆转。嗜伊红淋巴细胞性心肌炎也可发生在接种天花疫苗后。系统性自身免疫病如变应肉芽肿性血管炎、嗜酸性粒细胞增多症等，可能与嗜伊红敏感性心肌炎相关。

二、心脏受累表现

心脏受累表现轻重悬殊。轻者可无明显自觉症状，在感冒后数日查体发现心律不齐，经检查发现心电图不正常、心肌酶增高等；重症则可在发病一二日内突然出现充血性心力衰竭、心源性休克、阿-斯综合征等，甚至发生猝死。部分病例表现为病情反复波动，迁延不愈，甚至发展为扩张型心肌病的症状体征。

(一)供血不足症状

常见有疲乏无力、气短、心悸、头痛、头晕、多汗、胸闷、胸痛、面色苍白及四肢发凉等。

(二)心律紊乱症状

轻者可无症状,或有心前区不适、乏力、心悸、四肢发凉、胸闷、气短等,严重者可出现心脑综合征(晕厥、抽搐)或心力衰竭表现,甚至发生猝死。

(三)体征

心脏有轻度扩大,伴心动过速,偶有心动过缓、心律不齐、心音低钝及奔马律。有心包炎者可闻及心包摩擦音。重症病例反复心衰者,心脏明显扩大,肺部出现湿啰音及肝、脾大,呼吸急促和发绀,重症患者可突然发生心源性休克,脉搏细弱,血压下降。心率多增快,其增快程度与体温不相称,如心动过缓应考虑是否存在房室传导阻滞可能。心脏浊音界一般不扩大,但急性期合并心包炎、心力衰竭者可有扩大,迁延期、慢性期患者也可有心脏扩大。心尖部第一心音低钝,可有第三心音或呈第三心音奔马律,是心功能不全的表现。心尖区可能有收缩期杂音,呈吹风样,亦可出现舒张期杂音,前者为发热、贫血、心脏扩大所致,后者是因左心室扩大造成的相对性二尖瓣狭窄所致。杂音响度一般不超过三级,心肌炎好转后即消失。心肌炎时心律失常极常见,具有多样性、多变性、易变性的特点,以房性与室性过早搏动最多见,VMC 的过早搏动多无活动后增多等倾向于病理性过早搏动的特点。房室传导阻滞也较为常见。此外,心房颤动、病态窦房结综合征均可出现。同一患者可以出现两种、三种甚至四种心律失常。可以是两种不同的快速性心律失常同时存在,也可以是快速性心律失常与传导阻滞并存。这与 VMC 病变广泛,不仅影响心肌的自律性和应激性产生各种异位心律,而且累及传导系统产生各种传导阻滞有关。

(四)充血性心力衰竭症状与体征

(1)急性心力衰竭(心衰):临床上以急性左心衰竭最为常见,急性右心衰竭则较少见。急性左心衰竭指急性发作或加重的左心功能异常所致的心肌收缩力明显降低、心脏负荷加重,造成急性心排血量骤降、肺循环压力突然升高、周围循环阻力增加,引起肺循环充血而出现急性肺淤血、肺水肿并可伴组织器官灌注不足和心源性休克的临床综合征。急性右心衰竭是指某些原因使右心室心肌收缩力急剧下降或右心室的前后负荷突然加重,从而引起右心排血量急剧减低的临床综合征。急性心衰可以突然起病或在原有慢性心衰基础上急性加重,大多数表现为收缩性心衰,也可以表现为舒张性心衰,发病前患者多数合并有器质性心血管疾病。对于在慢性心衰基础上发生的急性心衰,经治疗后病情稳定,不应再称为急性心衰。急性心衰常危及生命,必须紧急施救和治疗。急性心衰多见于急性期早期,突然出现烦躁不安、面色苍白或发灰、呼吸困难、口唇青紫、肝脏肿大,或见尿少、水肿,或表现为剧烈腹痛、恶心、呕吐(内脏淤血所致)、心率加快、心音明显低钝,或有奔马律,并可有心脏扩大。

(2)急性心肌梗死或急性重症心肌炎等:可造成心肌坏死,使心脏的收缩单位减少。高血压急症或严重心律失常等均可使心脏负荷增加。这些改变可产生血流动力学紊乱,还可激活肾素-血管紧张素-醛固酮系统(RAAS)和交感神经系统,促进心衰患者病情加剧和恶化。上述病理生理过程可因基础病变重而不断进展,或在多种诱因的激发下迅速发生而产生急性心衰。发生左心衰竭肺水肿时,常见有极度呼吸困难、端坐呼吸、皮肤苍白或发绀、口唇青紫、四肢发凉、心动过速、脉搏快而弱、咯血性泡沫状痰、双肺闻及哮鸣音和湿性啰音等。

(3)慢性心力衰竭:见于慢性期病例,表现为明显乏力、活动后呼吸加快甚至困难、面色苍白、脉搏细弱,或出现交替脉、心音低钝、心动过缓或心动过速,常闻及奔马律,心界可向两侧扩大,肝脏肿大、质地较硬,双下肢明显水肿,心尖部可闻及Ⅰ～Ⅲ级收缩期杂音等。

(五)心源性休克症状与体征

根据心源性休克发生发展过程,大致可分为早、中、晚三期。

1. 休克早期

由于机体处于应激状态,儿茶酚胺大量分泌入血,交感神经兴奋性增高,患者常表现为烦躁不安、恐惧和精神紧张,但神志清醒,面色或皮肤稍苍白或轻度发绀,肢端湿冷,大汗,心率增快,可有恶心、呕吐,血压尚正常甚至可轻度增高或稍低,但脉压变小,尿量稍减。

2. 休克中期

休克早期若不能及时纠正,则休克症状进一步加重,患者表情淡漠,反应迟钝,意识模糊或欠清,全身软弱无力,脉搏细速无力或未能扪及,心率常>120 次/分,收缩压<80mmHg(10.64kPa),甚至测不出,脉压<20mmHg(2.67kPa),面色苍白、发绀,皮肤湿冷、发绀或出现大理石样改变,尿量更少(<17mL/h)或无尿。

3. 休克晚期

休克晚期可出现弥散性血管内凝血(DIC)和多器官功能衰竭的症状。前者可引起皮肤、黏膜和内脏广泛出血,后者可表现为急性肾、肝和脑等重要脏器功能障碍或衰竭的相应症状。如急性肾衰竭可表现为少尿或尿闭,血中尿素氮、肌酐进行性增高,产生尿毒症、代谢性酸中毒等症状,尿比重固定,可出现蛋白尿和管型等。肺功能衰竭可表现为进行性呼吸困难和发绀,吸氧不能缓解症状,呼吸浅速而不规则,双肺底可闻及细啰音和呼吸音降低,产生急性呼吸窘迫综合征之征象。脑功能障碍和衰竭可引起昏迷、抽搐、肢体瘫痪、病理性神经反射、瞳孔大小不等、脑水肿和呼吸抑制等征象。肝功能衰竭可引起黄疸、肝功能损害和出血倾向,甚至昏迷。心源性休克早期表现为兴奋,烦躁不安,心动过速,脉搏尚有力,面色苍白,肢体湿冷,皮肤发花,口唇和指趾端轻度发绀,血压可见收缩压降低、脉压差缩小。病情常迅速发展,出现神志淡漠,甚至昏迷,面色苍灰,呼吸急促,脉搏细弱,心律不齐、心音低钝、奔马律、血压明显下降,甚至测不出,烦渴,少尿或无尿,晚期患者常并发弥散性血管内凝血。

(六)心包炎症状与体征

急性心包炎(acute pericarditis)是最常见的心包疾病,是心包膜脏层和壁层的急性炎症,可以同时并存心肌炎和心内膜炎;常是全身疾病的一部分或由邻近器官组织病变蔓延导致,可无症状,故易被忽视,但一般多呈如下的表现。

1. 全身症状

根据病因及个体反应不同,全身症状差异较大。感染性心包炎者,多有毒血症状,非感染性心包炎的毒血症状较轻,肿瘤性者可无发热。

2. 心前区疼痛

主要见于纤维蛋白性心包炎阶段。疼痛部位在心前区或胸骨后,呈尖锐的剧痛或沉重的闷痛,可随呼吸、咳嗽、吞咽、体位改变而加重。心包膜脏层无痛觉神经,只有左侧第 5、6 肋间水平面以下的壁层心包膜有痛觉纤维,所以当心包炎累及该部或并有膈胸膜炎时方出现疼痛,急性非特异性心包炎常伴胸膜炎,疼痛显著。结核性及尿毒症性心包炎时,疼痛较轻。

3. 心包积液压迫症状

心包填塞时,因腔静脉淤血可出现上腹胀痛、呕吐、下肢水肿等,肺淤血时可引起呼吸困难。动脉血压显著下降时可见面色苍白、烦躁不安等休克症状。大量心包积液压迫气管可产生激惹性咳嗽,如压迫肺或支气管可使呼吸困难加重。喉返神经、膈神经受压时可分别出现声音嘶哑、呃逆症状,食管受压则可有吞咽困难。

在 VMC 时,病毒感染多不局限于心肌,可并发心包炎,称为病毒性心肌心包炎。

1. 急性心肌心包炎

发病急,积液不多时,除心肌炎症状外常见心前区疼痛,反复听诊可闻及心包摩擦音,心音多不遥远;积液较多时听诊心音遥远;如短期内出现大量心包积液时大多出现心包压塞症状,如呼吸急促、心脏扩大、肝脏肿大、颈静脉怒张、下肢水肿、脉压缩小、心动过速及奇脉等,此时多数听不到心包摩擦音,但心音遥远。急性心肌心包炎的特点是心包积液出现的早,持续时间短,消失快。常不经穿刺自行吸收。少数为血性心包积液。预后良好。

2. 慢性心肌心包炎

起病隐渐,主要表现为反复不易控制的心力衰竭,心脏扩大,肝大,质地较硬,可有腹水征;心脏听诊多听不到摩擦音,心音不遥远,缺乏典型心包积液体征。慢性心肌心包炎的特点是心包积液经穿刺抽液后又复增长,若不再进行穿刺抽液,可引起心包填塞症状。病情较重,预后差。

除上述表现外,还有一些症状不典型的病例。有的以突然出现剧烈胸痛为主诉,而全身症状和其他症状轻微,甚至误诊为急性心肌梗死,多见于病毒性心肌炎累及心包和(或)胸膜者。还有患者以近期内发生急性或严重心功能不全就诊,表现为严重的气短、胸闷。还有以原因不明的各种心律失常为表现而就诊,主要为心率的快、促或不齐。甚至有患者以肌痛、发热、关节痛、少尿、昏厥等全身不适为主,而心脏本身症状不明显,偶尔因心室附壁血栓脱落引起脑、冠状动脉、肠系膜、肾、胰腺和肺等脏器栓塞为主要表现。此外,如果病毒同时侵犯其他脏器时,亦可产生相应的临床征象,如肝炎、肺炎、脑膜炎、胰腺炎、肠炎、肌炎和小儿麻痹后遗症等。

(七)心律失常表现

心律失常的血液动力学改变的临床表现主要取决于心律失常的性质、类型、心功能及对血液动力学影响的程度:轻度的窦性心动过缓,窦性心律不齐,偶发的房性期前收缩,一度房室传导阻滞等对血液动力学影响甚小,故无明显的临床表现;较严重的心律失常,如病窦综合征、快速心房颤动、阵发性室上性心动过速、持续性室性心动过速等,可引起心悸、胸闷、头晕、低血压、出汗,严重者可出现晕厥、阿-斯综合征,甚至猝死。由于心律失常的类型不同,临床表现各异,主要有以下几种表现。

1. 冠状动脉供血不足的表现

各种心律失常均可引起冠状动脉血流量降低,各种心律失常虽然可以引起冠状动脉血流降低,但较少引起心肌缺血。然而,对有冠心病的患者,各种心律失常都可以诱发或加重心肌缺血,主要表现为心绞痛、气短、周围血管衰竭、急性心力衰竭、急性心肌梗死等。

2. 脑动脉供血不足的表现

不同的心律失常对脑血流量的影响也不同。脑血管正常者,上述血流动力学的障碍不致造成严重后果，倘若脑血管发生病变时，则足以导致脑供血不足，其表现为头晕、乏力、视物模糊、暂时性全盲，甚至于失语、瘫痪、抽搐、昏迷等一过性或永久性的脑损害表现。

3. 肾动脉供血不足的表现

心律失常发生后，肾血流量也发生不同的减少，临床表现有少尿、蛋白尿、氮质血症等。

4. 肠系膜动脉供血不足的表现

快速心律失常时，血流量降低，肠系膜动脉痉挛，可产生胃肠道缺血的临床表现，如腹胀、腹痛、腹泻，甚至发生出血、溃疡或麻痹。

5. 心功能不全的表现

心功能不全的表现主要为咳嗽、呼吸困难、倦怠、乏力等。

VMC 引起的心律失常虽不具有特征性，但作为该病的主要临床表现而受到广泛重视。1994 年制定的小儿 VMC 诊断标准将其作为主要的指标之一，亦有研究者将 VMC 的临床表现分出心律失常型。VMC 引起的心律失常具有多样性，多变性及易变性的特点，现对其作一简单介绍。

VMC 引起的心律失常多种多样，几乎所有类型的心律失常均可在 VMC 患者中出现。国内学者将此类心律失常分为 15～18 种类型，常见的有窦性心动过缓、窦房结至房室结游走性节律、窦性停搏、一度房室传导阻滞、二度Ⅰ型房室传导阻滞、二度Ⅱ型房室传导阻滞、三度房室传导阻滞、完全性右束支传导阻滞、不完全性右束支传导阻滞、左前束支传导阻滞、不完全性房室分离、完全性房室分离、房性过早搏动、交界区过早搏动、室性过早搏动、室性并行心律、阵发性心动过速、室上性心动过速、非阵发性交界区心动过速、室性心动过速、多发多源性房性过早搏动、多发多源性室性过早搏动、预激综合征、房颤、房扑以及短阵和尖端扭转性室性心动过速等。在众多的心律失常中过早搏动，尤其是室性过早搏动最为常见，其次是房室传导阻滞及束支传导阻滞。在房室传导阻滞中，一度房室传导阻滞最多见，三度房室传导阻滞也不少见，当心肌病变广泛时，左、右束支也可出现传导阻滞。

VMC 致心律失常者有不同的表现，在疾病过程中患者心律失常可先后出现 3～7 种不同的类型，甚至是 24 小时之内也会出现两种或数种不同的心律失常类型。林华等回顾性分析 66 例病毒性心肌炎的动态心电图资料。结果可见 66 例病毒性心肌炎患儿均发现心律失常，24 小时内发现 1 种心律失常仅 1 例，其余均有 2 种以上心律失常存在，最多者存在 6 种心律失常。李森田等对 1998 年 1 月至 2004 年 1 月收治的 90 例小儿病毒性心肌炎患者临床资料进行分析，发现患儿出现的心律失常改变共 12 个类型 95 例次(有的患儿出现两种甚至两种以上心律失常)。过早搏动 65 例，其中室性过早搏动 56 例(频发者占 41 例)，频发房性过早搏动 9 例；窦性心动过速 9 例；窦性心动过缓 3 例；室上性心动过速 3 例；一度房室传导阻滞 1 例；二度房室传导阻滞 4 例；双束支传导阻滞 1 例；短串房颤 2 例；预激综合征 1 例；窦房结内游走心律 1 例；异常 Q 波 1 例；低电压 4 例。

虽然 VMC 致心律失常具有多样性、多变性及易变性，但这些都同其病理改变有着密切的关系，都是病毒引起的炎症侵袭或波及心脏传导系统所致，亦或是病毒本身侵入特异心肌细胞所致。通常心肌炎患者心脏传导系统中，各部分受损程度颇不一致，希氏束病变最轻，窦房结和房室结病变较重，而双束枝病变最重。

（张　岩）

第二节　重症心肌炎的临床表现

急性重症心肌炎是一种危及患者生命的危重症，起病急，进展快，如不及时治疗很易导致患者死亡或遗留慢性心肌炎或扩张型心肌病。急性重症 VMC 临床表现重，可发生严重心力衰竭、心律失常、酷似急性心肌梗死表现，少数人合并有急性肺水肿、心源性休克、急性呼吸窘迫综合征、心肌心包炎。重症病毒性心肌炎伴三度房室传导阻滞，与其他原因所致房室传导阻滞相比，其阻滞部位低，多为三束枝阻滞。急性重症病毒性心肌炎临床表现多样，尽管确诊急性病毒性心肌炎的手段有多种，但某些难以实施或阳性率较低。因此，注重临床资料、提高诊断心肌炎的客观指标是临床医生值得注意的问题。

一、重症心肌炎的临床表现

1. 发热

所有急性重症 VMC 患者均有发热，体温 38～39.6 ℃，多为弛张热。

2. 呼吸困难

部分患者(约占 19%)以发热后 1～2 天突发出现气憋、喘、呼吸困难、不能平卧的急性左心衰竭为首发症状就诊。

3. 晕厥

有的患者(约占 54%)表现为感染 4～5 天后并发晕厥、意识丧失、或伴大小便失禁和抽搐，以三度 AVB 收入院。

4. 疼痛

少数患者在感染发病 1 周左右出现持续性胸痛，心电图为酷似急性心肌梗死的表现，极少数患者伴有心源性休克。

5. 全身感染情况

部分患者合并急性肺水肿，有的合并急性呼吸窘迫综合征，亦可合并急性心包炎，有的患者伴有胸腔积液或腹水等。

6. 体征

第一心音减弱，可闻及奔马律，早期可叩诊心界增大，肺部检查可闻及干、湿性啰音，腹部可叩及移动性浊音。

7. 心电图表现

窦性心动过速。三度房室传导阻滞：患者心电图表现为三度房室传导阻滞，其中三束枝阻滞多见，病程中可见 AVB 长达 10 秒以上，心电图可表现为单纯 AVB 或伴其他性质的心律失常(合并阵发性室性心动过速、阵发性心房颤动)。ST－T 改变：心电图表现为 ST 段弓背向上抬高，持续 3～4 天后 ST 段恢复正常，其中伴有 Q 波形成。

二、暴发性心肌炎的临床表现

暴发性心肌炎又称急性重症性心肌炎，起病急骤，病情进展迅猛，临床上发现有愈来愈多的趋势，且以儿童为多见。其发病早期临床症状不典型，常以心外表现为主，可突然发生充血性心力衰竭、心源性休克、心脑综合征、严重的心律失常，甚至心源性猝死。由于局灶性或弥漫性心肌间质炎性渗出，心肌纤维水肿、变性、坏死，病毒感染心肌后对心肌细胞产生直接损伤和(或)通过自身免疫反应引起心肌细胞坏死、变性。发生在发病 24 小时内病情进展恶化出现心源性休克、急性左心衰(肺水肿)、急性充血性心力衰竭、严重心律紊乱。病程凶险，预后恶劣，绝大多数来不及诊断或诊断后来不及救治就已死亡。出现类似急性心肌梗死的单向曲线改变是其另一个特征，与真正急性透壁性心肌梗死的鉴别尤其重要。其发病早期临床症状不典型，常以心外表现为主。由于暴发性心肌炎发病早期临床症状不具特异性，不以胸闷、心悸、气短为主要症状，而往往以呕吐和腹泻为主要临床表现，无频繁呕吐，呈非喷射性，同时伴有发热、腹痛、乏力、面色苍白、表情淡漠、食欲减退等症状，所以易被误诊而失去最佳抢救时机而导致不良后果。可突然发生充血性心力衰竭、心源性休克、心脑综合征、严重的心律失常，甚至心源性猝死。临床特点：暴发性心肌炎的诊断要点是：①患者一般较年轻，常无冠心病等易患因素。②近期有明显的持续时间不等的感冒病史。③窦性心动过速更为明显，且与体温增高程度不相符。④心电图出现广泛 ST－T 呈单向曲线的明显改变，但无心肌梗死的定位趋向。⑤心肌酶谱升高更为明显。⑥心电图单向曲线无演变过程。

（周　静）

第三节　小儿心肌炎的临床表现

小儿病毒性心肌炎患者比较特殊，临床表现多样，轻重不一，取决于年龄与感染的急性或慢性过程，预后大多良好。婴儿可表现为吃奶差、烦躁、哭闹、嗜睡、恶心、呕吐等，幼儿可有懒动、常叹气等表现，较大儿童常诉胸闷、心慌、头晕、乏力、心前区痛或不适等，听诊心音低钝，心动过速或过缓，心律不齐，心电图可表现为频发早搏、阵发性心动过速、明显 ST－T 改变或传导阻滞等。重者 24 小时内突然出现心源性休克、心功能不全或严重心律失常，称为暴发性心肌炎，表现为烦躁不安、面色苍白、皮肤发花，四肢湿冷、趾指端发绀、脉搏细弱、血压下降、闻及奔马律等，甚至可出现抽搐、昏迷，危及生命，需要争分夺秒的抢救。

小儿病毒性心肌炎的诊断较困难，症状描述多不确切，而且小儿好动贪玩，对自己的身体轻微的异常情况觉察较迟钝，即使心跳不规则，或合并其他症状，孩子仍能照常玩耍，这些特点给早发现和早诊断带来了一定的麻烦。

一、症状与体征

发病前 1～3 周常有呼吸道或消化道病毒感染史，如感冒、肠炎等，多有轻重不等的前驱症状，如发热、咽痛、肌痛。轻型患儿可无明显自觉症状，仅表现心电图异常。不同年龄段儿童临床表现不一。急性 VMC 根据病情轻重，大致可分为轻、中、重三型。大多数患儿属轻型，少数属中、重型。一般来说，患儿开始几天会先出现先兆症状，如发热、咳嗽、咽痛、流涕、恶心、呕吐、腹痛、腹泻、全身不适，有的患儿还可出现皮疹。大约 1～3 周后，患儿会出现心脏功能异常的症状。轻型心肌炎患儿大多无明显症状，少数有疲劳乏力，不愿玩耍，食欲不振，或出现轻微的心悸，胸闷，气短，面色苍白，咽部充血等症状。中型心肌炎除有上述轻型症状外，多数患儿感气短，表现为长叹气，个别患儿呼吸困难，有明显乏力、头晕、心悸、多汗、脸色苍白等。年长儿可诉胸前区痛，或诉说肌肉疼痛，也有患儿表现为坐立不安，心情烦躁，手足发凉，脉搏变快或者不规则。尤其重型心肌炎起病急，数小时内即可出现严重症状，如患儿极度疲乏、头晕、呕吐、气喘、烦躁不安，如果病情继续发展，则患儿四肢皮肤湿冷，大汗淋漓，脉搏摸不到，血压下降，出现心力衰竭、休克甚至死亡。

小儿爆发性心肌炎：临床表现不典型，考虑为心肌细胞炎症、变性、坏死，其收缩和舒张功能均受影响，从而出现多种多样的临床表现。胃肠道症状多见，考虑与其缺氧敏感有关，表现为腹痛、呕吐、腹部压痛，有时有肝脾大，常被误诊为急性胃肠炎、急腹症等。脑供血不足可表现为头痛、呕吐、惊厥、昏迷，如同时有上感史，极易误诊为中枢神经系统感染。如仅有咽痛、发热、全身不适、关节酸痛，常把患儿的精神不振误认为是由发热所致。鉴于爆发性心肌炎的不典型特点，我们的体会是：凡是伴有以其症状不能解释的精神不振、面色苍白、四肢无力、末梢循环不良，或检查与慢性症状不符合时，要拓宽思路，想到此病的可能，进行相关检查。尤其是夜间急诊时，有些检查不能进行时，一定要留院观察。注意生命体征变化，及时取血送检，做心电图如有病理性 ST－T 改变，完全性房室传导阻滞，早搏呈多源性、多形、成对或并行，异位性心动过速，低电压，异常 Q 波等，同时能排除心外系统的原发疾病，即可诊断为爆发性心肌炎，一旦确诊必须争分夺秒的救治。

二、心电图

小儿的心肌代谢旺盛，对缺氧和毒素较成人敏感，当患儿机体遇到发热、缺氧、感染等条件因子时，机体抵抗力降低，病毒繁殖增速而促使发病。当心肌受到不同程度的损伤或心肌缺血、缺氧而使心肌细胞发生代谢障碍，心肌细胞动作电位的“0”相除极电位降低，除极速率下降，复极顺序改变，复极时间延长，心电图上出现 ST－T 改变、QRS 波群低电压、Q－T 间期延长、异常 Q 波等。当心脏传导系统受到损伤后，就会在传导系统的某个或多个部位出现自律性、应激性、传导性等电生理性改变，心电图上就出现相对应的心律失常。如自律性和应激性的改变可出现窦性心律失常、过早搏动、阵发性心动过速、扑动或颤动等。如有传导性改变可出现窦房传导阻滞、房室传导阻滞或左右束支传导阻滞等。

陈巧云对 1999 年 1 月至 2005 年 8 月以来住院确诊的 52 例 VMC 患儿临床资料进行分析，发现心律失常中以室性过早搏动为最多见，本组 25 例，占所有病例的 48.08％，呈频发性，多以联律的形式出现；其次为窦性心动过速 20 例，占 38.46％；房性过早搏动 7 例，占 13.46％；交界性过早搏动 3 例，占 5.77％；室性心动过速 2 例，占 3.85％；室上性心动过速 4 例，占 7.69％；房室传导阻滞 7 例，占 13.46％。

频发室性过早搏动（MVPB）是小儿最常见的心律紊乱之一。1971 年 Lown 等将过早搏动＞5 次/分定为 MVPB。目前，有的医生错误地认为有过早搏动就是心肌炎；也有的误认为除了多源性过早搏动和 R on T 以外，过早搏动均与心肌炎无关。全国小儿心血管学组 1999 年前制定的心肌炎诊断标准都将过早搏动列为其次要指标，而 1999 年制定的 VMC 诊断标准中则将 MVPB 成联律者作为心电图显著改变之一。近年国内外文献报道，很多无明显心脏病表现的过早搏动患者经心内膜心肌活检（EMB）发现心肌病变。

马沛然等为了探讨 MVPB 与心肌炎的关系及其对心功能的影响，对 53 例单纯 MVPB（下称 MVPB 组）和 55 例心肌炎并 MVPB 组患儿进行多普勒超声心动图、心室晚电位（VLP）

及血清柯萨奇 B IgM (CoxB IgM) 抗体、肌酸激酶心肌同功酶(CK－MB) 和 α 羟丁酸脱氢酶(αHBDH) 检测。结果可见 MVPB 组 CoxB IgM 抗体阳性率为 30.2%，显著低于心肌炎并 MV PB 组(61.8%)，显著高于正常儿童(7.5%)。MVPB 组 CK－MB、αHBDH 显著高于正常儿童。MVPB 组过早搏动＞10 次/分患儿的心脏射血分数和心脏指数显著降低，3 例 VLP 阳性(其中 2 例发生室性心动过速)。因此，部分单纯 MVPB 患儿与心肌炎有关，可影响心功能，应使用抗心律失常药物治疗。

值得注意的是，在正常生理情况下，患儿年龄小，心脏传导系统发育不健全，加上自主神经调节功能较差，易发生各种心律失常，临床上以室性过早搏动多见，无任何诱因、症状和体征多属生理性的，为良性心律失常，与病毒感染无关。此需要与患儿病毒性心肌炎发生室性过早搏动相鉴别。窦性心律失常临床也较多见，如窦性心动过速和窦性心动过缓伴(或不伴)心律不齐，一般也多为良性心律失常，但在病毒性心肌炎发病初期较常见，临床诊断时一定要慎重处理其他类型心律失常。在心肌、心脏传导系统发育正常时一般是不应发生的。如果出现则多为病理性，常伴有明显的诱因、症状和体征。

婴幼儿病毒性心肌炎是一个特殊类型。在小儿心肌炎患者当中，婴幼儿的构成比率最大。因为新生儿不会诉说症状，抵抗力差，且起病急，发展迅速，病情严重的特点，给医生诊断和家长及时发现带来了困难。因此要能掌握新生儿病毒性心肌炎患者的发病特点，及时发现新生儿的异常现象，及早作相关检查，以确定是否患上病毒性心肌炎，争取及时治疗。

(刘晓唤)

参考文献

[1] 中华心血管病杂志编辑委员会心肌炎心肌病对策专题组．关于成人急性病毒性心肌炎诊断参考标准和采纳世界卫生组织及国际心脏病学会联合会工作组关于心肌病定义和分类的意见[J]．中华心血管病杂志，1999，27：405.

[2] 马文英，顾复生，沈潞华，等．急性重症病毒性心肌炎的临床分析[J]．中华心血管病杂志，2002，30(1)：31.

[3] 王美玲，郭峻莉，安素才，等．青少年重症病毒性心肌炎 17 例[J]．实用儿科临床杂志，2005，20(7)：645.

[4] Amabile N, Fraisse A, Bouvenot J, et al. Outcome of acute fulminant myocarditis in children[J]. Digest of the World Core Medical Journals(Cardiology), 2007, 2:46.

[5] 林华，殷菊香，韩小月．病毒性心肌炎 66 例动态心电图分析[J]．湖北省卫生职工医学院学报，2004，17(4)：54.

[6] 查国庆，竞花兰．病毒性心肌炎对心脏传导系统的影响[J]．法医学杂志，2000，16(3)：188.

[7] 李森田，刘春生．小儿病毒性心肌炎心律失常类型临床分析与探讨[J]．中医药临床杂志，2005，17(1)：46.

[8] 于向东．心肌炎[M]．北京：中国中医药出版社，2000.

[9] 中华医学会儿科学分会心血管学组，《中华儿科杂志》编辑委员会．病毒性心肌炎诊断标准(修订草案) [J]．中华儿科杂志，2000，38 (2) ：75.

[10] 陈巧云．小儿病毒性心肌炎 52 例心电图分析[J]．国际医药卫生导报，2006，12(4)：58.

[11] Justin W A Bendig, Orla M Franklin, Anna K Hebden, et al. COX B infected from mother to infant[J]. J Med Virol, 2003, 70：606.

[12] 苏少芬，陈凤莲．小儿病毒性心肌炎的心电图改变[J]．中西医结合心脑血管病杂志，2006，4(9)：843.

[13] 李云胜．小儿心脏过过早搏动动 94 例临床分析[J]．临床和实验医学杂志，2006，5(2)：149.

[14] 马沛然，黄磊．频发室性过早搏动与心肌炎的关系及其对心功能的影响[J]．山东医药，2005，45(13)：10.

[15] 宣文华，杨德华．80 例小儿病毒性心肌炎心律失常的临床观察[J]．中原医刊，2005，32(5)：10.

第八章 病毒性心肌炎的实验室及器械检查

由于 VMC 的症状和体格检查均缺乏特异性，因此，实验室及器械检查在心肌炎的诊断中具有重要地位。本章将对临床开展的各种 VMC 的辅助检查做一系统介绍。

第一节 实验室检查

一、血液生化检查

（一）一般检查

血常规可有白细胞计数增高和红细胞沉降率增快，两者的出现率分别为 25％和 60％，急性期白细胞总数轻度升高，多在 $10\times10^{9}\sim20\times10^{9}/L$，但核左移不明显，多为合并细菌感染的表现，单独病毒感染时白细胞计数多减少。约半数病例血沉增快，一般为 40mm/h 左右，超过 60mm/h 者少见。合并溶血性链球菌感染时可有抗链球菌溶血素 O 增高。类风湿因子抗补体抗体在本病中阳性率高于正常人。C 反应蛋白（C Reactive ，CRP）是人体内经典的急性时相蛋白，主要由肝细胞、淋巴细胞等合成。CRP 有与多种物质结合的能力，这些物质中许多存在于各种细菌、病毒、寄生虫和真菌体内，成为人体组织细胞损伤后释放物，结合后形成复合物通过经典途径激活补体系统，促进吞噬和免疫黏附过程，起到溶菌、杀菌及溶解某些细胞和清除有害物质的作用。CRP 与机体的防御反应密切相关，CRP 升高是机体抗损伤的客观依据。近年认为 CRP 升高和细菌感染呈正相关，可作为细菌或非细菌感染区别的参考。对部分 VMC 的观测，CRP 小于 100μg/L 者占 72.3％，高于 100μg/L 者占 27.7％，最高可达 3000μg/L。CRP 升高虽只少数，其升高机制尚不清楚，有待进一步研究。

（二）心肌损伤标志物的测定

理想的血清心肌损伤标志物应符合以下要求：①心脏特异性高；②敏感性强，微小损伤也能测知；③性质稳定，检测方法简便、快速、经济；④早期、晚期检测均可。目前临床常用的检测指标包括以下几种。

1. 心肌酶谱

心肌是含酶很丰富的组织之一，在正常情况下，细胞膜能起屏障作用，防止酶的溢出。当病毒侵犯心脏，破坏了细胞的正常结构或使细胞膜的通透性增高时，心肌细胞中的各种酶即可释出进入血液，导致血清酶活性增高。VMC 患者的血清中有十几种酶的活性可以增高，但是由于多数酶缺乏特异性或检测技术上有困难，限制了它们的临床应用，因此，国内外主要用于该病诊断的酶有 CK 及其同工酶 CK－MB、LDH 及其同工酶 LDH_1、HBDH 和谷草转氨酶

(AST)等。总 CK、LDH、AST 在体内广泛分布，但心肌特异性较差，诊断意义不大。对心肌细胞中的各种酶来说，在心肌损伤时的释出速率是不同的，与酶分子的大小、细胞内外酶浓度的梯度、酶在细胞内的位置有关。由于各种酶不仅存在于心肌细胞中，又存在于其他组织细胞中，因此在诊断时要注意排除心肌损伤以外的其他原因所致的酶学改变。心肌酶升高与多种原因有关，不仅是器质性病变会引起升高，运动、紧张等因素也会引起升高。

(1)CK 及 CK－MB：CK 有 3 个同工酶：CK－BB、CK－MM、CK－MB，其中 CK－MB 心肌特异性较好，约占总 CK 的 15%，应用最广。病毒性心肌炎急性期或心肌炎活动期血清 CK 及 CK－MB 均升高。CK 主要存在于细胞质和线粒体中，以骨骼肌和心肌中含量最多，其次是脑组织和平滑肌。其升高的幅度和持续时间可反映病情的严重程度，但无急性心肌梗死时的动态演变。然而，由于检测时间和心肌炎病程间的差异，临床心肌酶谱增高的检出率低于实际增高率，如 CK－MB 在活检证实的心肌炎患者中也仅有 12%左右出现升高。在急性心肌损伤后 3～8 小时明显升高，峰值在 10～36 小时，3～4 天恢复正常，发病 24 小时的 CK 检测价值最大，此时 CK 应达峰值，在急性心肌炎时明显升高，但各种肌肉疾病如多发性肌炎、横纹肌溶解症、进行性肌营养不良、重症肌无力时 CK 也明显升高。CK－MB 主要存在于心肌中，它对性心肌损伤早期诊断的灵敏度明显高于 CK，阳性检出率可高达 100%。CK－MB 在急性心肌损伤后 3～8 小时明显升高，峰值在 9～30 小时，2～3 天恢复正常，与 CK 相比，其高峰出现早，消失更快，对于心肌损伤的早期诊断意义更大。需要指出的是，CK－MB 诊断 VMC 的敏感性虽较高，但其特异性最差，许多疾病如各种血液病、结缔组织病、骨骼肌损伤、病毒性脑炎、肺炎、急性扁桃体炎，甚至上呼吸道感染时均可引起升高，故依靠 CK－MB 判断心肌受损会导致误诊。有报道认为，CK－MB/CK 升高到一定范围，可以反映出心肌受损。在 VMC 中，CK－MB/CK 多数高于 6%，与血清肌钙蛋白 I(cTnI)的阳性结果有很好的一致性关联。

此外，在 CK 和 CK－MB 的测定过程中，因为 CK－MB 采用的是免疫抑制法，在高活力 CK 血清中，测定 CK－MB 一定要注意稀释，否则，因过量的 CK－MM 没有被完全抑制，易使 CK－MB 升高，从而造成 CK－MB /CK 假性升高，使临床医生误诊。

(2)LDH：是一种糖酵解酶，属于一种非特异性心肌酶，广泛存在于机体的各种组织中，其中以心肌、骨骼肌和肾脏含量最为丰富。不同组织有其特征性同工酶，LDH_1、LDH_2 主要存在于心肌，LDH_5 主要存在于骨骼肌，血清 α－HBDH 比 LDH 更为专一。但 LDH 及其同工酶分子量较大，在急性心肌损伤后其血清含量升高较 CK 和 CK－MB 晚(8～18 小时开始升高)，24～72 小时达到高峰，可持续 6～10 天。

(3)AST：分布于心、肝、骨骼肌、肾、胰腺等组织细胞的胞浆和线粒体中。心肌疾病、肝胆疾病、肌营养不良、皮肌炎、胰腺炎等均可有血清 AST 活性升高；虽然 AST 在心肌细胞中含量最多，但其特异性较差，而且不如 CK 敏感，而且正常值幅度大，假阳性率高。在急性心肌损伤后 6～12 小时即可升高，24～48 小时达高峰，3～6 天后降至正常。AST 检查有助于发现肝脏损害，结合病原学检查结果可以诊断肝炎 VMC。

2. 血清肌钙蛋白 T(cTnT)、肌钙蛋白 I(cTnI)

肌钙蛋白是由 T、C、I 三个蛋白组成的复合体，分布在心肌和骨骼肌内，cTnT 和 cTnI 在骨骼肌与心肌中基因表达及氨基酸排列顺序的差异较大，因此测定 cTnT 和 cTnI 对心肌损伤的诊断有很高的特异性。cTnT 是肌钙蛋白的三个亚单位之一，是存在于心肌肌原心肌纤维细丝上的收缩调节蛋白，其分子量为 39700Da，胞浆内游离型的 cTnT 约占 5%，而与细胞肌丝结合型的 cTnT 约占 95%。血清固相酶联免疫测定分析表明,正常人血清 cTnT 几乎测不到,单纯骨骼肌损伤患者血清 cTnT 无明显升高。当机体感染病毒累及心肌时,由于病毒直接损害心肌及(或)其启动免疫机制损伤心肌细胞,使 cTnT 从心肌细胞弥散入血,导致血中 cTnT 水平升高。cTnT 是今年来发展起来的一种新的诊断心肌缺血、坏死的高敏感、高特异、并且诊断窗口期长的心肌损伤标记物,其对心肌损伤的敏感性、特异性均优于 CK、CK-MB。cTnT持续阳性的患者临床预后差,病程长,甚至可发展为扩张性心肌病。研究表明 cTnT 持续阳性可能与病毒反复感染、未能严格按要求休息有关。反复测定 VMC 患者 cTnT 对了解 VMC 的转归有很大的帮助,便于及时治疗防止转变为心肌炎后心肌病,因此也是一项很有价值的判断预后的指标。

cTnI 可抑制肌动蛋白中 ATP 酶的活性,使肌肉松弛,防止肌纤维收缩。cTnI 以两种形式存在于心肌细胞内,即小部分游离于细胞质中,为可溶性,大部分以结构蛋白的形式固定于肌原纤维上,为不溶性。当病毒直接损害心肌细胞或因缺血、缺氧等受到破坏时,游离的 cTnI 迅速透过细胞膜进入血液,血清 cTnI 水平于 4~6 小时升高,而结合的 cTnI 则逐渐分解出来,成为游离的 cTnI,血清 cTnI 水平于 18~24 小时达高峰,1 周后逐渐下降。故 cTnI 可较早的在血中出现,并持续较长的时间。其诊断时间窗明显长于 CK 及 CK-MB。

cTnI 基因在心肌中是特异性表达的,cTnI 以其独有的氨基酸序列有别于骨骼肌 cTnI,使其具有高度的心肌特异性。Bodor 等人运用 cTnI 特异的单抗,对不同来源的人肌肉组织冰冻切片进行了免疫组化染色,同时用免疫荧光法测定组织匀浆中的 cTnI 水平,结果表明,正常胎儿和成人以及多发性肌炎和肥大性进行性肌营养不良患者的骨骼肌组织中都没有 cTnI 的表达。Ricehiuti 等人也进一步证实了 cTnI 心肌表达的特异性。因而血清 cTnI 水平的升高是一种比传统的心肌酶谱更敏感、特异性更高的诊断心肌损害的可靠指标。

周伟梁等研究显示:联合检测 cTnI 与 CK-MB 诊断 VMC 的敏感性、特异性、准确性、阳性预告值与阴性预告值,均高于单一检测,对诊断病毒性心肌炎效果更好。

3. 肌红蛋白

肌红蛋白(myoglobin,Mb)是一种存在于骨骼肌和心肌中的含氧结合蛋白,正常人血中含量极少,当心肌或骨骼肌损伤时,血液中的 Mb 水平升高。由于 Mb 分子量小,心肌细胞损伤后即可从受损的心肌细胞中释放,故在急性心肌损伤后 0.5~2 小时即可升高,5~12 小时达高峰,18~30 小时恢复正常,故可作为急性心肌损伤的早期诊断指标。其缺点为:①骨骼肌损伤时也升高;②在肾脏中清除速度快,当伴有肾功能不全时会造成假阳性,故需要注意分析和鉴别。

重症心肌炎时多以剧烈胸痛急骤起病,心电图示 ST 段抬高,血清生化标记物明显增高。其主要作用机制包括:①病毒直接侵犯心肌或与心肌形成抗原抗体复合物通过 T 淋巴细胞造成心肌损伤;②病毒产生溶细胞毒作用,导致大片心肌细胞溶解坏死、凋亡;③病毒释放大量血管活性激肽及儿茶酚胺,使冠脉痉挛,心肌缺血及严重的血管炎,并可导致广泛弥散的出血,暂时性的心电静止及损伤电流,因而心电图表现为易消失的病理 Q 波和多变的 ST 抬高,呈现类似心肌梗死样的心电图改变,在短时间内使心肌酶升高,并可导致泵衰竭。刘丽等对 102 例重症病毒性心肌炎患者血清生化标记物检查发现,CK 均有增高,增高 5 倍以上者 55 例,最高达 15 倍;37 例患者 CK 持续增高 7~10 天,LDH 最高达正常的 13 倍。肌钙蛋白定性阳性及定量异常 84 例。

此外,心肌炎时可见红细胞超氧化物歧化酶(superoxide dismutase,SOD)活性低下,使核酸断裂，多糖解聚，不饱和脂肪酸过氧化，改变线粒体氧化磷酸化作用等一系列变化，尤其是DNA重排和单链的断裂，最后导致心肌炎症。

(三)外周血病原学检查

应用间接酶联免疫吸附试验可检测血清柯萨奇病毒IgM抗体，用于早期诊断。以第二份血清中同型病毒抗体(如CVB组病毒中和抗体或流行性感冒病毒血凝抑制抗体等)滴度较第一份血清升高4倍(2份血清应相隔2周以上)或一次抗体效价≥640者为阳性，320者为可疑阳性(如以132为基础者则宜以≥256为阳性，128为可疑阳性，根据不同实验室标准作决定)，提示近期有病毒感染；病毒特异性IgM以≥1∶320者为阳性(按各实验室诊断标准，需在严格质控条件下)。如同时有血中肠道病毒核酸阳性者更支持有近期病毒感染。

二、病毒分离

从心包、心肌或心内膜分离到病毒，或用免疫荧光抗体检查找到心肌中有特异的病毒抗原，电镜检查心肌发现有病毒颗粒，可以确定诊断；咽洗液、粪便、血液、心包液中分离出病毒，同时结合恢复期血清中同型病毒中和抗体滴度较第1份血清升高或下降4倍以上，则有助于病原诊断。但病毒分离的阳性率低，而且操作复杂，所需时间长，不能应用于早期诊断。婴幼儿中病毒分离的阳性率高，但成人在症状出现时一般已分离不出病毒。而且即使咽拭或粪便中分离出病毒，也只能提示存在病毒感染，并不能作为病毒性心肌炎的确诊依据。

PCR技术是近年来发展起来的一种先进、快速DNA体外扩增技术，具有快速、操作简单、结果可靠等优点，灵敏度高，特异性强，在VMC的早期即可通过PCR技术检测出病毒核酸，用组织活检及血液标本均可，而组织活检的检出率较血液为高，但也有假阳性。用RT-PCR技术可检测外周血肠病毒RNA，以作出病原学诊断。

三、实验室指标检测进展

(一)心肌炎相关细胞因子

1. IL-2

T淋巴细胞经抗原刺激产生IL-2，同时其表面可表达IL-2R以及释放至血清中的SIL-2R，称为IL-2系统。自1985年Rubin发现SIL-2R以来，已经发现其与自身免疫性疾病的发生及心血管疾病的发生有关。国外文献发现VMC患者的SIL-2R明显升高，国内的研究亦发现急性VMC及VMC后遗症组患者的SIL-2R均明显高于正常对照组，提示SIL-2R参与了VMC的病理过程，SIL-2R可与细胞膜IL-2R竞争结合IL-2，阻滞IL-2的生物学反应，引起免疫功能紊乱，参与VMC的病理过程。

2. IL-6

(1)IL-6的生物学特性：细胞因子IL-6广泛表达于活化B细胞、静止T细胞、NK细胞、骨髓瘤细胞、肝细胞、髓样白血病细胞等表面。IL-6R由配体结合链(60kDa)和信号传递链(gp130)组成，后者无配体结合能力，但参与组成IL-6高亲和力结合位点，并且也是LIFR、OSMR、CNTFR的共用信号传导链。与其他sCKR不同，sIL-6R能与IL-6形成复合物，进一步结合gp130，发挥IL-6的生物学作用。故sIL-6并非膜受体拮抗剂，而是膜受体的激动剂。

(2) IL－6 的生物学活性：在 VMC 的发病过程中，IL－6 作为一种多效性因子，是参与免疫调节和炎症反应的重要细胞因子之一，是宿主对感染和组织损伤所引起反应的主要介质。病毒、细菌感染均能诱导体内 IL－6 表达增加，动物实验和流行病学调查均表明，在病毒感染的急性期，特别是病毒学症期，由于病毒成分的刺激和诱导，造成以单核巨噬细胞为主的免疫活性细胞产生大量 IL－6，并释放到血循环中，致血清中的 IL－6 含量呈明显升高，作为机体的保护机制，血清中 IL－6 水平升高对机体感染病毒的清除起重要作用。

IL－6 的炎症防御性作用表现在以下几个方面：①促进 B 细胞分化成为浆细胞，分泌免疫球蛋白；②诱导淋巴细胞、NK 细胞、巨噬细胞激活，增殖并分化成为抗原特异性效应细胞，T 细胞和 NK 细胞通过清除病毒感染的细胞，破坏病毒复制的场所，使病毒感染终止，预防或减轻病毒导致机体的损害；③IL－6 能抑制 TNF－α、IL－1、TNF 受体的作用；④IL－6 能使 INF－γ 增加，INF－γ 的主要功能是激活非特异性效应细胞，介导细胞免疫的效应过程；⑤IL－6 能诱导 IL－2 、IL－2R 的表达增加，激活淋巴细胞，此外，IL－6、IL－2、INF－γ 等有协同促进 B 细胞增殖作用。

国外曾报道，在病毒感染 C3H/HeJ 鼠的同时给予外源性的 IL－6，可明显提高鼠的生存率，并且降低心脏中病毒的滴度，减少心肌的坏死以及淋巴细胞的浸润：IL－6 并不直接抑制病毒的增殖，IL－6 在体外、体内有抑制 IL－1β 和 TNF－α 产生的作用，而 IL－1β 和 TNF－α 能使抗 CVB_3 心肌炎的小鼠产生严重的心肌炎。因此，IL－6 使小鼠生存率提高的原因很大程度上是由于抑制 IL－1β 和 TNF－α 的表达所致。

(3)IL－6 与 VMC 的关系：在通常情况下，正常人血清中含有的微量 IL－6，认为是内皮细胞持续分泌的结果。在炎症、感染和患有某些肿瘤等情况下，血清中 IL－6 的含量会有不同程度上升。动物实验和流行病学调查均表明在病毒感染的急性期，特别是病毒血症期，由于病毒成分的刺激和诱导，造成单核巨噬细胞为主的免疫活性细胞产生大量 IL－6，并释放到血循环中，致血清中 IL－6 含量显著升高。

作为机体的保护机制，血清中 IL－6 的水平升高对机体对感染病毒的清除起保护作用。而 Kanda T. 等报道，在心血管疾病中，血 IL－6 水平与左室功能不全有密切相关性，并且可以预测患者的预后；在 VMC 中，持续高表达 IL－6 可以破坏细胞因子网络和机体对病毒的清除，从而引起对心肌细胞的损害。所以，检测 IL－6 水平可以判断 VMC 患者的预后。

3. TNF－α

(1)TNF－α 的生物学特性：TNF－α 细胞来源极为广泛，包括各种免疫细胞、内皮细胞、成纤维细胞、表皮细胞、角质细胞、平滑肌细胞、星形细胞、成骨细胞等。心脏含有的巨噬细胞，是炎症细胞因子 TNF－α 的丰富来源，心脏的心肌本身也能产生 TNF－α。人 TNF－α 基因编码前体蛋白，其信号肽将前体蛋白固定在细胞膜上，成为具有活性的跨膜 TNF，分子量为 26kDa。经酶切去除信号肽生成分泌型 TNF－α，分子量为 17kDa。

(2)TNF－α 的生物学活性：TNF－α 具有广泛的生物学活性，如参与炎性反应和免疫应答、抗肿瘤、参与内毒素性休克等病理过程，引起恶病质等。其生物活性是通过与之相适应的细胞膜的受体介导的，TNF－α 受体分两型，即 TNFR1 和 TNFR2，分子量分别为 55kDa 和 75kDa。已证明心脏既是 TNF－α 的合成场所又是其作用的靶器官。TNF－α 具有双重作用，一方面在机体免疫调节、机体生理功能和抗感染方面发挥重要作用，这是因为 TNF－α 可通过激活淋巴细胞、NK细胞或通过产生其他因子来提高抗病毒免疫反应，也可抑制病毒复制和特异性杀伤病毒感染的细胞；另一方面，可加重心肌的炎症反应。其机制可能为：①TNF-α可在体内外直接损伤心肌细胞；②TNF-α可进一步诱导IL-6、IL-8、IL-10等细胞因子的产生而介导心肌损伤；③TNF-α对心肌有负性肌力作用，导致心肌收缩及舒张功能低下，心肌炎症的加重；④TNF-α还可导致基因调控的异常，引起心肌细胞的凋亡。

(3)TNF-α与VMC的关系：TNF既参与机体的免疫防御功能，又是机体炎症、致病的中间介质。对多种细胞的生长分化和功能具有抑制或刺激的多种效应，并可诱导其他炎性细胞因子的表达。VMC中TNF-α表达增加的原因目前还不清楚，推测为：①与病毒感染有直接关系；②VMC的单核细胞、淋巴细胞等炎性细胞可合成TNF-α；另外可能与巨噬细胞被激活也有关；③BALB/c小鼠接种CVB_3后NK细胞活性升高，而NK细胞也能合成TNF-α。因此TNF-α越高，心肌坏死越严重，预后越差。

4. Fas

(1)Fas的生物学特性：Fas是一种跨膜糖蛋白，分子量为35kDa，是细胞膜上一种特异性受体。Fas蛋白属TNF受体家族。Fas又称为死亡受体，T细胞（尤其是激活的T细胞）表面可高表达Fas抗原，通过与FasL的结合，可以诱导Fas阳性细胞发生凋亡。这一作用可有效控制激活T细胞总量，从而构成机体负免疫调节的重要机制之一，即AICD。在VMC患儿血清可溶性Fas(sFas)浓度较健康儿童明显增高，表明sFas与疾病过程有关。sFas可能通过对Fas/FasL结合造成封闭，从而阻抑激活的T淋巴细胞凋亡。sFas抑制凋亡可以破坏病毒的清除，并且延长其复制，从而造成更严重的后果。

sFasL主要是在金属蛋白酶作用下由细胞膜上的FasL分解而进入血液循环中，是一种溶解在血液中的蛋白质分子，由于能溶解在血液中，为区别与细胞膜型FasL的不同，故命名为可溶性FasL(sFasL)。经免疫学实验分析，sFasL主要有两种形式；一种来自于中性粒细胞的分子量为30kDa的蛋白质分子；另一个分子量为26kDa，来自于淋巴细胞。它们的生物学特性基本一致，但在不同疾病中，主导作用可能会各异。sFasL介导的细胞凋亡与FasL相同，即都是与细胞膜上Fas相结合并通过Fas/FasL途径，但sFasL是通过自分泌和旁分泌方式启动对自身及邻近细胞的凋亡过程，所以它可不通过细胞间直接接触来传递信号，这是其生物学作用的一大特点。sFasL的致炎性主要表现在局部炎症反应中的高浓度，促使sFasL的致炎作用的因素包括；有效的致炎性细胞因子（例如TNF-α、IL-8等）；有效的抗原递呈作用，无免疫抑制分子存在；有共同的刺激信号等。而相反的因素可抑制sFas的致炎作用。

(2)sFas与VMC：细胞介导的细胞毒效应(CMC)在VMC的发病中具有重要的作用，而CMC损伤靶细胞主要通过穿孔素和Fas/FasL两条途径。sFas可通过对Fas/FasL结合造成封闭，从而阻抑激活的T淋巴细胞凋亡并延长其复制，从而加重心肌损害，诱导疾病发生和发展，引起严重的后果。另一方面，sFas可以抑制心肌细胞凋亡，减轻心肌损害，使疾病稳定。研究显示，在VMC患儿血清sFas浓度较健康儿童明显增高，推测其在VMC中sFas抑制激活的T淋巴细胞凋亡的作用占有主导地位。而且，sFas表达水平与T细胞激活有关。

Fuse K等对21例急性心肌炎的患儿进行了研究，根据患儿的预后分为生存组($n=13$)和死亡组($n=8$)，结果显示，这两组患儿的血清sFas及sFasL水平均比健康儿明显升高，且死亡组患儿血清sFas及sFasL水平比生存组的水平也是明显升高的。此研究表明，检测患者血清sFas和sFasL水平对评估急性心肌炎患者的预后有重要的意义。Seko Y.等的研究也表明，

Fas/FasL 途径在 VMC 的作用机制中起重要作用，可以有助于 VMC 预后的判断。

(二)抗心肌自身抗体

VMC 的发病机制至今尚未阐明，目前主要认为是病毒直接损伤及免疫反应所介导的心肌损伤。抗心肌自身抗体包括抗 β 肾上腺素能受体自身抗体、抗 M_2 乙酰胆碱能受体自身抗体、抗 ADP/ATP 载体的自身抗体和抗肌球蛋白重链自身抗体等，其中以抗 β 肾上腺素能受体自身抗体的作用最为重要。

1. 抗 β 肾上腺素能受体自身抗体

动物实验结果表明，急性心肌炎心肌病变和心电图的改变与抗 β 肾上腺素能受体自身抗体有关，抗 β 肾上腺素能受体自身抗体通过受体门控机制，引起心肌细胞膜钙电流增加和细胞内钙超负荷，导致心肌损伤；β 肾上腺素能受体自身抗体不仅能阻断受体与特异性配体结合，而且对受体有激动剂样效应，可能干扰受体的正常调节功能，从而影响心脏的功能和结构的改变。因此受体自身抗体在心肌炎向心肌病转变中的可能作用日益受到重视。Wallukat 等研究证明，β 肾上腺素能受体自身抗体可使体外培养的心肌细胞搏动频率增加，心肌组织腺苷酸环化酶活性增强，而且 β 肾上腺素能受体自身抗体对 β 肾上腺素能受体刺激效应无脱敏现象。β 肾上腺素能受体持续性刺激效应可引起持续的交感活性过度增加而引发心脏损害，导致扩张型心肌病。β 肾上腺素能受体阻断剂能部分阻断 β 肾上腺素能受体自身抗体对 β 肾上腺素能受体的刺激效应，因此，长期给予 β 肾上腺素能受体阻断剂可阻止抗体的生物效应，有利于改善急性心肌炎的心脏功能，并防止发展为扩张型心肌病。

2. 抗 ADP/ ATP 载体抗体

VMC 患者血清中存在一种特异性的新型抗体，即抗 ADP/ATP 载体抗体。该抗体的发现为 VMC 的分子-免疫机制提供了重要理论依据。ADP/ATP 载体是位于线粒体内膜的一种蛋白质，其功能是完成细胞质与线粒体 ADP/ ATP 能量转运。研究发现 VMC 患者外周血清中存在抗 ADP/ATP 载体抗体，该抗体可通过干扰心肌细胞能量代谢及引起 Ca^{2+} 超载而致心肌细胞变性、坏死及纤维化，参与 VMC 的病理过程。

3. 抗心磷脂抗体

心磷脂是具有抗原性的磷脂，在哺乳动物的心肌和骨骼肌中含量最高，心磷脂抗体是与心磷脂分子中带负电荷的磷酸二脂基团结合的一种自身抗体，可出现在多种自身免疫性疾病中。研究发现在缺血性心脏病患者检测 ACA－IgG 和 ACA－IgM，升高者可高达 80.2%。在急性 VMC 的发病机制中，免疫损伤是其导致心肌受损的重要机制，机体免疫自稳状态的打破将促进 CTL 发挥细胞毒效应，刺激 B 淋巴细胞活化并产生抗心肌自身抗体，从而引发及加重心肌炎症改变。病毒感染造成心肌心内膜微血管损伤，磷脂暴露，抗心磷脂抗体与磷脂作用后，可触发微血栓形成，造成局部心肌坏死。这与单纯的心肌损害如上呼吸道感染并心肌损害、毒物中毒致心肌损害所不同，因为这两种心肌损害并未引起自身免疫反应，因而无抗体产生。在临床治疗中，急性 VMC 患者恢复较慢，病程长，若此抗体持续存在，就有可能发展为心肌病，因此监测患者血清中抗心磷脂抗体对其治疗和预后的判断均有重要意义。

（张　岩）

第二节　心内膜活检与冠状动脉造影

一、心内膜心肌活检和组织学诊断

心内膜心肌活检(endomyocardial biopsy,EMB)始于20世纪50年代,但直到1962年Sakakibara等发明了活组织检查钳以及1972年Caves提倡经右颈静脉插入改良型心肌活检钳后,才真正进入临床实用阶段。如今EMB已开展40余年,需通过心导管取材,进行电镜或免疫电镜检查,观察组织内有无病毒颗粒,与其他方法比较是心肌炎诊断的可靠工具。但也有欠缺之处;心肌炎组织学诊断标准的差异;局灶性心肌炎的取材误差;组织学评价的特异性,在同一组织切片因诊断标准和认识的不同,观察者之间可有明显差别;此外在心肌炎时,往往左室病变较重,而活检多通过右心导管取材,有时不能取到病变明显部位,因而难于在临床广泛推广。

1984年达拉斯会议制定了心肌炎组织学诊断标准如下。①活动性心肌炎:要求炎性细胞浸润和附近细胞损害包括明确的细胞坏死,或含空泡、细胞外形不整,和细胞崩解;②临界性心肌炎:炎症浸润稀疏,光镜下未见细胞损伤。

根据心内膜心肌活检和病理解剖资料,结合临床可将VMC分为三种类型:急性心肌炎、急进性心肌炎和慢性心肌炎。这三种心肌炎的组织学特征如下。

(一)急性心肌炎

急性心肌炎为心肌炎的急性期,心肌坏死多以单个心肌细胞为单位或呈孤立小病灶,可见大量的急性病损灶。细胞水种程度不一,一般无正在愈合的细胞损害,也未见纤维化改变。此期主要特征是间质的弥漫性炎性细胞的浸润。浸润细胞多是淋巴细胞为主的单核细胞,亦有少量嗜酸性粒细胞、多核白细胞和组织细胞等。同时可伴有心内膜和心包浸润以及间质水肿。急性期的时间大约1个月。

(二)急进性心肌炎

急进性心肌炎主要改变为许多细胞病损灶和广泛的纤维化,亦有细胞急性损害区域。此型中急性细胞损害和正在愈合的损害细胞并存,且以后者占优势。炎症细胞为单核细胞、淋巴细胞、浆细胞和巨噬细胞以及少量的多形核细胞。起病1～2个月以后已见不到心肌细胞坏死,但仍可见心肌纤维排列紊乱、空泡变性和萎缩。间质改变以纤维化为主,还可有心内膜增厚和血管周围纤维化。

(三)慢性心肌炎

慢性心肌炎中正在愈合的细胞损害和急性细胞损害几乎呈均衡态势。在炎性病灶内可见多核白细胞、巨噬细胞、纤维母细胞和肌原纤维,一般以单核细胞为主。随着肌原纤维的增殖,残留下一些纤维化病灶,间质的结缔组织轻度增多。

为更准确地判断心内膜心肌活检的结果,有学者提出将心肌炎病变的程度和分布进行分级,将病变程度分为轻、中、重度,病变分布分为灶性、融合性或弥漫性等。

总之,在应用EMB诊断病毒性心肌炎方面尚存在一定局限性,除患者不易接受外,其敏感性低,特异性不高,且存在一定风险及并发症。目前多用于经常规临床及实验手段还不能明确诊断或难以鉴别是急性病毒性心肌炎或扩张型心肌病的早期时，以及评价病毒性心肌炎的免疫抑制治疗效果时，而不作为病毒性心肌炎诊断常规检查方法。

二、冠状动脉造影

用特形的心导管经股动脉、肱动脉或者桡动脉送到主动脉根部，分别插入左、右冠状动脉口，手推注射器注入少量造影剂。这种选择性冠状动脉造影可使左、右冠状动脉及其主要分支得到清楚的显影，并可进行电影摄影、快速连续摄片、磁带录像或者光盘记录。可发现各支动脉狭窄性病变的部位并估计其严重程度。一般认为，管腔直径减少70%～75%以上会严重影响血供，50%～70%也有一定意义。冠状动脉造影的主要指征为：①对药物治疗中心绞痛仍较重者，明确动脉病变情况以考虑介入性治疗或旁路移植手术；②胸痛似心绞痛而不能确诊者；③中老年患者心脏增大、心力衰竭、心律失常、疑有冠心病而无创性检查未能确诊者。

近年来，VMC有逐年增多趋势，本病临床表现多样，部分重症病毒性心肌炎的心电图异常和血清心肌酶升高与急性心肌梗死非常相似，对出现与急性心肌梗死鉴别有困难时，不要盲目进行溶栓治疗，冠状动脉造影能迅速准确地诊断。VMC时行冠状动脉造影检查示冠状动脉正常。

总之，VMC的实验室和器械检查方法多样，其中器械检查总体上可分为有创检查和无创检查，这两种方法各有利弊，临床上应结合患者的临床表现，选择合适的检查方法，以达到明确诊断的目的。

（徐　阳）

第三节　器械检查

一、X线检查

透视下心脏搏动减弱，胸片示心影正常或增大，多为轻度，病变呈弥漫性改变或合并心包炎而有心包积液时，心界可明显增大，呈普大型，左室较为明显。严重病例因左心功能不全有肺淤血或肺水肿征象，有时可合并有少量的胸腔积液。

二、心电图

由于心肌细胞变性坏死、间质炎性细胞浸润和纤维化等病理改变，因此可发生心电活动异常并出现相应的心电图表现，VMC患者心电图的改变较临床症状更为常见，但缺乏特异性改变，必须与其他临床资料结合起来考虑才有更有意义。由于患者是在静态下接受测试，干扰小，故波形稳定、清晰。因为心电图有12导联，不仅能确定心脏电活动是否异常，而且能判断发病部位。但仅能记录受检者处于静态时且时间短暂的心电资料，记录的心率一般仅数十次，尤其对负荷性和一过性心律失常及心肌缺血不易发现，对受检者在身体处于运动状态下出现的心电变化无法记录。

常见的心电图改变有早搏，如室性早搏、房性早搏、交界性早搏，其中室性早搏占各类早搏的70%，是受炎症侵及的心肌，其兴奋性及传导受到影响导致异位兴奋灶的兴奋性增高及折返激动所致。其次为房室传导阻滞多见，尤其是一度房室传导阻滞，严重病例可出现二度，甚至三度房室传导阻滞，有时伴有束支传导阻滞，多表明病变广泛。多数传导阻滞为暂时性，经1～3周后消失，但少数病例可长期存在，甚至需要安装永久起搏器。

窦性心律失常在VMC的心电图改变中也很常见，临床以窦性心动过速最常见，其他如窦性心动过缓、窦性停搏及窦房传导阻滞也可见到。在心肌炎早期，由于心肌炎性改变使窦房结的兴奋性降低，激动起搏点在窦房结、心房与房室结之间游走，因此出现窦房结内、窦-房、窦-房-结的游走心律。少数病例可发展为固定的异位心律，如房性心律、交界性心律等。

VMC的心电图改变还可表现为异位心动过速，包括阵发性室上性心动过速、阵发性室性心动过速、非阵发性交界性心动过速等，以阵发性室上性心动过速较常见。其他如并行心律、交界性心律、预激综合征、心房扑动或颤动、心室扑动或颤动等在心肌炎的病程中也可见到。

约1/3病例因心肌弥漫性的缺血及损伤，造成心肌复极异常而出现ST-T改变。严重时心肌细胞变性坏死，还可出现梗死样改变，心衰时还可呈现心室肥大样改变。此外，心室肥大、Q-T间期延长、T波低平或倒置、低电压等改变也可出现。

李森田等统计1998年1月至2004年1月收治的90例小儿VMC患者的心电图改变，发现早搏65例，其中室性早搏56例（频发41例），频发房性早搏9例；窦性心动过速9例；窦性心动过缓3例；室上性心动过速3例；一度房室传导阻滞1例；二度房室传导阻滞4例；双束支传导阻滞1例；短串房颤2例；预激综合征1例；窦房结内游走心律1例；异常Q波1例；低电压4例。ST-T改变41例，T波改变6例，心电轴左偏11例，心电轴右偏5例。张赣赣等对1994—1999年间收住院的116例VMC心电图分析亦发现心律失常最常见，且以室早占首位（37.9%）；其次为ST-T改变（34.5%）等。分析原因可能为：①心肌缺血、损伤及坏死造成ST-T改变；②心脏传导系统受累，影响其自律性、应激性及传导性，导致各种心律失常；③心肌受损，引起动作电位时间延长，使Q-T间期延长，QRS波群电压变低等。

一般认为，心肌炎伴有心电图改变，但也有个别病例，临床表现典型而心电图却无显著变化。

三、心电图运动试验

心电图运动试验是在短时间内通过各种不同形式的运动，增加心脏负荷，提高心率，加速血液循环，增加冠状血管灌注量和心肌耗氧量，运动后记录心电图，以了解受试有的心脏耐受能力。Master于20世纪30年代制定了标准二阶梯运动试验，以后学者认为不够敏感而增加负荷量，改成双倍、三倍二级梯运动试验。活动平板机和自行车心功量机运动试验应用于临床后，大大提高了运动试验的阳性率，降低了假阴性率。首都儿科研究所对心电图运动试验在小儿VMC诊疗中的应用进行了系统的研究，已形成系列心电图运动试验，可以作为VMC诊断的一项重要检查项目。

四、动态心电图

动态心电图（dynamic electrocardiography，DCG）是指连续记录24小时或更长时间的心电图。DCG一次检测能获得10万～14万个以上的心动周期信息，与常规心电图相比具有更优越的临床应用价值：①明显提高心律失常的检出率；②可检出一过性或潜在性威胁生命的严重心律失常，如阵发性室上性心动过速、多源性室性早搏伴短阵室性心动过速，三度房室传导阻滞等；③对心律失常可进行定性及定量分析；④可对患者心电图的动态变化进行监测；⑤还可结合患者的活动记录，了解患者的症状、活动状态及服用药物等与心电图变化之间的关系。因此对急性 VMC 的诊断有重要的价值。

桂芹等对 70 例通过血心肌酶谱和心肌钙蛋白检查异常拟诊病毒性心肌炎的患儿同时行动态心电图和普通心电图检查。结果发现动态心电图检出心电图异常阳性率明显高于普通心电图（表 8－1）。

表 8－1　动态心电图与普通心电图阳性率比较

	检查例数	正常数	异常数	阳性率％	χ^2	P
普通心电图	70	39	31	44.29	20.85	＜0.01
动态心电图	70	12	58	82.86		

五、超声心动图检查

急性心肌炎的临床表现随炎症的严重程度及侵犯部位不同而有很大的差异，超声心动图改变缺乏特异性。轻者可完全正常，重者可见心室壁增厚，腱索、乳头肌及心内膜、瓣膜回声增粗、增强，瓣膜病变主要累及二尖瓣，有时在瓣膜边缘可见赘生物，瓣叶活动减弱；频谱多普勒可见二尖瓣轻度或中度反流，这些改变与心肌间质水肿、心肌细胞坏死和炎性细胞浸润有关。可见局灶性室壁节段运动异常，表现为运动低下、运动消失或反常运动；急性心肌炎早期可出现左室收缩功能和舒张功能减低。收缩功能减低表现为 LVEF 和 FS 低于正常左室舒张功能减低多数表现为限制型充盈障碍，即 E/A＜1，其他反应左室舒张功能的指标如 E 峰减速时间缩短，二尖瓣 A 峰间期与肺静脉逆向波间期之比 Mva/Pva 倒置，左室等容舒张时间延长等。

其他类型心脏病如缺血性心脏病、扩张型心脏病和心脏淀粉样变性等出现限制性充盈障碍往往提示预后较差，但急性心肌炎通常为自限性疾病，一般不遗留心脏功能异常，随着心肌细胞炎症的修复，心脏舒张功能亦随之恢复，所以对于大多数急性心肌炎患者来说，限制性充盈障碍并不预示着预后较差。

急性心肌炎患者左室舒张功能减低的另一种表现形式为“假性正常”，这种形式与左束支传导阻滞患者的表现类似，后者可解释为房室压力阶差的逆转，急性心肌炎患者左室舒张功能障碍可能由于传导异常及心肌本身炎症两方面原因所致。

急性心肌炎患者在治疗过程中，左室收缩功能的恢复较快，而舒张功能的恢复较慢，研究表明，左室收缩功能多在 10 天内恢复，而舒张功能的恢复则需要很长的时间。其机制目前尚不完全清楚，可能是由于心肌本身的修复过程中引起一定程度的间质纤维化引起。超声心动图对于其心脏功能的评价及随访有着重要的意义。

李莉等研究表明：病毒性心肌炎患者应用超声心动图进行诊断，其特异性和敏感性分别为 72％和 98％，且诊断异常表现包括心包炎、心腔扩大、室壁运动异常、心肌回声异常、心律失常和心功能降低等现象。尽管病毒性心肌炎患者应用超声心动图诊断特异性较低，但是在病毒性心肌炎诊断中超声心动图是不可缺少的指标，可以在临床诊断中广泛运用。

六、同位素心肌显像

目前国内外急性 VMC 临床诊断尚欠统一的“金”标准，对病毒检测及证实该病毒对患者心肌的毒性、心肌活检的开展等目前尚无法在临床推广，造成临床诊断偏宽或误诊，导致医疗浪费和可能出现医疗副作用。据文献报导，同位素心肌显像已经被应用于临床急性 VMC 诊断，但未列入诊断标准。用放射性同位素锝-99m、砣-201、铟-111 等标记的化合物作为“弹丸”静脉注射，应用扫描仪或 γ 相机对各平面心肌进行闪烁显像摄影，通过扫描可发现心肌坏死区，也可通过计算机程序计算以了解心脏的泵功能、心肌的血流灌注、心肌代谢及心室壁运动情况，从而发现心肌炎局部及潜在性的心肌损害。单克隆抗肌球蛋白抗体心肌显像，对心肌坏死检测敏感性(100%)较高，但特异性较差(58%)。同位素心肌显像安全、无创伤，易被患者接受，是一种可靠的筛选心肌炎的方法。

VMC 患者，心肌细胞充血、水肿、坏死灶性纤维化等病理改变，可使心肌细胞摄取 ^{99}Tcm-MIBI 的活力减弱或丧失，心肌灌注断层显像呈花斑样改变或(和)局灶性放射性稀疏，而在早期及症状较轻之患者，亦可无花斑样改变，但心肌放射性计数通常降低。

刘金来等对 48 例 VMC 患者行同位素心肌显像检查，阳性患者共有 21 例，占 43.75%，比报道的阳性率稍低，其中不排除阴性组中有某些患者不是确实患有急性 VMC。阳性组肌酸磷酸激酶同功酶、室性早搏次数和多源性心律失常、左室舒张功能减低等例数均比阴性组多，并具有统计学意义；阳性组治疗后复查同位素心肌显像均基本正常；心律失常好转率明显高及随访复发率明显低于阴性组，并具有统计学意义。同位素心肌显像检查可作为急性 VMC 诊疗中一项科学性与可靠性较强的参考指标。

七、磁共振成像

磁共振成像(magnetic resonance imaging，MRI)可通过三维图像清晰显示心脏的解剖结构，具有显像能力高，不用造影剂、无放射线影响等优点，但费用昂贵，检查时间长，在心肌炎诊断中的价值尚无可靠大样本研究报道。目前丁彬彬等研究证实，心脏磁共振成像对病毒性心肌炎有高度敏感性(94%)和中度特异性(69%)，心肌炎组中试验阳性的比值是非心肌炎组中试验阳性比值的 28.11 倍，说明诊断判别效果良好。

(徐 阳)

参考文献

[1] Huber S A. T cells expressing the gamma delta T cell receptor induce apoptosis in cardiac myocytes[J]. Cardiovasc-Res，2000，45(3)：579.

[2] Toyozaki T，Hiroe M，Saito T，et al. Levels of soluble Fas in patients with myocarditis，heart failure of unknown origin，and in healthy volunteers[J]. The American Journal of Cardiology，1998，81(6)：798.

[3] Alter P，Maisch B. Escape from cardiomyocyte apoptosis by enterovirus persistence due to elevated soluble Fas-receptors[J]. Zeirschrift fur Kardiologie，2004，93

(7):524.
[4] Luppi P, Licata A, Haluszczak C, et al. Analysis of TCR Vbeta repertoire and cytokine gene expression in patients with idiopathic dilated cardiomyopathy[J]. J Autoimmun,2001,16(1): 3.
[5] Zhang S, Rao B. The expression of TNF - alpha mRNA and its significance in murine viral myocarditis[J]. Chineses Journal of Parhology,2002,31(3):250.
[6] Guck B, Merkle I, Dornberger G, et al. Expression of inducible nitric oxide Synthase in experimental viral myocarditis[J]. Herz,2000,25:255.
[7] Wada H, Saito K, Kanda T, et al. Tumor necrosis factor - alpha(TNF - α) plays a protectiverole in acute viralmyocarditis in mice: a study using mice lacking TNF - α [J]. Circulation,2001,103:743.
[8] 刘怡平,安丽,朱薇薇,等. 病毒性心肌炎患儿可溶性 Fas 及其配体水平观察[J]. 中国实用儿科杂志,2002,17(9):561.
[9] Fuse K, Kodama M, Okura Y, et al. Predictors of disease course in patients in acute myocarditis[J]. Circulation,2000,102(23):2829.
[10] Seko Y, Kayagaki N, Seino K, et al. Role of Fas/FasL pathway in the activation of infiltrating cells in murine acute myocarditis caused by Coxsackievirus B3[J]. Journal of the American College of Cardiology,2002,39(8):1399.
[11] Kanda T, Takahashi T. Interleukin - 6 and cardiovascular diseases[J]. Japanese Heart Journal,2004,45(2):183.
[12] Paleev NR, Paleev FN, Suchkov SV, et al. Cytokines as a diagnostic and therapeutic tool in patients with myocarditis[J]. Vestn Ross Akad Med Nauk,2005,5:8.
[13] 王荣发,宓越群. 小儿病毒性心肌炎 200 例的临床分析和诊断标准的探讨[J]. 中华现代儿科学杂志,2004,1 (3): 46.
[14] 陈丽峰,马增煌,吴琴. 心肌酶及其比值和肌钙蛋白的测定对儿童病毒性心肌炎诊断价值探讨[J]. 实用医技杂志,2006,13(21):3765.
[15] 胡思源. 病毒性心肌炎的中西医诊断与治疗[M]. 北京:中国医药科技出版社,1998:36.
[16] 桂芹,孔祥英. 动态心电图在病毒性心肌炎诊断中的作用[J]. 重庆医学,2004,4(33):530.
[17] 陆诗祥,朱艳萍,樊敏华. 病毒性心肌炎与心肌损害患儿血清抗心磷脂抗体检测的临床意义[J]. 中国儿童保健杂志,2005,13(5):411.
[18] 刘月霞,高文丽. 心电图的优势与劣势[J]. 河北职工学院学报,2002,19(1):5.
[19] 李森田,刘春生. 小儿病毒性心肌炎心律失常类型临床分析与探讨[J]. 中医药临床杂志,2005,17(1):46.
[20] 张赣赣,许雪辉,常瑶,等. 病毒性心肌炎 116 例心电图分析[J]. 实用儿科临床杂志,2001,16(5):364.
[21] 刘金来,周汉建,赵长林. 核素显像在病毒性心肌炎诊疗中的意义[J]. 中华内科杂志,2000,39(11):749.

[22] 刘丽,杜一平,何江,等. 酷似急性心肌梗死的重症病毒性心肌炎 102 例诊治回顾[J]. 泸州医学院学报,2005,28(1):45.
[23] 邱广琨. 磁共振在急性病毒性心肌炎中的诊断价值[J]. 黑龙江科技信息,2015,36:151
[24] 马爱群,胡大一. 病毒性心肌炎. 心血管病学[M],北京:人民卫生出版社,2005,464.
[25] 周伟梁,曾凡杰,秦伟毅,等. 心肌损伤标志物检测在诊断病毒性心肌炎中的价值[J]. 现代预防医学,2015,23:4406 - 4408.
[26] 赵义发,徐中林. 检测 hs - CRP、CK - MB、cTnI 及 IL - 35 指标对病毒性心肌炎患者诊断价值[J]. 海南医学院学报,2015,06:748 - 750.
[27] 李莉,王洪香. 探讨超声心动图对病毒性心肌炎的诊断价值[J]. 中西医结合心血管病电子杂志,2014,15:33 - 35.
[28] 丁彬彬,张军平. 心脏核磁共振成像对病毒性心肌炎诊断价值的系统评价[J]. 中国循证医学杂志,2011,3:273 - 277.
[29] Pollack A, Kontorovich AR, Fuster V. Viral myocarditis — diagnosis, treatment options, and current controversies[J]. Nat Rev Cardiol, 2015,12(11):670 - 680.
[30] Jeserich M, Brunner E, Kandolf R. Diagnosis of viral myocarditis by cardiac magnetic resonance and viral genome detection in peripheral blood [J]. Int J Cardiovasc Imaging, 2013, 29(1): 1219.

第九章 病毒性心肌炎的诊断与鉴别诊断

第一节 病毒性心肌炎的诊断

1999年在镇江召开的由中华医学会心血管病学分会、中华心血管病杂志编辑委员会等主办的全国心肌炎心肌病学术研讨会上，就1987年在张家港及1995年在武汉举行的全国心肌炎心肌病研讨会上制定的成人急性心肌炎诊断参考标准进行了广泛、认真的讨论及修订。由于VMC的诊断困难，国际上至今尚无统一标准，因此此次会议所修订的诊断标准仍为参考方案。

一、成人急性VMC的诊断参考标准

心肌炎是指心肌局限性或弥漫性的急性或慢性炎症病变，可分为感染性和非感染性两大类。前者由细菌、病毒、螺旋体、立克次体、霉菌、原虫、蠕虫等感染所致，后者包括过敏或变态反应性心肌炎如风湿病以及理化因素或药物所致的心肌炎等。由病毒感染所致心肌炎，病程在3个月以内者称急性VMC。

心肌炎的症状轻重不一，病情严重程度不等。轻者可无自觉症状；严重者可表现为猝死、严重心律失常、心源性休克或(和)心力衰竭，导致急性期死亡；也可表现为各种心律失常、心包炎或急性心肌梗死等。

成人VMC的临床表现大多较新生儿和儿童VMC为轻，急性期死亡率低，大部分病例预后良好。但暴发型与重型患者少数可出现急性期后持续心腔扩大和(或)心功能不全，临床表现与扩张型心肌病类同，又被称为“亚急性或慢性心肌炎”“扩张型心肌病综合征”等。这些患者的自然病程不尽相同。部分患者病情进行性发展，心腔扩大和心力衰竭致死；也有少数心腔扩大，而无心力衰竭的临床表现，持续数月至数年后，未经治疗，心功能改善并保持稳定；其中一部分患者可能再度病情恶化，预后不佳。

VMC的确诊相当困难，原因是病毒性心肌炎临床表现及多数辅助检查均缺乏特异性。如何结合临床表现与实验室检查结果确诊VMC，国际上尚无统一标准。仅有病毒感染或心肌炎本身的症状都不足以确诊病毒感染心肌。目前我国临床上对急性VMC的诊断多偏宽，有过病毒感染史及心电图发现过早搏动或仅有胸闷、心悸等非特异性症状加上某些外周血病毒病原学依据就诊断为急性VMC，给患者造成一定的精神和经济负担。

为了进一步加强临床医师们对急性VMC的认识，1999年于全国心肌炎心肌病学术研讨会上在两次诊断标准草案的基础下又做了修订，以作为现阶段急性VMC诊断时的参考。

(一)病史与体征

在上呼吸道感染、腹泻等病毒感染后3周内出现心脏表现，如出现不能用一般原因解释的

感染后重度乏力、胸闷、头昏（心排血量降低所致）、心尖第一心音明显减弱、舒张期奔马律、心包摩擦音、心脏扩大、充血性心力衰竭或阿-斯综合征等。

（二）上述感染后 3 周内新出现下列心律失常或心电图改变

（1）窦性心动过速、房室传导阻滞、窦房阻滞或束支阻滞。

（2）多源、成对室性过早搏动，自主性房性或交界性心动过速，阵发或非阵发性室性心动过速，心房或心室扑动或颤动。

（3）两个以上导联 ST 段呈水平型或下斜型下移≥ 0.01mV 或 ST 段异常抬高或出现异常 Q 波。

（三）心肌损伤的参考指标

病程中血清 cTnI 或 cTnT（强调定量测定）、CK－MB 明显增高。多项研究证实成人病毒性心肌炎，心肌肌钙蛋白升高的水平与预后不良成正比，然而在儿童病毒性心肌炎中心肌肌钙蛋白的升高对预后的预测作用较成人弱。超声心动图示心腔扩大或室壁活动异常和（或）核素心功能检查证实左心室收缩或舒张功能减弱。值得注意的是爆发性心肌炎在心脏超声往往表现为后室壁，这与急性心肌炎导致心腔扩大和室壁厚度正常不同。

（四）病原学依据

（1）在急性期从心内膜、心肌、心包或心包穿刺液中检测出病毒、病毒基因片段或病毒蛋白抗原。

（2）病毒抗体：第二份血清中同型病毒抗体（如柯萨奇 B 组病毒中和抗体或流行性感冒病毒血凝抑制抗体等）滴度较第一份血清升高 4 倍（2 份血清应相隔 2 周以上）或一次抗体效价≥640者为阳性，320 者为可疑阳性（如以 1∶32 为基础者则宜以≥ 256 为阳性，128 为可疑阳性，根据不同实验室标准做决定）。

（3）病毒特异性 IgM 以≥1∶320 者为阳性（按各实验室诊断标准，需在严格质控条件下）。如同时有血中肠道病毒核酸阳性者更支持有近期病毒感染。

对同时具有上述（一）、（二）（1、2、3 中任何 1 项）、（三）中任何 2 项，在排除其他原因心肌疾病后，临床上可诊断急性 VMC。如同时具有（四）中 1 项者，可从病原学上确诊急性 VMC；如仅具有（四）中 2、3 项者，在病原学上只能拟诊为急性 VMC。

如患者有阿-斯综合征发作、充血性心力衰竭伴或不伴心肌梗死样心电图改变、心源性休克、急性肾衰竭、持续性室性心动过速伴低血压或心肌心包炎等 1 项或多项表现，可诊断为重症 VMC。

如仅在病毒感染后 3 周内出现少数过早搏动或轻度 T 波改变，不宜轻易诊断为急性病毒性心肌炎。

对难以明确诊断者，可进行长期随访，有条件时可做心内膜心肌活检进行病毒基因检测及病理学检查。心内膜心肌组织活检是诊断心肌炎的“金指标”，其表现为炎症细胞浸润（>14 个细胞/mm^2），伴或不伴心肌细胞损伤。

近来欧洲和美国心脏病学会（AHA）联合发表声明确定心内膜心肌活检在心血管疾病疑诊病例中的评估指南，其中有两种情形为爆发性心肌炎及巨细胞病毒性心肌炎的常见临床表现，为心内膜心肌活检Ⅰ类推荐。

（1）疑诊爆发性心肌炎：新近发生、小于 2 周的不能释放的心衰伴正常心脏大小或左室扩大且合并血流动力学障碍。

(2)疑诊心肌炎:合并不能解释的、新发的心力衰竭,持续时间大于2周而小于3月者,伴左室扩大,室性心律失常或高度房室传导阻滞(二度Ⅱ型和三度),治疗1～2周仍无效果的患者。

近几年来心脏磁共振成像(CMR)已逐渐成为心肌炎诊断中高灵敏度和特异度的工具。CMR不仅能够识别心肌炎患者的心脏功能和形态异常,而且能够直接关注心肌细胞及间质水肿、毛细血管渗漏、充血、细胞坏死及纤维化瘢痕形成等病理改变。VMC患者因细胞膜的破坏使钆元素在心肌细胞中得以扩散,导致细胞水平浓度增加,从而形成显著的对比增强;心肌延迟增强成像还可特异性地反映心肌坏死和纤维化等不可逆心肌损伤,并且能够鉴别心肌缺血性与非缺血性损伤。

目前CMR诊断心肌炎的建议性标准如下。

(1)临床疑诊病例,CMR提示心肌炎症,同时符合下列两条标准:一是在T_2加权像中,局部或全部心肌信号强度增强,二是在钆造影剂增强的T_1加权像中,心肌与骨骼肌中早期增强值比例明显增加,三是在康复过程中,在钆造影剂增强的T_1加权像中,发现至少一处非缺血型局部损伤造影像。

(2)第三条标准成立的同时,心脏磁共振成像发现炎症引起心肌损伤和(或)心肌瘢痕。

(3)发病初期心脏磁共振成像结果显示正常,在发病1～2周后复查CMR,符合以上三条标准中的一条。

(4)如果出现左室舒张功能不全或心包积液则支持心肌炎的诊断。

2013年欧洲心脏病年会(ESC)首次提出临床拟诊心肌炎的标准如下。

(1)临床表现:①急性胸痛;②数天至三个月新发生的心衰或心衰症状;③心悸,无明显诱因的心律失常、晕厥或心源性猝死;④不能解释的心源性休克。

(2)辅助检查:①心电图改变:ST-T改变、房室传导阻滞、异常Q波、室上性心动过速等;②心肌损伤标志物:肌钙蛋白I或T升高;③影像学检查(超声心动图或心脏磁共振)示心脏结构或功能异常;④心脏磁共振证实心肌组织学的特征:T_2WI示心肌组织水肿和(或)心肌延迟强化扫描呈强化信号。疑似心肌炎的诊断标准:有≥1个临床表现并有辅助检查≥1项辅助检查异常者;若无临床症状,则需符合≥2项辅助检查异常者,同时均应排除其他疾病。临床疑似心肌炎患者建议入院进一步观察及检查,心内膜心肌组织活检确定诊断。国内目前仍在应用1999年诊断标准。

二、小儿心肌炎的诊断

1999年9月在昆明召开了全国小儿心肌炎、心肌病学术会议,经与会代表充分讨论,制订了1999年标准(下称99标准),包括4个方面:临床诊断依据、病原学诊断依据、确诊依据及分期。这里,除对此4方面进行说明外,还介绍99标准与94标准的不同点及99标准存在的问题。

(一)临床诊断依据

(1)心功能不全、心源性休克或心脑综合征。

(2)心脏扩大(X线或超声心动图检查异常)。

(3)心电图改变：以R波为主的2个或2个以上主要导联(Ⅰ、Ⅱ、aVF、V_5)的ST－T改变持续4天以上，伴动态变化；窦房传导阻滞，房室传导阻滞，完全性右或左束支传导阻滞，呈联律、多形、多源、成对或并行性过早搏动，非房室结及房室折返引起的异位心动过速，低电压(新生儿除外)及异常Q波。

(4)CK－MB增高或cTnI或cTnT阳性。

(二)病原学诊断依据

1. 确诊依据

患儿行心内膜、心肌、心包(活检、病理)或心包穿刺液检查，发现以下之一者可确诊心肌炎由病毒引起。

(1)分离到病毒。

(2)用病毒核酸探针查到病毒核酸。

(3)特异性病毒抗体阳性。

2. 参考依据

有以下之一者结合临床表现可考虑心肌炎系病毒引起。

(1)自患儿粪便、咽拭子或血液中分离到病毒，且恢复期血清同型抗体较第一份血清升高或降低4倍以上。

(2)病程早期患儿血中特异性IgM抗体阳性。

(3)用病毒核酸探针自患儿血中查到病毒核酸。

(三)确诊依据

(1)具备临床诊断依据2项，可临床诊断为心肌炎。发病同时或发病前1～3周有病毒感染的证据支持诊断者。

(2)同时具备病原学确诊依据之一，可确诊为VMC；具备病原学参考依据之一，可临床诊断为VMC。

(3)凡不具备确诊依据，应给予必要的治疗或随诊，根据病情变化，确诊或排除心肌炎。

(4)应排除风湿性心肌炎、中毒性心肌炎、先天性心脏病、结缔组织病、代谢性疾病所致心肌损害、甲状腺功能亢进症、原发性心肌病、原发性心内膜弹力纤维增生症、先天性房室传导阻滞、心脏自主神经功能异常、β受体功能亢进及药物引起的心电图改变。

(四)分期

1. 急性期

新发病，症状及检查阳性发现明显且多变，一般病程在半年以内。

2. 迁延期

临床症状反复出现，客观检查指标迁延不愈，病程多在半年以上。

3. 慢性期

进行性心脏增大，反复心力衰竭或心律失常，病情时轻时重，病程在1年以上。

(五)99标准与94标准主要有以下不同点

(1)取消了次要诊断指标，多数专家认为次要指标特异性不强，亦可见于其他疾病或植物神经功能紊乱。

(2)主要指标中除去了核素检查,因为核素检查应用时间短,目前为半定量性质,尚没有小儿正常值。

(3)取消了"疑似心肌炎"的诊断名称,对临床上怀疑有心肌炎,但不够诊断条件的不再诊断为疑似心肌炎,而称为"心肌炎"或"心肌炎待排"。

(4)心电图显著改变中增加低电压(新生儿除外)、窦性心动过缓、频发过早搏动呈联律。

(5)化验中增加 cTnI 或 cTnT 阳性。

(6)化验中 CK－MB 增高明确规定必须超过同年龄 $x\pm3$。

(7)将病毒学检测分为两等,即患儿心内膜、心肌、心包穿刺液中发现病毒的可确诊为 VMC;对于血液查到病毒核酸或特异性抗体 IgM 者,结合临床可考虑心肌炎系病毒引起。

(六)99 标准存在的问题

马氏等认为,99 标准较简便,易记忆,但也存在一些问题,主要有以下几方面。

1. 诊断标准过严

前述 4 条中必须有 2 条才能诊断为 VMC,然而心功能不全和心脏扩大在 VMC 很少见(约占 10%),因此大多数 VMC 患儿必须同时具备心电图显著改变和血液中 cTnI 或 cTnT 阳性或 CK－MB 增高(大于同年龄 $x\pm3$)才能确诊。但实际上很多 VMC 患儿只具备其中一条,可能会有很多其他表现,如心率快、心慌、胸闷、第三心音、心音低钝等,但这些改变均未被列入新的诊断标准(哪怕是作为次要表现),因而不能诊断为心肌炎,这将使大量 VMC 病例漏诊。此外,有时 VMC 患儿有心功能不全或心脏扩大之一,也已除外了其他疾病引起的上述改变,但如果心电图并无显著改变或 cTnI 阳性或 CK－MB 增高,也不能诊断为心肌炎。因为心脏扩大或心功能不全患儿多数并没有心电图显著改变或 cTnI 或 cTnT 阳性、CK－MB 增高。对病情已达到心脏扩大和心功能不全如此严重的患儿,仍不能诊断为 VMC,应视为 99 标准的失误。

2. 不区分主要指标和次要指标

不同的指标对 VMC 诊断价值是不同的,如心功能不全和心脏扩大意义最大,其次是心电图显著改变和 cTnI 阳性和 CK－MB 增高,再次是 α－羟丁酸脱氢酶(α－HBDH)和 LDH_1 增高。为了应用简便,易记忆,不管指标的特异性和敏感性如何而全部删去次要诊断指标的做法是不够妥当的,很容易造成漏诊。

3. 过多看重简便

1999 年全国小儿心肌炎、心肌病学术会议上,有的专家认为 94 标准过于复杂,不便于记忆和应用,因此提出简化诊断标准,除去次要诊断指标,把主要诊断指标简化为 4 条。马氏等不同意这种做法,理由是 VMC 缺乏特异诊断指标,病情轻重悬殊,对如此复杂的疾病,要有一个正确和简便的诊断标准,且应正确重于简便。一个标准虽简便,但如正确性差,将造成大量病例漏诊和误诊。随着对 VMC 研究的深入,新的检查方法将不断出现,诊断标准从简便变为复杂也是必然的。VMC 发病机制复杂,临床表现多样,用一个过于简便的标准不可能全面、正确解决诊断问题。

三、VMC 诊断标准中存在的问题

(一)确定诊断方面

VMC 较为常见,但确定诊断较困难。

心内膜心肌活检(EMB)虽对诊断有确定性意义,但由于操作较复杂,需一定设备和经验,有一定的危险性,且检查结果伪差较大,因而临床应用很少。目前,临床对 VMC 仍依靠临床表现、心脏器械检查和实验室检查进行综合诊断。随着新检查方法的出现和医生临床经验的积累,诊断标准不断修改是必然的。

目前,各国对 VMC 诊断标准不一。总的来看,诊断标准由粗到细、由简单到复杂、指标由少到多,但还没有一个 VMC 诊断标准是经过 EMB 结果验证的。应该说我国 VMC 的诊断标准是国际上最细致、最全面的。由于经验不同、医院设备条件不同,专家对 VMC 诊断标准的看法不一致,造成了临床医生不易掌握,诊断结论不一。

(二)辅助检查在诊断中的作用

1994 年,我国制定了 VMC 的诊断标准(全国威海会议制定,下称 94 标准),应用过程中多数学者认为其在统一标准、防止诊断扩大化方面起了重要作用。但部分学者认为 94 标准中把 CK－MB 增高列为主要指标,将呼吸道或消化道感染病史和心慌、胸闷等不明确的症状作为两项次要指标,即明确为心肌炎,造成了 VMC 诊断的扩大化。还有人认为 CK－MB 增高对心肌炎没有特异性,且受年龄和操作技术影响较大,因而不应列入主要指标。

马氏等认为,CK－MB 和 VMC 诊断的其他主要指标(如心脏大、心功能不全、心电图明显改变等)均无特异性,都需要排除其他心脏疾病。关于受年龄和操作技术影响的问题,应该通过确定不同年龄小儿正常值和严格操作技术来解决,而不应简单地把各级医院都已广泛应用、特异性较强的诊断方法列入次要诊断标准。

(三)急性 VMC 诊断要点分析

来自对 114 例急性 VMC 的临床分析。

1. 感染史

急性心肌炎患者 95%有明确的感染史,说明病毒感染是急性心肌炎的主要病因之一。

2. 临床表现

急性 VMC 临床表现轻重悬殊,轻者可无症状呈亚临床型发病,重者可发生严重心力衰竭、心律失常、酷似急性心肌梗死(AMI)表现,少数人合并有急性肺水肿、心源性休克、急性呼吸窘迫综合征、心肌心包炎。

3. 重症 VMC 的心律失常

重症 VMC 的三度 AVB 与其他原因所致 AVB 相比,其阻滞部位低,多为三束支阻滞,往往需要临时起搏器以维持有效心排血量而度过急性期。

4. 酷似 AMI 的心肌炎

酷似 AMI 的心肌炎患者与 AMI 不同的是其血清酶增高特点为持续时间长,无酶峰变化。GOT 可持续长达 3 周左右,UCG 检查无节段性室壁运动障碍。

5. 心肌炎向心肌病发展的原因

重症 VMC50 例中，7 例在病初 3 天内发生左心室内径增大，4 例在病愈后恢复正常，3 例发展为 DCM。病毒感染心肌细胞的机制尚未阐明，目前认为感染早期主要是病毒直接侵犯心肌细胞，后期则是由病毒和受损心肌引起的免疫病理过程同时伴有心肌胶原纤维广泛增生，以至心肌纤维化，该机制在病毒性心肌炎向 DCM 演变过程中起重要作用。所观察的急性 VMC 中发生左心室内径增大的时间多在发病的早期，提示早期运用药物干预心肌纤维化是防止心肌炎向心肌病发生发展的手段之一。

6. 心电图

临床上心律失常，特别是室性期前收缩及心电图上 ST 段、T 波改变是最不特异的一种变化，它们可以出现在心脏无病理变化的情况下，如因自主神经功能失调，特别是 β 受体功能亢进而产生的 ST－T 改变。因此，仅凭心电图改变而诊断为心肌炎是不可靠的。如患者在半年之内无任何心律失常及心电图异常改变，排除其他任何性质的心脏疾病和各种电解质紊乱及其他因素致心律失常，在明确感染后出现心电图异常，经过治疗(非抗心律失常治疗)心电图恢复正常后临床才能确诊。

7. 确诊依据

自患者咽和粪便中分离出病毒并伴有该病毒双份血清抗体效价 4 倍以上增高或者特异性 IgM 抗体增高达 1∶32 或以上是确诊急性 VMC 的依据。

有研究认为符合诊断标准的阳性率很低，而临床上目前急性 VMC 仍然要依靠典型的临床表现和相应的心肌损伤指标，重症心肌炎临床确诊容易，但要严格掌握心律失常型和 ST－T 改变型心肌炎的诊断，否则势必给患者今后生活和工作造成影响。该研究提示，急性 VMC 临床表现多样，轻重不一，尽管确诊急性 VMC 的手段有多种，但某些难以实施或阳性率较低。因此，注重临床资料，提高诊断心肌炎的客观指标是临床医生值得注意的问题。

四、小儿心肌炎诊断中心肌酶谱和心肌肌钙蛋白的价值

在 1999 年 9 月昆明全国小儿心血管会议新修订的小儿 VMC 诊断标准中，把心肌酶谱中 CK－MB 和 cTnT 增高列为临床诊断小儿 VMC 的主要指标之一，进一步明确了心肌酶谱和 cTnT 的临床诊断价值。

心肌酶谱是指与心肌疾病相关的一组酶，主要包括 CK、LDH、AST 和 α-羟丁酸脱氢酶(α－HBDH)，其对小儿心肌炎的诊断有一定辅助作用，但部分非心肌疾病患者上述酶亦可增高，故其特异性不强。

CK 主要存在于骨骼肌，其在骨骼中的含量是正常血清中的几百倍，心肌中的 CK 仅为骨骼肌中的一半。脑、小肠、肝、脾、肺等组织中亦存在 CK。

AST 在心肌中含量较高，在肝、肾和骨骼肌中含量也相当丰富，尤其是肝炎早期 AST 水平大于 ALT。AST 的特异性低，正常变异幅度大，假阳性率较高，其增高时应除外其他疾病。

LDH 含量最多的组织并不是心肌组织，而是肾。骨骼肌中亦含大量 LDH，骨骼肌受损后，大量 LDH 从细胞中逸出，血清中 LDH 极度增高。

CK－MB 亦明显受骨骼肌的影响，非心脏性疾病以及剧烈活动后 CK－MB 均可以升高，其诊断心肌炎的特异性约 70％，约 30％的急性心肌炎患儿 CM－MB 为假阴性。此外，心肌损

害后 CM - MB 持续时间较短，48～72 小时血清含量达高峰，持续 1 周左右即开始下降。而心肌炎患儿发病时症状不典型，如发病数日后其他检查无典型发现，尤其是心肌仅有缺血而无明显坏死表现的患儿，常因 CM - MB 不高而漏诊。

LDH 有 5 种同工酶，心肌中含 LDH_1 最高，正常人 $LDH_1/LDH_2>1$，α - HBDH 是 LDH_1 和 LDH_2 活动力之和，也可较敏感和可靠地反映心肌受损程度。1999 年修订的 VMC 诊断标准中已把 LDH1 和 α - HBDH 除外，目前对此尚存在争议。

由于上述心肌酶谱的检测方法有特异性、敏感性的问题，给临床诊断小儿心肌炎造成困难，故近年来国外研究证实血清 cTnT 为心肌损伤的特异性标志物。

国内 1999 年由青岛儿童医院、中国医科大学第二临床医学院首先报道了有关 cTnT 测定在诊断小儿急性心肌炎中的价值。《中华儿科杂志》2000 年第二期刊登的新修订小儿 VMC 诊断标准中已将 cTnT 列为诊断标准之一。

cTnT 在体内存在于心肌细胞调节蛋白纤细的终丝上，起调节钙介导的肌浆球蛋白和肌动蛋白间的作用。当各种原因使心肌细胞的完整性受到破坏时，细胞质中 cTnT 即释放出来，随血流或淋巴液进入血循环中。cTnT 的分布没有年龄及性别差异。研究表明，冠状动脉病变引起的急性心肌缺血坏死患者在胸痛症状出现后 1 小时血清中出现 cTnT，14 小时达高峰，可持续 12～16 天。心肌炎患儿由于病毒直接或免疫复合物持续免疫损伤心肌，致心肌纤维水肿、浸润和死亡，致血清 cTnT 升高。由于 cTnT 升高持续时间较长，因此对部分发病时间大于 2 周的病例仍有一定诊断价值，即诊断“窗口”较大。

在很多以心前区不适为主诉的患者中，cTnT 改变与临床吻合率高于 CK - MB。在有心肌局灶性缺血及骨骼肌损伤时，CK - MB 敏感性高，且假阳性率＜6%。健康人体育锻炼后血清 CK - MB 亦高，而 cTnT 则无相应升高。故可根据运动后 cTnT 是否升高来判定运动后胸痛者是否有心肌损伤。另外，对心肌局灶性缺血或微小损害的漏诊率 CK - MB 是 26%，而 cTnT 是 13%。目前多数学者认为，根据 cTnT 改变判断有无心肌损害比 CK - MB 更敏感。

综上所述，了解酶学在体内组织的分布情况十分重要，诊断小儿心肌炎时不应仅根据酶学改变，应全面分析病史、症状、体征、超声心功能等其他各种检查结果。

五、心肌肌钙蛋白检测在心肌炎诊断中的作用

心肌肌钙蛋白是一种反映心肌损伤的标志物。该蛋白含有三种成分（cTnI、cTnT、和 cTnC），后两种因同时存在骨骼肌中，特异性较差，诊断作用偏小。近年来大量研究发现，cTnI 只位于心肌细胞内，在儿童及成人的骨骼肌中均未发现，因此血清中的浓度变化对确定心肌病变有较高的特异性。它是肌纤维蛋白与肌凝蛋白横桥之间结合的有效抑制物，在心房和心室中分布相同，且各年龄发育阶段其结构分布均无变化，在心肌受损时，释放的时间儿童与成人也基本相似 。

小儿 VMC 发病率不低，但如何对其心肌损伤进行准确诊断，一直是大家研究的课题，并存在一些分歧。其中心肌酶学对诊断的作用较难统一，尤其是不典型心肌炎患儿，早期发现有困难，就诊时往往已进入迁延期或慢性期，心肌炎特有的表现基本消失，对其诊断更不易。

用微粒子化学发光法同时快速检测 cTnI、CK - MB 两项指标，评价两者对心肌炎急性期、迁延期的诊断作用。结果发现，急性心肌炎 cTnI、CK - MB 浓度明显增高，提示 cTnI 和 CK - MB 对心肌炎急性心肌损伤有诊断价值。

在心肌细胞损伤早期，游离于胞浆内的 cTnI 快速释出，血清 cTnI 水平于伤后 4～6 小时升高，其后肌原纤维不断崩解破坏，以固定形式存在的 cTnI 不断释放，血清 cTnI 水平于伤后 18～24 小时达高峰，其分子量较 CK－MB 小，当心肌受损时 cTnI 更易从心肌细胞中弥散释出。Towbin 等认为，血清 cTnI 是儿童心肌损伤新的诊断金标准。

总之，cTnI 对 VMC 急性期心肌损伤诊断有较高的特异性和敏感性，可取代 CK－MB 在临床上广泛应用。

六、心肌损伤的诊断

临床上心肌损伤的诊断较为困难，目前常用的指标是由 CK、LDH、AST 以及 α－HBDH 组成的心肌酶谱，其中以 CK 及 CK－MB 最有临床意义。但骨骼肌中亦存在少量 CK－MB (1%～3%)，当骨骼肌受损时可增加 B 亚单位的合成，使 CK－MB 升高。因此需要有敏感性和特异性更高的指标来判别心肌损伤的存在。CTnI 是近年来临床上开始使用的诊断心肌损伤的高敏感、高特异性指标，并开始被用作心肌炎诊断依据之一。

cTn 是心肌收缩蛋白，存在于肌凝和肌纤蛋白表面，含 cTnI、cTnT 和 cTnC 三个亚单位，组成复合物共同调节心肌的舒缩。cTnI 分子量为 22 500，较 CK－MB 小，当心肌受损时更易从心肌中弥散出来。

在柯萨奇病毒感染的小鼠，既存在显著的心肌损伤，又可见有明显的骨骼肌坏死及炎症，采用抗 cTnI 单抗检测血清中 cTnI 含量，因其几乎不与骨骼肌肌钙蛋白交叉，故具有较高的特异性，从而避免了由骨骼肌损伤引起的干扰。

研究发现急性期 VMC 小鼠血清 cTnI 含量与心肌损伤(HSN 及 HIS)之间呈正相关。慢性期 VMC 小鼠则因病毒急性损伤的心肌组织渐渐修复，故血清 cTnI 也渐趋正常。总之，血清 cTnI 能确切地反映急性期 VMC 小鼠心肌损伤的程度。目前是诊断 VMC 心肌损伤的可靠而敏感的指标。这对急性 VMC 的临床诊断及预后判断将具有重要的意义。

由于 CK－MB 阳性时 cTnI 有少数阴性，因而，同时检测 cTnI 和 CK－MB 可能较单独检测 cTnI 能进一步增加其对于心肌损伤的检出率。

高敏肌钙蛋白(hs－cTn)以其对心肌细胞损伤的高敏感性，对心肌炎的早期诊断具有重要价值。研究发现，在病毒性心肌炎中检出率明显高于其他心肌炎，是诊断心肌炎和预测预后的良好指标，且在病情的观察中具有重要意义。

七、病毒性心肌炎的病原体检测

病毒性心肌炎的病原体检测一直是影响临床诊断的主要问题。目前证明可导致 VMC 的病毒有 20 余种，以细小 DNA 病毒、肠道病毒、腺病毒、巨细胞病毒为主，其中又以 CVB 最为常见。但 VMC 的诊断一直是个难题，因为临床表现和辅助检查都缺少特异性，而病原体的检测尤为困难，从而影响了临床治疗的决策。近年来，国内外就这一问题从病毒分离、血清学检查和分子生物学检测几个方面进行了大量卓有成效的研究。

(一)病毒分离和培养

根据 Lerner 等提出的标准，凡从患者心肌、心包、心包液或心内膜分离到病毒者为高度关联，而单从粪便、咽拭子或血液中分离到病毒，难以定位于心脏，为低或中度关联。心肌组织中病毒的检出率很低，因为病毒在心脏停留时间很短，多数不超过感染后10天。故从粪便、咽拭子或血液中分离、培养病毒更为常用。Nolte等从死于流感病毒相关性心肌炎的患儿的咽拭子标本中分离出了流感A型病毒，而心肌标本却因时间关系未能找到病原体。总之病毒分离、培养技术复杂，耗费时间较长，并不适用于临床。

(二)血清学检查

血清学检查常用的有中和抗体和特异性免疫球蛋白M(IgM)抗体。临床常以恢复期血清同型中和抗体较第一份血清升高或降低4倍以上或一次抗体效价大于640以上辅助VMC的诊断。此种方法相关性也较差：在许多VMC患者中，柯萨奇病毒中和抗体可持续6个月以上，然而在一些患者中抗体效价的变化用双份血清却观察不到。钟家蓉等对116例VMC患儿进行了8种IgM的检查，总阳性率为68.10%，其中柯萨奇B组病毒-IgM(CB-IgM)阳性率最高，为43.97%。

(三)核酸分子杂交技术

近年来，利用核酸分子杂交技术寻找病毒感染的依据成为研究VMC病原体的热点。

1. 斑点杂交

斑点杂交(dot blot hybridization)的原理是将RNA或DNA变性后，直接点样于硝酸纤维素滤膜上，然后与特异DNA探针进行杂交，以分析DNA样品之间的同源性，多用于基因组中特定基因及其表达的定性及定量研究。

2. 原位杂交

原位杂交技术(insitu hybridization)是指核酸探针与组织切片或细胞中的相应核酸进行复性杂交而加以检测的方法。它的特点是：特异性高，可以精确定位，能在成分复杂的组织中进行单一细胞的研究，不需要从组织中提取核酸，对于组织中含量极低的靶序列有极高的敏感性。

3. 聚合酶链反应

聚合酶链反应(PCR)是体外酶促合成特异DNA或RNA片段的一种方法。PCR可特异性地快速扩增所希望的目的基因或DNA片段。近年来采用PCR检查心肌组织内病毒RNA片段的研究报道逐渐增多，它可在非常小的组织标本中进行肠道病毒增多，它可在非常小的组织标本中进行肠道病毒RNA的检查分析。

总之，随着医学诊断技术的提高，诊断VMC病原体的方法越来越多，但就目前的技术而言，PCR无疑是敏感性和特异性最好的，应该取代抗体检测成为临床诊断病毒性心肌炎病原体的主要方法。然而PCR也存在假阳性、易污染、操作要求较高等问题，所以如何获得具有较高的敏感性和特异性同时易于操作的技术，将是以后研究的重点。

(李永勤)

第二节 病毒性心肌炎的鉴别诊断

近年来，VMC的发病率确有上升趋势，但也不能否认对本病的诊断有“扩大化”之嫌。尽管从病理、发病机制、临床及实验室等许多方面均做了大量的、深入的研究，但要对本病做出非常肯定的诊断并非易事。下面就本病的鉴别诊断作一概述。

在考虑病毒性心肌炎诊断时，应除外β受体功能亢进、甲状腺功能亢进症、二尖瓣脱垂综合征及影响心肌的其他疾患，如风湿性心肌炎、中毒性心肌炎、冠心病、结缔组织病、代谢性疾病以及克山病（克山病地区）等。

一、风湿性心肌炎

风湿性心肌炎是风湿热的重要表现之一，其发病与链球菌感染有关。因此，风湿性心肌炎患者发病前多有链球菌感染史，如扁桃体炎、咽炎、猩红热等。本病的特点有以下几种。

(1)多发于学龄儿童和青春期，婴幼儿甚为少见。而 VMC 可发生于任何年龄组，包括新生儿、婴儿乃至成人。

(2)心脏受累包括心内膜、心肌和心包，故称全心炎，以心内膜受累最多见，尤其是二尖瓣和主动脉瓣。而 VMC 主要侵犯心肌，也可累及心包，此时称为病毒性心肌心包炎。累及心脏瓣膜者甚为少见。

(3)风湿性心肌炎主要表现为奔马律，心电图以 P－R 间期延长（一度房室传导阻滞）为主，严重心律失常者少见。而病毒性心肌炎多有各类过早搏动，也可有不同程度的窦房阻滞、房室传导阻滞及心动过速等。另外，风湿性心肌炎引起猝死者少见，而 VMC 可致患者猝死。

(4)风湿性心肌炎的实验室检查可有链球菌感染的证据，如抗“O”升高、C 反应蛋白阳性等。而 VMC 主要表现为心肌酶谱异常，或与病毒感染有关的抗体滴定度升高，免疫球蛋白异常。

二、心内膜弹力纤维增生症

心内膜弹力纤维增生症(EFE)和心肌炎有相似之处。其病理改变主要是心内膜弹力纤维增厚，病变可累及瓣膜、心内膜下心肌也可发生变性或坏死。本病多发生于 6 个月左右的婴儿。其临床表现为心脏扩大（以左心室大为主）和充血性心力衰竭，可由上呼吸道感染诱发；心电图表现为电压高，提示心房或心室大（以左心室大为主）。而病毒性心肌炎多为低电压和 ST－T 波异常。EFE 之超声心动图主要表现为心内膜反光增强、增厚，心肌收缩无力；而 VMC 多数表现正常，有心力衰竭时可见心腔扩大，心肌收缩无力，少数可见心包积液征。

三、原发性心肌病

小儿原发性心肌病起病迁延，病程长，多以扩张型心肌病为主。其临床特点是心脏显著扩大，X 线表现为心脏普遍扩大或呈球形，心脏搏动弱，超声心动图多显示左心房左心室大、心功能减退，也可显示心室壁肥厚。心电图可有电压高、各种心律失常及非特异性的 ST－T 波改变。

四、川崎病

本病又称皮肤黏膜淋巴结综合征。其病因尚不清楚，主要累及皮肤、黏膜和淋巴结，多见于 5 岁以内婴幼儿。其临床表现为发热（多为高热，持续 5 天以上，抗生素治疗无效），皮疹，结膜炎，口唇红斑干裂，口腔黏膜炎症，非化脓性淋巴结炎。10％～40％患儿心脏受累，主要是冠状动脉炎，可有心肌缺血、心肌梗死或动脉瘤破裂致猝死。本病累及心脏时需与心肌炎相鉴别。但心肌炎通常无持续发热，也不会累及皮肤黏膜和淋巴结，超声心动图检查有时可发现冠状动脉扩张和动脉瘤。

五、克山病

相似点为心脏扩大、心律失常、出现心力衰竭或心源性休克。但克山病有地方性，发病常在某一流行地区，有多发季节(如东北冬春季，西南夏季为多)及年龄特点(如东北青年妇女，西南2～5岁患儿)。心电图上以ST-T改变，右束支传导阻滞、低电压者为多见；心律失常、心律多变、快变，心率明显增快或减慢为特点。X线检查心脏扩大较显著，搏动显著减弱，控制心力衰竭后不能回缩至正常。急性期过后多数变为慢性。有时可因心脏中附壁血栓脱落而引起脑栓塞，发生抽搐或偏瘫。

六、β受体功能亢进综合征

本病多见于年轻女性，常有一定精神因素为诱因，主诉症状多而易变化，客观体征却少，无发热、血沉增快等炎性证据，绝无心脏扩大、心功能不全的体征。心电图常有窦性心动过速，ST段和T波改变。且易发生于Ⅱ、Ⅲ、aVF导联上。口服普萘洛尔20～30mg后半小时即可使ST段、T波改变恢复正常，经普萘洛尔试验即可使这些异常的心电图恢复正常。VMC经普萘洛尔试验的短期内不能恢复正常，并常有心律失常、心功能受损的器质性心脏病表现。

七、非病毒性心肌炎

1. 白喉所致中毒性心肌炎

此类心肌炎患儿易发生房室传导阻滞、束支阻滞和过早搏动，心力衰竭出现快，且易致心源性休克。可根据流行病学对本病做出诊断和鉴别诊断。近年来，由于三联疫苗的广泛应用，白喉的发病率已大大降低，因而由白喉所致的心肌炎已甚为少见。征象包括发热、恶心、呕吐，在咽、喉、鼻，偶尔在皮肤及其他部位有白喉假膜形成，局部淋巴结肿大，可出现“牛颈”等。白喉尚可出现呼吸道阻塞症状，吸气时有蝉鸣音或出现“三凹征”。

2. 落矶山斑热

本病(RMSF)由立克次体感染所致，主要发生在美国、加拿大、墨西哥、中美洲和南非。其临床特征为头痛、发热和皮疹三联征。RMSF由蜱传播，可由立克次体血管炎及血栓引起心肌炎、中枢神经系统损害、肾功能障碍、血管性虚脱、肺水肿及手足指趾坏疽。实验室检查可有血小板减少、血钠低。免疫组织学检查发现立克次体，或由PCR方法发现在血流中有立克次体核酸序列，即可确诊RMSF。

八、其他引起心肌损害的疾病

1. 自身免疫性疾病

自身免疫性疾病包括类风湿、系统性红斑狼疮、结节性多动脉炎、皮肌炎、硬皮病等，均可引起心肌损害。但此类疾病的共同特点是常累及多个器官。因此，此类患者除心肌损害外，尚可见关节、皮肤、肾脏肝脾等损害。实验室检查可见血沉快、类风湿因子、抗核抗体阳性、狼疮细胞阳性等。

2. 糖原累积病

糖原累积病主要为Ⅱ型糖原累积病。可有心脏扩大而心脏杂音不明显。其心电图特点是P波高尖,P-R间期缩短,QRS波电压升高。本病常侵犯骨骼肌,故患儿常有肌张力低下。

九、生理性心肌脂肪浸润

生理性心肌脂肪浸润主要分布于心外膜下和冠状血管周围,其含量与年龄和营养状况有关,随年龄的增长而增加。正常心壁内的脂肪主要分布于右室壁外的1/3和心尖部,部分可浸润右室壁全层甚至延伸至心内膜和肌小梁。在体脂较多的个体中,脂肪组织可沉积在肌束和(或)心肌细胞间,但不替代正常的心肌细胞,此时心室壁厚度可增加。脂肪浸润在MSCT主要表现为局部区域平扫时CT值低于-20Hu。病毒性心肌炎的损伤多呈条带状、散在斑点状脂肪密度。在MSCT图像主要表现为心肌萎缩、变薄,心室壁呈波浪状或不规则,心外膜下薄带状脂肪密度,可见斑点状、小斑片状脂肪浸润,肌小梁过度小梁化并点状、线条状脂肪密度。

十、VMC与DCM的鉴别诊断

重症或慢性VMC及DCM临床均可表现为心腔扩大和进行性心功能不全,两者其他临床表现亦有许多相似之处,尤其是近年来发现少数VMC可转化为DCM,更给鉴别诊断带来一定困难。以往动物实验证实,小鼠在肠道病毒感染后2天产生病毒血症,持续5天之后病毒位于心肌并产生抗病毒抗体,约15天心肌内形成的抗原抗体复合物继续造成心肌损害,而病毒不再起直接作用。但20世纪90年代PCR技术开展以来,发现某些病史2年以上的DCM患儿血液中可检出病毒RNA,此类病儿应视为VMC还是DCM,成为鉴别的一个难点。由于两种疾病治疗原则和预后完全不同,故其鉴别诊断意义重大。我们曾分别对3岁以下VMC和DCM以及3～12岁VMC和DCM进行了临床对比研究,鉴别体会如下。

1. 发病年龄

VMC任何年龄都可发病,3岁以下并不少见,新生儿期亦可有散在病例,更易因院内感染造成暴发流行。DCM发病年龄相对较大,笔者未见6个月以内发病者,6～12个月DCM仅见到3例。

2. 病程

DCM的病程明显长于VMC。VMC患儿80%病程在6个月以内,而DCM患儿95%超过6个月。病程长短虽有助于鉴别诊断,但不是绝对指标。我们曾遇到2例DCM(病理证实诊断),从发病到死亡仅2～3个月。

3. 主要临床表现

据报道,2/6级以上心脏杂音及心力衰竭表现,如心率快、心界大、奔马律、肝大、水肿等发生率在DCM组均超过50%,而VMC组只有10%～15%,两组差异显著,说明DCM患者的心功能显著低于VMC患者。此外,婴幼儿期DCM气促、发绀、三凹征和声音嘶哑(左心房大所致)发生率较高。

4. 心肌酶谱

临床资料证实，VMC 组 5 项心肌酶谱增高率均大于 DCM 组，以较为特异的 CK－MB 为例，其阳性率在 VMC 和 DCM 组分别为 67%和 5%，差异极显著。

5. 心电图

研究证实，DCM 组 80%以上病例有窦速、ST－T 改变及心腔扩大，而 VMC 患儿上述 3 项发生率均不超过 30%，两组差异显著。VMC 组约有 1/3 病例有过早搏动和房室传导阻滞，明显高于 DCM 组(5%～10%)。

6. 胸部 X 线

据分析，DCM 组几乎 100%的病例有心胸比值增大，且中重度增大者(C/T≥ 60%)约占 80%；VMC 组仅 10%病例有心胸比值增大，且均为轻度增大。

7. 超声心动图

资料证实，常规解剖可见 DCM 组 80%有左心房、左心室增大，40%右心室增大，65%有二尖瓣反流；而 VMC 组左心房、左心室及右心室增大的发生率分别是 25%、15%和 10%，二尖瓣反流发生率不足 10%，均明显低于 DCM 组；房室腔增大的程度 DCM 组亦远重于 VMC 组。为消除年龄因素的影响，我们分别以左心房 (LA)、左心室(LV)及主动脉根部内径(AO)之比值作为观察左心房室增大程度的指标，结果 LA/AO 在 DCM 组为 1.60±0.34，VMC 组为 1.28±0.26，二者差异显著；LV/AO 在 DCM 组为 2.68±0.49，VMC 组为 2.01±0.38，差异亦很显著。另外，多普勒超声心动图测定心功能结果显示，DCM 半数以上有心脏收缩功能(SI、EF、CI)降低，40%有舒张功能(二尖瓣 E 峰与 A 峰血流速度之比、E/A)降低；而 VMC 组多数心功能在正常范围，仅 10%左右的病例有心功能下降。

8. 其他检查

用单光子断层扫描 (SPECT)及多普勒心肌组织显像(DTI)检查对比发现，DCM 组左心室收缩协调性较 VMC 组差，二尖瓣环和心肌运动速度降低者也显著多于 VMC 组。本院曾对 203 例正常儿童进行 SPECT 检查，其二尖瓣环舒张早期运动速度(MVRDEV)为(12.97±0.90)cm/s，而 23 例 DCM 患儿中 100%有 MVRDEV 降低，<10cm/s，其中 3/4 病例降低明显，<8cm/s 以下；40 例 VMC 患儿 MVRDEV 为(9.93±0.74)cm/s，其中<10cm/s 29 例(72.5%)，<8cm/s 者不足 10%。

综上所述，从临床角度分析 VMC 与 DCM 的鉴别诊断，可以发现发病年龄较大、病程长、心衰表现重且发生率高、房室腔普遍增大、心脏收缩功能和舒张功能同时受累、左心室协调性差、心肌与二尖瓣环运动速度减慢等均有助于 DCM 诊断；而发病无年龄差异、病程短、心肌酶升高、心电图心律失常及病毒病原学检查阳性，则有助于 VMC 的诊断。但以上差别均为相对的，并非绝对指标，临床上必须综合判断才能做出正确的诊断。

当 VMC 与 DCM 的临床鉴别确有困难时，可采用心内膜心肌活检(EMB)。原则上心肌间质有炎细胞浸润为心肌炎，心肌有肥厚、增生、坏死、纤维化为心肌病。多数学者认为，病理改变若同时出现心肌细胞增大、核畸形、肌原纤维减少、肌束萎缩等，对 DCM 有诊断价值；心肌纤维变性和间质纤维化可作为 DCM 的主要诊断指标，而心肌细胞肥大和心肌纤维束间杂有萎缩肌束是 DCM 的病理特征，可作为与 VMC 鉴别的重要指标。虽然 VMC 有时也可出现间质纤维化,但两者分布形式不一。DCM 由于心肌坏死后瘢痕修复的被动纤维化,因此常呈灶状分布,胶原纤维由瘢痕中心呈树枝状向四周伸展;而 VMC 是间质内炎性因子刺激所致的主动纤维化,故常呈纤维分隔,使残存心肌呈岛样分布于纤维化的背景中。

十一、心肌灌注延迟显像和硝酸甘油介入显像鉴别诊断心肌炎与心肌缺血

静息与延迟或静息与介入可有效鉴别心肌炎与心肌缺血,单一采用静息加延迟或静息加介入均可。建议单一采用延迟显像或介入显像之一种即可。

VMC 主要由病毒感染侵犯心肌引起,公认的诊断标准是:①前期有病毒感染史;②出现相应的症状和体征;③心电图出现相应的病理性改变;④血清学心肌酶谱检查异常,而心肌或心包穿刺查找病毒一项,由于为损害性检查,目前已非硬性指标。可是,由于部分患者前期症状不明显,血清学检查隔时较长,在即时治疗时易于与其他心肌疾患尤其是心肌缺血相混淆,故放射性核素心肌显像有独到价值。张氏报道一组病例,其方法和结果如下。

1. 显像方法

^{99m}TC O4 淋洗液由中国原子能科学研究院提供,MIBI 由江苏省原子能医学研究所提供。晨起禁食,口服过氯酸钾 400mg,1 小时后静注^{99m}TC MIBI 740MBq,30 分钟后食鸡蛋脂肪餐,90 分钟和 240 分钟后分别行静息断层显像和延迟断层显像。隔日准备同上,静注^{99m}TC MIBI 前 5 分钟舌下含服硝酸甘油 10mg,采集时间为 90 分钟后。以色列 Elscint 公司 APEXSPX 6 型 SPECT 仪,RAO45°、LAO45°,共 180 转,Word 方式采集,ZOOM 128,64×64 矩阵,每帧采集时间 30 秒,6°一帧。

2. 图像处理与分析

对采集图像进行重建,获得短轴、水平长轴、垂直长轴三个层面的影像,将左心室心肌划分为 8 个节段,包括心尖、前壁、前间壁、后间壁、前侧壁、后侧壁、下壁、后壁,对每节段核素分布情况进行计分:摄取正常=0,轻度降低=1,中度降低=2,重度降低或缺损=3,延迟或介入显像后计分增加≥1 即为改善。

3. 诊断价值及分析

^{99m}TC MIBI 心肌灌注硝酸甘油介入显像是一种有效判断存活心肌的检测手段,已得到公认。硝酸甘油能够松弛血管平滑肌,扩张冠状血管,包括已粥样硬化的血管,使心脏前后负荷降低,使心肌耗氧量明显减少,从而改善心肌供血状况。心肌缺血但无梗死心肌,由于其缺血的程度不同,因而其介入后的改善也是有差异的,严重缺血较一般缺血改善的最后结果相对较差,计分值不能全变为 0。所观察的 25 例心肌缺血患者在硝酸甘油介入后其异常节段明显减少,量化为平均计分值也明显改善,而 25 例心肌炎患者无改变,说明心肌炎所造成的心肌损害与冠脉分布无关,病灶在心肌的分布是“无序”的,硝酸甘油达不到改善心肌病灶血供的作用。

^{99m}TC MIBI 心肌延迟显像的原理是基于心肌可通过在延迟这一时段再循环中对 MIBI 的反复摄取这一特点,来弥补心肌摄取率较低这一不足,使异常节段核素分布呈相对性或绝对性增加,较静息显像更能准确反应心肌存活水平,且在心肌活检中得到证实。延迟显像并不能使心肌灌注出现再分布,它的“再分布”表现其实只是一个量化过程。有文献报道,这种量化与真实意义上冠脉狭窄时的心肌细胞活性有良好的一致性。心肌炎患者同样由于与冠脉分布无关

的"无序性"而不显示以上特点。

（张　岩）

参考文献

[1] 马沛然,彭京洪．病毒性心肌炎诊断标准中存在的问题[J]．山东医药,2002,42:49.

[2] Daniel Levi, Juan Alejos. Diagnosis and treatment of pediatric viral myocarditis[J]. Current Opinion in Cardiology,2001, 16:77.

[3] Feldman AM, McNamara D. Myocarditis[J]. N Engl J Med,2000,343:1388.

[4] 王文棣．心肌酶谱及心肌肌钙蛋白 T 诊断病毒性心肌炎的价值[J]．山东医药,2002,42:49.

[5] 中华医学会儿科学分会心血管学组,中华儿科杂志编辑委员会．病毒性心肌炎诊断标准(修订草案)[J]．中华儿科杂志,2000,38:75.

[6] 李家宜．小儿病毒性心肌炎诊断标准[J]．中国实用儿科杂志,1996,11:316.

[7] 陈晓萍．心电图、动态心电图在小儿病毒性心肌炎诊断中的应用[J]．现代医药卫生,2007,3:322.

[8] 边召允,王新华,端木素丽．TNI、MYO、CK－MB 与心肌酶谱在心脏疾病中的联合应用[J]．临床医学,2002,12:61.

[9] 陈其,褚茂平,吴蓉洲,等．血清 cTnI 对小儿病毒性心肌炎心肌损伤的诊断价值[J]．温州医学院学报,2001,31:147.

[10] 李红．肌钙蛋白 T 在鉴别诊断小儿急性心肌炎和慢性扩张型心肌病中的作用[J]．国外医学·心血管疾病分册,2003,2:123.

[11] Yamamoto N, Shibamori M, Ogura M, et al. Effects ofintranasal adm inistration of recombinant m urineinterferon－γ on murine acute myocarditis caused by encephalomyocarditis virus[J]. Circulation, 1998, 97:1017.

[12] Smith SC, Ladenson JH, Mason JW, et al. Elevationsof troponin I associated with myocarditis:Experimental and clinical correlates[J]. Circulation, 1997, 95:163.

[13] Neil E Bowles, Jiyuan Ni, Debra L Kearney, et al. Detection of Viruses in Myocardial Tissues by Polymerase Chain Reaction: Evidence of Adenovirus as a Common Cause of Myocarditis in Children and Adults[J]. JACC,2003,42(3):466.

[14] 江苏省病毒性心肌炎、扩张型心肌病科研协作组．急性病毒性心肌炎心肌损伤及病毒感染指标的临床观察[J]．江苏医药杂志,2000,26:759.

[15] 汪翼．病毒性心肌炎与扩张型心肌病的鉴别诊断[J]．山东医药,2002,42:52.

[16] 郝芳之．病毒性心肌炎的鉴别诊断[J]．山东医药,2000,40:48.

[17] 郝捍东．病毒性心肌炎的诊断及治疗问题探讨[J]．国外医学·心血管疾病分册,2000,1:31.

[18] Eguchi M,Tsuchihashi K,Nakata T,et al. Right ventricular abnormalities assessed by myocardial single photon emission computed tomography using technetium－99m sestamibi/tetrofosmin in right ventricle－originated ventricular tachyarrhythmias[J]. J

Am Coll Cardiol,2000,36:1767.

[19] 黄志军．病毒性心肌炎的病原体检测进展[J]. 心血管病学进展,2004,25(5):397.

[20] 钟家蓉,周勤,田杰,等．小儿病毒性心肌炎 8 种病毒特异 IgM 的检测及临床意义[J]. 重庆医科大学学报,2001 ,26 (2) :212.

[21] Cooper LT, Baughman KL, Feldman AM, et al. The role of endomyo - cardial biopsy in the management of cardiovascular disease :a scientific statement from the American Heart Association, the America college of cardiology, and the European society of cardialogy [J]. Circulation,2007, 116(19):2216 - 2233.

[22] Cooper LT Jr. Myocarditis [J]. N Engl J Med,2009,360:1526 - 1538.

[23] Lassiy JP, Hyafil F, Feldman IJ, et al. Differentiating acute myocardial infaraction from myocarditics : diagnostic value of early and delayed - perfusion cardiac MR imaging [J]. Raidiology, 2005,237:75 - 82.

[24] Caforio ALP, Pankuweit S, Arbustini E, et al. Current state of knowledge on aetiology, diagnosis, management, and therapy of myocarditis : a position statement of the European society of Cardiology Working Group on Myocardial and Pericardial Diseases [J]. Eur Heart J,2013,34(33):2636 - 2648.

第十章

病毒性心肌炎的分型与分期

第一节　病毒性心肌炎的分型

VMC是指人体感染嗜心肌病毒，引起心肌非特异间质性炎症，可导致心肌损伤、心功能障碍、心律失常和周身症状。该炎症可呈局限性或弥漫性；病程可以是急性、亚急性或慢性。临床上病情轻重悬殊，病程长短不等，预后大多良好。但少数可发生严重心律失常、心力衰竭、心源性休克，甚至猝死；也可病程迁延不愈，心脏肥大，心肌遗留永久性损害，并由于免疫反应逐渐发展为心肌病。

为了分型，首先必须诊断VMC。一般认为急性VMC确诊的基本依据为：①剔除既往有原发性高血压病史、冠心病、风湿性心肌炎、心肌病、甲状腺机能亢进症和心律失常超过半年者；排除药物性、中毒性、代谢性和胶原病（如红斑性狼疮）等的心肌病变；②发病前近期有明确的病毒感染史，统计114例急性VMC中有明确感染史者占95%（其中72 %为上呼吸道感染，28%为急性肠炎），余5%只有低热而无呼吸道和肠炎感染史，但发热后有心律失常表现；③心电图显示有明确的心肌损害证据，表现为有各种性质的心律失常及心肌损伤的ST－T改变；④有心肌急性损伤的临床表现：心脏扩大、奔马律、急性左心衰、心源性休克和各种性质的心律失常（房室传导阻滞和室性心律失常）；⑤心肌血清酶增高；⑥有组织学证据：死亡病例病理检查发现弥漫性心肌纤维素样坏死、细胞质崩解、间质水肿。

以下将从临床分型、临床病理分型、心电图分型、组织病理学分型及中医辨证分型几个方面加以介绍。

一、临床分型

病毒性心肌炎的临床分型颇不一致，现将几种目前临床应用比较广泛的分型介绍如下。

1. 根据临床症状、病程及转归，可分为5型

(1)亚临床型：病毒感染后无自觉症状，心电图示ST－T改变、房早和室早，数周后心电图改变消失或遗留心律失常。

(2)轻症自限型：病毒感染1～3周后出现轻度心前区不适、心悸，无心脏扩大及心衰表现。心电图示ST－T改变、各种期前收缩，CK－MB和心脏cTnT或cTnI升高，经治疗可逐渐恢复。

(3)隐匿进展型：病毒感染后有一过性心肌炎表现，数年后心脏逐渐扩大，表现为扩张型心肌病。

(4)急性重症型：病毒感染后1～2周内出现胸痛、心悸和气短等症状，伴心动过速、奔马律、心衰甚至心源性休克。病情凶险,可于数日内因泵衰竭或严重心律失常死亡。

(5)猝死型:多于活动中猝死,死前无心脏病表现;尸检证实急性病毒性心肌炎。

2. 根据病毒性心肌炎的不同临床表现大致也可分为以下7型

(1)隐匿型:无自觉症状,因健康检查见心脏扩大或心电图异常而发现,或因意外事件死亡在尸检中发现。

(2)猝死型:多为局灶性心肌炎,症状隐匿,多因突然发生心室颤动、心脏停搏而死亡。本型是青少年最常见的猝死原因。

(3)心律失常型:常以心悸为主要症状,多为频发性过早搏动,以室性过早搏动多见,可呈二、三联律,也可出现一、二、三度房室传导阻滞。

(4)心力衰竭型:此型心肌损害多较弥漫而严重,心脏常明显扩大,可表现为左、右或全心衰竭,临床上尤以左心衰竭多见。部分急性左心衰竭见胸痛,检查有血清酶学改变,心电图亦可出现病理性Q波,可酷似急性心肌梗死。本型常并发心包炎。

(5)暴发型:常在病毒感染后数日内出现急性心衰、心源性休克或严重心律失常,死亡率高。

(6)慢性心肌炎:表现为病情迁延反复,时轻时重,呈慢性过程,常伴进行性心脏扩大和心力衰竭,每因感冒或病毒感染而加重,亦可在病程中猝死,但多数经数年至数十年后因心功能不全致死。

(7)后遗症型:患者心肌炎虽已基本痊愈,但可遗留不同程度心律失常或症状。

3. 也有人主张根据临床表现将病毒性心肌炎分为6个类型

(1)无症状型:感染后1～4周心电图出现ST-T改变,无症状。

(2)心律失常型:表现各种类型的心律失常,心室性期前收缩最多见。

(3)心力衰竭型:出现心力衰竭的症状及体征。

(4)心肌坏死型:临床表现类似心肌梗死。

(5)心脏增大型:心脏扩大,二尖瓣及三尖瓣区收缩期杂音。

(6)猝死型:无先兆,突然死亡。

4. 目前临床上对病毒性心肌炎按病情的轻重可分为3种类型

(1)轻型:此型多见,可有全身感染表现,多数患儿有心脏自觉症状,如心悸、胸闷、心前区不适等,查体可有心音低钝,尤以第一心音为主。多数心电图无明显改变或呈一过性异常,常有窦性心动过速与体温的升高不成比例;心脏大小正常,无心力衰竭和心源性休克。临床预后好,多在数周内痊愈。

(2)中型:心电图有明显异常,或有奔马律,或有气促、乏力和其他充血性心力衰竭表现。经几个月休息和治疗可恢复,少数转为慢性。

(3)重型:即暴发型。

按病情的轻重分型虽可反映病毒性心肌炎患者病情的轻重,分型简便,对临床治疗和预后有一定的指导意义,但并不能完全反映病毒性心肌炎的起病情况、临床经过和转归。

5. 另外一种常见的临床分型

(1)普通型(轻型):症状轻、X线无明显改变,心电图仅表现窦性心动过速、过缓或ST-T改变。

(2)心律失常型:主要表现各种心律失常或传导阻滞。

(3)心衰型:表现进行性心力衰竭。

(4)心休型:病势凶猛,短期内出现面色苍白、发绀、多汗、肢凉、皮肤花斑、脉搏细弱,血压下降或不能测得。

(5)心脑型:心肌炎伴有神经症状如嗜睡、抽搐、脑膜刺激征阳性及脑脊液改变。

二、临床病理分型

1991 年 Lieberman 根据心肌活检的组织学改变与临床表现,将心肌炎分为暴发性心肌炎、急性心肌炎、慢性活动性心肌炎和慢性持续性心肌炎。

1. 暴发型病毒性心肌炎

(1)起病急骤,先有(或无)短暂的非特异性临床表现。

(2)病情迅速恶化,短时间内出现严重的血流动力学改变、心源性休克、重度心功能不全等心脏受累征象。

(3)心肌活检显示广泛的急性炎性细胞浸润和多发性(≥5 个)心肌坏死灶。

(4)免疫抑制剂治疗不能改变自然病程。

(5)1 个月内完全康复或死亡(少数)。

2. 急性病毒性心肌炎

(1)起病为非特异性临床表现。

(2)逐渐出现心功能降低征象,可有轻度左心室增大及心力衰竭的表现。

(3)心肌活检早期显示 Dallas 病理诊断标准中的急性活动性或临界性 VMC 改变,持续 3 个月以上转为消散性改变,无纤维化。

(4)免疫抑制剂治疗部分有效。

(5)多数预后好,可完全康复,少数治疗无反应者病情继续进展,或恶化或转为终末期扩张型心肌病。

3. 慢性活动性病毒性心肌炎

(1)起病不典型。

(2)以慢性心功能不全为主要临床表现,有反复性、发作性、进行性加重的特点。

(3)心肌活检早期显示活动性 VMC 改变,但炎性浸润持续 1 年以上,可见巨细胞,并有心肌细胞肥大和广泛纤维化。

(4)免疫抑制剂治疗疗效。

(5)预后差,最后转为终末期扩张型心肌病。

4. 慢性持续性病毒性心肌炎

(1)起病为非特异性临床表现。

(2)可有胸闷、胸痛、心动过速等心血管症状,但无心力衰竭,心功能检查正常。

(3)心内膜心肌活检显示持续性(1 年以上)轻微炎性浸润,可有灶性心肌细胞坏死,无纤维化。

(4)免疫抑制剂治疗无效。

(5)预后较好。

上述 Lieberman 的临床病理分型对深入认识病毒性心肌炎,指导治疗,估计预后,有一定参考作用。

三、心电图分型

急性 VMC 心电图分型对治疗十分重要,按心电图可划分为 4 个类型。

对 62 例分析表明,其中缺血型心电图改变的 34 例(54.8%),过早搏动型 12 例(19.4%),传导阻滞型 9 例(14.5%),混合型 7 例(11.3%),应跟踪心电图。各型特点如下。

1. 缺血型

缺血型表现为 ST－T 改变,特别是 V_5 导联 ST 段压低绝对值应大于 0.1～0.25mV,有的患者表现为 R 波降低。

2. 过早搏动型

可在任何导联出现室性过早搏动,有的呈单源性,有的为多源性,3～6 个/分,精神特别紧张时可达 6～12 个/分,偶尔出现室性心动过速。

3. 传导阻滞型

心电图改变为一度 AVB、二度房室传导阻滞或窦房传导阻滞,或为左、右束支传导阻滞等。

4. 混合型

绝大多数病例出现心肌缺血加过早搏动或过早搏动加传导阻滞,有的为传导阻滞加缺血性心电图改变。

分型的目的是为了治疗,上述心电图分型的相应简单治疗原则如下。①缺血型:5%葡萄糖 300mL 加复方丹参注射液 20mL 及维生素 C 注射液 5.0g,每日 1 次;②过早搏动型:单源性室性过早搏动＜5 次/分者,美西律 100～200mg,每日 3 次,单源性室性过早搏动＞5 次/分及多源性室早者,可选用利多卡因注射剂 1000mg 加 5%葡萄糖 500mL,持续静脉点滴,直至过早搏动消失;③阻滞型:心率＜50 次/分者,阿托品 0.06mg,每日 3 次口服,心率＜40 次/分者,异丙肾上腺素 1mg 及地塞米松 10mg 加 5%葡萄糖 500mL 静脉点滴治疗;④混合型:按照其不同混合类型,重复上述对症治疗。

四、组织病理学分型

见第八章第二节。

五、中医辨证分型

祖国医学在心肌炎的治疗上也具有一定的优势,祖国医学对心肌炎的辨证分型认识如下。

1. 急性热盛型

证候:该型多为发病 6 个月内,伴有发热、咽痛等上呼吸道感染症状,且还有心悸、胸闷痛、便干尿赤、脉疾数或结代、苔黄、舌尖红。

治则：清热泻火，兼养心阴。

方药：以银翘散、五味消毒饮、泻心汤、竹叶石膏汤等加减。药用金银花、连翘、黄芩、蒲公英、知母、大青叶、麦冬、元参、甘草。

2. 心阴虚损型

证候：多为恢复期，病程在6个月或一年以上。症见心悸、气短、胸憋闷、心烦口干、手足心热或常有低热、脉细数或结代、舌质红、无苔或少苔。

治则：养阴清热，兼以安神。

方药：一贯煎、酸枣仁汤、补心丹等加减。药用生地、麦冬、沙参、元参、莲心、炒枣仁、蒲公英、茯神，琥珀粉(冲)、五味子、紫石英、板蓝根、丹参。

3. 气阴两虚型

证候：多为慢性期或后遗症期见到该型。症状表现为：心悸，怔忡，气短，胸闷，乏力，面色㿠白，自汗盗汗，舌胖嫩、边有齿痕，苔薄或剥脱，脉细数或促代或虚数。

治则：益气养阴，复脉宁心。

方药：生脉散、炙甘草汤和加减复脉汤。药用党参、黄芪、麦冬、五味子、生地、丹参、琥珀粉(冲)、炙甘草。

4. 阴阳两虚型

证候：多属慢性期，也可见于急性暴发型。症见心悸气促、动则喘急、肢冷畏寒或自汗不止、乏力、浮肿、面色晦暗或紫暗、倚息不得卧、脉细数结代、舌暗淡、苔薄白。

治则：温阳救逆，利水平喘。

方药：以参附汤、右归丸、真武汤、济生肾气汤加减，药用人参、附子、生黄芪、桂枝、生龙牡、枸杞子、泽泻、白术、干姜、五味子、炙甘草。

（刘晓唤）

第二节　病毒性心肌炎的分期

分期在判断心肌炎的病情及指导治疗方面均有重要作用，从中医角度也提出了VMC的分期，这里对西医及中医的分期均进行简要介绍。

一、西医分期

病毒性心肌炎的病程长短、病情变化不尽一致，其临床表现也各具特点，目前国内一般分为以下几期。

1. 急性期

新发病，临床表现明显且变化多样，病程多在6个月以内。

2. 恢复期

临床症状和客观检查好转，但尚未痊愈，病程一般在6个月以上。

3. 迁延期

临床症状、体征及心电图改变常在感冒后或疲劳后重新出现，或超声心动图、X线检查心脏长期不回缩至正常大小，或心肌酶等实验室检查有病情活动的表现，但临床心功能尚好。病程多在1年以上，甚至数年。

4. 慢性期

部分患者临床症状、客观检查呈反复变化或迁延不愈，病程多在1年以上。

5. 后遗症期

心肌炎经治疗后，心脏大小、结构及心功能均恢复正常，但遗留较稳定的心电图异常，如房室或束支传导阻滞、过早搏动及交界性心律等。

二、中医分期

由于本病为病毒性疾病，西医目前无特效疗法，而中医治疗有一定优势。随着疾病发展阶段的不同，其病机各有特点，对本病应西医辨病和中医辨证相结合，分期论治，抓住“虚、毒、瘀”三个病理关键，才能收到好的治疗效果。故有学者提出按病机来论治，对各期病机特点的认识及分期如下。

1. 急性期

邪毒内侵是发病的关键，病毒性心肌炎的急性期(acute phase)多因风热毒邪外袭、侵犯肺卫、不得宣散，使肺卫失和，风扰热蕴，病及于心，邪热蕴结于心，阻遏心肺之气，使心脉不利，心肌受伤，心气心阴被耗，此即叶天士所谓“温邪上受，首先犯肺，逆传心包”之论，证见肺卫外感证并心悸、胸闷、气短、动则加剧、全身乏力、汗出等。诚如《诸病源候论》所言：“凡惊悸者，由体虚心气不足，心之府为风邪所乘，或恐惧忧迫，令心气虚，亦受风邪。风邪搏于心，则惊恐不安。惊不自已，则悸动不安。”若热邪挟湿则影响脾胃，使湿热郁阻、气机升降失调，则症见心悸、身热不扬、纳呆、腹胀、呕恶口腻、大便不调等。

2. 恢复期和迁延期

余邪未尽，气阴两虚，兼有血瘀本病恢复期和迁延期(recovering phase and persistent phase)则见外感肺卫表证已解，邪气始退，但正气已伤，余邪未尽，因热为阳邪，蕴结于心，则易耗伤气阴。热毒之邪，既伤心体又伤心用，使心气不足，鼓动血行无力，血流不畅而形成瘀血。瘀血既成，阻塞脉络，进一步使气血滞塞不畅，加重病情，即所谓虚可致瘀，瘀亦可致虚。所以瘀血不仅是病毒性心肌炎病程中的病理产物，同时亦是致病、加重病情的重要因素，故活血化瘀是恢复期、迁延期治疗中不容忽视的一个重要环节。

3. 后遗症期

脏腑失调，虚实夹杂，后遗症期(chronic phase)虽然邪气已退，但正气亦损，脏腑失调，气血紊乱，变生气、火、虚、瘀并见，但以虚为本，火、瘀之实为标。临床上以各种心律失常多见，其实者多为血瘀心脉，症见胸痛、胸闷、脉律不整、心脏扩大、舌暗红或有瘀斑瘀点、脉涩或结代迟滞。其虚者则为心气亏虚，阴阳失调，症见心悸气短，胸闷憋气汗出，神疲乏力，舌淡苔白，脉虚结代等。

总之，心肌炎的分型和分期对于病情判断、指导治疗及判断预后有重要意义，但是目前临床上对心肌炎的分型和分期尚无统一意见，一个科学、客观、可行的分型和分期方法有待发现。

（范雅洁）

参考文献

[1] 全国心肌炎心肌病专题研讨会纪要[J]. 临床心血管病杂志,1995,11:324.

[2] 陈灏珠,徐岩. 心肌炎与心肌病[J]. 中国循环杂志,1994,9:257.

[3] 李延文,杨英珍,陈灏珠,等. 肠道病毒感染与心肌炎暴发流行探讨[J]. 临床心血管病杂志,1990,18:39.

[4] 杨英珍,冯学敏. 病毒性心肌炎的临床与实验研究 (1978—1981)[J]. 医学研究通讯,1989,18:12.

[5] 马文英,顾复生,沈潞华,等. 急性病毒性心肌炎的临床分型与诊断[J]. 首都医科大学学报,2001,22:132.

[6] 杨春珠,于晓露,邬艳慧,等. 急性病毒性心肌炎的心电图分型和急救[J]. 中国急救医学,1999,19:171.

[7] Matsumori A, Yamada T, Suzuki H, et al. Increased circulating cytokines in patients with myocarditis and cardiomyopathy[J]. Br Heart J,1994,72 :561.

[8] 李家宜. 病毒性心肌炎诊断标准[J]. 中级医刊,1994,29:60.

[9] James BR, Neumann DA, Walker AL, et al. IL－l or TNF can promise coxackie B induced myocarditis in resistant BA mice[J]. J Exp Med,1992,175:1123.

[10] Hegewisch S, Weh H, Hossfeld DK. TNF induced cardiomyopathy[J]. Lancet, 1990, 335: 294.

[11] 刘秀萍,高红梅,李亚蕊,等. 病毒性心肌炎分期和病情程度对血清 TNF－α 及 T 淋巴细胞亚群的影响[J]. 中国免疫学杂志,1998,14:387.

[12] 王振涛. 病毒性心肌炎的分期辨治[J]. 河南中医,2003,23:44.

[13] Feldman AM, McNamara D. Myocarditis[J]. N Engl J Med, 2000,343:1388.

[14] 中华心血管病杂志编辑委员会心肌炎心肌病对策专题组. 关于成人急性病毒性心肌炎诊断参考标准和采纳世界卫生组织及国际心脏病学会联合会工作组关于心肌病定义和分类的意见[R],2005.

第十一章

病毒性心肌炎的治疗

部分病毒感染如甲型、乙型肝炎、麻疹、脊髓灰质炎等可通过预防接种达到预防目的。VMC至今无特效治疗,国内治疗VMC一般以中西医综合治疗为主,包括抗病毒治疗、免疫调节及对症处理等。

第一节　病毒性心肌炎的西医治疗

Liu等2001年在*Circulation*发表的文章中将病毒性心肌炎分为3个时期,第一期为病毒复制期,主要由病毒感染所致发热、胸痛,心电图可出现房性或室性心律失常、宽大QRS波、左束支传导阻滞、ST-T波改变等,超声心动图可示心室收缩功能降低、室壁活动减弱等,这一期如肯定有病毒感染认为可进行抗病毒治疗,如免疫球蛋白、干扰素等。第二期为免疫反应期,事实上很多患者早已进入了第二期,此期病毒感染症状已缓解,而细胞内黏附分子-1、可溶性Fas配体及T细胞激活的标志等均高于正常人群,且心脏特异性自身抗体,如抗α肌凝蛋白等常见,病毒血清学常阳性,如肯定在此时期,则可用较成熟应用的免疫抑制剂,但是,目前应用免疫疗法治疗心肌炎无论是在动物实验或在患者中并未获得从心肌炎的免疫发病机制中所期望的肯定疗效。第三期为扩张型心肌病(DCM)期,此期治疗基本同特异性心肌病,并需监测病毒感染的复发及自身免疫标志情况。

一、一般治疗

明确诊断后要住院治疗。急性期须卧床休息,从而减轻心脏负担,减少氧耗,有利于受损心肌的恢复。如不能及时和充分休息,常可导致病情迁延或加剧,有的患者还可因活动或劳累导致猝死,故卧床休息十分重要,应列为急性期的最主要的治疗手段。病情轻微者也要严格限制活动,卧床休息的时间应根据病情轻重、实验室检查和心电图等检查提示的病情变化情况而决定。急性期须卧床休息到热退后3～4周,心影恢复正常,始能下床轻微活动。恢复期应继续限制活动,待病情稳定,再逐步增加活动量。病情较重,心脏增大者,卧床6个月左右,如心脏未明显缩小,应适当延长卧床时间。有心功能不全者,应绝对卧床休息,以减轻心脏负担,使心衰获得控制,心脏情况好转后,始能轻度活动。一般重症患者需卧床休息半年以上;轻症患者如仅有过早搏动等心律失常,则可适当缩短卧床休息时间。长期卧床要注意可能发生的并发症,如肌肉萎缩、下肢静脉血栓等,宜采取适当的防护措施。

饮食吃些易于消化的平衡膳食,重视富含优质蛋白质、维生素的瘦肉、鱼、禽、蛋、奶和新鲜蔬菜、水果,提倡少量多餐,如伴明显心功能不全可给予低钠饮食。

可给予患者间歇性低流量吸氧。有心律失常者应进行心电监护。有严重心功能不全或休克者必要时做飘浮导管检查,并监测血流动力学情况,以利及时评估病情变化和指导用药。

患者如果伴有明显的感染中毒症状,如发热、疼痛,会引起患者的紧张和焦虑,加重心脏的负担,应及时妥善处理。目前抗生素的应用尚存争议,因系病毒感染所致,如无合并细菌感染的明显征象,不主张常规使用抗生素。如有心力衰竭所致的肺淤血,则可以应用抗生素预防继发性感染。也有学者认为抗生素虽对引起心肌炎的病毒无直接作用,但因细菌感染是病毒性心肌炎的重要条件因子,故在开始治疗时,均主张适当使用抗生素。一般应用青霉素肌注1～2周,以清除链球菌和其他敏感细菌。

二、血管并发症的治疗

(一)控制心力衰竭

心肌炎时,心肌对洋地黄敏感性增高,耐受性差,易发生中毒,宜选用起效迅速及排泄快的制剂如西地兰或地高辛。剂量应偏小,一般用常用量的1/2～2/3。在急性心衰控制后数日即可停药。但对慢性心功能不全者,多主张长期应用偏小量的洋地黄维持量,直到心功能恢复正常为止。利尿剂应早用和少用,同时注意补钾,否则易导致心律失常。注意供氧,保持安静。若患者烦躁不安,可给镇静剂。发生急性左心功能不全时,除短期内并用西地兰、利尿剂、镇静剂、氧气吸入外,应给予血管扩张剂如酚妥拉明(0.5～1mg/kg)加入10%葡萄糖液(50～100mL)内快速静脉滴注。紧急情况下,可先用半量以10%葡萄糖液稀释静脉缓慢注射,然后将其余半量静脉滴注。

(二)抢救心源性休克

由于心肌收缩无力,心室率过快(如室上性心动过速、心室纤颤)或心室率过缓(如窦性心动过缓、二度及二度以上房室传导阻滞)所造成,故必须及时纠正心律失常。①快速静脉滴注大剂量激素;②大剂量维生素C即刻静脉推注,如血压上升不稳定,1～2小时后重复使用,以后每4～8小时一次,第一天可用3～5次,以后改为每日1～2次;③升压药多巴胺和阿拉明并用,每200～300mL液体中各加10～20mg,静脉滴注,根据血压,随时调整浓度及速度;④若有房室传导阻滞或心率缓慢可给异丙基肾上腺素0.25～1mg加入5%～10%葡萄糖液250mL中滴注。用药前可输全血或血浆补充血容量,但必须慎防肺水肿;⑤保证液体量,按每天1000～1200mL/m^{2}给予,若有酸中毒应及时纠正;⑥氧气吸入。

(三)纠正严重心律失常

心律失常的纠正在于心肌病变的吸收或修复。一般轻度心律失常如过早搏动、一度房室传导阻滞等,多不用药物纠正,而主要是针对心肌炎本身进行综合治疗。若发生严重心律失常如快速心律失常,严重传导阻滞都应迅速及时纠正,否则威胁生命。

1. 选择抗心律失常药物的原则

(1)疗效高,副作用少。

(2)如能进行电生理检查,则可针对所试药物疗效进行选择性用药。

(3)一些药物治疗无效时,可联合应用药理作用和毒性反应不同的药物,以提高疗效而不增加副作用。如系口服治疗,一般至少服用1周,无效时才能换用其他药物。急性期用药以连用3个月为好,可在服药期间逐渐减量,而不宜在心律失常症状消失时在短期(1～2周)内马上停药。这样容易使心律失常再度出现，并为了再度控制心律失常可能要加大药物用量。所用抗心律失常药物与一般心律失常用药相同。

2. 各种心律失常治疗原则

(1)期前收缩(过早搏动)：分为房性、结性(房室交界性)和室性三种，其中以室性为多见。如为多源性，频繁性过早搏动，或形成联律，或过早搏动重叠于前面的窦性 T 波上(R on T)时，应及时静脉注射利多卡因。酌情选用慢心律、心律平、乙胺碘呋酮、双异丙吡胺、普鲁卡因酰胺等。房性或结性过早搏动，可选用地高辛。仍频繁者加用心得安或其他β受体阻滞剂，或改用心律平、异搏定等。室率缓慢者可慎用异丙基肾上腺素或阿托品静脉滴注。

(2)阵发性室上性心动过速：可使用机械刺激如按压颈动脉窦、刺激咽部引起恶心等方法兴奋迷走神经，或采用快速洋地黄制剂如西地兰、地高辛等静脉注射，或选用心律平、ATP 等治疗。若伴重度心衰或心源性休克等，可用直流电同步电击复律。

(3)房室传导阻滞：一度、二度房室传导阻滞时以病因治疗为主。二度Ⅱ型、三度房室传导阻滞，除静脉滴注大剂量肾上腺皮质激素外，可试用异丙基肾上腺素 0.5～1mg 加入 5%～10%葡萄糖液 250mL 中滴注，好转后减量维持，或用阿托品 0.01～0.03mg/kg 皮下注射或静脉滴注维持，或植入永久性起搏器。此外，束支传导阻滞不影响心排血功能，不必治疗。

(4)心房颤动与扑动：首先用西地兰，也可用异搏定、心得安。如药物治疗无效，可用电心律复转术。

(5)室性心动过速：紧急病例可叩击心前区，有时可使室性心动过速转为窦性心律。有条件者首选使用直流电电击复律术，若无此设备者可根据心电图类型选用药物治疗。如过早搏动型室速首选利多卡因，也可用心律平、普鲁卡因酰胺等注射；如尖端扭转型室速，可选用异丙基肾上腺素或阿托品或硫酸镁静脉注射。

三、抗病毒治疗

抗病毒药对 VMC 治疗效果仅见于本病早期。Kishimoto 等报告，对柯萨奇病毒感染的心肌炎小鼠，在感染当天或 4 天后予利巴韦林(ribavirin)或安慰剂，结果发现，早期治疗能抑制病毒复制，减轻本病急性期心肌损害，提高存活率；但如果在感染 4 天后才开始治疗，虽对病毒复制和心肌损害有一定疗效，对存活率却无影响。Kishimoto 发现用利巴韦林 200μg/(kg·d)或 400μg/(kg·d)治疗 CVB_3 所致 VMC 小鼠有良好疗效。一般用量为 10～15 mg/(kg·d)分 2 次肌内注射或静脉滴注。巨细胞病毒也是引起心肌炎的常见病毒，更昔洛韦对此病毒有效。干扰素对 VMC 也有较好的疗效，它可以选择性地抑制病毒 mRNA 与宿主细胞核蛋白体的结合，使蛋白质合成障碍，从而阻断病毒繁殖，同时可抑制抗心肌抗体的产生，增强巨噬细胞的功能，调节细胞表面抗原的表达，从而具有较强的抗侵袭作用。但抗病毒药往往只有在病毒感染的早期使用才能有疗效，疾病后期应用则无显著效果。遗憾的是，同样的药物应用于人体并未观察到明显的临床疗效。

四、非甾体类抗炎药

研究表明，动物 VMC 急性期应用非甾体类抗炎药导致病情恶化、组织损伤加重，并且发现应用非甾体类抗炎药鼠较对照组病毒滴度高、干扰素水平低、病理改变重、死亡率高。而

CVB_3心肌炎晚期(感染后10～20天)应用,对组织病理学和死亡率无影响,提示VMC急性期过后,病毒复制结束,应用非甾体类抗炎药是安全的。因非甾体类抗炎药用于治疗心包炎,能有效缓解疼痛,故心肌炎伴有不同程度心包炎表现出现胸痛时可以应用。

五、免疫抑制剂及免疫调节剂的应用

普遍认为除病毒可直接损害心肌外,免疫反应尤其是细胞免疫反应也是致心肌损害的主要机制之一。因此免疫抑制剂及免疫调节剂可通过调节免疫反应而保护心肌。但是,病毒性心肌炎是否应用免疫抑制剂治疗,目前仍有争论,一般认为由于VMC病毒血症期,心肌损害主要由病毒直接侵袭所致,此时使用免疫抑制剂易导致病毒感染扩散,会加重病毒对心肌的损害。而在慢性期,病毒的持续感染及损伤的心肌细胞释放的自身抗原,可激活免疫反应,使用免疫抑制可能会通过抑制免疫反应而保护心肌。已报道用于VMC治疗的免疫抑制剂包括皮质类固醇、环孢素A、硫唑嘌呤、环磷酰胺等。

(一)肾上腺皮质激素

1991年杨英珍等报道,早期给予地塞米松对感染病毒的大鼠心肌细胞有保护作用。同年Herzum等发现,泼尼松龙不能减轻CVB_3引起BALB/c小鼠心肌炎,但同时也发现大剂量的泼尼松龙能减轻$DABP_2$小鼠心肌炎性损伤。Kilbame等发现鼠感染早期应用肾上腺皮质激素增加死亡率和心肌损害,并发现病毒感染晚期(接种超过14天)应用肾上腺皮质激素并不增加死亡率,而Kuhl等认为以往实验常显示肾上腺皮质激素对VMC无明显治疗作用。其实是因为没有根据合适的组织学诊断选出合适的患者,肾上腺皮质激素治疗只适应某些VMC或不同病期患者的治疗。

肾上腺皮质激素可以抑制抗原抗体,减少过敏反应,有利于保护心肌细胞、消除局部的炎症和水肿,有利于挽救生命,安度危险期。药物选用地塞米松每日10～30mg,分次静注,连用3～7天,病情好转改为口服,并迅速减量和停用。如果开始用肾上腺皮质激素7天无效则应停用。地塞米松等肾上腺皮质激素对于一般急性病毒感染性疾病属于禁用药。VMC是否可以应用此类激素治疗,现也意见不一。因为肾上腺皮质激素有抑制干扰素的合成,促进病毒繁殖和炎症扩散的作用,有加重VMC心肌损害的可能,所以现在一般认为VMC在急性期,尤其是前二周内,除重症VMC患者外,一般是禁用肾上腺皮质激素的。

(二)环孢素A

Eckstein等报道小鼠在心肌炎发病早期应用环孢素A可显著增加死亡率,而晚期应用时死亡率虽无改变,但病情有恶化的倾向,环磷酰胺和其他免疫抑制也有类似的情况,故目前不推荐将免疫抑制疗法为心肌炎的常规治疗。

(三)细胞因子及其抗体

细胞因子在VMC发展为DCM的过程中起了重要作用,早期抗病毒反应和以后的免疫性心肌损伤均由细胞因子介导。最近研究表明VMC的急性期血清中IL-2、IL-6、IFN-γ、粒细胞集落因子(G-CSF)水平均升高。故许多学者尝试通过调节细胞因子的表达来治疗心肌炎,已经用于研究的细胞因子有IL-2、IFN-γ等。

1. IL-2

由活化的T淋巴细胞产生,诱导T和B细胞分化和增殖,亦诱导抗原特异性杀伤细胞和自然杀伤细胞的增殖，具有抗病毒作用。Kishimoto 等发现心肌炎病毒血症期应用 IL－1、IL－2 治疗鼠柯萨奇心肌炎能提高生存率、减少心肌损害。而在后期则促进对心肌组织破坏性的免疫反应。

2. 干扰素

INF－γ 于病毒刺激后 4～6 小时由淋巴细胞等产生，抑制病毒复制。Matsumori 等报道适时应用干扰素（INF）－αA/D（INF－α 共分 21 型，A 代表其中一型，D 为 A 型中的亚型）治疗 VMC 小鼠，可抑制心肌中病毒复制；尚有研究显示用重组 INF－γ 治疗与病毒感染有关的 DCM，约 50％的患者心肌内病毒 RNA 消失，心功能明显改善；Miric 等在常规治疗的基础上，应用 INF－α 或胸腺素治疗 40 例 VMC 及 DCM 患者，发现其疗效明显优于常规治疗。应用 M－CSF 治疗 CVB_3感染的小鼠，心肌损害明显减轻，可能与 M－CSF 可诱生 IFN－γ 使其水平提高，从而病毒滴度降低和心肌病理损害减轻有关。还有研究表明，干扰素治疗后，可以发现血清中的抗 β 受体抗体（ABRA）、抗 M 受体抗体（AMRA）和肠道病毒 RNA（EVsRNA）进行性下降，尤其在治疗 6 个月后，治疗组和对照组 AMRA 和 EVsRNA 的差异有显著性，说明免疫调节剂干扰素可以降低 DCM 患者体内活跃的自身免疫损害，减少心肌细胞的坏死和纤维化；同时干扰素还可以减少病毒的复制和繁殖，降低血清病毒滴度，减轻对心肌细胞的损害。而病毒中和抗体（VNA）的浓度治疗在治疗前后两组间的差异不明显，说明干扰素不能通过提高 VNA 发挥作用，对 VMC 的抗体形成作用不明显。临床研究发现心肌活检确诊的心肌炎或 DCM 患者应用 IFN－γ 与常规疗法相比，其左心室射血分数及运动耐力明显改善。

3. 其他

此外，有些研究表明某些抗细胞因子抗体对实验性 VMC 有效。Matsumori 等报道抗 TNF－α 抗体可增加心肌炎小鼠的生存率；Seko 等发现抗细胞间黏附因子单克隆抗体治疗 VMC 可明显减轻心肌炎性细胞浸润。细胞因子及其抗体治疗尽管尚处于实验阶段，但已显示它们将是治疗 VMC 的很有前途的方法。

（四）免疫球蛋白

近期的资料表明，免疫球蛋白（IG）治疗 VMC 是有肯定的作用。Weller 曾发现若在小鼠感染 CVB_3 给予多克隆鼠免疫球蛋白，其心肌病变情况、生存率和病毒滴度都明显好于对照组。Takada 等发现，小鼠接种 CVB_3 的同时应用 IG 可完全抑制心肌炎的发病。无论在病毒感染同时还是 2 周后应用，IG 治疗鼠均较对照组生存率高，且死亡鼠心肌炎症细胞浸润、坏死和钙化较对照组轻。何志旭也证实了丙种球蛋白对感染 CVB_3 的小鼠心肌具有明显保护作用。免疫球蛋白治疗 VMC 的机制有两方面：①免疫球蛋白提供了针对病毒的抗体，可迅速清除体内病毒，阻止病变发生；②改变机体的免疫反应，减轻心肌炎性病变，对人类使用免疫球蛋白治疗也可防止心肌炎发生，清除病毒和浸润的淋巴细胞，改变血流动力学。国外某些医院已将 IG 作为 VMC 的常规用药。

对 VMC 的研究肯定了免疫病理机制在发病及其转归中的作用，但近期 50 年的免疫治疗心肌炎的研究却未得到令人满意的成果。免疫球蛋白的疗效仍未得到普遍认可，细胞因子治疗研究并无多大进展，对免疫抑制疗法多持否定态度，个性化治疗与综合治疗成功的报道较多。Strauer 建议用以下标准进行免疫治疗的患者进行筛选：①心肌中淋巴细胞浸润；②人类组织相容性抗原－1、2 表达增多；③内皮及间质细胞黏附分子表达增多；④IgA、IgG、IgM 增多,此外无明显心肌细胞溶解或持续病毒基因存在。符合以上条件的患者进行泼尼松治疗,已见改善。

总之,从心肌炎的免疫发病机制来讲,现今应用免疫疗法治疗心肌炎无论是在动物实验还是在临床中均未获得所期望的肯定疗效。但从心肌炎的免疫性发病机制和病毒性损伤作用来看,采用抗病毒联合免疫调节的疗法可能是将来的治疗方向,但尚有待于大规模的临床验证。

六、保护心肌治疗

(一)抗氧化剂的应用

(1)大剂量维生素 C 具有增加冠状血管血流量、心肌糖原、心肌收缩力、改善心功能、清除自由基,修复心肌损伤的作用。剂量为 100～200mg/(kg·d),溶于 10%～25%葡萄糖液 10～30mL 内静脉注射,每日 1 次,15～30 天为一疗程。

(2)维生素 E 是机体重要的脂溶性抗氧化剂,主要分布于线粒体膜、内质网及浆膜上,在清除细胞内外自由基,抑制膜的脂质过氧化反应、保护细胞膜等方面起重要作用。剂量为 100mg,每日 3 次口服。

(3)辅酶 Q_{10} 有类似维生素 E 的抗氧化作用,能抑制生物膜的脂质过氧化反应,减少 LPO 生成,从而保护细胞膜及亚细胞成分。剂量为 5mg,每日 1 次肌注,可连用 1～3 个月。

(二)营养心肌的药物

1. 能量合剂

三磷酸腺苷 20mg、辅酶 A 50～100U、维生素 B_6 100mg、细胞色素 C 15mg 加入 10%～20%葡萄糖液 100～250mL 静脉滴注,每日 1 次,10～30 次为一疗程(细胞色素 C 使用前需做过敏试验)。

2. 极化液

三磷酸腺苷 20mg、辅酶 A 50～100U、普通胰岛素 4～6U、10%氯化钾 5～8mL,溶于 5%～10%葡萄糖液 250mL 内静脉滴注,每日 1 次,10～30 次为疗程。

3. 肌苷注射液

肌苷注射液为次黄嘌呤核苷的一种,它能直接通过细胞膜进入人体细胞,是处于低能、缺氧状态下的细胞继续顺利地进行代谢,亦能活化丙酮酸氧化酶类,参与人体蛋白的合成。每次 200～500mg 加入 5%葡萄糖液中静脉注射或滴注,每日 1～2 次。亦可采用口服制剂。

4. 1,6-二磷酸果糖

对于重症 VMC 患者,特别是并发心力衰竭或心源性休克者,近期有人提出应用 1,6-二磷酸果糖(FDP)5g 静脉滴注,每日 1～2 次。近年来的研究表明患者心肌炎时细胞内自由基增多,导致脂质过氧化而损伤细胞,损伤的细胞缺氧缺血时耗能增加更加重其病变。FDP 是存在于人体内的细胞代谢物,能调节葡萄糖代谢中多种酶的活性。外源性二磷酸果糖不能直接进入细胞,但可通过膜的相互作用影响细胞代谢。FDP 能通过直接刺激磷酸果糖肌酶及丙酮酸肌酶的活性,促使糖酵解产生足够的 ATP,使细胞向组织释放更多的氧,改善缺氧心肌的代谢情况,修复病变的心肌。FDP 可作用于细胞膜,通过刺激磷酸果糖激酶的活性,聚增细胞内的 ATP 浓度，促进 K^+ 内流，恢复细胞极化状态，有益于线粒体的能量代谢，促进修复，改善功能。同时，可以稳定细胞膜，防止 K^+ 外流，增加细胞膜内部离子浓度，提高膜电位，降低心肌兴奋灶，清除异位起搏点，改善心肌传导，减轻对心肌的损伤，促进心肌细胞恢复。

以上药物具有加强心肌营养，改善心肌功能，对心肌损伤有修复作用。

七、其他药物

（一）血管紧张素转换酶抑制剂及其受体阻滞剂

在病毒性心肌炎的急性期使用卡托普利有治疗作用。CVB_3 病毒感染早期（6 天内）应用卡托普利，鼠心脏重量和心肌坏死减轻，晚期（第 30 天）给药，仍能减轻心脏重量。其机制可能与卡托普利能减轻心脏后负荷、减少氧自由基、扩张冠状动脉以及对机体淋巴细胞作用有关，并且该药能减轻渗出性纤维蛋白沉积、保持连接组织结构、阻止肌球蛋白从 α 构型转变为 β 构型、防止心室重构、阻止扩张型心肌病的发生。血管紧张素Ⅱ受体阻滞剂通过动物实验证实也能减轻心肌坏死和心肌重量，但对生存率影响不大。

（二）β 受体阻滞剂

对合并有室性期前收缩以及抗 β_1 肾上腺素能受体抗体为阳性的患者可明显改善预后，延缓其向扩张型心肌病的转换。机制是抑制受体门控钙通道，降低细胞钙负荷，减轻细胞损伤。

（三）钙离子拮抗剂

其通过抑制电压门控钙通道而防止细胞内钙超载而达到细胞保护作用，对抗 M_2 胆碱能受体抗体阳性者效果好。临床常用硫氮䓬酮和与 β_1 受体阻滞剂合用，合用时要注意其副作用叠加。

（四）洋地黄制剂

患心肌炎，特别是暴发型心肌炎时，心肌细胞膜的电生理稳定性差，而应激性增高，容易发生心律失常，因而对洋地黄类药物敏感性增高，因此，一般主张应用抗心力衰竭剂量的 2/3 为宜，以减少洋地黄的毒副反应。

（五）醛固酮受体拮抗剂

VMC 慢性期主要表现为心肌纤维化，最近有报道用螺内酯对慢性 VMC 小鼠进行干预研究发现，与心肌纤维化密切相关的部分基因的表达明显下降，从而使Ⅰ、Ⅲ型胶原生成减少，并预防和逆转了心肌间质纤维化及外周血管的重构，由此可见，醛固酮受体拮抗剂也许为今后 VMC 尤其是慢性心肌炎或扩张型心肌病的治疗提供了又一思路。

（六）牛磺酸

牛磺酸是体内正常的含硫氨基酸，占心肌细胞游离氨基酸的 50%，有研究表明，牛磺酸是机体内源性 Ca^{2+} 的稳态调节剂，其对正常心功能的维持有重要作用，牛磺酸的缺乏可导致心功能不全。它对心力衰竭、心肌缺血、心律失常及高血压均有一定的疗效。宿燕岗等发现牛磺酸对感染 CVB_3 的心肌细胞有保护作用，牛磺酸也可减轻感染 CVB_3 小鼠的心肌病变。病毒性心肌炎的心脏中浸润的炎性细胞产生的氧自由基可造成组织损伤，SOD 可清除氧自由基，但 SOD 在体内的半衰期太短，将来与 PEG 连接可延长体内半衰期。Hiraokad 等证实 PGE -

SOD可改善炎性细胞浸润和心肌坏死的改变。Frizelle等发现感染病毒的小鼠使用低分子肝素可降低死亡率，抑制心脏中胶原纤维沉积，减轻心肌炎症。

（七）一氧化氮合酶抑制剂

NO在心肌炎向扩张型心肌病发展过程中起着重要作用。病毒感染后，循环中促炎细胞因子如TNF－α等的升高，可刺激诱生一氧化氮合酶，使NO合成增多。研究表明，一氧化氮合酶合成过量的NO对心肌细胞起着负性肌力作用并造成心肌损害。研究表明，一氧化氮合酶抑制剂可减轻心肌炎的病理生理改变。Mikami等发现，鼠感染CVB_3前2周应用小剂量一氧化氮合酶抑制剂（0.37mmolPL）较对照组可明显降低死亡率，当剂量为3.7mmolPL时，死亡率反而升高，且死亡组的心肌组织病理学改变减轻。目前，一氧化氮合酶在心肌炎及扩张型心肌病致病机制中的作用受到许多学者的重视，选择性抑制一氧化氮合酶可能是VMC的有效治疗手段之一，值得深入研究。

经过上述系统的治疗，大多数患者可以逐渐恢复。临床上也有一些判断VMC治愈和好转的指标。

1. 治愈

（1）临床症状及体征消失，实验室检查正常。

（2）心电图恢复正常。

（3）X线片显示心胸比例约为50％。

2. 好转

（1）临床症状控制或好转，实验室检查正常或好转。

（2）心电图好转。

（3）X线检查心脏阴影有所缩小，但心胸比例大于50％。

急性病毒性心肌炎患者多数可以完全恢复正常，很少发生猝死。一些慢性发展可成为心肌病。部分患者在心肌瘢痕明显形成后，留有后遗症表现：一定程度的心脏扩大、心功能减退、心律失常或心电图持续异常。

（朱参战）

第二节　病毒性心肌炎的中医治疗

在常规治疗基础上加用中医能提高疗效。研究证实柯萨奇病毒感染早期，心肌Na^+－K^+－ATP酶和Ca^{2+}－ATP酶活性明显降低，心肌损伤后心肌酶明显升高，可能机制为病毒侵犯心肌后产生溶细胞物质，使心肌变性、溶解，心肌内游离型肌钙蛋白（cTnI）可从细胞质逸入血液中被破坏，结合肌钙蛋白与肌原纤维分离可持续释放入血，故cTnI升高，且cTnI仅存在心肌中，其诊断心肌损伤特异性为100％。病毒还可造成心肌心内膜微血管损伤，引起局部心肌损害出现小病灶，使血CK、CK－MB升高。病毒性心肌炎属心悸、胸痹、温病等范畴。近年来运用中药治疗本病，取得了可喜的成果，显示了一定的优势。

一、中药治疗

黄芪是一种补气药，其有效成分中含有丰富的多糖、生物碱、黄酮、皂苷、有机酸等。总黄酮能清除体内的自由基，总皂苷具有抗氧化损伤及促进 $Na^+ - K^+ -$ ATP 酶活性作用，还可使心肌细胞 CK 减少，降低脂质过氧化物含量，能兴奋 $Na^+ - K^+ -$ ATP 酶，使细胞内钙降低。黄芪对心肌缺血有抑制作用。黄芪能增强机体免疫力，清除体内自由基，限制自由基对心肌细胞及亚细胞结构破坏，具有稳定细胞膜，保护心肌细胞增加抗缺氧能力，从而对心肌产生保护作用。

苦参为豆科植物苦参的干燥根，有清热燥湿、杀虫、利尿等作用。强力宁由甘草酸单铵、L－半胱氨酸、甘氨酸配伍制成，具有肾上腺皮质激素样作用。苦参和强力宁对急性 VMC 也有一定的疗效，可提高左心室射血分数，增加心排血量等。

高山红景天及其有效成分具有抗衰老、抗疲劳、抗寒冷和抑制肿瘤细胞生长等作用。有文献报道其多糖和酪醇对 VMC 有很好的治疗作用。

应用复方益心灵口服液在改善患者症状的同时，其 NK 细胞活性、T 淋巴细胞亚群明显改善。

也有报道用生脉解毒汤治疗 VMC 疗效显著，150 例患者，90 例显效（症状消失，心电图正常，随访 1 年以上未见复发）；46 例有效（症状消失，心电图仍有异常或心电图正常，活动后仍有乏力、心中不适感）；14 例无效（症状如前，心电图无变化者）。

有研究报道，丹参具有抗生物膜过氧化、阻滞钙离子内流、改善血液流变性及抗血栓形成作用，对 VMC 有疗效。

苦瓜素食从苦瓜果肉中提取的一种相对分子量为 2.8×10^4 的蛋白质有效成分，体外实验显示出良好的抗 CVB_3 效果。苦瓜素可明显降低 CVB_3 感染小鼠的死亡率，提高其生存率，减轻心肌组织的病变程度，并且通过抑制 CVB_3 RNA 复制，在病毒复制的分子水平具有明显的抗病毒作用，使急性期心肌组织病毒滴度明显降低。苦瓜素可能成为一种有效的抗 CVB_3 感染的药物，对 BALB/c 小鼠 CVB_3 心肌炎具有肯定的抗病毒及保护心肌的作用。但其抗病毒的机制是直接抑制 CVB_3 病毒复制，还是通过增强机体的免疫功能而发挥抗病毒作用，有待进一步研究。

中药复方制剂在治疗 VMC 方面已取得可喜进展。许多学者报道，一些治疗 VMC 的中药复方具有免疫调节、抗氧自由基和抗脂质过氧化物作用，值得进一步研究。

此外，也有中医学家单纯应用中医治疗病毒性心肌炎取得了良好的效果，在这里简单介绍中医辨证施治。

二、分期论治

（一）早期的治疗

本病早期乃是在疲劳等正气不足的情况下，湿热毒邪趁虚侵犯卫表，内犯于肺，使肌腠失司，宣肃失用。临床表现为胸闷、气短、咳嗽、咽喉红肿疼痛、恶寒发热等。因心肺同居上焦，肺主气，心主血，生理上相互为用，病理上相互影响，故温热毒邪又必浸淫心脉则心失所主，临床表现为心悸、脉律不整且数，治以清热解毒，宣肺解表。方用银翘散或桑菊饮加减。临证化裁时尚须重视清热解毒和透邪解表药之运用，用板蓝根、大青叶、贯众等清热解毒药。现代中医药药理也证明了此类药物能有效杀灭或抑制病毒，降低毒性，减轻病毒对心肌的损伤。VMC 发病乃湿热毒邪经口鼻皮毛肌表侵犯而致，故透邪外出，给邪气以出路亦是颇为重要的法则。

临证可选用薄荷、荆芥、银花、连翘、山豆根等。由此可见，VMC 在早期的治疗必须掌握好清热解毒和透邪解表两法之运用，这是非常关键的问题。

(二)中期的治疗

VMC 如早期失治、误治则进入中期。温热邪毒侵犯人体后，可耗气伤阴，且能灼津为痰，血瘀日久呈现热、毒、痰、虚(气阴两虚)夹杂，虚实互见之证，目前多数医家持此观点。VMC 中期为热毒内盛、耗气伤阴、灼津为痰、血停为瘀，终致气阴两伤，痰瘀互结。由此观之，此乃本病中期之发病关键。此期患者常因失治、误治而致病情反复发作，迁延难愈。在治疗上须整体调节，即要养阴益气、清热解毒为主，亦要酌加化痰活血之药。临症每用心肌炎二号治疗而或良效。心肌炎二号组成如下：西洋参 10g，黄芪 40g，白术 15g，麦冬 12g，远志、五味子 10g，板蓝根 20g，贯众 15g，赤芍 12g，丹参 20g，栝楼 15g，苦参 15g，炙甘草 6g。方中西洋参益气养阴为君药；黄芪、白术健脾益气；生地、麦冬滋阴清热，可加强君药之益气养阴功效，共为臣药。贯众、板蓝根、苦参清热解毒；远志益心气祛痰，安神；五味子滋阴生津、养心安神；赤芍、丹参、栝楼活血祛瘀化痰，共为佐药。炙甘草和诸药可为使药。现代中药药理研究证实，上方中的药物有多方面的心血管药理作用。如栝楼可以扩张冠脉，苦参治疗室性过早搏动有一定效果。生地、麦冬可以强心利尿；五味子可扩张血管，调节心血管系统血液循环；丹参可扩张冠脉、改善心肌供血、抑制血小板聚集，改善微循环等。贯众、板蓝根、赤芍等可抑制或杀灭病毒。

应强调的是，在痰瘀症状不明显时亦不能忽视化瘀活血的运用。临床上发现，在本病中期较早地使用活血化瘀常能增加治疗效果。对血瘀征象不明显的患者亦是如此。总之，化痰活血法的正确运用对 VMC 患者症状的改善、病程之缩短及预后大有裨益。

(三)晚期的治疗

VMC 患者中期的正确、及时治疗与否，直接关系患者的临床转归，故在晚期又可分为恢复期和慢性迁延期。恢复期患者随着中期益气养阴、清热解毒、化瘀活血法之正确施治患者病邪渐去，正气未复，故此时的矛盾主要方面以正虚为主，其治疗以益气养阴为主酌加清热解毒药。方药可选用生脉饮和天王补心丹化裁。生脉饮可益气养阴。现代药理证实，本方可减轻心肌耗氧量，增强心肌收缩力，改善血液循环，天王补心丹可滋阴补血、养心安神，主治阴血亏虚心悸、失眠等症颇有效验。二方合用可益气养阴，养心护心，合清热解毒之板蓝根、大青叶等则尤其用于恢复期的治疗。

恢复期又一常见症为心阳亏虚证。因中期热毒炽盛，耗伤气阴，久则气虚及阳，终至心阳亏虚。宜温阳益气养心。方用保元汤和桂枝甘草汤治疗。

慢性迁延期最重要的病机为热毒内甚、气阴两伤、痰瘀互结，故此期的治疗应兼顾正邪两面，又有所侧重。或以扶正为主，或以祛邪为主，仅用扶正或祛邪法都将失于全面，对病情不利，宜以心肌炎 2 号为主化裁治疗。

总之，对于 VMC 患者在具体治疗时，除掌握上述的基本规律外，应知常达变，灵活运用。无论如何益气养阴、清热解毒、化痰活血法是本病基本的治疗法则，是应特别强调的治疗法则，应贯穿于本病治疗之始终。

(蔺雪梅)

第三节　急性重症病毒性心肌炎的治疗

急性重症病毒性心肌炎因起病急，进展快，常表现为短期内心脏急剧增大、高热不退、难以控制的心律失常、充血性心力衰竭及心源性休克等，引发严重的血液动力学异常甚至猝死，故及时恰当的抢救治疗不仅可以改善预后，而且对降低死亡率也具有重要意义。本节将对重症病毒性心肌炎的治疗作一系统的介绍。

一、肾上腺皮质激素的应用

虽然肾上腺皮质激素可抑制干扰素的合成，一般感染早期不主张使用，但肾上腺皮质激素对降低病毒性心肌炎 CPK－MB，α－HBDH 有显著疗效，能增进心肌酶活力，提高心肌糖原含量且能加速房室传导，消除心肌和传导系统炎症和水肿。因此，对心源性休克、严重心律失常，应早期大剂量短期应用。目前不同报道在激素治疗时，剂量、用法、疗程均不相同。因而，寻找合适的用药方案是一个值得研究的方向。

二、干扰素

多个研究表明干扰素可以避免病毒感染的动物罹患心肌炎。有报道干扰素可以改善经常规治疗无效、感染肠病毒或腺病毒患者的症状，并提高其左心室射血分数。这些均提示干扰素在 VMC，特别是病毒感染初期及急性炎症期时可发挥有益的作用。

三、静注丙种球蛋白

VMC 急性期 CD8(抑制性 T 细胞)明显升高，CD8 抑制 B 淋巴细胞分化，抑制抗体合成。丙种球蛋白含有针对各种病毒的中和抗体，阻止病毒复制，消除体内病毒，保护心肌细胞。

四、抗氧化剂的使用

维生素 C、参麦等抗氧化剂的使用，能有效地防止病毒性心肌炎发病过程中氧自由基增多，阻止脂质过氧化对心肌的损伤。维生素 C 能增强 H_2O_2 损伤的心肌细胞的存活力，增加冠状动脉血流，纠正休克，促进心肌病变的恢复。参脉注射液由人参和麦冬组成，含有皂苷黄酮及锌、硒等微量元素，有抗氧化和清除自由基的作用。

五、辅助呼吸

重症 VMC 并发心源性休克、急性充血性心力衰竭，低氧血症时，可考虑使用辅助通气，防止肺泡萎陷，减少肺泡内液体渗出，改善缺氧。

六、起搏器的使用

重症 VMC 高度房室传导阻滞或窦房结损害患者需先及时应用人工心脏起搏器度过急性期。

七、关于室性心律失常的急救

对室性心动过速或室颤等室性心律失常应紧急处理，以防心搏骤停。药物采用利多卡因静注，每次1～2mg/kg，5～10分钟后可重复，见效后改为静滴20～40μg/(kg·min)或电击复律，可用直流电击复律方法，电能量为0.5～1J/(s·kg)，电击于QRS的波峰上，如无效可加大能量重复电击，但不宜超过3次。电复律的特点是作用快、安全且效果好。但对洋地黄中毒者，则禁用电学方法治疗。

八、纠正电解质紊乱

VMC伴腹泻、呕吐，静注葡萄糖，利尿剂或酸中毒时碱性液的使用，均可造成机体电解质失衡。而室性心律失常本身引起心肌细胞大量失钾，使心律失常持久，此时需纠正电解质紊乱。

九、其他

对于重症VMC患者，特别是并发心力衰竭或心源性休克者，近期有人提出应用1,6-二磷酸果糖(FDP)5g静脉滴注，每日1～2次。1,6-二磷酸果糖是糖代谢过程的底物，具有增加能量的作用，有利于心肌细胞能量的代谢。

总之，急性重症VMC临床症状严重，常有严重血流动力学的改变，需要积极的治疗。包括干扰素、激素、丙种球蛋白在内的综合治疗可能在急性重症VMC的转归过程中起重要作用。

（权晓慧）

第四节　扩张型心肌病的治疗

据统计，VMC有10%～15%患者最终进展为DCM，其中病毒的持续反复感染对VMC进展为DCM具有重要作用。近年来，心肌病，尤其是DCM的发病有上升趋势，预后极差，国外曾报道5年病死率约为50.10%，国内报道2年病死率为41.12%，5年病死率为80.10%。尽管抗心力衰竭、抗心律失常及预防血栓栓塞等有效药物合理及时的选用使DCM的5年生存率有所上升，但对其治疗仍然维持在改善症状、预防并发症和阻止或延缓病情进展、提高生存率上。

一、内科常规治疗

(一)ACEI类、利尿剂和地高辛等药物

心力衰竭是DCM的主要症状，其基本治疗原则与其他原因导致的充血性心力衰竭的治疗相仿。基本治疗主要使用ACEI类、利尿剂和地高辛等药物。ACEI治疗DCM可以降低心脏的压力负荷，有效改善症状，长期应用可以阻止心脏扩大的进程，改善患者生存率。利尿剂通过增加尿量，减轻心脏前负荷，改善心功能。地高辛具有增强心肌收缩力的作用和控制

心率。

(二)β-受体阻滞剂

近年来发现DCM患者血清中存在抗β_1-肾上腺素能受体抗体,该受体介导心肌细胞钙超负荷,加用倍他乐克可以阻止该效应。DCM患者血清中炎症因子水平显著增高,TNF-α/IL-10比值与血浆肾上腺素水平正相关($\gamma=0.677, P=0.025$),血清TNF受体(sTNF-R)与左心室大小相关,β-受体阻滞剂治疗后显著降低患者血清TNF-α、IL-10和sTNF-R水平,提示β-受体阻滞剂具有免疫调节作用。根据中心临床试验结果显示,长期应用美托洛尔治疗DCM可以预防患者病情恶化、改善临床症状和左心室功能,提高生活质量。卡维地洛与ACEI联合长期治疗DCM,可以使患者左心室舒张期末内径缩小,射血分数增加,室性过早搏动减少。

(三)钙离子拮抗剂

以往认为第一代钙拮抗剂对DCM有潜在的增加慢性心力衰竭患者的病死率,而地尔硫䓬治疗扩张型心肌病的临床试验(ISDDC)结果显示地尔硫卓组心功能明显改善,左心室射血分数增加,病死率下降,因此心力衰竭住院率下降。认为治疗有益的机制是地尔硫䓬干预了抗体介导的心肌损伤和保护心肌。临床随机双盲PRASE试验提示,新的钙拮抗剂氨氯地平能延长DCM患者的存活率,对严重心力衰竭患者不增加心血管发病率和病死率。地尔硫䓬适合DCM的早期治疗,但最好在应用ACEI和β-受体阻滞剂的基础上使用。

(四)免疫治疗

DCM患者在利尿剂、地高辛、ACEI和β-受体阻滞剂治疗的基础上加用己酮可可碱(400mg 3次/天)治疗,可显著改善患者临床症状和心功能,提高运动耐量,其作用机制是抑制TNF-α的产生。充血性心力衰竭患者静脉注射免疫球蛋白治疗后显示左心室射血分数增加,抗炎症分子水平增加,产生良好的抗炎症效应,改善心功能。中药黄芪具有免疫调节作用,常规应用是有必要的。

(五)并发症的防治

除常规抗心力衰竭治疗外,对各种心律失常及循环栓塞并发症的防治也很重要。其中,严重室性心律失常与DCM预后密切相关,应视其对血流动力学的影响而分别对待。对DCM伴发室性期前收缩者可选用β-受体阻滞剂;对顽固性室性心动过速者宜选用胺碘酮、索他洛尔,或采用射频消融术和心脏转复除颤器及心脏自动转复-除颤起搏器(ICD)治疗,后者可预防猝死的发生。在DCM并发房颤或房扑、心腔扩大时易形成心腔内附壁血栓而发生栓塞,对此尚无应用抗凝治疗的临床对照研究,但多数学者主张对DCM并发心力衰竭患者,尤其是伴房颤及既往有栓塞史者,在无禁忌时应给予抗凝治疗,如阿司匹林和华法令。

(六)中医药治疗

近年来,国内在中医药调节免疫、抗病毒、改善心肌代谢的基础上采用中西医结合疗法治疗DCM取得了明显有益的效果。在国内首次完成的一项多中心大系列中西医结合治疗DCM的临床研究中,入选病例320例,治疗组(164例)采用中西医结合治疗(黄芪、生脉、牛磺酸、泛葵利酮及强心、利尿、扩血管药等),对照组(156例)用常规疗法(极化液、泛葵利酮及强心、利尿、扩血管药等)。结果显示,治疗组患者临床症状好转、心功能改善(LVEF增高、心功能分级）情况均明显优于对照组，长期治疗（1年）者较短期治疗（3～6个月）者的病死率低。由此认为，中西医结合治疗DCM不失为一种可取的治疗手段。

二、内科介入治疗

（一）心脏起搏治疗

对伴病态窦房结综合征或二度Ⅱ型或三度房室传导阻滞的DCM患者，安装心脏起搏器有助于加快心率、增加心搏出量、改善临床症状。近年来，医学专家们关注于安装起搏器能否用于不伴有窦房结和房室交界区病变的DCM患者。Linde等观察131例NYHAⅢ级的DCM心力衰竭患者安装心脏起搏器，随访12个月后，发现患者生活质量、6分钟步行距离、心功能分段均较基线水平明显改善，LVEF显著升高，二尖瓣反流减少。他们认为双腔起搏保留了房室同步，改善了心室舒张，改善了心室舒张充盈，减低了二尖瓣反流，从而改善了左心室功能。对中重度心力衰竭伴宽QRS时限，有致命性恶性心律失常病史的患者采用双室同步起搏加埋藏式心脏复律除颤器（ICD）能显著改善生活质量，稳定心脏功能，增加运动量。目前推荐对DCM并发心力衰竭患者心室再同步化治疗（包括双室同步起搏或双室同步起搏加ICD）与ACEI、β-受体阻滞剂应成为心力衰竭的一线常规治疗。

（二）射频消融治疗

伴心房扑动的DCM患者若进一步出现左心室功能低下，则应考虑射频消融治疗。

（三）干细胞移植

目前有报道用自体骨髓干细胞移植治疗扩张型心肌病心衰，能改善近期的心脏功能，但对远期心脏功能的改善尚有待进一步探索。

三、外科治疗

外科治疗措施包括心脏移植、动力性心肌成形术、部分左心室切除术、左心房室瓣成型术和左心室辅助装置等，适用于各种治疗无效的内科晚期DCM患者。

（一）左心室减容手术

DCM患者的左心室腔扩大、心肌松弛、收缩无力。减容手术是将扩大的左心室游离壁纵向部分切除，左心室腔减小更趋于椭圆形，使左心室壁局部应力减小，心肌僵硬度减低。左心室椭圆化，减小局部左心室后负荷，进一步减少心室氧耗量，从而改善左心室泵功能。Etoch等、Doenst等分别进行了20例、5例左心室减容手术的报道，并获得了不同程度的手术效果。他们认为外科手术可减少室壁应力，但没除去扩张和收缩失调的原因，尽管术后心功能立刻改善，但该技术的长期效应还不能确定。

（二）原位心脏移植

原位心脏移植（包括心肺联合移植）是目前治疗晚期DCM最有效、最彻底的方法，其手术方法成熟、疗效确切。但由于存在供体缺乏、费用昂贵、术后感染及术后排斥反应等问题，心脏移植在国内广泛开展还有待时日。

（刘晓唤）

第五节　病毒性心肌炎的治疗前景与展望

由于在 VMC 和 DCM 重症患者心肌组织中仍可检测到病毒 RNA，但这些病毒持续存在状态是有限的病毒复制，因此在这类患者中应用抗病毒治疗包括生物导弹等可能是一种防治上的新突破。我国有宝贵的天然中药库，除黄芪外，还有更多的抗病毒中药可以广泛筛选，探索并适用于本病，希望使其在防治上取得更大的突破。

已知在 VMC 及 DCM 患者血清中常有抗肌凝蛋白 399～411 及(或)345～352 氨基酸残基，或 ADP/ATP 载体 27～36 及(或)290～297 氨基酸残基抗体，如将合成的多肽结合到层吸柱上，在以该柱分离自身抗体，该分离系统可以去除 95％以上的自身抗体。这种以分子筛选法去除体内 VMC 有关的主要自身抗体的方法可能会给病毒性心肌炎的治疗带来新的转机。

在 VMC 转化为 DCM 的过程中，病毒损伤和免疫机制具有重要的作用。在这一过程中，心肌细胞可表现为坏死，也可表现为凋亡，在急性期尚有与凋亡有关的 bcl－2 基因的表达，在晚期尚有凋亡基因 Bax 的高表达，在培养的幼鼠心肌细胞通过 DNA 片段技术及 TUNEL 染色，可观察到 Fas 抗原 mRNA 的表达。已有很多报道在细胞分子水平证实了病毒触发凋亡的存在。因此，调控心血管细胞凋亡药物的应用对病毒性心肌炎的治疗将会带来新的曙光。

基于核酸的基因沉默分子是长度在 20 个碱基左右的人工合成的单链或双链 DNA 或 RNA 。这些分子有反义寡脱氧核苷酸(AODN)、核酶、脱氧核糖核酸酶和最近比较热门的小干扰 RNA。这些基因沉默分子以序列特异性方式靶向细胞或病毒 mRNA，将其断裂和(或)阻断其转录和翻译起始，因此成为基因功能分析和药物开发的强有力工具。截至目前已经有 20 多项基因沉默技术验证于肿瘤、AIDS、肝炎、心血管疾病、血液系统疾病的Ⅰ至Ⅲ期临床试验。过去几年里，通过新的化学修饰方法对反义分子的细胞摄取力、寡核苷酸抗核酶降解能力、与靶序列的亲和力等方面取得很大进展。另外，最近证实双链小干扰 RNA(siRNAs)在哺乳动物细胞内可作为抑制基因表达的有效措施。CVB_3是感染性心肌炎的常见病原，基于病毒 RNA 的顺式和反式作用翻译序列元件的突变分析，设计了 7 条针对病毒 5′和 3′非编码区的 PS－ODNs 序列，并在培养细胞内评价其对 CVB_3的抑制作用。其中针对病毒 IRES、AUG 起始密码子以及临近 RNA 基因组 5′及 3′的 4 条序列显示出良好的抗病毒活性。最有效的靶序列临近 3′端非编码区的末端，这些结果已在鼠心肌炎模型中得到进一步验证。

（范雅洁）

参考文献

[1] 曹阳，汪寿松．中西医结合治疗重症病毒性心肌炎 30 例临床观察[J]. 国医论坛，2001，16：37.

[2] Kishimoto C , Crumpacker CS , Abelmann WH. Ribavirin treatment of murine coxsackievirus B3 myocarditis with analyses of lymphocyte subsets[J] . J Am Coll Cardiol,1988 ,12(5) :1334.

[3] 黄磊，马沛然，汪翼，等．病毒性心肌炎患儿血清干扰素－γ、肿瘤坏死因子－α 的变化及与心肌酶异常的关系[J]. 实用儿科临床杂志，2004，19(3) ：191.

[4] 范钦国,薛秋水. 1 ,6 -二磷酸果糖治疗病毒性心肌炎疗效观察[J]. 中国当代医学,2003,3(12) :56.
[5] 于鸿运. 病毒性心肌炎的临床分析与治疗探讨[J]. 临床荟萃,1997,12 (5) :208.
[6] 杨瑞兰,任明芬,刘建庄. 黄芪注射液治疗病毒性心肌炎 35 例[J]. 实用儿科临床杂志,2003,18(8) :645.
[7] 乔丽红. 维生素 C、E 和丹参联合治疗病毒性心肌炎 50 例[J]. 中原医刊,2003 ,30 (11):41.
[8] Strauer BE. Myocarditis - cardiomyopathy[J]. Acta Cardiol, 1996,4: 3472.
[9] Mobini R, Maschke H, Waagstein F. New insights into the pathogenesis of dilated cardiomyopathy: possible underlying autoimmune mechanisms and therapy [J]. Autoimmunity Reviews, 2004,3: 277.
[10] 王建安,谢小洁. 干细胞移植治疗扩张型心肌病[J]. 中华心血管病杂志, 2006, 34: 200.
[11] Nash I. Implantable cardioverter - defibrillators[J]. N EngJ Med, 2005, 325: 2022 - 2025.
[12] 胡大一,马长生. 心脏病学实践 2005——新进展与临床案例[M]. 北京: 人民卫生出版社, 2005.
[13] 杨英珍,王齐兵. 扩张型心肌病诊断和治疗研究进展[J]. 中华心血管病杂志, 2003, 31: 654.
[14] 杨英珍,陈瑞珍,张寄南,等. 中西医结合治疗扩张型心肌病的临床观察[J]. 中国中西医结合杂志, 2001, 21: 254.
[15] OhtsukaT, HamadaM, HiasaG, et al. Effect of beta - blockers on cir - calating levels of Inflammatory and anti - inflammatory cytokines in patients with dilated cardiomyopathy [J]. JAM Coll Cardiol, 2001,37:412.
[16] 苑海涛,廖玉华,王敏,等. 系列抗心肌多肽抗体对扩张型心肌病的诊断价值[J]. 临床心血管病杂志,2000,16: 313.
[17] 程龙献,廖玉华,涂源淑,等. 扩张型心肌病者血清抗 ADP /ATP 载体抗体对心肌细胞浆游离钙浓度的影响[J]. 临床心血管病杂志,1996,11: 335.
[18] Skudickyd,Bergemann A, sliwa K. Beneficial effects of pentoxifylline in patients with idiopathic dilated cardiomyopathy treated with angiotensin - converting enzyme inhibitors and carvedilol: results of a randomieed study. Circulation [J],2001, 103: 1083.
[19] Etoch SW, Cerito P, Henahan BJ. et al. Intermediate - term results after partial left ventriculectomy for end - stage dialated cardiomyopathy: is there a survival benefit [J]. J Cardiac Surg,2001,16 (2) : 153.
[20] Doenst T, Ahn - Veelken L, Schlensakc, et al. Left ventricular reduction for idiopathic dilated cardiomyopathy as alternative to transp lant - truth or dare [J]. Thoracic cardiovase Surg,2001, 49 (2) : 70.
[21] Braunwald. 心脏病学[M]. 5 版. 陈灏珠,译. 北京:人民卫生出版社,2001.
[22] 李建丰. 病毒性心肌炎的中医治疗[J]. 中医中药,2006,3:115.

[23] Hill SL , Rose NR. The transition from viral to auto immune myocarditis[J]. Autoimm unity , 2001, 34 (3):169.
[24] Bartlett EJ,Cull V S,Mowe EN,et al. Optimization of N aked DNA. Delivery for Interferon Subtype Immuno therapy in Cytomegalovirus Infection [J]. B iol P roced Online, 2003, 17 (5):43.
[25] 卜丽萍,杨英珍,舒先红,等. 干扰素对扩张型心肌病自身免疫和病毒感染的影响[J]. 复旦学报(医学版),2002,29(3):220.

第十二章

病毒性心肌炎的病程与转归

第一节　病毒性心肌炎的病程与预后

VMC 的一般病程分为以下 5 期。①急性期：新发病，临床表现明显且变化多样，病程多在 6 个月以内；②恢复期：临床症状和客观检查好转，但尚未痊愈，病程一般在 6 个月以；③迁延期：临床症状、体征及心电图改变常在感冒后或疲劳后重新出现，或超声心动图、X 线检查心脏长期不回缩至正常大小，或心肌酶等实验室检查有病情活动的表现，但临床心功能尚好，病程多在 1 年以上，甚至数年；④慢性期：部分患者临床症状、客观检查呈反复变化或迁延不愈，病程多在 1 年以上；⑤后遗症期：心肌炎经治疗后，心脏大小、结构及心功能均恢复正常，但遗留较稳定的心电图异常，如房室或束支传导阻滞、过早搏动及交界性心律等。

成年人 VMC 的预后一般较好，大多数患者经过适当的治疗和休息能完全恢复，不留后遗症，尤其是病情较轻者，可无自觉症状。有部分患者的心电图显示有异常，如早搏、心肌缺血等，可持续存在数月或更长时间，未经特殊治疗自动恢复。成人 VMC 的临床表现大多数较新生儿和儿童 VMC 要轻。

VMC 治愈的标准如下。

(1)临床症状及体征消失，实验室检查正常。

(2)心电图恢复正常。

(3)X 线片显示心胸比例约为 50%。

VMC 好转的标准如下。

(1)临床症状控制或好转，实验室检查正常或好转。

(2)心电图好转。

(3)X 线检查心脏阴影有所缩小，但心胸比例大于 50%。

据国外资料报道，VMC 患者的痊愈率为 34.8%～82%，病死率为 0.9%～26%。近年来，国内许多学者对本病患者进行了长期随诊观察，结果显示，儿童病例的临床痊愈率为58.8%～74.1%，病死率为 5.9%～12.7%；成人病例的临床痊愈率为 80.9%，病死率为 2.3%。可见，VMC 患者虽然病程较长，但大多数远期预后良好。

部分患者急性期后由于炎症持续而转为慢性心肌炎，或有进行性发展，逐渐出现心脏扩大、心功能减退、心律失常，临床表现为 DCM。慢性心肌炎实际上就是心肌病的一种特殊类型。因此，导致心肌炎进入慢性期的病毒持续感染、反复感染、未能坚持治疗与休息等，可能是发展成为心肌病的重要原因。这些患者的自然病程不完全相同。部分患者可能进行性发展，以致左室射血分数进一步下降，进行性出现心脏扩大和心力衰竭，导致死亡。慢性心肌病病例中 40%～50%也可能会在症状出现数月甚至数年后，未经特殊治疗，自动恢复，心功能有所改善并保持稳定。虽然,其中一部分患者又可能病情再度恶化,以致预后不佳,部分患者病毒感染心内膜,致心内膜损伤、坏死、血栓形成,继而出现纤维化、瘢痕,引起限制型心肌病。

VMC迁延反复与多种因素有关。其中最主要的原因是反复病毒感染和机体免疫系统功能未改善。有资料证实VMC和扩张型心肌病患者存在免疫功能紊乱。主要是NK细胞活性减低,Th细胞/Ts细胞比值增高,诱导Tc/K细胞和B细胞产生心肌的细胞毒效应和产生抗心肌抗体。当心肌抗原或病毒相关抗原逐渐耗减,过激的免疫反应趋于中断时,由于免疫防御功能低下,受损心肌尚未恢复又遭病毒侵害,或潜于心肌的病毒重新复制,导致自身免疫反应再度回升,心肌病理损伤持续与加重。少数病例迁延数年不愈,可能由于免疫调节功能障碍,免疫防御功能衰竭自稳机制受到严重破坏。这类病例与临床扩张型心肌病之间只有心肌病变、心功能代偿以及症状可逆性的差异,在各种外来因素影响下,随机体免疫状态变化和病毒感染与活动情况,病程中表现慢性迁延和反复发作等自身免疫性疾病的明显特征。最终恶化除死于心衰、心律失常外,可演变成扩张型心肌病。

一、病程分期与预后

急性期和恢复期病例的痊愈率明显高于慢性迁延期和后遗症,因此,本病应及早治疗以提高痊愈率。病死率虽不高,但可出现在急性期、慢性期甚至后遗症时,而且各期病例均有迁延数年不愈的情况。

二、病情分型与预后

心肌炎患者按发病情况一般分为轻、中、重三型。一般认为属暴发型的重型病例预后较差,在发病早期极易出现严重心力衰竭和(或)心源性休克,如诊治不及时或婴儿病情太重,常导致死亡。转为亚急性或慢性病程者,由于常有弥漫性心肌病变或严重传导系统病变,或发展成为DCM,最终死亡,或遗留完全性房室传导阻滞,需埋藏永久性心脏起搏器,或病情再度恶化而死亡,最后痊愈者仅占少数。轻、中型病例临床占绝大多数,一般预后良好,但也可因病情反复,致使恢复较慢,甚或迁延不愈,偶可因病情恶化而死亡。

三、主要观察指标与预后情况

由于心肌炎患者过早搏动、各种传导阻滞、阵发性室上性心动过速、ST-T改变、心脏扩大等各项观察指标常常迁延不愈,甚至形成后遗症,因此,须进行长期随诊观察,以了解预后情况。陶桂珍收集了110例小儿病毒性心肌炎患者的临床诊断资料,研究并探讨病毒性心肌炎患儿心电图改变及其与预后的关系,经过较为系统的检查后,在所有的110例病毒性心肌炎患儿的检查中,有92例患儿的心电图发生改变,最为常见的为各种各样的心律失常,其中包含了21例窦性心动过速;12例窦性心动过缓;42例室性前期收缩;34例房性期前收缩。其次有一部分患儿出现ST-T改变,这之中包括32例ST段下移;5例ST水平抬高;5例T波低平。还有几例患者出现了一定程度的QRS低电压。经过一段时间的治疗后痊愈患儿88例(80%),好转20例(18.2%),无效果4例(2.8%)。

(一)过早搏动

VMC患者心电图出现心律失常尤其是期前收缩较为多见,其中,房性期前收缩患儿的治愈率显著高于其他类型心律失常。一般心肌炎的过早搏动不需用抗心律失常药，只有在少数特定情况下（如有室性心动过速危险时）可短期使用，以使心肌炎好转，防止意外情况发生。

（二）室上性心动过速

由于心肌损伤的部位及程度不同，使 VMC 心电图改变呈现多样性、多变性和易变性，其中病毒对心肌细胞直接损害和触发的人体自身免疫反应而引起心肌细胞及其间质的病变最为重要。急性期及心脏扩大者室上性心动过速复发率较高。

（三）各种传导阻滞

心肌炎患者遗留各种传导阻滞者比较常见，在心肌炎后遗心律失常中仅次于过早搏动。石秀兰等分析了 153 例病毒性心肌炎并心律失常的类型与预后，房室传导阻滞 65 例，占 31.35%，其中二度Ⅱ型 14 例，三度房室传导阻滞 20 例，特别是三度房室传导阻滞是危及患者生命的严重心律失常之一。本组 20 例三度房室传导阻滞，16 例阿-斯综合征发作，心源性休克 6 例，心衰 5 例，昏迷、心搏骤停各 1 例。5 例 QRS 波型宽大畸形，QRS＞0.12 秒，Q－T 间期延长，2 例伴双束支传导阻滞，心率＜40 次/分，根据表现该 5 例阻滞部位可能在希氏束以下。该 5 例患者经综合治疗未能转为窦律均按置临时心脏起搏器，其中 3 例治愈，2 例死亡。

（四）ST－T 改变

心肌炎患者的心电图 ST－T 改变恢复较快，如心肌炎症状体征及其他检查阴性，而 ST－T 改变长期不恢复者，可行心得安试验，以排除植物神经功能紊乱引起的这种异常。

（五）心脏扩大

心肌炎心脏扩大迁延不愈者所占比例并不太高，但应注意其恢复时间往往较长，部分病例还可能出现进行性心脏扩大，呈慢性经过，最终发展为 DCM 而死亡。

四、影响心肌炎预后的主要因素

（一）病情严重程度

心肌炎病情严重者，可暴发出现严重心力衰竭和（或）心源性休克，并常伴有严重的心律紊乱，即使治疗及时、正规，也可因病情过急过重而抢救无效死亡。

（二）诊治不及时、不正规

心肌炎病情轻重悬殊，病程较长，必须尽早诊断，及时正规治疗并坚持长期随诊治疗，否则可因失去最佳治疗时机而使病情迁延不愈，甚至转为慢性，或因临床表现比实际病情轻，使患者及家长忽视，不能坚持长期随诊治疗而致病情反复，迁延不愈。急性心肌炎只要及早发现，正规治疗，近 40%病例可在半年内痊愈，加之坚持长期随诊治疗，可以明显改善心肌炎的预后。

（三）未能坚持休息

心肌炎急性期或心脏扩大者必须卧床休息，在恢复期甚至痊愈后也应注意逐渐增加活动量，切忌过劳，否则容易导致病情迁延或反复。临床上，因不注意休息，随意增加活动量而致病情反复、加重，甚至猝死的病例很多，必须告诫患者及其家属给予充分的重视，以免事倍功半或前功尽弃。

(四)反复感染

心肌炎患者由于机体抗病能力低下、极易感染，而每次感染都可能使病情加重，甚至愈后复发，因此，在整个病程中必须采取有效措施加以预防。

五、VMC 出现哪些情况预后不良

临床出现下列情况往往提示心肌炎预后不良：①急性左心衰竭伴心源性休克；②心脏有中度或严重扩大，右室功能异常伴左室射血分数下降；③完全性房室传导阻滞在 2 周内未恢复窦性心律；④有严重的室性心律紊乱或出现心室晚电位者；⑤心、肝、肾多脏器功能损害；⑥嗜心性病毒重复感染或病情迁延不愈呈慢性期表现者；⑦有酷似心肌梗死样心电图改变的急性重型心肌炎患者；⑧新生儿与小婴儿患者。

有学者对 122 例以室性早搏为主要表现 VMC 患者进行跟踪，随访约 3.5 年，发现大约 1/5的患者急性期后早搏消失，约 1/5 的患者仍有频发室性早搏(每分钟超过 6 次)，其余的仅偶尔有早搏，这些患者无一例发生严重的心律失常导致意外，约 70％的患者恢复正常工作，那些有早搏的患者服药和不服药差别不大。

石秀兰等对急性重症 VMC 并发严重心律失常患者给予相应治疗后，治愈 86.9％，好转 6.5％，死亡 6.6％。从治愈病例体会到早期及时正规治疗预后好，对三度 AVB 治疗 1～2 天未能转为窦性心律早期安置临时起搏预后好，延误治疗时间越长预后越差，甚至造成死亡。死亡病例中 1/3 的病例因原发病严重，1/3 为延误治疗，1/3 原为 VMC 并室性早搏，后为室上速不时发作，而演变成 DCM，心力衰竭致死。因此室性早搏应定期随访，避免发展成心肌病。

马文英等收集 1977 年 1 月至 2000 年 1 月临床诊断的急性重症 VMC，分析归纳了重症 VMC 的临床经过和发病特点。急性重症 VMC 病情危重，严重者可同时伴有其他脏器的损害；少数患者可遗留心室增大，随后发展为扩张型心肌病；血清酶增高持续时间长和不伴有酶峰变化为其特点。本组 5.7％的病例急性期死亡，其中 3.8％的病例死于并发急性肺水肿的重症心肌炎，1.9％的病例死于并发急性呼吸窘迫综合征的重症心肌炎。病后 1 年，发展为 DCM 者占 5.7％。约有 5.7％的病例植入永久起搏器，心电图后遗症为：遗留一度 AVB 者占 7.6％，遗留束支传导阻滞者占 9.5％，遗留偶发室性早搏者占 13.3％，遗留偶发房性早搏(均为病后 1～2 年心电图证实)者占 3.8％。病初发生左室内径增大者占 15.2％，其中 9.5％在病愈后恢复正常，5.7％发展为 DCM。

病毒感染心肌细胞机制尚未阐明，目前认为，感染早期主要是病毒直接侵犯心肌细胞，后期则是由病毒和受损心肌引起的免疫病理过程同时伴有心肌胶原纤维广泛增生，以至心肌纤维化，该病理变化机制在 VMC 向 DCM 演变过程中起重要作用。急性 VMC 发生左室内径增大的时间多在发病的早期出现，它提示早期运用药物干预心肌纤维化是防止心肌炎向心肌病发生发展的手段之一。因此，急性重症 VMC 临床表现多样，注重临床资料、提高诊断心肌炎的客观指标是临床医生值得注意的问题。

王美玲等回顾性分析 1999 年 3 月至 2004 年 9 月住院的青少年急性重症 VMC 患者临床表现、心电图、心肌酶学检查、心脏彩色多普勒超声、胸片资料。所有病例均有心功能不全，心肌收缩、舒张功能减低，传导系统受累者占 64.8％，心肌酶谱指标增高。三度房室传导阻滞患者给予临时起搏器植入，1 周后恢复为窦性心律，而放弃起搏器植入的三度房室传导阻滞患者于入院后数小时至数天死亡。室性心动过速者予静注胺碘酮 5mg/kg，1 小时输完后以 10μg/(kg·min)静脉泵泵入，约 6 小时转为窦性心律。余心律失常均于 3 周后恢复为正常窦性心律。治疗后心脏酶学较治疗前降低($P<0.01$)。随访 0.5 年，有 18.1%的病例转为心肌炎后心肌病，余患者复查心脏彩超及心电图均恢复正常，临床治愈。

总之，急性重症 VMC 具有起病急、临床症状重、病情进展迅速特点，如治疗正确、及时，急性期后多恢复正常，预后较好。

有学者统计了暴发型心肌炎患者 30 例，分析患者的临床症状、实验室检查、治疗方式，对出院后情况进行跟踪随访。结果发现，30 例暴发型心肌炎患者主要并发症有高度房室传导阻滞(63.33%)、心源性休克(60.00%)、室性心律失常(53.33%)、阿斯综合征(26.67%)、急性肾衰竭(26.67%)。其中有 11 例患者植入临时起搏器，7 例患者使用 ECMO，7 例患者植入 IABP 辅助。暴发型心肌炎患者住院期间 21 例治愈，9 例(27%)死亡，其中 2 例救治不够及时，使用 ECMO 治疗仍无效。死亡患者均死于住院 1 周内。左心室收缩功能低下、出现心源性休克、使用机械通气和暴发型心肌炎急性期死亡相关。3 例左心室射血分数低(EF<50%)患者出院 1 个月后复查超声心动图提示恢复正常，1 例 ST-T 心梗样心电图患者，出院 1 个月后心电图均恢复正常。21 例暴发型心肌炎患者出院后随访，心功能均恢复正常，2 例患者复发；作者还随访了 50 例普通急性心肌炎患者，有 2 例患者出院后复发，复发患者均表现为急性心肌炎，营养支持治疗后好转。总之，暴发型心肌炎住院期间病死率高，左心室收缩功能低下、出现心源性休克、使用机械通气和暴发型心肌炎急性期死亡相关，暴发型心肌炎出院后预后较好，和急性心肌炎比较差异无统计学意义。

婴幼儿往往起病急，病情重，死亡率较高。小儿 VMC 可有多种心电图异常表现，一般预后良好，心电图异常多于痊愈后数月消失。1978—1987 年九省市小儿心肌炎协作组大规模长期随访，痊愈率 58.8%，好转 21.2%，死亡 1.4%，死亡原因主要是心力衰竭和猝死；其中病原学阳性的 85 例，3 例转为慢性者表现类似 DCM。袁志喜等对 120 例小儿 VMC 进行随访，随访第 1 年，遗留心电图异常的例数仅 41 例(34.2%)，第 10 年为 17 例(14.2%)。说明病情恢复多在 1 年以内，因此急性期治疗对提高痊愈率很重要。而且部分患儿心电图遗留症状，随着时间的推移，仍可恢复正常。心电图异常类型也影响患儿预后，本组 7 例阵发性室上性心动过速、31 例窦性心律失常患儿的心电图改变多在 1 年内消失，第 3 年随访时全部消失，预后很好。ST-T 改变恢复较慢，少数长期持续存在。VMC 易引起 AVB，本组 AVB34 例(21%)中三度 1 例，死于心搏骤停；二度Ⅱ型 6 例，发生心源性休克 2 例，是危及生命的严重心律失常之一。早搏是 VMC 最常见的心律失常，本组 89 例早搏中以室性早搏居多，共 61 例(68.5%)。6 例呈多源性早搏，临床症状重，但治疗效果较好，数周内消失。随访第 1 年遗留各种早搏共 23 例(25.8%)，以后随着时间的延长部分早搏即消失，第 10 年随访时仅余 6 例(6.7%)。在遗留的 6 例中，2 例呈间歇性，于劳累或病毒感染时可再度出现；3 例长期持续存在，其中 1 例发展成 DCM。因此对长期存在的早搏应长期随访，必要时给予药物治疗，注意慢性心肌炎及心肌病的发生。

（董　新）

第二节　心肌炎预后判断的指标

一、细胞因子与心肌炎的预后

LDH_1 在心肌细胞中含量最高，当心肌细胞受损时释放入血中，是判断心肌损伤程度的重要依据之一。研究结果显示，VMC 急性期 IL－6 和 LDH_1 呈负相关，TNF－α 和 LDH_1 呈正相关。提示血清 IL－6、TNF－α 水平和心肌损伤程度关系密切。TNF－α 在暴发性心肌炎患儿，其 TNF－α 水平可高达 1836.64ng/L，而 IL－6 仅为 16.13ng/L，此类患儿起病急，病情进展快，入院 6 小时后即死亡，充分证明 TNF－α 水平高，IL－6 水平低，预后不良。本组 1 例 VMC 患儿，第 1 次入院(急性期)时 TNF－α 为 1210ng/L，IL－6 为 131.68ng/L，心脏明显扩大，合并严重心律失常，治疗 3 个月后，患儿心脏基本恢复正常大小，心律失常亦纠正，此时查 TNF－α 为 512.82ng/L，IL－6 为 67.54ng/L，均较前降低，证实 TNF－α、IL－6 在急性期参与了 VMC 发病过程，其在恢复期的变化，尚不清楚。

一般认为，在病毒感染的急性期特别是在病毒血症期，病毒等成分可刺激单核-巨噬细胞产生 TNF－α。增加的 TNF－α 既能增加炎症反应，又能和感染产生的中介物质刺激淋巴细胞和单核-巨噬细胞过量产生 IL－6、IL－8 等细胞因子，并释放入血循环，致使患者血清中 TNF－α、IL－6、IL－8 含量显著升高，但 TNF－α 高峰期时间短，并很快下降至正常。因此有学者提出血循环中 IL－6 和 IL－8 水平的升高尤其是 IL－8 含量的增加，可以作为 VMC 急性阶段的一个重要指标。这是由于 IL－6 和 TNF－α 半衰期短，很快下降至正常。此时病情虽已进入恢复期，但仍没有治愈，作为白细胞趋化因子的 IL－8 仍在起作用。IL－6、IL－8 和 TNF－α 水平的高低，与临床表现、心电图改变、心肌酶的升高是一致的，说明这三种细胞因子升高的程度也间接反映着患者感染或病毒血症的严重程度。作为机体的保护机制，这三种细胞因子的升高，对感染性病毒的清除起着重要作用。多数学者同时也认为，如果 TNF－α、IL－6 和 IL－8 大量产生，则会导致疾病的恶化。故 TNF－α、IL－6 和 IL－8 之间甚至与其他细胞因子之间相互作用、相互调节，共同参与 VMC 的发病及病理变化过程。因此这三种细胞因子升高可以作为 VMC 急性阶段的一个重要指标，在疾病的恢复期，IL－6、TNF－α 已降至正常，而 IL－8 仍高于正常，说明疾病仍未治愈。

在病毒诱发的炎症至感染后自身免疫反应的产生及进展过程中，细胞因子被认为具有重要作用。关于心肌炎免疫反应，目前人们极为关注 Th1 细胞及 Th2 细胞的交叉作用。Th1 相关细胞因子 IL－2 对诱导细胞免疫起关键作用；而 Th2 相关细胞因子 IL－10 对增强体液免疫即 IgG 及 IgM 抗体的产生起到重要作用。不同类型细胞因子间可相互影响及调节。高玉峰等对 CVB_3 感染小鼠血清中细胞因子 IL－2 和 IL－10 的水平作了动态观察，发现 IL－2、IL－10 随病程的发展呈现出一定的变化趋势：即接种 CVB_3 后第 4 天 IL－2 水平明显低于正常均值，随着病程的发展 IL－2 水平呈升高趋势，第 9～14 天 IL－2 水平明显高于正常值，第 10 天 IL－2 水平达高峰，第 18 天 IL－2 水平接近正常；随着病程的发展 IL－10 水平逐渐下降，第 9～14 天 IL－10 水平明显低于正常均值，此时心肌病变程度加重。因此，心肌病变严重程度与 IL－2 水平关系密切；IL－2 和 IL－10 在 CVB_3 感染鼠病毒性心肌炎病程中起着完全不同的两种作用，细胞免疫紊乱与细胞因子平衡失调有关。

二、C-反应蛋白的升高与心肌炎预后

CRP是反映体内炎症活动和组织损伤较为精确和客观的指标。Kyto等调查了39位患者，分为暴发组12人和非暴发组27人。在高危组中CRP的浓度为(6.8 ±6.6)mg/dL，低危组CRP的水平是(2.1±2.4)mg/dL，两者之间的差异有统计学意义。Kaneko等研究了31位淋巴细胞心肌炎患者，发现有5例患者在住院28天内死亡，这些患者CRP的水平相对于生存组的差异有统计学意义〔(17.4±5.6)mg/mL vs(5.9±3.3)mg/mL，$P<0.05$〕。CRP的产生和细胞炎症因子、白介素-1、白介素-6和肿瘤坏死因子有关，而Pankuweit等报道过这些因子在急性心肌炎的患者中过度表达。在动物试验中，这些因子都对肌肉的收缩产生负面影响，也许这可以解释在部分患者中CRP水平高的意味着发生严重心力衰竭的概率也升高。

三、CVB-RNA检查与心肌炎预后

国书轩等对123例心肌炎及疑似心肌炎患儿血清标本行CVB-RNA检查，结果示CVB-RNA阳性率为49%，与国内文献报道结果相近。临床诊断为VMC的患儿中阳性率比疑似心肌炎者高，且发病1个月内阳性率最高，提示发病早期病毒感染后在病毒血症时已直接侵犯心脏发生病变。病程较长，尤其在半年以上CVB-RNA持续阳性者提示病毒未清除，在体内长期存在，病情趋向迁延。对病程在2周以内CVB-RNA阳性者在治疗2～3个月后复查CVB-RNA 23例中，8例持续阳性，其中5例临床症状时轻时重，客观检查指标不见好转，转阴性者15例，其临床症状的改善及实验室检查指标均比持续阳性者恢复快。作者认为，有的患者临床迁延不愈，反复发作，与病毒持续感染有关。因此，对CVB-RNA持续阳性的患者进行长期追踪，定期检测，对休息治疗时间及预后估计有一定指导意义。

四、CK-MB检查与心肌炎预后

据文献报道，CK-MB对评价心梗疗效和判定预后方面有极高的价值，但在VMC预后中的价值却鲜为人知。姜萍等应用酶动力学法，检测68例VMC和27例上感患儿的血清CK-MB并对患儿进行门诊随访。结果显示CK-MB阳性组心肌炎患儿总病程及心电图和心肌酶恢复正常的时间均超过CK-MB阴性组，前者临床治愈率低，随访复发率高，其预后较后者差。说明VMC预后是否良好与CK-MB升高程度亦存在着一定关系。因此可以认为在VMC初期检测血清CK-MB不仅有助早期诊断，而且在估测其疗效和预后判定方面亦具有一定的临床价值。

五、心肌肌钙蛋白检查与心肌炎预后

研究显示，入院时cTnI水平与患者远期心室功能发展有关，随着cTnI水平的升高，心室腔扩大而心室功能下降，故可将cTnI作为VMC患者预后判断的指标。cTnI为心肌肌钙蛋白3个亚单位之一，仅存在于心肌收缩蛋白的细肌丝上，在肌肉收缩与舒张过程中起重要作用。cTnI在各年龄发育阶段其结构分布均无变化，系迄今发现对心肌损伤诊断的特异性和敏感性最高的标记物。在心肌受损时，释放的时间儿童与成人相似。

Towbin等认为血清cTnI是儿童心肌损伤新的诊断金标准。最近文献认为cTnI有可能

取代心内膜心肌活检成为 VMC 临床诊断的金标准。张园海等从 1997 年 12 月至 2000 年 12 月收集了 VMC58 例，58 例均为急性期病例。本组 58 例 VMC 患儿中，cTnI 阳性 43 例，阳性率为 74.1%，因此它可作为心肌炎炎性损伤的指标。VMC 时心肌受损常广泛、弥漫，部分患儿出现心功能异常，心功能不全是 VMC 的主要表现之一，对 VMC 病情和预后判断有重要价值。作者采用超声心动图测量心功能指标 EF、FS、PFVE、PFVA、VA/VE，发现与 cTnI 阴性组比较，入院次日 cTnI 阳性组($n=43$) 与 cTnI 阴性组($n=15$) 心功能比较有显著性差异，第 2 次复查 cTnI 仍阳性组($n=7$) 与 cTnI 转阴性组($n=36$) 左室内径、EF、FS 比较有显著性差异，血清 cTnI 增高者心脏收缩和舒张功能均明显减退。因此 cTnI 升高与心功能减退有关，cTnI 检测有助于判断急性 VMC 的预后。陆秋芬等采用抗人 cTnI 单抗，应用酶联免疫法测定 52 例急性 VMC 患者血清 cTnI，同时作 CK 和 CK－MB 检测。结果发现 cTnI 阴性组与 cTnI 持续阳性组临床症状好转率、心律失常治愈率比较均有极显著性差异。cTnI 持续阳性组中，有 2 例患者发展为心肌炎后心肌病。52 例急性 VMC 患者中第 1 次检测 cTnI 有 38 例患者 cTnI 阳性(73.1%)，有 3 例 CK－MB 异常(5.8%)。cTnI 持续阳性组 CVB 病毒中和抗体转阴率明显低于 cTnI 阴性组，两者比较 $P<0.05$，故 cTnI 可作为急性 VMC 炎性损伤及预后判断的指标。

cTnT 是近几年发展起来的一种新的诊断心肌缺血、坏死的高敏感、高特异、且诊断窗口期长的心肌损伤标志物，其对心肌细胞损伤的敏感性、特异性均优于 CK、CK－MB。cTnT 是肌钙蛋白的 3 个亚单位之一，是存在于心肌肌原纤维细丝上的收缩调节蛋白，其分子量为 39 700Da，细胞质内游离型的 cTnT 约占 5%，而与细胞肌丝结合型的 cTnT 约占 95%。有研究表明，cTnT 持续阳性的 VMC 患者临床预后差、病程长，甚至发展为 DCM。cTnT 持续阳性可能与病毒反复感染、未能严格按要求休息有关。反复检测 VMC 患者 cTnT 浓度对了解 VMC 的转归有很大帮助，便于及时治疗避免转化为心肌炎后心肌病。

六、氨基末端脑利钠肽前体与心肌炎预后

血浆脑利钠肽(brain natriuretic peptide，BNP)及氨基末端脑利钠肽前体(N terminal proBNP，NT－proBNP)可以反映心室功能的变化，并用于心脏疾病的诊断及心功能的评估。与 BNP 相比，NT－proBNP 稳定性好，半衰期长，易于检测。有研究表明，NT－proBNP 在诊断及心功能评估中的价值优于 BNP。陈秀芳等检测血浆 NT－proBNP 在小儿病毒性心肌炎的浓度水平，超声心动测定患儿左室舒张末期内径、左室缩短分数等指标。结果发现，病毒性心肌炎组 NT－proBNP 水平明显高于对照组，两组之间差异有统计学意义，病毒性心肌炎组血浆 NT－proBNP 水平明显高于康复组，两组之间差异有统计学意义，血浆 NT－proBNP 水平与左室舒张末期内径、左室缩短分数呈显著相关。因此得出结论，血浆 NT－proBNP 水平可用于病毒性心肌炎患儿心功能的评估，可以作为该类患儿预后评价较好的指标。

七、心率变异性分析与心肌炎的预后

业已证实，心肌电稳定依赖于副交感神经-交感神经间的精确平衡。心率变异分析的时域法测得的心率变异性(HRV)高低主要与副交感神经相关。心搏间频率变异是自主神经系统中交感与副交感神经间平衡的瞬时变化调节，大量研究证明 HRV 是独立于其他传统指标以外的预

测死亡的危险因子，在非心血管疾病的研究方面也已证明，在伴有自主神经病变的糖尿病和乙醇中毒性神经病变患者，具有婴儿猝死综合征和早产儿中，HRV 降低者，死亡危险性增加。VMC 患者 HRV 降低也可能与以下因素有关：心肌损害使心脏内交感神经抑制感受器受限，导致交感神经活力过度增强，副交感神经活力受抑制，使 HRV 降低；心肌功能受损和病灶心肌部位被纤维化替代后对心室壁机械、化学感受器有一种强有力的刺激作用，该作用可通过心-心反射活动改变心脏自主神经调节的均衡性，导致心肌电不稳定，使 HRV 降低。

八、QT 离散度与小儿 VMC 预后的关系

QT 离散度(QTd)在心血管病领域应用价值日趋受到重视。但对小儿 VMC 应用报道较少。QTd 是指标准 12 导联心电图上最大 Q－T 间期和最小 Q－T 间期之差，是心电图导联间 QT 变异的量度，它代表心室肌复极不同步性和电不稳定性的程度。王云芹等对 84 例小儿 VMC 患者进行了检测，以研究 QTd 对心肌炎近期事件发生预测价值。结果发现心肌炎组 QTd 与对照组相比，存在显著性差异；心肌炎时 QTd 变化具有明显的时限性，这与心肌炎早期重症并发症发生有密切关系；心肌炎 QTd 与室性心律失常、心力衰竭发生呈正相关。QTd ＞60 毫秒季上述事件发生率明显上升，QTd≥100 毫秒其发生率近 100％。

QTd 的测定简便、可靠、无创。QTd 是小儿 VMC 时测量心室应激性恢复程度的有效指标，是监测室性心律失常、心力衰竭等并发症有效指标，对预测上述事件发生具有重要价值。

九、病理性 Q 波形成与心肌炎预后

心电图上示有病理性的 Q 波，一般提示有部分心肌细胞的死亡。吴燕群等对 6 例急性 Q 波异常心肌炎患者进行分析，认为当直接作用于心肌组织的病毒毒力较强，或随之发生过强的自身免疫反应时，可在短时间内发生较大面积的心肌细胞严重损伤，包括心肌细胞的广泛变性、溶解坏死及炎性细胞的浸润，使心肌酶谱升高，引起心绞痛样胸痛，并可导致泵衰竭和电衰竭。急性 Q 波异常的心肌炎常预示病情严重，其起病急，进展快，预后差，病死率高。Nakashima 等研究了 24 位急性心肌炎的患者，其中 11 人有异常 Q 波，13 人无异常 Q 波，结果异常 Q 波组又有更高的肌酐水平和更低的左室射血分数，部分左室肥厚也出现在异常 Q 波组。此外，心源性休克、传导异常和在院死亡率也比无异常 Q 波组发生率高。

十、左室射血分数降低与心肌炎预后

左室射血分数系指左心室收缩末期射出的血量占左室舒张末期容积的百分比，它能够反映心脏功能受损的程度。通常认为，静态 LVEF＜50.0％即为心室功能降低。庞佳华等研究了 35 例急性病毒性心肌炎患者的超声心动图，和轻症亚组及对照组相比，病程初期重症病毒性心肌炎组中间腔直径、左心室舒张末期容积均明显大于轻症亚组及对照组。左室射血分数初期为(54.1±1.7)％，3 个月后为(67.1±1.9)％，6 个月后为(69.2±2.4)％。重症病毒性心肌炎的心室发生了重构与心肌损伤程度呈相关性，程度较轻的病毒性心肌炎患者超声未见心室和球腔的改变。杨希晨等在研究中发现，与非暴发性心肌炎组相比暴发性心肌炎组的 LVEF 和左室短轴缩短率(LVFS)明显降低，且两组之间的差异有统计学意义。

（李永勤）

参考文献

[1] 陶桂珍. 病毒性心肌炎患儿心电图改变及其与预后的关系[J]. 中国医药指南,2013,11(6):488-489.

[2] 石秀兰,姜红. 急性重症病毒性心肌炎并发严重心律失常的治疗与转归[J]. 中国综合临床,2002,18(4):371.

[3] 马文英,顾复生,沈潞华,等. 急性重症病毒性心肌炎的临床分析[J]. 中华心血管病杂志,2002,30(1):31.

[4] 王美玲,郭峻莉,安素才,等. 青少年重症病毒性心肌炎 17 例[J]. 实用儿科临床杂志,2005,20(7):645.

[5] 谢剑昶,李虹,汪洋,等. 暴发型心肌炎预后相关因素研究[J]. 医学研究杂志,2015,44(2):120-123.

[6] 杨希晨,王凤鸣. 小儿暴发性心肌炎危险因素分析[J]. 中国当代儿科杂志,2009,11(8):627-630.

[7] 庞佳华,史爱武. 急性病毒性心肌炎超声心动图的临床探讨[J]. 青海医药杂志,2004,34(8):12-13.

[8] Erlacher P, Lercher A, Falkensammer J, et al. Cardiac troponin and beta-type myosin heavy chain concentrations in patients with polymyositis or dermatomyositis[J]. Clin Chim Acta, 2001, 306(1):27.

[9] Checchia PA, Borensztajn J, Shulman ST. Circulating cardiac troponin Ⅰ levels in Kawasaki disease[J]. Pediatr-Cardiol, 2001, 22(2):102.

[10] 郑孝清,巫平利,李佩玲. 完全性房室传导阻滞的转归[J]. 实用儿科临床杂志,2005,20 (3) :229.

[11] 袁志喜,赵慧,王锦华. 120 例小儿病毒性心肌炎心电图异常与预后分析[J]. 中国综合临床,2001,17(1):65.

[12] 牛静,李培杰,张松青,等. 病毒性心肌炎患儿血清 IL-6、IL-8 和 TNF-α 水平变化与临床表现及预后的关系[J]. 上海免疫学杂志,2001,21(5):303.

[13] 高玉峰,郑纪宁,张风英,等. 柯萨奇病毒性心肌炎小鼠的自然病程观察[J]. 中国人兽共患病学报,2006,22 (8):767.

[14] Kato S, Morimoto S, Hiramitsu S, et al. Risk factors for patients developingfulminant course with acute myocarditis[J]. Circ J, 2004, 68(8):734-739.

[15] Kaneko K, Kanda T, Hasegawa A, et al. C-reactive protein as a prognostic marker in lymphocytic myocarditis[J]. Jpn Heart J, 2000, 41(1):41-47.

[16] Chang H, Wang Y, Wu W, et al. Hydrodynamics-based delivery of aninterleukin-1 receptor II fusion gene ameliorates rat autoimmune myocarditisby inhibiting IL-1 and Th17 cel l polarization[J]. Int J Mol Med, 2013, 31(4):833-840.

[17] 国书轩,赵冬云,吴晓红,等. 柯萨奇病毒在血中存在时间与心肌炎病程及预后[J]. 滨州医学院学报,2000,23(4):357.

[18] 高玉峰,张风英. 细胞因子在病毒性心肌炎病程中的研究进展[J]. 北京医学,2006,28

(7):440.

[19] 雷虹．急性病毒性心肌炎患者血浆细胞因子的检测及其意义[J]. Journal of Medical Forum,2004,25(7):37.

[20] 李宇,辛渭川,刘治全,等．心肌肌钙蛋白-I 在病毒性心肌炎诊断及预后判断中的应用[J]. 西安医科大学学报,2002,23(2):193.

[22] 张园海,陈其褚,茂平陆,等．血清肌钙蛋白 I 与病毒性心肌炎心功能及其预后的关系[J]. 浙江临床医学,2003,5(2):86.

[23] 吴群燕,潘明康,冯红兵,等．急性 Q 波心肌炎 6 例临床特点分析[J]. 现代中西医结合杂志, 2003, 12(14):1514 - 1515.

[24] 陈灏珠,林果为．实用内科学[M]．13 版．北京:人民卫生出版社,2009:1494.

[25] 潘柏申．心肌肌钙蛋白的临床应用[J]. 上海医学检验杂志,2000,15 (5) : 264.

[26] 谭艳,韩晓芳,贾向东,等．心肌肌钙蛋白检测及其在病毒性心肌炎诊断中的价值[J]. 中华检验医学杂志,2005, 247 (9):905.

[27] Masson S, Vago T, Baldi G, et al. Comparative measurement of N - terminal - brain natriuretic peptide and brain natriuretic peptide in ambulatory patients with heart failure [J]. Clin Chem Lab Med,2002,40(8):761 - 763.

[28] 陈秀芳,周华斐,姚泽忠．氨基末端脑利钠肽前体对小儿病毒性心肌炎诊断及预后评价的价值[J]. 实用医学杂志,2006,22(18):2124 - 2126.

第十三章 其他少见的心肌炎

第一节 中毒性心肌炎

一、烧伤并发中毒性心肌炎

小儿烧伤后中毒性心肌炎常继发于菌血症，创面脓毒症，严重的创面感染及肺部感染等。严重的中毒性心肌炎，病情发展迅速，治疗困难，预后差，因此，强调小儿烧伤后预防中毒性心肌炎的发生。小儿烧伤后应及早开始正规治疗，积极防治感染，以避免中毒性心肌炎的发生。正规治疗开始得越晚，感染越重，并发中毒性心肌炎的比例越高，死亡率越高。

（一）发病原因

心肌受毒素损害时可产生心肌炎。由于严重感染时各种细菌毒素，创面坏死物质，痂下水肿液内毒素，异常代谢产物或中间代谢产物，均可导致心肌受损而造成中毒性心肌炎。致病菌以金黄色葡萄球菌，粪链球菌，表皮葡萄球菌居多。常见因素有：小儿解剖生理特点所造成；休克期度过不平稳延误治疗。小儿烧伤面积在10%左右就可发生低血容量性休克，因此提高对小儿烧伤的认识，力争平稳度过休克期；烧伤创面感染是毒素的主要来源，痂下水肿液及血浆内毒素主要来源于烧伤创面，早期创面处理不当，深度创面使用湿润烧伤膏，焦痂广泛分离，坏死组织溶解，造成烧伤创面的严重感。因此烧伤创面的早期正确处理，是减轻感染，减少中毒性心肌炎发生的重要措施。医源性感染可加重患儿病情，小儿烧伤后，由于机体抵抗力极度减弱，在放置各种导管及治疗过程中，易引起感染而加重病情。合并有呼吸道吸入性损伤易并发肺部的严重感染而导致中毒性心肌炎。

（二）临床特点

烧伤后在基层医疗单位如处理不当，则存在严重烧伤后全身感染和中毒性心肌炎，全身表现为感染中毒症状，心脏表现：轻者第一心音减弱或有奔马律，心动过速；重者多有充血性心力衰竭，心界扩大，心律失常，并且可暴发心原性休克。X线检查：心影呈轻重度普遍扩大，心搏动减弱，肺淤血，肺水肿。心电图检查显示：QRS波低电压，ST－T和T波改变，心动过速，异位心律。实验室检查：呈不同程度的贫血和低蛋白血症。小儿中毒性心肌炎常伴有心肌损害，心肌酶测定较心电图更敏感，故心肌酶谱测定可作为判断该病情轻重的一个指标。

（三）治疗

心肌因毒素的作用而受损，因此重点在于治疗原发病，去除造成心肌损害的原因，如清除广泛的坏死组织，控制严重的创面感染和败血症，并应积极采取以下措施。

1. 加强全身支持

稳定内环境，提高机体免疫力及抗感染能力，应用心肌营养类药物。

2. 控制心力衰竭

选用强心苷类药物，加强心肌收缩力。

3. 肾上腺皮质激素的应用

肾上腺皮质类固醇对毒素有直接的抵抗作用，可降低其毒性，并能稳定溶酶体膜，保护细胞膜完整性的同时，减轻心肌的炎性反应。中毒性心肌炎经一般治疗后，心力衰竭或末梢循环衰竭未能控制及有严重的心律异常者，可应用肾上腺皮质激素。但必须与有效抗生素联合应用。

(四)护理

其护理要点如下。

(1)积极控制感染，尽早应用有效抗生素。

(2)密切观察生命体征、面色、神志、情绪等变化，有异常情况及时报告医生。

(3)保持安静的环境，减少各种不必要的刺激，使患者能得到充分休息。

(4)病室保持恒定温度和湿度。

(5)上翻身床的患者，在翻身前后注意观察生命体征的变化。

(6)给予合理的饮食，保持大便通畅。

(7)注意用药后的反应，严格控制输液速度，以防心衰。

(8)给药时注意动作要轻柔，减少疼痛。

(9)做好患者的心理诱导工作，解除患者害怕心理。

二、严重感染合并中毒性心肌炎

全身急性炎症，细菌及其毒素作用于心肌，共同引起中毒性心肌炎。金黄色葡萄球菌所致的肺炎和大肠杆菌所致的腹腔感染是引起中毒性心肌炎的常见病菌。

(一)金黄色葡萄球菌所致的肺炎及中毒性心肌炎的特点

金黄色葡萄球菌肺炎在儿科临床是一种严重疾病，来势凶猛，进展急骤，在小儿肺炎中病死率高，易合并中毒性心肌炎。

1. 症状

最初为发热、咳嗽，心慌约于3天后出现。可有气短、胸闷、乏力、全身酸痛、咽痛、寒战、咳黄色脓痰带血丝、恶心、呕吐、腹胀。

2. 体征

高热面容，多无皮疹。浅表淋巴结无肿大，口角可见疱疹，肺部叩诊浊音，患侧呼吸音减弱，可闻及啰音。心率增快，节律常不齐，心音低钝，可闻及2/6级收缩期吹风样杂音。腹部及神经系统检查无异常。

3. 辅助检查

白细胞增高，血沉增快，心肌酶谱异常。心电图提示窦性心动过速，频发房性期前收缩、阵发性心房扑动，各导联 ST 段下移 0.1～0.2mV，T 波倒置。胸片呈肺炎表现。血培养或胸腔积液培养可发现金黄色葡萄球菌。

4. 治疗

(1)消炎药物选用大剂量青霉素、先锋霉素 V、氧哌嗪青霉素、先锋铋等抗生素静滴，一般应用 3～4 周。

(2)心脏营养药物可选用能量合剂、低分子右旋糖酐加复方丹参、维生素 C、果糖等心肌保护性治疗药物。

(3)心律失常及心功能不全的治疗依据病情使用相应药物。

(4)对症治疗，止咳、退热、镇静等。

(5)休克的治疗常用多巴胺加间羟胺治疗休克。

(6)光量子血疗，可针对性的灭活细菌毒素、提高机体的抗毒能力，显著改善临床症状，促进病灶的吸收。其机制可能在于：金黄色葡萄球菌可产生多种毒素和酶，侵犯全身各系统及抑制机体免疫功能，引起患者较重的临床症状和机体的损伤。紫外光的光量子能直接杀灭血中的病原微生物，灭活微生物所产生的毒素，兴奋免疫系统增加抗病能力。光量子还能激活红细胞提高携氧能力和加快氧合速度，提高机体的抗损伤及修复能力。故在金葡菌肺炎患者若早期辅助光量子血疗可能效果更佳。

(二)大肠杆菌所致的腹腔感染引起的中毒性心肌炎

1. 病史特征

腹部疼痛伴发热、恶心、呕吐，考虑腹部感染如急性阑尾炎、胆囊炎等。可有明显气短、心慌。

2. 体格检查

体温达 40℃以上，脉搏及呼吸增快，血压下降，两肺可闻及干、湿啰音，心界可扩大，常出现奔马律，心尖部可闻及 2/6 级以上的收缩期吹风样杂音。腹肌紧张，移动性浊音可为阳性，肠鸣音减弱。

3. 辅助检查

白细胞明显升高；心电图提示窦性心动过速，V_1～V_6 导联可见深宽异常 Q 波，ST 段抬高 0.3～0.5mV，为急性坏死性心肌炎所致。腹腔试穿可抽出脓性液体，涂片发现大量革兰阴性大肠杆菌。

4. 治疗

诊断确定后应立即给予大量抗生素抗感染及抗休克、保护心肌等治疗，腹部脏器的急性炎症引起弥漫性腹膜炎，大肠杆菌入血造成败血症并侵犯心肌引起急性坏死性心肌炎出现严重心律失常。在重症感染性疾患，要注意心脏改变，及时发现感染性心肌损害的征象，避免漏诊漏治。

三、急性二甲苯中毒致心肌炎

1. 发病机制及表现

急性二甲苯中毒致心肌炎的发病机制，目前还未完全阐明。可能是毒物对心肌细胞的直接毒性作用,继发于缺氧,电解质紊乱所致,或可使血管通透性增加,引起动脉壁水肿,管腔狭窄至闭塞,而导致小灶状心肌变性或坏死、心肌间质纤维化或肌膜、线粒体发生改变导致心肌炎和心律失常,由此引起一系列临床症状。

2. 护理及治疗对策

(1)迅速清除毒物:二甲苯属挥发性气体,主要由呼吸道吸入,也可通过皮肤吸收,为了避免机体继续吸收毒物,入院后立即用清水和生理盐水冲洗污染的皮肤、头发及眼部,更换干净衣服,并将患者分别安排在空气新鲜,通风良好的病房,快速建立双管静脉通路,均予以10%葡萄糖1000～2000mL加维生素C 3～5g静滴,静推呋塞米,达到快速排毒减少毒物对心肌的毒理作用。

(2)有效改善心肌代谢及功能:中毒性心肌炎患者,应及时使用营养心肌、促进心肌代谢的药物,常用药物如下:①1,6-二磷酸果糖(FDP),可促使糖酵解产生足够的ATP,保护心肌,改善心肌功能,每次静滴5g,每日2次,共1周;②糖皮质激素,具有改善心肌微循环,增加心肌溶酶体膜对缺氧的耐受力等多种作用,选用地塞米松,每天10～20mg静滴,1周左右逐步减量;③维生素C,每日1次静滴3～5g,有学者建议,维生素C每日口服1次100mg,有清除氧自由基作用,促进心肌修复,防止病情发展,使心肌炎症状及时得到控制。

(3)密切观察病情变化:应将患者安置在重症监护病房,卧床休息,保证充足的睡眠,减少心肌耗氧,避免过饱及刺激性食物,急性期面罩加压给氧,症状缓解后,予中流量吸氧。通过心电监护,及时发现心律失常及ST-T的改变,准备好各种抗心律失常的药物,每2小时检测心肌酶、血气分析及血清电解质,每15分钟测血压、呼吸、心率1次,记录24小时尿量,注意神志、瞳孔变化,评估有无脉速、呼吸困难及肺水肿表现,为治疗方案提供依据。对心肌炎临床症状不明显者,延长观察时间。曾报道1例中毒患者,住院1周后自觉症状缓解,坚决要求出院。而出院6小时后感胸闷、气促、胃肠不适,复查心肌酶活性再次增加,则重新入院治疗1周后才完全治愈。

(4)重视心理护理:患者对突然遭受的病痛,无论病情轻重,心理上都难以承受,同伴的死亡,使他们心情倍感悲伤、恐慌,加上身边无亲人照顾,出现不同程度的焦虑情绪。于是在抢救的同时,给予耐心解释安慰,使患者了解发病原因、过程和预后,告诉患者中毒性心肌炎大多可以痊愈,不留任何症状和体征以便减轻患者焦虑程度。在急性期症状缓解,情绪稳定后,再告之要警惕极少可演变成的慢性心肌炎。并教会患者测脉率、心律的方法,嘱如有变化要及时报告医护人员。

3. 做好卫生防毒知识的健康教育

中毒多因在施工中对化学涂料的毒性认识不足,缺乏自我防范意识而引起。因此告诫人们粉刷防水化学涂料时,要有通风防毒设备,以排除和稀释被毒物污染的空气。教育人们要加强自我保护意识,在深槽楼房施工粉刷含苯化学涂料时,使用个人防护用品,戴隔离式或供氧或新鲜压缩空气防毒面罩,以防中毒事件再次发生。

四、毒蕈中毒致中毒性心肌炎

1. 病史要点

蕈俗称蘑菇,营养丰富,鲜美可口。但某些毒蕈外观与香蕈相似,极易误服。聚餐时可共同误食红、白、黄色毒蕈。

2. 临床表现

毒蕈中毒症状复杂，但主要分为4类：①肠胃炎型，临床表现为恶心、呕吐、腹泻等，潜伏期0.5～6小时予对症治疗，多可康复；②神经精神型，表现为多汗、流涎等副交感神经兴奋症状，少数可有呼吸抑制等；③肝损害型，病情凶险，如不及时治疗，可在1～2天内因急性肝功能衰竭而死亡；④溶血型，可因溶血、血红蛋白尿致急性肾衰竭而死亡。一般病例早期均有恶心、呕吐、腹泻等胃肠道表现，但中毒后15～40小时均出现中毒性心肌炎症状，临床表现复杂，很难归纳为某一类，可能是多种毒素共同作用所致。

3. 辅助检查

心电图表现为心律失常如窦性心动过缓、窦性心动过速、阵发性房性心动过速、室性期前收缩呈二联律或三联律、左前分支阻滞及ST－T改变，心肌酶谱检查AST、CK、LDH常增高。1周后心电图及心肌酶谱多恢复正常。

4. 治疗及预后

一般应给予吸氧、抗炎、激素、改善心肌代谢，包括FDP、纠正心律失常及酸中毒等治疗。

毒蕈中毒如发生中毒性心肌炎并发循环、呼吸衰竭，则因心肌损害严重、呼吸肌麻痹而导致死亡。一般情况下如能度过急性期，则预后较好。

五、急性坏疽咽峡炎并发中毒性心肌炎

1. 临床特点

急性坏疽咽峡炎常有咽痛发热，多按“上呼吸道感染”治疗，但咽痛常加剧。检查：体温38.5℃以上，血压偏低，心肺正常，咽拭子涂片未见棒状杆菌，口咽部充血肿胀，软腭、悬雍垂、扁桃体前后弓、咽后壁为大片较厚灰黄色污秽坏死伪膜覆盖，易拭脱，舌体轻度肿大，颌下区轻度肿胀。

2. 辅助检查

白细胞总数及中性粒细胞明显升高，心电图示：窦性心动过速、ST－T改变、一至三度房室传导阻滞。

3. 诊断要点

(1)多为儿童。

(2)均为咽痛发热，咽峡部大片灰白色伪膜，易拭脱，涂片未见棒状杆菌。

(3)白细胞及中性粒细胞均升高。

(4)心电图为一至三度房室传导阻滞、心肌缺血性改变。

从临床表现分析，细菌感染可能导致咽峡部坏死，临床发展凶险，应注意与咽白喉区别。因此临床上若遇到咽部重症感染，应高度警惕合并急性坏疽性咽峡炎并中毒性心肌炎的可能。

4. 治疗

首先必须使用足量且有效的抗生素，其次重视心脏损害的治疗，应给予心电监护，保护心肌药物，升压药物，纠正水电解质平衡紊乱，并进行相应的对症治疗。咽部重症感染时应极早

使用保护心肌药物，不必等检查齐全后再治疗，否则将延误治疗并影响预后。

六、蜘蛛毒中毒并中毒性心肌炎

(一)临床与辅助检查特点

箭毒样作用阻断了乙酰胆碱的 N_2 受体，交感神经兴奋，肢体冰冷，大汗淋漓。而所含磷脂酶 A2(phospolipase A2)可释放组胺，5 -羟色胺和缓动素引起疼痛，又可增强心脏毒对传导的阻滞作用，使心肌变性、坏死，引发各类的心律失常及心脏疾患。

1. 就诊时间

多于毒蜘蛛咬后 5～15 小时就诊。

2. 临床表现

全身不适、心慌气短、患肢麻木、全身酸痛。查体：体温多正常，脉搏偶尔偏慢，呼吸加快，血压正常或偏高，精神差，皮肤湿冷，口唇可苍白。心脏查体可发现期前收缩。

3. 辅助检查

白细胞明显升高，心肌酶学检查发现 CK、LDH、ALT、AST 明显升高。心电图出现偶发期前收缩，肝功及血流变学检查、出凝血时间、关节摄片均正常。

(二)治疗

一旦诊断毒蜘蛛毒中毒并中毒性心肌炎，则应进行积极的治疗。

1. 改善心肌代谢

给予 FDP 每日 10g 静脉滴注，5％葡萄糖 500mL 加入维生素 C 3.0g、三磷酸腺苷 40mg、辅酶 A 100U 及胰岛素 8U 静脉滴注，5％葡萄糖 250mL 加入肌苷 0.4g 静脉滴注。三磷酸腺苷、辅酶 A、胰岛素和大量维生素 C 均对心肌起保护修复作用；果糖内的 FDP 具调节糖代谢中若干酶活性之功效，从而促进细胞的修复，改善其功能。

2. 纠正心律失常

针对不同部位及快速与缓慢心律失常给予相应的治疗。

3. 皮质激素

应用地塞米松 20mg，连续 3 天。肾上腺皮质激素能减轻毒血症症状和组织损害，所以可常规选用。

4. 拔火罐

局部梅花针刺后拔火罐，可使毒素进入血液减少。

野外作业人员应加强防护，房屋建在离地 30～50cm 处，一旦被蛰伤应及早进行救治。

七、扑热息痛中毒与急性中毒性心肌炎

扑热息痛中毒可导致急性中毒性肝坏死，继而合并急性中毒性心肌炎。

1. 药物特点与中毒表现

扑热息痛(醋氨酚，acetadophen)治疗量有解热、镇痛作用。中毒量易对心、肝、肾造成损

害，尤其是肝脏。本药自胃肠道吸收迅速。治疗剂量口服30～120分钟，血浆浓度达高峰，90%药物在肝脏内与葡萄糖醛酸和硫酸物结合，自尿中排出。仅2%～4%经肝内细胞色素P450混合，功能氧化酶系统代谢，成为有毒的中间代谢物与谷胱甘肽结合，使后者消耗殆尽，未结合的代谢物与肝细胞蛋白质结合而致肝细胞坏死。成人1次口服7.5g可产生肝毒性作用。扑热息痛中毒一般在服药后24～28小时出现肝功能异常，谷丙及谷草转氨酶显著升高，2～4天后发生肝坏死，肝性脑病，心肌损害及肾衰竭。

2. 治疗

可用药物对症治疗，如给予含巯基化合物以取代谷胱甘肽与药物中间代谢产物相结合。但目前认为最理想的治疗方案为血液灌流（炭肾）。血液灌流就是将患者的动脉血液经体外循环通过炭肾吸附作用清除血液中的毒素或药物，灌流后的血液再经血管从静脉返回体内。炭肾的吸附能力主要取决于活性炭的微孔结构，无数的微孔构成巨大的比表面积，这些孔隙分为微孔、中孔和大孔，其中以微孔分布最多，是主要吸附部分，中孔及大孔是溶质扩散通道。它的吸附是非特异性的，对许多有机物都具有吸附作用。

临床上对扑热息痛的应用应慎重，需在服药24～48小时洗胃，首选血液灌流治疗其存活率较高。

八、酒精中毒所致心肌炎

慢性酒精中毒致心肌炎的疾病经常发生，而对急性酒精中毒所致的心肌炎有时不易被发现或容易误诊，如果不及时抢救治疗会导致心搏骤停而危及生命的后果。而本病多发生于劳累加上酗酒的青年人，近年有上升的趋势，急性酒精性心肌炎诊治情况如下。

1. 发病机制

从中医角度考虑，过度饮酒，引起中毒，内伤脏腑，酒为燥热之品，易伤津耗气，以致气阴两亏。再加青年人不注意休息，劳累过度使机体正气耗损，心神易受邪扰，心位胸中、胸中宗气亏损则胸闷气短，心之推动无力，使血运不利。而见脉象改变，或数或迟或结代。气阴两亏，心失所养为它的病理机制。

2. 治疗

(1)治疗方法：急性酒精中毒应用纳洛酮0.4～0.8mg加50%葡萄糖60mL静注。当发生心肌炎时可使用参麦注射液40～80mL加入5%葡萄糖250～500mL静脉滴注，每日2次。除给予补液、利尿治疗外，一般无需应用特殊的营养心肌药物。

(2)疗效标准：治愈：症状、体征消失、心电图检查正常、心肌酶谱正常。显效：自觉症状消失、体征不明显、心电图检查偶有异常、心肌酶谱指标明显下降。有效：症状体征减轻、心电图及心肌酶谱检查有改善。

(3)所需治疗时间：急性酒精中毒性心肌炎一般2天治愈，最长6天，平均3～4天。心律失常时可适当延长，并应用抗心律失常药物，必要时选用血管扩张剂。

(4)治疗方法分析：从中医角度分析，治疗重在益气养阴，达到益气固脱，养阴生津之功效。纳洛酮与参麦注射液合用，是一些学者推荐的方法。

应用参麦注射液既能补心气之不足，又能养受损之心阴，人参扶正补气，通血脉，具有气行血则行之功。麦冬养心生津。以阴生液固，生机再发之效，参麦注射液治疗酒精中毒性心肌炎疗效显著。纳洛酮是合成的特异性阿片受体纯拮抗剂,可逆转阿片肽作用,抑制β-内啡肽的释放,消除前列腺素及儿茶酚胺对心血管系统的抑制作用,兴奋呼吸,提高血压,促进患者清醒。另外并有明显降低血中乙醇浓度,从而改善心肌的损伤,对纳洛酮治疗急性酒精中毒性心肌炎均有效果。因此,参麦、纳洛酮中西结合,能改善心脏微循环,保护、修复心肌细胞;增加冠脉流量改善心肌缺血,及时纠正心肌缺血缺氧的状态,降低心肌耗氧量;调整心肌对氧的供求平衡。从而使心率正常,血压回升,心肌酶谱转为正常,心电图转为正常,比单用参麦注射液或单用纳洛酮注射液效果好。病例中证明了中西结合联合应用的可行性和优越性,从而缩短治疗时间,改善症状,减少并发病,降低死亡率。

（朱参战）

第二节　白喉性心肌炎

白喉是由白喉杆菌引起的呼吸道传染病,由于计划免疫工作的不断加强,白喉发病率显著下降,但部分地区仍有散发性流行趋势,其临床特征为咽、喉等处黏膜充血、肿胀并有灰白色假膜形成以及由细菌外毒素引起的中毒症状,严重者并发心肌炎。白喉性心肌炎是由白喉杆菌感染引起,其发病率为10%～25%,心肌损害主要与其内毒素对循环系统,特别是对心肌细胞及传导系统的损伤所产生的病变有关,由此导致患者出现严重心力衰竭和致命性心律失常是死亡的主要原因。

一、白喉性心肌炎的流行病学特点

白喉性心肌炎的流行病学特点包括以下几点。①传染源:白喉患者或带菌者是传染源,流行期间典型病例仅占全部患者的2%～6%,不典型及轻症病例易于漏诊为主要传染源;②传播途径:主要通过飞沫传播,亦可通过污染的衣物用具传播;③易感者:学龄前儿童免疫力低为易感者,发病率最高,2～5岁为发病高峰,新生儿可由母体获得免疫力,故很少发病,注射百白破疫苗的儿童亦可获得免疫力,但若未注射疫苗1岁时免疫力几乎消失;④流行季节为秋冬季;⑤潜伏期为1～10日,平均2～4日。

二、发病机制和病理

白喉杆菌侵入上呼吸道黏膜,在上皮细胞繁殖,产生外毒素,造成局部组织坏死,为病菌的继续繁殖提供有利的条件,病菌产生的外毒素经血循环扩散到全身各器官和组织,以心脏、肾脏和神经最敏感,心肌病变以透明性变为主,心肌纤维及传导系统出现水肿、充血、细胞浸润及心肌细胞坏死。

对5例患者的尸检发现以下特点。

1. 心脏

心脏略增大,心腔扩张,左右心房及心室内可见面积不等的灰白色膜状物,厚0.2～0.4cm,其下与心腔面附着处为血凝块,易剥离,心内膜尚光滑,最重1例跨越二、三尖瓣覆盖左右心房室并延及主、肺动脉瓣。镜下膜状物表层由纤维素及中性粒细胞混杂,其下为血凝块。心肌水肿,心肌纤维变细,间隙增宽,并见灶状变性,少量坏死,淋巴细胞及单核细胞小灶状浸润，部分心肌纤维嗜酸性变，横纹不清。

2. 其他

咽喉、会厌可见灰白色假膜，不易剥离，革兰染色可见单个或成团阳性棒状杆菌，Ponder染色可见菌体一端或两端异染颗粒；气管内可见假膜，脱落易碎；肺组织淤血水肿，小支气管及部分肺泡腔内见大量中性粒细胞及少量纤维蛋白样组织；肝脏不同程度淤血，少量点、灶状坏死，汇管区炎细胞浸润；肾上腺皮质淤血，细胞灶状变性；肾脏轻度淤血。另有报道50%患者出现局灶性肺炎，18%的患者出现坏死性肾损害，5%的患者表现为迷走神经和吞咽神经营养障碍和脱髓鞘改变。

在病变心脏的心腔内覆盖着大小不等的膜状物，其形成有两种可能：①中毒性心肌炎导致心功能不全，心内血流缓慢，病程晚期形成的濒死期血凝块；②白喉外毒素作用于心内膜形成的纤维素膜。无论何种原因，由于膜状物的形成，引起心脏舒张功能受限，可能是心力衰竭加重的重要原因。

三、临床表现特点

白喉性心肌炎是白喉最常见的并发症之一，无论重症或轻症白喉患者均可发生，咽白喉较其他类型白喉全身中毒症状明显，毒素与心肌细胞结合引起心肌炎也较常见，但多见于原发病变范围广泛，或抗毒素治疗延迟者，早期足量应用白喉抗毒素可防止心肌炎的发生。应特别注意，在诊断上呼吸道感染或急性扁桃腺炎的患者中如伴有心律异常，则需仔细与白喉鉴别，以免误诊造成严重后果。

白喉性心肌炎除有上呼吸道症状及中毒症状外，有以下特点：①多发生于病程的第2周至3周，但也有发生于第1周或第6周以后，毒血症状越重，心肌炎发生越早也越重，有些重症患者经治疗后症状好转，假膜脱落，仍可发生心肌炎；②多数患者未接受过预防接种而发病，而接受应急接种后又发病者症状较未接种者轻；③患者常衰弱无力，面色苍白，烦躁不安，心率增快或减慢，心率增快者达100～150次/分，并伴有其他心律失常。可有肺底啰音，心脏扩大，心音低钝，舒张期奔马律，肝脏肿大，尿量减少及水肿；④心电图表现，主要表现为心动过速、室性期前收缩、T波和ST-T改变。个别重型病例出现左束支和房室传导阻滞、频发性室性期前收缩、QRS低电压、病理性Q波、室性逸搏心律等。

四、治疗原则

1. 一般治疗

白喉患者一经确诊应一律卧床休息，轻症者为2周，重症者4周。对接受抗毒素治疗较晚或并发心肌炎者则需要延长至6周以上。白喉虽有特效治疗，但对症治疗仍很重要。特别是中毒症状严重者，应给于适当的对症处理，如烦躁时可给予镇静剂；为了减轻中毒症状，可使用肾上腺皮质激素类药物，如地塞米松、氢化可的松等，一般采用中等剂量即可。此外大剂量B族维生素和维生素C也有必要。

2. 抗毒素疗法

其作用为中和局部病灶和循环中游离的白喉外毒素，对已与组织结合紧密、造成局部损害的外毒素则无效，故必须尽早、足量注射。凡可疑病例，不需等待培养结果，可先给予抗毒素。所用剂量根据病变部位、范围大小、中毒轻重和病程长短而定，儿童与成人用量相同。过敏试验阳性者，必须采用脱敏注射疗法。

3. 抗生素疗法

青霉素仍然是当前治疗白喉的首选药物，对白喉杆菌各型均有效，并可控制其他继发性细菌感染，但主张早期使用，与抗毒素合用可提高疗效，缩短病程，使病原菌更快转阴，减少带菌者，疗程7～10日或用至症状消失和白喉杆菌培养阴性。若应用青霉素治疗3～4日症状不减轻，假膜不脱落，则提示对青霉素耐药，应进行细菌培养，并根据药敏试验结果选择敏感的抗生素治疗。如对青霉素过敏可选用红霉素，但抗生素不能代替抗毒素。

4. 心肌炎的治疗

应绝对卧床，限制活动6周以上。静脉注射葡萄糖和维生素C，肌内注射维生素B_1每日100～200mg。严重者可用糖皮质激素类药物。同时肌内注射或静脉注射三磷酸腺苷，成人每日40～80mg，儿童酌减。出现一至二度房室传导阻滞者每次应用阿托品0.01～0.03mg/kg，每日3次，出现三度房室传导阻滞者应用异丙肾上腺素2～10μg/(kg · min)，持续静脉滴注或与阿托品交替使用。出现心力衰竭时可选用毒毛花毒苷K，但由于心肌炎时心肌对洋地黄类药物较敏感，所以应用时应从小剂量开始，成人每次0.125～0.25mg，小儿每次0.007～0.01mg/kg。

五、预防

在控制白喉的发生和流行时，必须注意：①不断强化临床医师对本病的认识，以便早期发现及时治疗；②除早期应用抗生素治疗外，抗毒素为治疗白喉的特效药物，在病程的1～3日内它能中和局部病灶或血液循环中的毒素，但如晚期应用则对已结合的毒素无效，故必须做到及早1次足量应用；目前认为静脉注射优于肌内注射，可更快地发挥疗效；③预防接种提高人群的免疫力是预防白喉最有效的武器，因此在继续加强2岁以内儿童基础免疫的同时，尚应对青少年加强免疫。

（蔺雪梅）

第三节　伤寒性心肌炎

一、伤寒性心肌炎

1. 发病特点与临床经过

伤寒并发心肌炎常出现胸闷、心慌、气短、头昏，可表现为多种快速心律失常和传导功能障碍。实际工作中，传导功能障碍在临床上并不多见。有研究收集了10年因伤寒而住院的604例患者，发现在并发心肌炎的67例中，有15例表现为传导功能障碍，15例患者中男9例，女6例，年龄11～30岁。排除了其他能导致传导功能障碍的各种因素。15例均经流行病学、临床表现、血培养及肥达反应而确诊。67例心肌炎患者的心电图改变见表13-1。全部病例在入院及留观时常规心电图检查，均提示正常或大致正常，7～10 天内均出现胸闷、时有心悸、气促、头昏、乏力、脉搏不规则等。全部病例经抗伤寒、对症及保护心肌、疏通微循环、必要时加用激素等治疗。10～15 天后症状消失，复查心电图除 1 例二度Ⅱ型房室传导阻滞外，其余 14 例均恢复正常。半年内房室传导阻滞可消失。

表 13－1　67 例心肌炎患者的心电图改变

心电图改变	例数	心电图改变	例数
传导功能障碍	15	其他改变	52
窦房阻滞及(或)窦性停搏	5	单纯 ST－改变	24
一度房室阻滞	2	窦性心动过速	11
二度Ⅰ型房室阻滞	4	窦性心动过缓(伴 ST－T 改变 5 例)	8
二度Ⅱ型房室阻滞	1	频发房早及室早(伴 ST－T 改变 3 例)	5
右束支传导阻滞	2	频发房早伴短阵房速(伴 ST－T 改变)	2
左前分支传导阻滞	1	心房纤颤	2

2. 伤寒心脏损害特点及机制

伤寒可有许多并发症。中毒性心肌炎发生率仅次于肠出血及伤寒肝炎而列第 3 位，表现为缺血性改变、快速心律失常或传导功能障碍，查阅近 20 年国内文献，有关传导功能障碍报道较少。心脏传导功能障碍最常见于心肌炎。心肌炎分局限性与弥漫性，可涉及心肌与间质，也可涉及起搏与传导系统，如窦房结、房室结、房室束与束支。临床表现取决于病变的广泛程度与部位。

伤寒并发心肌炎的机制为：伤寒杆菌直接作用于心肌；或其释放的毒素损害心肌细胞；或治疗中，强杀菌剂短期内杀死大量伤寒杆菌，大量死菌及毒素等分解产物充当变应原，使处于高敏状态下的机体组织发生变态反应，由此而损伤心肌。心肌损伤又与细菌的毒力、数目、毒素有很大的关系。

在伤寒治疗中应高度警惕心肌炎的发生，如出现有关症状，则应及时行心电图检查；如有病变，在治疗伤寒的同时，采取积极的措施避免心脏功能的进一步损害。对一时难以恢复的二度Ⅱ型房室传导阻滞病例，应坚持治疗，直至恢复。

二、斑疹伤寒与心肌炎

1. 斑疹伤寒特点

斑疹伤寒是一组立克次体病，包括由普氏立克次体引起的流行性斑疹伤寒和复发性斑疹伤寒(又称 Brill－Zinsser 病)，由莫氏立克次体引起的地方性斑疹伤寒。两者病情类似，后者症状较轻，鉴别主要依靠特异的病原学检验，而临床很难区别。典型斑疹伤寒表现为：突然恶寒、发热，体温 1～2 天内上升至 40℃或更高，头痛，乏力，全身肌肉酸痛，颜面潮红，眼结膜充血，相对缓脉，腓肠肌压痛，病程 4～6 天出皮疹较具特征性。外斐反应 OX19 升高。

2. 斑疹伤寒合并心肌炎的诊断

除斑疹伤寒本身的表现外，患者出现胸闷、气短、心慌等症状。查体可有心律不齐、心音低钝。心电图检查显示：除缺血及心律失常改变外，可表现 V_1 呈 QS 波，ST 段 V_1、V_2 弓背向上抬高，Ⅱ、Ⅲ、aVF、V_4～V_6 导联 ST 段下降 0.1～0.2mV，T 波倒置，类似急性前间壁心肌梗死图形。血清心肌酶谱显示 AST、LDH、CK、CK－MB、α－HBDH 明显升高。

3. 治疗

除应用四环素等特效治疗外，应使用改善心肌代谢、抗心律失常药物，必要时加用心功能不全治疗的相关药物。治疗时间一般为 2 周，当临床症状好转，心电图及心肌酶谱恢复正常时，即为痊愈。

（权晓慧）

第四节　孤立性心肌炎

孤立性心肌炎和常见的一些原因明确的心肌炎如传染性、风湿性心肌炎无关，其发病原因不明，所以叫特发性心肌炎；心脏分为外膜、心肌和内膜三层，这三层在一般的心肌炎都能受累，但本病则只累及心肌层，所以又叫孤立性心肌炎。这种病之所以受到法医重视，因为它能使平素似乎健康的人突然发生猝死，以致引起怀疑，需要查明死因。因为这种病在病理形态上有不同的表现，有时又被称为弥漫型孤立性心肌炎、巨细胞性心肌炎、肉芽肿性心肌炎等。

下面典型病例可说明此型心肌炎的发病特点。某无任何不适者在公园中与另一伙伴比赛谁能将石头坐凳举过头顶。他的伙伴先举了起来。轮到他，他挽一挽袖子，蹲下身来，但见他双手抱住石凳刚一用力，便突然倒地，面色苍白，四肢瘫软，气绝身亡。尸体解剖发现，心脏重量正常，心肌肉眼没有明显改变。显微镜下，见心肌纤维尚好，心脏内外膜没有改变，冠状动脉无明显异常，但在心肌间质中有明显的病理改变，尸体解剖证实是死于弥漫型孤立性心肌炎。

现今人们认为，孤立性心肌炎很有可能是由柯萨奇病毒或埃可病毒所引起，同时表现感冒一类的症状。某患者自觉胸闷、气促，时有心悸，咳嗽和周身倦怠。胸部透视有肺部纹理增强，诊断为“急性支气管炎”。给予抗菌素、镇咳糖浆等处置，症状不见好转。晚饭时自诉胸闷、气促加重，告诉其胸部闷得要死，不能吃饭；准备送往医院时，突然昏倒在地，迅即死去。尸体解剖发现，患者死于巨细胞性心肌炎。

肉芽肿性心肌炎的特点是以心肌坏死为主，尽管心肌破坏严重，平素却不一定有明显的症状，一旦发病，可以在瞬间丧命。

急性孤立性心肌炎的病变局限于心肌，心内膜和心包无炎性变化。此病不继发于全身其他疾病，其病因不明，目前多倾向于病毒病因。多数患者在数月内死于进行性心力衰竭、栓塞或严重传导阻滞，引起猝死者较少。

一、病因与病理解剖

本病属病因不明，病变仅局限在心肌间质，不累及心包、心内膜、冠状动脉的心肌炎，故称之为孤立性心肌炎，也有特发心肌炎之称。其心脏体积增大，重量增加，心脏扩大，心肌非常松弛，呈黄色或灰白色，心室内附壁血栓甚为多见。镜下心肌病变主要为急性弥漫性病变、炎性细胞浸润，主要是淋巴细胞、单核细胞和少数中性白细胞。可发生节段性的肌纤维退变坏死。

1 例患病 3 天，死亡后 7 小时病理检验报告为：右心腔积血伴急性炎细胞浸润与右心室壁及三尖瓣轻度粘连，右心室壁及三尖瓣少量急性炎细胞浸润，心尖有一凝血处伴急性炎细胞浸润；冠状动脉及左心室无明显异常；肝小叶中央静脉周围肝细胞浊肿变性，汇管区处少量炎细胞浸润，肺腺自溶。

二、临床特点

本病好发于中、青年人，病程进展快，预后极差，多数患者在数月内死于进行性心力衰竭、栓塞或严重的传导阻滞，但近年来有不少因常在短期内心肌和传导系统的损伤而发生猝死的。本例因头部外伤住院，经过短暂的临床治疗发生猝死，其特点为病程短，心脏重量略有增加，死于急性心力衰竭。心肌炎细胞浸润符合孤立性心肌炎病理特点，是突然加重受损心脏负荷而致猝死的诱因。

三、诊断与鉴别诊断

急性孤立性心肌炎的诊断比较困难。凡在临床上有心脏增大及充血性心力衰竭征象而缺乏心瓣膜疾病、心包疾病、高血压、冠状动脉粥样硬化或其他明显病因者，应考虑到孤立性心肌炎的可能，在鉴别诊断上应排除心包渗液、缩窄性心包炎及特发性心肌病等。同时，心肌间质炎细胞浸润仅是心肌损伤的一种形态学标志，而感染、外伤等也可能在心肌内形成类似的病理改变，如病变仅局限于心肌间质，也无其他器官受累及，则急性孤立性的心肌炎的诊断。

四、孤立性T波倒置与心肌炎

孤立性T波倒置与孤立性心肌炎是完全不同的两个概念。

孤立性T波倒置发生机制是心尖与胸壁之间的接触或者压力干扰了心肌的复极过程，致使T波倒置。最多见于V_4，偶见于$V_5 \sim V_6$。当取右侧卧位时，由于心尖部脱离了与胸壁的接触，心肌复极顺序恢复正常，倒置的T波很快恢复直立。有一患儿心电图长期、持续、广泛性T波倒置，平卧位与右侧卧位心电图的显著改变及胸廓扁平等特点，符合孤立性T波倒置的诊断。该病例临床误诊心肌炎近一年半，提示对持续、广泛胸导联T波倒置经针对心肌炎综合治疗心电图长期无变化者，应及时取右侧卧位进行描记对照。

（权晓慧）

第五节　皮肌炎性心肌炎

皮肌炎是皮肤和肌肉弥漫性病变，属于一种可伴有各种内脏损害的系统性自身免疫性结缔组织病。一旦心肌受累常并发心肌炎，严重时可导致心力衰竭。

一、临床特点

在较大活动时多有气短症状，出现心前区钝痛，阵发性呼吸困难，下肢凹陷性水肿。心律不齐，可闻及期前收缩，可有心音低钝。

二、辅助检查

心电图提示 ST－T 改变、右束支传导阻滞、房室传导阻滞、左前分支传导阻滞，V_5 和 V_6 病理性 Q 波。Holter 提示频发室性期前收缩，可呈联律改变。胸片心肺膈一般均正常。心肌酶学检查提示 CK、CK－MB、LDH、α－HBDH 异常。心肌的病理改变包括炎性细胞浸润，间质水肿和变性，局灶性坏死，心肌传导系统的坏死和纤维化。心内电生理研究结果与病理发现相一致，证实房室传导阻滞的位置在房室束和束枝的远端。

三、诊断

皮肌炎早期，在有活动性肌炎的情况下，最有可能并发心肌炎，开始可能无明显的临床症状和体征，故此时应连续检测血清心肌酶包括 CK、CK－MB、LDH、a－HBDH 等并随机多次行心电图检查。若 CK－MB、a－HBDH 持续升高，并有心电图的异常，表现为房室传导阻滞，室性过早搏动，则提示有进行性心肌炎。Holter 监测仪是一种重要和关键的检测手段，通过 Holter 监测可发现偶发或频发室性期前收缩或呈二联律，而此时常规心电图则可能是正常的。

四、治疗与预后

针对皮肌炎本身应给予糖皮质激素治疗；对于心肌炎，应使用改善心肌代谢、抗心律失常及治疗心功能不全药物；同时辅以对症治疗。

一般认为，心肌受累比无心肌受累的皮肌炎患者预后较差。因此，早期发现，早期诊断，及时治疗其活动性心肌炎对皮肌炎患者的预后具有重要意义。

（周　静）

第六节　狼疮性心肌炎

系统性红斑狼疮(SLE)是自身免疫介导的，以免疫性炎症为突出表现的弥漫性结缔组织病。其血清具有以抗核抗体为代表的多种自身抗体，可出现皮肤、关节、肾脏、浆膜、血液系统、心血管系统以及中枢神经系统等多个系统器官受累表现。心脏富含结缔组织，是系统性红斑狼疮常累及的器官，心脏的各个部位均可受累，主要表现为心包炎、心肌炎、心内膜炎、瓣膜病变和冠状动脉疾病。狼疮性心肌炎是系统性红斑狼疮本身造成的心肌炎，多呈隐匿型，若未及时诊治，可进展为慢性心肌病、慢性心力衰竭，甚至死亡。

一、狼疮性心肌炎的流行病学特点

系统性红斑狼疮好发于 15～45 岁的育龄期女性，发病率女：男为(7～9)：1。在美国多地区的流行病学调查显示 SLE 的患病率为 14.6～122/10 万人，我国大样本的一次性调查(>3 万人)显示 SLE 的患病率为 70/10 万人，妇女中则高达 113/10 万人。目前狼疮心脏损害已是 SLE 四大死因之一。但狼疮性心肌炎多呈隐匿状态或亚临床状态，其尸检发现率达40%～

50%,但临床检出率低于 10%。

二、病因

(一)遗传

流行病学及家系调查资料表明 SLE 患者第一代亲属中患 SLE 者 8 倍于无 SLE 患者家庭,单卵双胞胎患 SLE 者 5~10 倍于异卵双胞胎,提示 SLE 存在遗传易感性。研究表明,SLE 的发病是多基因相互作用的结果,有 HLA-Ⅲ类的 C2 或 C4 的缺损,HLA-Ⅱ类的 DR2、DR3 频率异常等,多个基因在某种条件下相互作用而改变了正常免疫耐受性而致病。

(二)环境因素

1. 紫外线

紫外线照射可以使皮肤上皮出现凋亡,新抗原暴露而成为自身抗原。日光照射不但可以使 SLE 皮疹加重,而且可以引起疾病的复发和恶化。

2. 其他

药物、化学试剂、病原微生物尤其是病毒感染等可诱发本病,过敏可使 SLE 病情复发或加重。此外,社会和心理压力对 SLE 也常常产生不利的影响。

(三)性激素

育龄期女性的发病率明显高于同年龄段男性,也高于青春期前的儿童及老年女性。有研究显示,SLE 患者体内雌性激素水平增高,雄性激素降低。

三、发病机制和病理

外来抗原(如病原体、药物)引起易感者 B 细胞活化,B 细胞通过交叉反应与模拟外来抗原的自身抗原结合,并将抗原呈递给 T 细胞,使之活化,在 T 细胞的活化刺激下,B 细胞得以产生大量不同类型的自身抗体,造成大量组织损伤。由于自身抗体和相应自身抗原结合而成的免疫复合物沉积在心脏不同部位和血管等引起自身免疫炎症反应以及心脏的小血管炎、栓塞和冠状动脉粥样硬化等共同导致心肌细胞炎症、坏死、纤维化等。

光镜下的病理改变有以下几种。

(1)结缔组织的纤维蛋白样变性:由免疫复合物和纤维蛋白构成沉积于结缔组织所致。

(2)结缔组织的基质发生黏液性水肿。

(3)坏死性血管炎。

受损器官的特征性改变有以下几种。

(1)苏木紫小体:由抗核抗体与细胞核结合,变性形成嗜苏木紫团块。

(2)"洋葱皮样病变":小动脉周围显著向心性纤维增生,明显表现于脾中央动脉以及心瓣膜的结缔组织反复发生纤维蛋白样变性而形成疣状赘生物。

四、临床表现特点

心包炎是系统性红斑狼疮最常见的心脏损害表现,而狼疮性心肌炎多数情况下不太严重,但在重症的 SLE 患者，尤其是伴有心功能不全时，为预后不良的指征。狼疮性心肌炎的症状和体征与其他原因导致的心肌炎相似，表现为心前区不适、胸痛、心悸、气短等症状，伴心动过速、奔马律，严重的可有充血性心力衰竭。心电图和心肌酶谱无特异性，超声心动图提示有心肌功能损害征象：包括室壁和（或）室间隔运动异常、左心室功能不良、左心室射血分数＜50％。心脏增强 MRI 表现为钆延迟显像。确诊有赖于心内膜心肌活检。此外，SLE 可出现疣状心内膜炎（Libman—Sacks 心内膜炎），目前临床少见。可有冠状动脉受累，表现为心绞痛和心电图 ST－T 改变，甚至出现急性心肌梗死。除冠状动脉炎可能参与了发病外，长期使用糖皮质激素加速了动脉粥样硬化及部分 SLE 患者存在抗磷脂抗体导致动脉血栓形成，也是冠状动脉病变的两个主要原因。

狼疮性心肌炎常伴有 SLE 所致的其他多系统损害，包括有以下几种。

1. 全身表现

活动期常有发热，以中低度热常见，热型多样，可伴疲乏、体重下降。

2. 皮肤与黏膜

在鼻梁和双颧颊部呈蝶形分布的红斑是 SLE 特征性改变，其他皮肤损害有光敏感、脱发、手掌面和甲周红斑、盘状红斑、网状青斑、雷诺现象等。

3. 关节和肌肉

常出现对称性多关节疼痛、肿胀，通常无骨质破坏，可出现肌痛和肌无力，少数有肌酶谱的增高。

4. 肾脏损害

肾脏损害又称狼疮性肾炎，表现为蛋白尿、血尿、管型尿、水肿、高血压，乃至肾衰竭。

5. 肺部表现

常出现胸膜炎，合并双侧渗出性胸腔积液，可引起肺间质性病变，表现为活动后气促、干咳、低氧血症，肺功能检查显示弥散功能下降。

6. 消化系统表现

腹泻常见，还有恶心、呕吐、腹痛以及便秘等，活动期 SLE 可出现肠系膜血管炎，表现类似急腹症，易误诊。

7. 血液系统表现

常出现贫血和（或）白细胞减少和（或）血小板减少，起病初期及活动期可伴有淋巴结肿大和（或）脾大。

8. 神经系统损害

神经系统损害又称神经精神狼疮，轻者仅有偏头痛、性格改变、记忆力减退或轻度认知障碍，重者表现为脑血管意外、昏迷、癫痫持续状态等。

9. 其他

眼部受累、继发性干燥综合征等。

五、狼疮性心肌炎的诊断

1. 诊断

至今尚无公认的国际指南或专家共识制定统一的系统性红斑狼疮合并心肌炎的临床诊断标准。确诊 SLE 的患者，如果出现上述心脏受累的表现，需首先除外其他原因导致的心肌病变，之后可结合其他辅助检查，考虑诊断为狼疮性心肌炎，必要时可做心内膜心肌活检。

目前普遍采用美国风湿学会(ACR)1997 年推荐的 SLE 分类标准(表 13-2)。该分类标准的 11 项中，符合 4 项或 4 项以上者，在除外感染、肿瘤和其他结缔组织病后，可诊断 SLE。

表 13-2　美国风湿病学会(ACR)推荐的 SLE 分类标准(1997 年)

颊部红斑	固定红斑，扁平或高起，在两颧突出部位
盘状红斑	片状高起于皮肤的红斑，黏附有角质脱屑或毛囊栓；陈旧病变可发生萎缩性瘢痕
光过敏	对日光有明显反应，引起皮疹(从病史中得知或医生观察到)
口腔溃疡	经医生观察到的口腔或鼻咽部溃疡，一般为无痛性
关节炎	非侵蚀性关节炎，累及两个或更多的外周关节，有压痛，肿胀或积液
浆膜炎	胸膜炎或心包炎
肾脏病变	尿蛋白＞0.5g/24h 或＋＋＋，或管型(红细胞、血红蛋白、颗粒或混合管型)
神经病变	癫痫发作或精神病，除外药物或已知的代谢紊乱
血液学疾病	溶血性贫血或白细胞减少或淋巴细胞减少或血小板减少
免疫学异常	抗 dsDNA 抗体阳性或抗 Sm 抗体阳性或抗磷脂抗体阳性(包括抗心磷脂抗体或狼疮抗凝物或至少持续 6 个月的梅毒血清试验假阳性三者中具备一项阳性)
抗核抗体	在任何时候和未用药物诱发"药物性狼疮"的情况下，抗核抗体滴度异常

2. 病情活动性和病情轻重程度的评估

(1)活动性表现：各种 SLE 的临床症状，尤其是新近出现的症状，均可能提示疾病的活动。与 SLE 相关的多数实验室指标，也与疾病的活动有关。提示 SLE 活动的主要表现有：中枢神经系统受累(可表现为癫痫、精神病、器质性脑病、视觉异常、颅神经病变、狼疮性头痛、脑血管意外等，但需排除中枢神经系统感染)，肾脏受累(包括管型尿、血尿、蛋白尿、白细胞尿)，血管炎，关节炎，肌炎，发热，皮肤黏膜表现(如新发红斑、脱发、黏膜溃疡)，胸膜炎，心包炎，低补体血症，抗 dsDNA抗体滴度增高，血三系减少(需除外药物所致的骨髓抑制)，红细胞沉降率增快等。

(2)轻重程度的评估：轻型 SLE 指诊断明确或高度怀疑者，但临床稳定且无明显内脏损害；重型 SLE 是指狼疮累及重要脏器并影响其功能的情况，具体包括以下几点。①心脏：冠状动脉血管受累、Libman-Sacks 心内膜炎、心肌炎、心包填塞、恶性高血压；②肺脏：肺动脉高压、肺出血、肺炎、肺梗死、肺萎缩、肺间质纤维化；③消化系统：肠系膜血管炎、急性胰腺炎；④血液系统：溶血性贫血、粒细胞减少(WBC＜1×10^9/L)，血小板减少(＜50×10^9/L)、血栓性血小板减少性紫癜、动静脉血栓形成；⑤肾脏：肾小球肾炎持续不缓解、急进性肾小球肾炎、肾病综合征；⑥神经系统：抽搐、急性意识障碍、昏迷、脑卒中、横贯性脊髓炎、单或多发神经炎、精神性发作、脱髓鞘综合征；⑦其他：包括皮肤血管炎，弥漫性严重的皮损、溃疡、大疱，肌炎，非感染性高热有衰竭表现等。因此,狼疮性心肌炎属于重型SLE,严重时可演变为狼疮危象。

狼疮危象(lupus crisis)是指急性的危及生命的重症SLE。如急进性LN、严重的中枢神经系统损害、严重的溶血性贫血、血小板减少性紫癜、粒细胞缺乏症、严重心脏损害、严重狼疮性肺炎或肺出血、严重狼疮性肝炎、严重的血管炎等。

六、治疗原则

1. 一般治疗

指导患者正确认识疾病,消除恐惧心理,保持乐观心态,认识规律用药、长期随访的重要性。避免过度劳累,急性活动期应卧床休息。避免过度的紫外线暴露,使用紫外线防护品。避免使用可能诱发疾病的药物,如避孕药等。自我认识疾病活动的征象,配合治疗,遵从医嘱。

2. 对症治疗

对发热和关节疼痛者可辅以非甾体抗炎药,对神经精神症状可给予相应的降颅压、抗癫痫、抗抑郁等治疗,对有高血压、血脂异常、糖尿病、骨质疏松等者应给予相应治疗。及时发现和防治各种感染。

3. 药物治疗

(1)轻型SLE的药物治疗:患者虽有疾病活动,但症状轻微,仅表现光过敏、皮疹、关节炎或轻度浆膜炎,而无明显内脏损害,此时应该早期诊断和早期治疗,以避免狼疮性心肌炎的发生。药物治疗包括以下几种。

1)非甾体抗炎药(NSAIDs):可用于控制关节炎。应注意消化道溃疡、出血,肾和肝功能等方面的不良反应。

2)抗疟药:可控制皮疹和减轻光敏感,常用磷酸氯喹0.25g,每日1次,或硫酸羟氯喹0.2～0.4g/d。主要不良反应是眼底病变,应每半年检查眼底。有心动过缓或有传导阻滞者禁用抗疟药。

3)可短期局部应用激索治疗皮疹,但脸部应尽量避免使用强效激素类外用药,一旦使用,不应超过1周。

4)小剂量激素(泼尼松≤10mg/d)有助于控制病情。

5)权衡利弊,必要时可用硫唑嘌呤、甲氨蝶呤等免疫抑制剂。应注意轻型SLE可因过敏、感染、妊娠生育、环境变化等因素而加重,甚至进入狼疮危象。

(2)重型SLE的治疗:治疗主要分两个阶段,即诱导缓解和巩固治疗。诱导缓解目的在于迅速控制病情,阻止或逆转内脏损害,力求疾病完全缓解,但应注意过分免疫抑制诱发的并发症,尤其是感染。常用药物包括以下几种。

1)糖皮质激素:具有强大的抗炎作用和免疫抑制作用,是治疗SLE的基础药。通常重型SLE的激素标准剂量是泼尼松1mg/(kg·d),病情稳定后2周或疗程8周内,开始以每1～2周减10%的速度缓慢减量,减至泼尼松0.5mg/(kg·d)后,减药速度按病情适当调慢。可选用的免疫抑制剂如环磷酰胺、硫唑嘌呤、甲氨蝶呤等,联合应用以便更快地诱导病情缓解和巩固疗效。避免长期使用较大剂量激素导致的严重不良反应。

2)环磷酰胺:是主要作用于S期的细胞周期非特异性烷化剂,通过影响DNA合成发挥细胞毒作用。其对体液免疫的抑制作用较强,能抑制B细胞增殖和抗体生成,且抑制作用较持久，是治疗重症SLE的有效的药物之一。目前普遍采用的标准环磷酰胺冲击疗法是：0.5～1.0g/m^2，加入生理盐水250mL中静脉滴注，每3～4周1次。多数患者6～12个月后病情可以缓解而进入巩固治疗阶段。由于个人对环磷酰胺的敏感性存在个体差异，年龄、病情、病程和体质使其对药物的耐受性有所区别，所以治疗时应根据患者的具体情况，掌握好剂量、冲击间隔期和疗程。用药期间密切监测血象，避免白细胞过低。

3)环孢素：可特异性抑制T淋巴细胞产生IL-2，发挥选择性的细胞免疫抑制作用，是一种非细胞毒免疫抑制剂。对狼疮性肾炎、血液系统累及有效。环孢素剂量3～5mg/(kg·d)，分两次口服。用药期间注意肝、肾功能及高血压、高尿酸血症、高血钾等。有条件者应测血药浓度，调整剂量，血肌酐较用药前升高30%，需要减药或停药。

(3)狼疮危象的治疗：治疗目的在于挽救生命、保护受累脏器、防止后遗症。通常需要大剂量甲泼尼龙冲击治疗，针对受累脏器的对症治疗和支持治疗，以帮助患者度过危象。后继的治疗可按照重型SLE的原则，继续诱导缓解和维持巩固治疗。

4. 狼疮性心肌炎的治疗

大多数狼疮性心肌炎无需特殊处理，随SLE病情控制缓解。但重症心肌炎需要大剂量糖皮质激素冲击治疗，甚至联合免疫抑制剂，出现心力衰竭者则给予相应处理，顽固的终末期心肌病合并心力衰竭者病死率极高，因多合并较严重的肾功能不全。2009年美国心脏病学会/美国心脏协会成人心力衰竭指南关于终末期心力衰竭心脏移植的建议：血清肌酐＞250μmol/L，或肌酐清除率＜50mL/min为心脏移植的禁忌证之一。因此狼疮性心肌病终末期患者接受心脏移植的机会很少。所以早期诊断并积极治疗SLE，防治狼疮性心肌炎的发生，对改善SLE患者预后非常重要。

（朱参战）

第七节　寄生虫感染性心肌炎

多种寄生虫（锥虫、弓形虫、疟原虫等原虫以及旋毛虫、包囊虫、棘球绦虫、血吸虫等蠕虫）可直接或间接侵犯心肌，导致心肌炎及各种心肌病的发生。寄生虫感染性心肌炎，症状多不典型，易误诊，且诊断与治疗均较困难。

一、美洲锥虫病

美洲锥虫病由原生动物枯氏锥虫感染引起，又称枯氏锥虫病（Chagas disease），其主要特征是弥漫性心肌炎。

1. 病原与流行病学特点

枯氏锥虫属于人体粪源性锥虫，犬、猫、鼠等为其宿主，锥蝽为其媒介。枯氏锥虫病除了锥蝽叮咬传播以外，还可以经输血及用血制品、器官移植以及母婴传播，所以少数病例出现在疫区外。枯氏锥虫病流行于南美、中美和北美洲南部，具有明显的地方性，故称美洲锥虫病。

2. 临床特点

潜伏期为1～3周，急性期的主要临床表现包括发热、头痛、倦怠、皮疹、局部炎症性结节

(chagoma)、广泛的淋巴结肿大和肝脾大、充血性心力衰竭、心包积液，偶有脑膜脑炎。婴幼儿脑膜炎与心肌炎预后不佳；青少年一般较成人临床症状更重。多数患者几个月后临床体征消失，约 70%患者终生不再出现临床症状，只有血清学检测才能发现；约 30%的患者在锥虫首次感染 10～20 年后，进入慢性期，主要出现心脏和消化系统疾病。心脏为最常见的受累器官，主要表现为心肌炎、心律失常、充血性心力衰竭和血栓性栓塞症状。脑栓塞最常见，肺、肾栓塞次之。巨食管和巨结肠亦为本病重要临床表现，其形成可能与相关副交感神经丛的神经节损害有关。

3. 实验室检查

心电图检查 ST 段一般变化较轻，但 T 波低平或倒置，有时呈冠状动脉缺血型 T 波变化，可以出现异位心律，传导阻滞，Q－T 间期可以延长。心电图有传导异常的患者，电生理检查可诱发室性心动过速。影像学检查可见心脏肥大、心包积液等表现。冠状动脉造影基本正常，但冠状微循环异常是临床锥虫病的一个特点。急性期血涂片染色镜检可观察到锥虫。

4. 诊断

(1)流行病学资料：有枯氏锥虫接触史的人群，包括疫区居民或在疫区居留过的非流行区人员；在疫区使用血液制品或器官及接受来自疫区人群血液制品或器官的人群；从事相关科学实验的研究人员等。

(2)临床症状：非特异性症状包括：发热，厌食，淋巴结炎，轻度肝脾大，心肌炎，消瘦；特异性症状包括局部出现炎症性结节称为美洲锥虫肿(chagoma)，心肌肥大，巨食管，巨结肠。

(3)实验室检查：抗凝血检查可见活动锥鞭毛体或制成厚、薄血涂片，姬姆萨染色后观察到锥虫(适合急性期诊断)；ELISA 法检测阳性或者免疫层析试纸条法检测阳性。

5. 预防与治疗

阻断锥虫的传播是预防该病最重要的一环，包括改善居住条件，喷洒杀虫剂杀灭室内锥蝽，尽量消灭动物储存宿主，对孕妇和献血者加强锥虫检查等。

(1)病原治疗首选苄硝唑或硝呋替莫，在急性期用药，治疗效果明显。急性期用药：硝呋替莫成人 8～10mg/(kg・d)；1～10 岁儿童 15～20mg/(kg・d)；11～16 岁儿童 12.5～15mg/(kg・d)，均分 4 次口服，疗程为 3～4 个月。苄硝唑 5～7mg/(kg・d)，疗程为 2 个月。虽然苄硝唑和硝呋替莫对急性美洲锥虫病效果明显，但对慢性患病者效果一般，而隐匿期及慢性期是否继续进行抗锥虫治疗，仍存在较大争论，部分实验表明在慢性期进行抗锥虫治疗可改善预后。

(2)对症治疗包括：控制频发心律失常，其中胺碘酮效果最好，但其提高生存率的作用并未肯定；完全心脏传导阻滞者安置心脏起搏器；病情严重者行心脏移植。抗凝治疗对于预防血栓形成也是必要的。最新研究显示，补硒可以防止急性克氏锥虫感染的小鼠心肌损伤，硒可以防止右心室腔增大，因此可以作为已经感染克氏锥虫出现心脏改变的辅助治疗措施。巨食管早期行气囊扩张术，病情较重者行肌切除术；巨结肠早期使用缓泻药或灌肠，病情严重者可行结肠部分切除术。

二、弓形虫病

弓形虫病又称弓形体病，是由刚地弓形虫引起的一种常见的人畜共患病。弓形虫属顶复门，是细胞内专性寄生物，其生活史复杂且以人类作为中间宿主。在急性期，速殖子在人体内增殖后，在各个解剖部位，包括大脑形成组织囊肿并建立慢性的或潜伏的终身持续性感染。在免疫功能正常的个体，临床表现可以从完全无症状感染到非常罕见的、严重的多器官受累。在免疫功能受损的患者，弓形虫病是一种可威胁生命的疾病，通常是慢性感染再激活的结果。

弓形虫病可表现为脑炎、脉络膜视网膜炎及心肌炎(通常为免疫抑制者)，但心肌受累少见。艾滋患者感染弓形虫时，心脏是仅次于大脑的易感器官。此外，弓形虫病也是器官移植中最常见的寄生虫类感染，因此弓形虫性心肌炎在器官移植患者中也可见到。弓形虫性心肌炎可出现房性或室性心律失常、猝死、房室传导阻滞、心包炎及心力衰竭。

用于弓形虫病治疗的典型药物包括乙胺嘧啶结合氨苯磺胺。通常添加叶酸可防止乙胺嘧啶所致的骨髓抑制。如果不能耐受氨苯磺胺，克林霉素可作为一种替代的选择。女性治疗推荐螺旋霉素，因为它在胎盘中浓度高，但它不具有良好的血脑屏障渗透性。慢性病的预防性治疗只用于高风险的患者，目前尚无可用的药物能有效杀灭包囊。

三、旋毛虫病

旋毛虫病是一类严重危害人体健康的呈世界性分布的动物源性寄生虫。人可因生食含旋毛虫幼虫囊胞的动物肉而感染。染病后幼虫侵犯横纹肌引起肌纤维水肿，呈退行性变及坏死。旋毛虫幼虫并不直接侵犯心肌，而是通过炎症反应引起心肌纤维的炎症、坏死和纤维化等病变。旋毛虫幼虫是主要致病阶段，可引起多脏器病变。

旋毛虫病的临床表现有：高热、多汗、肌肉水肿、疼痛、呼吸、咀嚼、吞咽困难等。由于长期发热及毒血症，患者逐渐消瘦，衰弱无力，贫血，恶病质，严重的病例发展迅速，出现谵妄、昏迷、抽搐、虚脱、呼吸困难等症状。侵犯心脏可以出现心脏增大，心律失常等心肌炎的症状，严重的可出现心力衰竭、肺水肿。重症患者可在感染后4～6周死于恶病质并发的心肌炎、肺炎、脑炎。心肌炎和脑炎常同时出现，并可威胁患者生命。2004年在土耳其发生的一起因食牛肉、猪肉混合肉丸引起的该病暴发，在474例患者中心脏和神经系统并发症分别占15%和0.2%。

阿苯达唑(albendazole)是目前治疗旋毛虫病的首选药物。此药不仅有驱除肠内早期脱囊幼虫和成虫以及抑制雌虫产幼虫的作用，而且还能杀死移行期幼虫和肌肉中幼虫。剂量20～30mg/(kg·d)，分2次口服，5～7天为1疗程。甲苯达唑(mebendazole)目前在欧美国家仍普遍应用，汪木生等(1993年)对100例旋毛虫病患者服用该药10天后30例肌肉活检压片复查，发现在20例患者的活检标本中仍发现有活力的幼虫囊包，故目前国内已不将该药作为首选药物。多数患者仅给予病原治疗，建议激素仅用于重症患者，且必须与阿苯达唑联合应用。因激素可延长旋毛虫感染的肠道期，通过延迟肠道排虫反应而增加患者的肌肉虫荷。

(郑　阳)

第八节　螺旋体性心肌炎

螺旋体是一类细长、柔软、弯曲、运动活泼的原核型微生物，在自然界和动物体内广泛存在，种类繁多。部分螺旋体可感染人类，如梅毒螺旋体、钩端螺旋体、伯氏疏螺旋体、回归热螺旋体等。在感染过程中,很多患者合并心肌炎,或遗留心脏慢性病变,逐渐纤维化,终至心脏扩大,心力衰竭而死亡。

一、梅毒螺旋体心肌炎

梅毒是我国目前主要的性传播疾病之一,随着男性同性性行为人群的增多,其发病率较前有明显升高。人体感染梅毒螺旋体后症状往往比较隐匿,在出现心肌及血管的损伤时已是该病的晚期,即三期梅毒。有相当一部分患者以心肌炎为突出表现,主要是梅毒螺旋体直接侵入心肌间质或螺旋体毒素或免疫反应作用于心肌所致。此种心肌炎有自愈倾向,易复发,部分患者可发展成为心肌炎后心肌病。

梅毒螺旋体心肌炎的表现和其他致病原所致心肌炎的表现相似:心悸、胸闷、心前区不适甚至疼痛、心率加快或减慢、各种传导阻滞或心率失常、心力衰竭。梅毒螺旋体性冠状动脉炎可致心肌梗死,少部分患者可出现心源性猝死。病理可见有心肌小血管炎或血管周围炎、间质充血水肿、淋巴细胞和浆细胞浸润,偶可见少量中性粒细胞浸润。心肌细胞肿大、空泡、变性、横纹消失、肌纤维断裂,甚至心肌细胞出现大量坏死,细胞核溶解消失,暗视野下可见到梅毒螺旋体的存在。

有冶游史或与梅毒患者密切接触史等病史,结合症状体征,实验室检查有血清康华氏反应及荧光螺旋体抗体吸附试验呈阳性反应,可确立梅毒螺旋体感染。心内膜活检或将活检物研碎作康华反应对提高诊断阳性率均有重要意义。梅毒螺旋体心肌炎的治疗需要结合患者的病情,如果没有危及生命的严重并发症如心力衰竭、恶性心律失常时,一旦确诊,应立即驱梅治疗。梅毒螺旋体对青霉素类敏感,治疗效果确切,但为了避免吉海反应(Jarish - Herxheimer reaction),驱梅前 1 天需要口服糖皮质激素。此外应避免使用苄星青霉素,一方面是防止吉海反应,另一方面是其可能会加重心血管病情。

二、钩端螺旋体心肌炎

钩端螺旋体病简称钩体病,是由钩端螺旋体引起的急性动物源性传染病。我国绝大部分地区有本病散发或流行,鼠类和猪是本病主要传染源,经皮肤和黏膜接触含钩体的疫水而感染。其典型症状是黄疸、肾衰竭、出血及心肌炎与心律不齐,称之为“外耳”综合征(Weilsyndrome)。

钩端螺旋体的致病性主要是由大量繁殖的病原体及释出的毒素等所引起,全身毛细血管及各系统均可受累,心肌炎可以是全身病变的一部分,也可以单独出现。钩端螺旋体可直接侵害心肌,也可通过免疫反应损害心肌。心脏病变表现为心脏扩大,心包、心内膜和心肌有点状或灶状出血,心肌细胞横纹消失、空泡形成、变性、坏死、间质水肿,有炎细胞浸润(主要为大单核细胞,可有少数中性粒细胞和淋巴细胞)。

钩端螺旋体心肌炎的临床表现与一般心肌炎相似,有时可突出表现为心律失常和心力衰竭。心电图可见到各种心律失常、传导阻滞,Q - T 延长,QRS 低电压,ST - T 缺血性改变等。钩体病的诊断主要依据流行病学资料、临床表现及实验室检查,一般诊断并不困难。构体对多种抗菌药物敏感,如青霉素、庆大霉素、四环素、第三代头孢菌素和喹诺酮类等。早期应用有效抗生素,杀灭病原菌是治疗本病的关键和根本措施。采取综合性预防措施,灭鼠、管理好猪、犬和预防接种是控制钩体病流行和减少发病的关键。

三、莱姆心肌炎

莱姆病是由伯氏疏螺旋体引起的多系统性炎性疾病，硬蜱虫叮咬人传播。1975 年由 Steere 在美国康涅狄格州莱姆镇首次发现并予报道。其临床表现除心肌炎外，尚有皮肤损害，包括慢性游走性红斑和继发性环形皮损以及关节、肌肉损害，神经系统损害和淋巴结、肝脾肿大等多系统受累。

莱姆病心脏受累表现常可与游走性红斑、关节及神经系统损害共存，成年男性较女性多见。房室传导阻滞(AVB)是莱姆心肌炎的常见临床表现之一，且多数心肌炎患者以此为主要表现。多伴有头晕、胸闷、心前区不适等自觉症状或病史。心电图可出现完全性或高度 AVB，呈现缓慢的室性逸搏心律，部分心室率低于 40 次/分。然而，AVB 的转归尚佳，即使未经特殊治疗，多数患者均能在 2 周内恢复正常。窦房结功能障碍也较常见，多表现为窦性心动过缓伴或不伴有室性早搏。心肌炎的其他表现有心律失常(如心房纤颤等)、ST－T 改变、单纯 T 波改变、左心功能障碍等，少数可发展为心衰。

蜱咬史及心脏表现为确诊莱姆心肌炎所必备，血清学检验阳性具有很高诊断价值，培养与活检若查获螺旋体则可确诊。莱姆病治疗主张早期使用多西环素或青霉素类抗生素抗螺旋体治疗，对青霉素过敏者可换用红霉素。对莱姆心肌炎所致房室传导阻滞，可用泼尼松或泼尼松加抗生素治疗。部分莱姆心肌炎患者房室传导阻滞进展极快，心率锐减，并可迅速导致全身重要脏器供血不足，故为提高心率、保证有效心搏，可考虑安装临时起搏器。

四、其他螺旋体心肌炎

回归热是由回归热螺旋体引起的急性虫媒传染病，人群普遍易感。临床特点是阵发性高热伴全身疼痛、肝脾大，重症有黄疸和出血倾向，短期热退呈无热间歇，数日后又反复发热，发热期与间歇期交替反复出现，故称回归热。其致病性主要为菌体的繁殖和内毒素的释放，病变主要累及脾、肝、肾、心、脑、骨髓等，以脾为最著，某些病例可以心脏改变为主，出现弥漫性心肌炎和间质病变，病理改变和临床表现与钩体病时的心脏改变相似。

鼠咬热小螺菌亦可致心脏病变，包括心肌炎、心内膜炎等。且未用抗生素前，鼠咬热的死亡原因主要为心肌炎和心内膜炎，心肌炎的病理改变和临床表现与钩端螺旋体心肌炎者相似。

(郑　阳)

第九节　化脓性间质性心肌炎

急性化脓性间质性心肌炎为化脓性细菌在肌间质浸润而引起的病变。单纯因该病引起的猝死较少见，但偶尔可见文献报道。

一、临床特点

心脏肌层炎性病变称心肌炎。它常是指心肌内发生局限性或弥漫性的急性、亚急性或慢性炎症。心肌炎在心肌内可见炎性细胞浸润，而其邻近心肌细胞没有典型梗死损伤，这对正确理解心肌炎与心肌梗死之间的区别有实际意义。部分心肌炎患者终身无心肌炎临床表现，但死后病理检查确有心肌炎存在的证据。心肌炎常见于青少年或体格健壮者。有人报告，在轻度感冒的患者中，约有50%于电镜下有心肌炎的病理改变。据Manion报告，有50多种疾病可累及心肌，引起心肌炎。Saphir认为在常规尸检中，心肌炎的发病率为4%～9%，是导致猝死，特别是小儿猝死的重要原因。

二、心肌炎分型及急性化脓性间质性心肌炎所属类型

心肌炎按不同病因通常分为以下4种类型。

1. 变态反应所致的心肌炎

如青霉素等药物可因变态反应而致心肌炎，甚至发生猝死。

2. 理化因素引起的心肌炎

有些药物或有毒化学物质的毒性作用对心肌造成损害，如砷、酒精等，都可引起心肌炎。一些接受放疗的患者，如心肌过量放射照射，也可引起心肌炎。

3. 感染病理中发生的心肌炎

由病毒、细菌、真菌、螺旋体、立克次体、原虫、蠕虫等引发的心肌炎。临床上以细菌，特别是病毒感染最为常见。心内膜炎或心包感染，都可波及心肌而使心肌发炎。其致病菌以葡萄球菌，链球菌或肺炎球菌为主。脓毒血症、布氏杆菌病、破伤风、脑膜炎球菌菌血症等，都可引起这类心肌炎。

4. 特发性心肌炎

发病原因不明，为心肌内炎性细胞浸润，可见淋巴细胞、浆细胞，尤其是多核巨细胞。

急性化脓性间质性心肌炎为致病菌直接侵入心肌间质内引起的炎症反应。有时感染化脓性后，心肌也可引起局部炎症，甚至形成脓肿。

三、病理

急性化脓性间质性心肌炎在镜下可见心肌间质和血管周围结缔组织中有中性或嗜酸性粒细胞、组织细胞、淋巴细胞浸润和水肿，心肌纤维可见颗粒性、玻璃样或脂肪变性，也可有心肌纤维溶解，甚至发生坏死。有时化脓性间质性心肌炎炎性病变可波及心脏传导系统，如窦房结、房室结、束支和Purkinje纤维。

化脓性间质性心肌炎随不同细菌而不同，或为局灶性或为弥漫性，有的表现以心肌纤维变性为主，甚至坏死，间质浸润不明显。有的则相反，间质浸润严重，有多数淋巴细胞、浆细胞、嗜酸性粒细胞及心肌组织细胞，而心肌纤维变性、坏死不明显。本例为化脓性细菌作用，主要为中性粒细胞浸润并伴有脓液形成的小化脓灶急性化脓性间质性心肌炎患者的症状轻重程度差别很大，有的无任何症状，有的症状很重，都可以发生猝死。常被人引起怀疑，其症状轻重与否关键是取决于病变所波及的程度，如果病变波及范围广泛，症状则较重；如果病变比较局限，则症状很轻，甚至无任何症状。

感染因子引起的间质性心肌炎的病理形态改变，大多数是非特异性的，因此诊断时必须结合临床病史，化验检查及全身其他脏器的病变。

有报道对 1 例心脏行组织学检查，常规苏木素-伊红染色，见心肌间有多数细小肌溶灶，该处有以中性白细胞为主的细胞浸润，心肌间质高度水肿；死后凝血块内见白细胞成团，红细胞大部融解。经尸检排除暴力致死；经化验胃及其内容物、血、尿等可排除中毒。

四、急性化脓性间质性心肌炎引起的猝死

较少见到。有报道在心血管系统疾病猝死 360 例中，有原发性心肌炎 16 例，其心肌及间质呈局灶性或弥漫性炎细胞浸润。

急性化脓性间质性心肌炎引起猝死的机制，常见为由于心肌间质中炎细胞浸润，部分心肌有的呈纤维化改变，有的呈灶性坏死，当急性心肌损害引起心肌收缩无力，造成泵功能障碍时，心排血量在短时间内急剧下降，因急性心功能不全而猝死，或由传导阻滞而猝死。当死前剧烈运动、情绪激动交感神经兴奋或劳累加重受损心脏的负荷，均可引起心源性休克，心力衰竭和猝死。

（郑　阳）

第十节　多发性肌炎性心肌炎

多发性肌炎是一种病因未明的横纹肌非化脓性炎症，人群中发病率为 0.5～8/10 万。目前多认为其发病呈遗传易感性，由免疫介导，多由感染或非感染等环境因素所诱发。其病程短，病死率高，最常累及呼吸系统、消化系统及心脏，心脏受累比例约为 30%。

多发性肌炎是一种少见、难治、预后较差的结缔组织疾病。临床上因伴有血清酶学的显著增高，常误诊为急性心肌梗死或因全身症状严重、掩盖心脏局部症状而漏诊心脏病变。本病例在临床上排除了急性心肌梗死，经病理检查诊断为多发性肌炎，治疗无效死亡，后经心脏尸检发现，除有明显的心肌间质性炎症外，冠状动脉内有血栓形成。

一、全身表现

进行性肢体力弱，感上肢无力，手持重物时脱落。此后双下肢相继无力，骑自行车时易摔倒，渐发展至蹲位站立时困难，抬臂费力，不能上楼梯。四肢肌肉萎缩，上、下肢肌力Ⅳ级，无肌肉压痛及握痛。消瘦，慢性病容，表情淡漠，言语迟钝；皮肤干燥；肝、脾未触及肿大；膝、指、趾关节无肿胀变形；四肢肌肉萎缩，双下肢肌力对称性减弱为Ⅱ级，无水肿；双上肢肌力为Ⅲ级，均有握痛。

二、心脏表现

胸闷、心慌、气短；可发生晕厥、抽搐；双肺呼吸音弱，双肺未闻及干湿性啰音；心前区无隆起，心尖搏动无弥散，叩诊心界略大或向左下扩大，心律整齐或不整，心音遥远，二尖瓣听诊区可闻及 3/6 级收缩期杂音，呈高调乐音，并向左腋下传导，以左侧卧位为著。

三、辅助检查

心电图示阵发性室速，多源、多形性室性期前收缩，室性期前收缩或房性期前收缩呈二联

律。可出现束支传导阻滞。超声心动图示左心增大，右心大小正常，二尖瓣中至重度关闭不全，前叶腱索松弛、部分断裂。

心肌酶持续增高，CK 及 CK－MB、LDH、α－HBDH 均明显变化。cTnI、肌红蛋白和类风湿因子、血沉增高。免疫球蛋白异常，肌电图呈肌源性损害。

四、肌肉活检

一般显示：肌纤维部分形态大小正常，部分肌纤维萎缩，散在坏死肌纤维，间质结缔组织呈轻至中度增生，在肌纤维间可见散在灶性炎细胞浸润。曾报道 1 例多发性肌炎伴心肌炎、冠脉炎，病理显示横纹肌明显萎缩，部分肿胀、横纹消失，肌细胞核增加，部分肌纤维断裂、细胞质呈空泡变性，严重者发生坏死，肌浆呈颗粒状。可见少量细胞质嗜碱性、核位中央的新生骨骼肌细胞。肌间质未见明显炎细胞浸润。

总之，心肌组织病理显示：部分心肌横纹消失，细胞质淡染发空，核周可见脂褐素，少部分肌浆凝固、呈颗粒状；心肌间质有大量的淋巴细胞，中性粒细胞、浆细胞浸润并有轻度纤维组织增生；心外膜间皮细胞增生，血管腔可见纤维组织增生，阻塞血管腔。病理诊断为心肌炎、冠脉炎、冠脉血栓机化。

五、治疗

给予甲泼尼龙每日 50mg 冲击治疗 3 天，应用营养心肌及胺碘酮等抗心律失常药物治疗，辅以支持、对症治疗，可使心律失常发作次数明显减少，乏力等全身症状缓解，心尖部收缩期杂音及高调乐音明显减弱，并使血沉和心肌酶下降。

在进行性肌无力伴心肌酶持续增高及恶性心律失常的病例中，常常误诊为心肌炎。对于多发性肌炎伴发的心律失常，单纯抗心律失常治疗难以纠正，激素治疗效果较好，原发病及心脏症状均可明显缓解。

六、死亡原因

有文献报道，多发性肌炎的死亡原因，1.4％直接与多发性肌炎有关，常由于呼吸肌麻痹而致呼吸道并发症死亡；1.8％由于合并恶性肿瘤；另有部分死亡原因是合并其他结缔组织疾病；44％的死亡原因与多发性肌炎或其并发症无关，其中 2/3 死于冠状动脉血栓形成。对患者尸检研究证明，其冠脉血管阻塞，为血管炎症介导的血栓形成后机化或管壁纤维化闭塞，而此种改变是导致患者死亡的重要原因之一。对多发性肌炎合并的心血管表现，除考虑到心肌炎外，冠脉炎及冠脉血栓形成也应引起重视。

（权晓慧）

第十一节　药物过敏性心肌炎

自 1942 年 French 和 Weller 报道了第 1 例因磺胺药物引起的过敏性心肌炎后，药物过性心肌炎才开始被临床认识和了解。它是一种少见的心肌炎，具有潜在致命性，在临床上难以与其他原因的心肌炎鉴别，但若能早期诊治，则预后良好。

一、药物过敏性心肌炎流行病学特点

据估计，住院患者中发生药物不良反应的比例为15%～40%，而约有5%的患者正是因为药物不良反应而住院，故药物不良反应在临床中极为普遍。然而药物引起过敏性心肌炎的发病率不清楚，曾有报道在3000多例尸检中，16例病理诊断为药物过敏性心肌炎，因未包含非致死性病例，可能低估了该病实际发病率。在另一项心脏移植术后患者心脏病理的研究报道中，有过敏性心肌炎证据的患者高达7%(15/193)，可能与该组患者术前接受大量药物，尤其是抗生素类药物治疗有关。

二、药物过敏性心肌炎的病理改变和发病机制

药物过敏性心肌炎病理改变较特异，表现为心脏间质、血管周围及心内膜大量炎症细胞浸润，以嗜酸性粒细胞为主，也包括组织细胞、T淋巴细胞。其病变分布均匀，无心肌坏死或仅有散在坏死，无心肌瘢痕形成。周围有明显细胞浸润区域的血管常受累，小动脉和小静脉均可累及，血管壁也有类似心肌炎性改变，但较局限。其发病机制尚不清楚，可能为心肌毛细血管发生变态反应性炎症(包括全身毛细血管)，致血管腔扩张、管壁渗透性增加，血清由毛细血管渗出，促使心肌间质和传导系统发生不均匀性水肿，严重者变性、萎缩。另外，嗜酸性粒细胞脱颗粒产生的几种蛋白质在心脏疾病病理发展过程中起着重要作用，部分病例中药物对心肌的直接毒性反应也加重了心肌炎症反应。

三、药物过敏性心肌炎的致敏药物

致敏药物主要包括以下四大类。

1. 抗生素类

氨苄青霉素、氯霉素、青霉素、磺胺嘧啶、磺胺异噁唑、四环素、链霉素、头孢克洛、两性霉素B、异烟肼、对氨基水杨酸。

2. 镇静药

阿米替林、卡马西平、氯丙嗪、氯噻酮、苯妥英。

3. 降压利尿药

甲基多巴、乙酰唑胺、氢氯噻嗪、螺内酯。

4. 其他

羟基保泰松、保泰松、吲哚美辛、苯茚二酮、白介素-4、破伤风类毒素，中药如麻黄等。

四、药物过敏性心肌炎的临床表现特点

药物过敏性心肌炎临床表现并不特异，常为非特异性皮疹、发热、胸部不适等症状，具有难以与病毒性心肌炎相鉴别的心脏改变。患者皮疹以多形性红斑常见。心脏受累往往出现在用药数小时到数月内，表现形式为迟发性变态反应。心脏表现：窦性心动过速，与体温升高不成比例；心电图为非特异性类似心肌缺血的ST-T改变和心律失常；心肌酶谱检查示AST、CK、

LDH 常增高；心脏彩超示心脏轻度扩大、收缩功能减低。此外，患者外周血嗜酸性粒细胞常增多，可有肝功能损害表现。病重者可出现严重的心力衰竭，甚至猝死。

五、药物过敏性心肌炎的诊断和鉴别诊断

药物过敏性心肌炎只能通过心内膜活检或尸检进行病理诊断。早期临床有药物过敏表现，包括皮疹、高热、高嗜酸性粒细胞血症、肝功能损害，同时有心脏受累的表现，应高度怀疑药物过敏性心肌炎。由于病理病变通常弥漫分布，经静脉右心室活检常可获得相应的组织学证据以帮助确诊。

本病临床上与各种心肌炎鉴别有时很困难，除临床表现提供鉴别诊断线索外，需要病理证据。病毒性心肌炎也少有心肌坏死，但却没有嗜酸性粒细胞浸润，且病毒血清学试验阳性。心脏寄生虫感染和肉芽肿性病变也可有继发的嗜酸性粒细胞浸润，但常有灶性心肌坏死及心肌瘢痕形成。药物中毒性心肌炎常有心肌坏死，并伴有多形核粒细胞和单核细胞炎性浸润。

六、药物过敏性心肌炎的治疗和预后

及时的诊治直接影响预后，因此早期认识药物过敏性心肌炎非常重要。对于临床上有药物过敏症状和心肌炎症状体征的患者，即使病情相对轻微或表现不明显，也应警惕和重视。应详细询问患者用药史，一旦被怀疑为药物过敏性心肌炎，患者应首先停用所有可疑药物，这不仅是有效的治疗，也有助于验证诊断；其次，立即予以激素治疗，如泼尼松 30～60mg/d，在半年内逐渐减停，必要时可加用硫唑嘌呤等免疫抑制剂治疗。大部分患者可在治疗后数日内康复，部分患者，尤其在未能及时诊断的患者也可能需要数周。

（高梦潇）

第十二节　病毒性脑心肌炎

柯萨奇病毒 B 组感染在新生儿期易于扩散为全身感染，常累及全身多个脏器，产生心肌炎、脑炎、肝炎、胰腺炎，称为脑-心肌炎或脑-肝-心肌炎。

一、临床表现

1. 神经系统表现

头痛，呕吐，呈喷射性，吐出物为胃内容物，昏迷状态，颈部抵抗明显，巴宾斯基征、克匿格征阳性。

2. 肺及心脏表现

双肺呼吸音粗糙，心动过缓，多为窦性心动过缓或交界性逸搏心律。心尖部第一心音低钝，主动脉瓣听诊区可闻及 2/6 级收缩期杂音。

二、实验室检查

心电图检查：右心室肥大，Q－T 间期延长，ST 段抬高，T 波倒置，左前分支传导阻滞。血

清酶活性测定:AST、LDH、α-HBDH、CK 均明显升高。血清和脑脊液柯萨奇病毒 B 组 IgG 及 IgM 抗体 B_1、B_4 均呈强阳性。脑电图:广泛中度异常。抗心肌抗体阳性。

三、诊断

从病史、临床表现、体格检查及化验等证明病毒性脑炎、病毒性心肌炎均存在。

引起脑心肌炎的病毒常是柯萨奇病毒或脑心肌炎病毒,临床上可有头痛、呕吐、发热、抽搐、颈强直等中枢神经系统表现,因而掩盖了心肌炎症状,甚至整个病程中,始终以中枢神经系统症状为主要表现,以后由于心肌病变进行性加剧,临床出现心肌炎性病变表现,如不及时治疗,可导致心力衰竭、心源性休克,甚至引起死亡。因此,病毒性脑炎或脑膜炎,出现胸痛、心音低钝、心律失常等,应高度警惕本病的发生,应尽早做心电图检查、血清酶活性测定,及时作出诊断。

四、治疗

成功的关键在于早期诊断、及时采取综合治疗措施。静脉点滴极化液,FDP 每日 10g;口服肌苷 0.4g,每日 3 次;辅酶 Q_{10} 胶囊每日 60mg;并给予大剂量维生素 C,每日 8～10g;糖皮质激素、抗生素、异丙肾上腺素及对症等治疗。另外应用病毒唑、胞二磷胆碱、甘露醇等治疗脑炎,如头痛减轻,无呕吐,无发热及抽搐,则表明脑部病变减轻。当心率低于 60 次/分时,酌情给予阿托品静脉推注。总之应采取综合措施以降低病死率。

（吴皓宇）

第十三节　带状疱疹病毒性心肌炎

带状疱疹可合并心肌炎、心包炎、肺炎、肝炎、强直性肌萎缩等。带状疱疹病毒性心肌炎平均发病年龄 61.5 岁,平均病程 9.2 天。

一、临床表现

带状疱疹病毒感染后 7～21 天出现心慌胸闷,可有晕厥抽搐、咳嗽气喘、不能平卧等心力衰竭表现。疱疹均在左侧胸背部,腋前线见于第 4～6 肋间。心脏浊音界多在正常范围之内,可有增大。心尖区第一心音低钝,约半数闻及期前收缩,偶于两肺底闻及湿啰音。

二、实验室检查

心电图示二度Ⅱ型和三度房室传导阻滞,室性期前收缩,T 波低平和 ST 段下降。

cTnT 或 cTnI 均升高(11～100)ng/mL,正常值 cTnI＜6ng/mL、cTnT＜1ng/mL,CK-MB 可升高。超声心动图:绝大多数正常,约 10%的患者可有左心室腔增大和少量心包积液。核素心肌显像检查正常。

三、诊断与鉴别诊断

为提高对带状疱疹并心肌炎的检出率,对具有心血管系统临床症状之带状疱疹患者,除行心电图、心肌酶检查外，最好测定 cTnI 或 cTnT，因为其在血液中持续时间长，特异性高。文献报道所有病例均有 cTnI 或 cTnT 显著升高，而 CK－MB 升高仅见于部分病例。带状疱疹患者伴有持续性胸痛，在中老年患者一定要注意同急性心肌梗死相鉴别。老年患者 cTnI 或 cTnT 升高，应怀疑是否为急性心肌梗死心肌坏死所致；但带状疱疹病毒性心肌炎患者心电图上无病理性 Q 波和冠状 T 波，无 R 波电压进行性降低；超声心动图上无局限性心肌运动障碍；核素心肌显像亦正常，故可以排除急性心肌梗死所致 cTnI 或 cTnT 的升高。

四、治疗

常规应用大剂量维生素 C、辅酶 Q_{10}、极化液等。可使用黄芪注射液 20mL（相当于生药 20g）加入 5％葡萄糖注射液 500mL 中静脉滴注，每日 1 次，连续 2 周。室性期前收缩时应用美西律 150mg，每日 3～4 次口服。必要时选择使用人工心脏起搏、西地兰、速尿、ACEI 和多巴胺等治疗。

五、预后

有报道 11 例中 10 例治疗后痊愈出院，1 例死于心力衰竭。10 例随访 6～8 个月，无不适，心电图均正常。

（毛艳阳）

第十四节　放射性心肌炎

放射治疗目前已经成为各种肿瘤治疗主要方法之一，然而在长期生存的肿瘤患者中，放疗相关的并发症越来越突出，心脏损害是胸部恶性肿瘤（乳腺癌、肺癌、食管癌及纵隔肿瘤等）放射治疗的一个严重并发症。国际早期乳腺癌研究试验协作组（EBCTCG）对 20 000 例早期乳腺癌进行了单纯手术和手术加术后放疗临床随机对照研究，2005 年初步报告显示，术后放疗使局部区域失败率从 30％降至 10％，并减少了远处转移率，明显降低了患者癌症死亡风险，但两组总生存无明显差异。术后放疗癌症死亡风险下降并未使患者获得生存受益，这是因为术后放疗使患者心脏疾病病死率增加了 27％，抵消了辅助放疗产生的生存受益。Aleman 等总结了 1474 例接受放疗的霍奇金淋巴瘤患者，发现心肌梗死、充血性心力衰竭的发生率明显高于正常人群。

据病理研究报告，首次接受超剂量的胸部照射后 48 小时，即可出现急性心肌炎性反应，心肌组织有大量的炎性细胞渗出。而更多的则是长时间、反复多次、中小剂量照射引起患者慢性心肌炎或非炎性损伤即放射性心肌病。放射性心肌损害主要为弥漫性的不明显的间质纤维化，广泛的心肌纤维化导致心肌顺应性下降，从而导致心肌功能的改变，左心室的前壁最常累及。

放射治疗导致心脏损伤主要与投照野及放射剂量有关，多发生在乳腺癌、肺癌、食管癌及纵隔肿瘤的放射治疗患者。这些患者的放射线投照区域均经过或波及心脏，可引起心包、心内膜、瓣膜及心肌的炎症、水肿及传导阻滞，还可以引起放射性冠状动脉炎进而导致冠状动脉狭窄，临床症状通常不典型。

提高放疗技术可减少对心脏的损害。与常规放疗相比，三维适形放疗（3DCRT）可降低肺、心脏在各个剂量区的受照体积，减少放射性损害。调强适形放疗技术（IMRT）可显著减少心脏和冠状动脉左前降支的放疗剂量，而呼吸门控技术则利用视听引导的图像特点，减少了胸部恶性肿瘤放疗时心脏和肺脏的照射剂量。研究表明，一些药物的应用，如复方丹参滴丸、天芝草胶囊、黄芪等对放疗导致的心脏损伤也具有一定的保护作用。

（郭　瑄）

第十五节　阿霉素性心肌炎

阿霉素是目前临床常用的抗肿瘤药物之一，但对心肌毒性较大，常引起阿霉素性心肌炎。

一、心肌损伤机制

阿霉素在体内产生半醌自由基，自由基使内皮细胞膜磷脂中多价不饱和脂酸氧化产生大量脂质过氧化物导致膜通透性增加，使膜内酶蛋白发生交联反应，酶的活性降低，尤其是心肌组织超氧化物歧化酶活性显著降低，继发引起心肌组织的一系列损伤，丙二醛含量显著升高。

丙二醛可引起心肌不同程度的损伤，血清心肌酶的变化是反映心肌损伤的重要指标。

二、药物治疗

维生素 C 与维生素 E、黄芪与参麦注射液、FDP 等药物均可选择使用。

有研究表明生晒参、苦参等具有抗自由基作用，黄芪等具有抗病毒、促进抗体形成作用。使用含这些草药的中药制剂后，心肌细胞中超氧化物歧化酶活性显著增强，丙二醛含量降低，血清中心肌酶活性显著降低，其机制可能与其清除自由基、减轻对心肌的损害有关。总之，通过降低丙二醛含量和增强超氧化物歧化酶活性，对中毒性心肌炎自由基所致的损伤起到保护作用。

（毛艳阳）

参考文献

[1] 于爱香，史绯绯，吕建中，等．烧伤创面外用 5%皮维碘乳霜抗感染的研究[J]．中国现代医学杂志，2000，11：4.

[2] 于爱香，申焕霞，张国秀．小儿烧伤感染致中毒性心肌炎的临床分析[J]．中国现代医学杂志，2002，12：65.

[3] Jain D，Halushka MK. Cardiac pathology of systemic lupus erythematosus[J]．J Clin Pathol，2009，62(7)：584－592.

[4] 中华医学会风湿病学分会．系统性红斑狼疮诊断及治疗指南[J]．中华风湿病学杂志，2010，14(5)：342－346.

[5] 郭兆娇．放射治疗导致心脏损害及其检测与防护[J]．安徽医科大学学报，2014，49：1353－1356.

[6] 卢爱军．毒蕈中毒致中毒性心肌炎 4 例[J]．浙江医学,2001,23:443.

[7] 陈文质,蔡志福．急性坏疽性咽峡炎并发中毒性心肌炎死亡 2 例[J]．J Clin Otorhinolaryngol(China),2000,14:4.

[8] 高旗．毒蜘蛛毒中毒并中毒性心肌炎 4 例[J]．中国实用内科杂志,2000, 20: 230.

[9] 鲁艳玲,冯蕴慧,方凤珍．血液灌流抢救扑热息痛中毒导致急性中毒性肝坏死合并急性中毒性心肌炎 1 例[J]．透析与人工器官,2000,2:37 - 38.

[10] 魏湛春．参麦纳洛酮治疗急性酒精中毒性心肌炎 33 例[J]．现代中西医结合杂志,2000,9:36.

[11] 傅一明．白喉性心肌炎[J]．新医学,2000,31:397.

[12] 邢燕,谷俊朝．弓形虫病研究新进展[J]．中国病原生物学杂志,2016,11:94.

[13] 林廷塔,欧小玲．伤寒并发心肌炎表现为传导功能障碍 15 例[J]．中华传染病杂志,2003,21:66.

[14] 张文臣,许敏博,史永明．斑疹伤寒并心肌炎、肾衰竭 1 例[J]．中国实用内科杂志,2000,20:367.

[15] 袁华,田志．急性孤立性心肌炎猝死 1 例[J]．菏泽医专学报,2000,12:55.

[16] 王盛书．美洲锥虫病研究进展[J]．解放军预防医学杂志,2013,31:556.

[17] 郭万里,尹铎天．急性化脓性间质性心肌炎猝死 1 例报告[J]．川北医学院学报,2001,16:58.

[18] 杨平,谢益坚,孟繁波,等．多发性肌炎伴心肌炎、冠脉炎 1 例[J]．中华心血管病杂志,2001,29:322.

[19] 王会娟,谢瑞芹,刘凡,等．多发性肌炎合并心肌炎乳头肌功能不全、室性心动过速一例[J]．中华内科杂志,2002,41:321.

[20] Pergola G, Cascone A, Russo M. Acute pericarditis and myocarditis by Toxoplasma gondii in an immunocompetent young man: A case report[J]. Infez Med, 2010, 18(1):48 - 52.

[21] 王中全,崔晶．旋毛虫病的诊断与治疗[J]．中国寄生虫学与寄生虫病杂志, 2008,26:53.

[22] 汪远金,江安宏,王钦茂,等．心肌尔康冲剂对阿霉素致中毒性心肌炎小鼠心肌酶和 MDA 含量、SOD 活性影响[J]．安徽中医学院学报,2001,20:43.

[23] 李佳．黄芪注射液对小鼠中毒性心肌炎的保护作用[J]．咸宁学院学报(医学版),2006,4:3.

[24] Aleman BM, van den Belt - Dusebout AW, De Bruin ML, et al. Late Cardiotoxicity after treatment for Hodgkin lymphoma [J]. Blood,2007,109:1878 - 1886.

[25] Clarke M, Collins R. Effects of radiotherapy and of differences in the extent of surgery for early breast cancer on local recurrence and 15 - year survival: an overview of the randomized trials[J]. Lancet,2005,366:2087 - 2106.

[26] 李孝远,朱文玲．药物过敏性心肌炎的诊治进展[J]．北京医学, 2006,28(2):105.

[27] 孙瓅贤系统性红斑狼疮心脏受累的诊治进展[J]．心血管病学进展,2011,32(5):636 -639.

[28] 郭伟．莱姆病与莱姆心肌炎[J]. 临床心血管病杂杂志．1993,9(4):252.
[29] 翁文佳,宋冰冰．心血管梅毒的诊断和治疗[J]. 国际流行病学传染病学杂志,2015,42(4):269-271.
[30] 陈灏珠．实用内科学[M]. 14 版．北京:人民卫生出版社,2013.

第十四章 心肌炎病程中的特殊情况

临床上某些疾病常与心肌炎同时存在，或心肌炎与某些临床情况极为相似，导致诊断或治疗上的困难，故此章予以特别讨论。

第一节 酷似急性心肌梗死的重症病毒性心肌炎

近年来，VMC 有逐年增多趋势，本病临床表现多样，部分重症病毒性心肌炎的心电图异常和血清心肌酶升高与急性心肌梗死非常相似，易造成误诊、误治。目前诊断酷似心肌梗死的重症病毒性心肌炎必须依靠其临床特征并结合多项辅助检查手段，进行综合分析，特别是结合冠状动脉造影结果对鉴别急性心肌梗死和重症心肌炎有重要价值。因此，有必要加强对此型心肌炎的认识，以达到早期诊断、早期治疗的目的，可以极大程度地提高抢救成功率，对改善其预后有重要的意义。

一、病因

该型心肌炎的病因主要是病毒感染，如 CVB、ECHO 病毒等，详见本书第三章。当上述病毒毒力较强，或者机体存在某种发病诱因，如放射线、细菌感染、劳累、营养不良、妊娠、缺氧、肾上腺皮质激素应用或原有心肌损害等，机体将发生强烈的免疫反应，炎症累及心肌、心肌间质、冠状动脉等，导致心肌广泛的病变，而出现心电图急性心肌梗死样改变、血清心肌酶显著升高、严重心律失常，甚至出现全心衰、休克及阿-斯综合征。

二、发病机制

酷似急性心肌梗死的重症病毒性心肌炎临床上并不少见，其发病机制尚不清楚。目前认为有以下几种机制。

(1)炎症心肌局部心内膜受损，附壁血栓形成并脱落，造成冠状动脉栓塞，而出现典型心肌梗死样心电图改变。

(2)另一种可能为病毒直接侵犯冠状动脉，致冠状动脉损伤，造成心肌梗死样改变。

(3)病毒感染引起毒血症甚至休克使冠脉血流急剧不足，心肌缺血、缺氧，水肿和代谢障碍心电图表现为易消失的病理性 Q 波和恢复多变的 ST 段抬高，急性心肌梗死样心电图变化并不表示心肌细胞不可逆性坏死，而是由于心肌细胞代谢方面的障碍对心肌细胞除极化过程明显的抑制作用，若心肌炎症得到控制，心肌供血得到改善，由此引起的生化及超微结构是可逆的，心肌严重缺血或心肌高度水肿时，失去了电激动能力，使该处心肌处于电静止状态，心电图表现心肌梗死样图形。

(4)病毒直接侵犯心肌,使心肌细胞溶解、坏死,或病毒与心肌细胞形成抗原-抗体复合物,通过T淋巴细胞介导的自身免疫机制,产生溶细胞毒作用,导致大片心肌坏死、凋亡。

(5)急性重症心肌炎时,血管活性激肽及儿茶酚胺过量释放,致冠状动脉痉挛,心肌缺血,产生暂时性心电静止及损伤电流,从而出现心梗样心电图改变。目前大多数学者认为,其发病机制中以后三种可能性较大。

当直接作用于心肌组织的病毒毒力较强,或随之发生过强的自身免疫反应时,心肌细胞在较短的时间内发生大面积的严重损伤,出现广泛的变性、溶解、坏死伴炎性细胞的浸润。除大量心肌坏死外,还有严重的血管炎,并可导致弥散广泛的出血。

三、病理改变

尸检及心内膜心肌活检显示,酷似急性心肌梗死的重症病毒性心肌炎,其病理改变主要以心肌、心肌间质和冠状动脉病变为主要表现。心肌细胞变性、水肿,部分心肌呈小灶性坏死,甚至肌纤维坏死;心肌间质增多、水肿、肌束分离,大量淋巴细胞浸润;冠状动脉内膜可见炎性细胞浸润,纤维组织增生,管壁显著增厚。

四、临床特点

大面积心肌变性、坏死可在短时间内使心肌酶谱升高,引起心绞痛样胸痛,并可导致泵衰竭(myocardiac failure)和电衰竭。与心力衰竭(heart failure)不同,泵衰竭又称心肌衰竭,是心肌在短时间内大面积(>40%)的损伤、坏死,引起心功能急剧失代偿而发生急性左心功能衰竭和心源性休克。临床主要见于急性心肌梗死和暴发性心肌炎,预后极差。电衰竭是指各种心电活动紊乱和低下,包括三度房室传导阻滞、室性心动过速、心室颤动等恶性室性心律失常。

该型心肌炎的临床特点为:患者绝大多数为青壮年,既往健康,无高血压、糖尿病、吸烟等心血管危险因素和冠心病史。发病前数周患者一般有上呼吸道或消化道炎症等非特异性症状,随后出现心悸、胸闷、胸痛、呼吸困难等不适,随后病情迅速恶化,易出现阿-斯综合征、心力衰竭、心源性休克、持续性室性心动过速、低血压或心肌、心包炎、急性肾衰竭,极少数呈暴发型,在数小时或数日内死亡。病情的轻重程度取决于病变部位、程度和范围。体检可见与发热程度不平行的心动过速,各种心律失常,可听到第三心音或杂音。或有颈静脉怒张、肺部啰音、肝大等体征。若经上述全面分析仍不能明确诊断,应立即行冠状动脉造影,其结果正常则临床确诊为酷似心肌梗死的重症心肌炎。

五、辅助检查

1. 心电图

类急性心肌梗死心电图是暴发性病毒性心肌炎的特征。心电图可表现为ST-T改变,R波减低,病理性Q波形成,或ST段弓背向上抬高,酷似急性心肌梗死样改变和各种心电活动紊乱和低下,包括三度房室传导阻滞、室性心动过速、心室颤动等恶性室性心律失常,如合并心包炎则有ST段上升。出现类急性心肌梗死的单向曲线或墓碑样改变是其另一个特征,与真正急性透壁性心肌梗死的心电图难以鉴别。但具有以下特点:①常有多支冠脉受损图形,即两个梗死部位以上心电图改变;②心电图出现广泛 ST - T 呈单向曲线的明显改变，但无心肌梗死的定位趋向,ST 抬高在对应导联上无镜面影像;③AMI 样改变呈一过性和可逆性改变,变化迅速,Q 波消失快、无心肌梗死动态演变;④常伴有多种心律失常甚至致命性心律失常和低电压并存。

2. 超声心动图

常表现为左室功能障碍,广泛的左室壁运动减弱,左心室排血量减少,少量心包积液。

3. 血清心肌损伤标志物

酷似急性心肌梗死的重症病毒性心肌炎,心肌酶谱升高更为明显（因无病变的冠状动脉阻塞区,坏死心肌细胞释放的心肌酶更容易及时入血液）, CK、CK - MB、AST、LDH、cTnI 以及 cTnT 活力明显升高,且持续时间长。cTnI 以及 cTnT 检测对心肌损伤的诊断具有较高的敏感性和特异性,其定量检查有助于心肌损伤范围和预后的判断。

4. 外周血病原学检查

发病后 3 周内两次血清抗体滴度测定有 4 倍增高,单次大于 1:640,320 者为可疑阳性。特异性 IgM 测定、间接放射免疫分析、ELISA 法敏感性和特异性均较高,阳性者支持近期存在病毒感染,可用于早期诊断。

5. 冠状动脉造影

VMC 患者冠状动脉造影结果阴性,即可排除冠状动脉粥样硬化所致的心肌梗死,进一步明确重症心肌炎的诊断。

6. 心肌核素显像

同位素心肌显像常表现为弥散性分布的左心室放射性增强,而心肌梗死患者放射性分布多局限在一支冠状动脉血供影响的区域。

7. 心内膜心肌活检

提供病理学依据,又可作分子生物学检测,可作为诊断的金标准。但取材、读片中可遇到一些其他问题,如取材是否合理、恰当,读片中组织伪迹等与中毒性心肌炎或结节病等其他心肌病变不易鉴别,影响诊断的准确率。

六、诊断与鉴别诊断

酷似急性心肌梗死的重症病毒性心肌炎诊断较困难,国际尚无统一标准,亦无特异性指标。但患者临床症状、心电图改变、心肌酶谱升高及心肌节段运动异常又易误诊为急性心肌梗死。

然而,急性心肌炎和急性心肌梗死的治疗和预后截然不同,早期明确诊断至关重要。归纳酷似急性心肌梗死的重症病毒性心肌炎的诊断要点有以下几种。

(1)呼吸道感染、腹泻等病毒感染后 3 周内或急性期出现心脏异常表现。

(2)具有心电图酷似急性心肌梗死样异常改变或同时伴有新出现的心律失常如室性心动过速、房室传导阻滞、窦房传导阻滞或束支传导阻滞,或多源、成对室早。

(3)病程中可出现 CK - MB、cTnI、cTnT 明显增高。超声心动图示心脏扩大或室壁运动异常。

急性心肌炎与急性心肌梗死的鉴别诊断至关重要。对于年轻、缺乏冠心病危险因素，血清心肌特异性标志物虽升高但不呈序列、动态变化，心电图 ST 段虽抬高但与冠状动脉供血区域不一致或缺乏心肌梗死后典型演变过程，超声心动图虽有室壁运动异常但不呈节段性分布的患者，应考虑急性心肌炎的诊断。

七、治疗

急性心肌炎的临床表现可与急性心肌梗死相似，但两者的治疗和预后截然不同。对于急性心肌梗死患者，需尽早进行再灌注治疗才能改善预后；而对于急性心肌炎患者，则仅需对症支持治疗，一般预后良好。其主要抢救措施如下：①充分卧床休息，早期严密的血压，心电监护，抗病毒、营养心肌、清除氧自由基和对症支持疗法；②短期应用大剂量的肾上腺皮质激素（如地塞米松 20～30mg/d 或甲基强的松龙冲击治疗 2～3 天后改为强的松口服）抑制免疫反应，减轻免疫损伤和稳定心肌溶酶体膜减轻心肌炎性水肿和坏死，可以帮助患者度过危险期，综合报道尚未见有明显副作用；③治疗中强调使用 ACEI 类药物；④给予黄芪、红参、板蓝根等中药治疗；⑤积极预防控制并发症，对伴有心力衰竭、休克的患者应用多巴胺或多巴酚丁胺等血管活性药物，对严重心律失常患者及时应用抗心律失常药物，控制致命性心律失常；⑥临时起搏器应用，合并二度Ⅱ型和三度房室传导阻滞及时使用临时起搏并辅以其他治疗，可在恢复窦性心律后撤除；⑦主动脉内球囊反搏（intra - aortic balloon pump，IABP），IABP 泵是近年最常使用的循环辅助设备，工作原理是通过主动脉内球囊与心动周期同步地充放气，使冠状动脉血流灌注增加，减少主动脉舒张末期容量及心脏收缩时左心室后负荷，改善心肌供氧，增加心肌收缩力，改善心功能，增加心排血量，改善外周循环，纠正低血压和心源性休克，有利于稳定血流动力学状态；有研究显示，在包括急性重症心肌炎在内的危重心脏病并发心源性休克及低心排的患者中适时应用 IABP 可以起到积极的作用，能改善预后；⑧体外膜肺氧合（extracorporeal membrane oxygenation，ECMO）治疗，急性暴发性心肌炎起病急，病情凶险，进展迅速，可表现为泵衰竭、心源性休克、严重心律失常，甚至导致心搏骤停。不及时治疗可在数天或数周内死亡，ECMO 降低暴发性心肌炎的急性期病死率，尤其适用于合并心搏骤停的患者，宜早期使用。

八、预后

酷似急性心肌梗死的重症病毒性心肌炎少数呈暴发过程，因心源性休克或充血性心力衰竭于数小时或者数天内死亡，个别病例因严重心律失常猝死。如早期正确诊断，及时给予治疗大多数患者预后较好，经过数周、数月症状消失，心电图及超声心动图检查恢复正常。部分患者迁延数年后逐渐痊愈。

（刘晓唤）

第二节　病毒性肝炎合并病毒性心肌炎

病毒性肝炎是一种常见病、多发病，由多种肝炎病毒引起的以肝脏损害为主的传染病，临床以疲乏、食欲减退、肝肿大、肝功能异常为主要表现，而且还可出现全身各系统不同程度的损害，主要表现为内分泌紊乱，肾脏、心脏和血液系统的病变。由于肝炎病毒感染后以肝脏病变为主要表现，肝炎病毒所致的心肌炎则不易被认识。因此，病毒性肝炎合并 VMC 临床报道较少。

一、病因

各型肝炎病毒均可侵犯心脏，从而合并 VMC，目前已发现的肝炎病毒包括甲型、乙型、丙型、丁型、戊型、庚型。其中，戊型肝炎临床症状较甲、乙型急性肝炎为重，如黄疸较深，住院时间较长，但心电图的改变并不比甲肝患者重。

二、发病机制

其发生原因与下列因素有关。

(1)病毒本身对心脏的侵袭。

(2)免疫复合物引起心肌损害。

(3)胆红素血症(主要是胆盐）对心脏的影响。

(4)慢性肝炎对自身免疫的致病作用。

(5)重症型肝炎时毒性产物及电解质紊乱对心脏的不良影响。

三、病理改变

病毒性肝炎合并 VMC 的病理改变与其他病毒引起的 VMC 病理改变大致相同，基本病理改变为心肌间质的炎细胞浸润和心肌细胞的变性坏死及晚期出现纤维化改变等，详见本书第三章。

四、临床表现

患者多因乏力、心悸不适而就诊。出现疲倦乏力、头晕、头痛、心悸、胸闷，严重者甚至出现晕厥。查体可见呼吸急促，面色苍白，口唇轻度发绀，颈静脉怒张，两肺呼吸音粗，肺底细湿啰音。心浊音界一般不扩大，心律不齐极为常见，具有多样性、多变性、易变性的特点，多为房性或室性早搏。此外，房室传导阻滞、房颤等也可出现。第一心音减弱，心前区闻及病理性第三心音。肝大，肋下可触及，质软，无压痛，肝颈静脉反流征阳性。

五、辅助检查

病毒性肝炎合并 VMC 时，肝功异常，各型肝炎血清标志物阳性。急性病毒性肝炎心肌酶变化国内报道很少，有研究显示，心肌酶的异常与年龄、转氨酶、胆红素无明显关系。病毒性肝炎合并 VMC 的心电图、超声心动图、X 线片等各项检查与其他病毒引起的 VMC 的检查结果大致相同，可参照本书第八章。

六、诊断

关于病毒性肝炎合并 VMC 的诊断标准，目前尚未见报道。有学者认为除依据“病毒性心肌炎临床诊断指标”外，还应考虑以下条件。

(1)凡有明确的肝炎病毒感染，合并以下心电图改变：①肢导Ⅱ，Ⅲ，aVF 和胸导有两个以上导联的 ST－T 段改变；②Q－T 间期延长；③窦性心动过缓或者不明原因的窦性心动过速；④窦性心律不齐或室性早搏或房性早搏；⑤束支传导阻滞或房内或室内传导阻滞。

(2)临床表现：凡血清病毒鉴定阳性者：①有类感冒表现，合并胸闷、心悸，活动后加重；②心尖区第一心音低，且心尖区可闻及无原因可解释的 2/6 级以上收缩期吹风样杂音；③原因不明的心衰或心律失常。

(3)凡血清病毒鉴定阳性者：①伴有临床肝炎症状、体乏、纳差以及中毒症状的肌肉酸痛；②肝功异常，各型肝炎血清标志物阳性者。具有以上两项再加之(1)，(2) 点中的任何一项，一般认为病毒性肝炎合并 VMC 的诊断即可确立。

七、治疗

经综合治疗患者迅速康复。休息、吸氧，早期应用激素抑制炎症，减轻水肿。黄芪营养心肌，调节免疫。同时给予强心、利尿、抗病毒、调节免疫治疗。如出现心律失常给予抗心律失常治疗，具体见本书第十一章。

八、预后

病毒性肝炎合并 VMC 经过综合治疗大多数预后良好。李志勇等通过对病毒性肝炎合并 VMC 临床分析可以看出：临床好转治愈率 82.35％，异常的心肌酶谱、心电图、心脏症状在肝炎恢复后也逐渐恢复正常；死亡率 17.65％，主要死于肝性脑病，仅 5.88％重症肝炎合并心肌炎因心脏停搏死亡，提示肝病严重或心肌损害严重者都可能发生死亡，应予警惕。

（韩振华）

第三节　中晚期妊娠合并急性病毒性心肌炎

中晚期妊娠合并急性 VMC 患者，如不积极有效地监护治疗，将会发生严重的心力衰竭和心律失常，必将被终止妊娠。因此，必须对此型心肌炎提高重视，给予积极有效的治疗，最终使这些患者可以安全地继续妊娠。

一、病因

妊娠中晚期孕妇总循环血量逐渐增加，32～34 周达高峰，比未妊娠时增加 20％～30％。尤其是在妊娠晚期，血流动力学改变最大，每搏量加大，心率增快，心脏负担加重，同时由于子宫增大，膈肌上升，心脏向左上移位，右心室压力增大，大血管屈曲，这些改变也机械性增加了心脏负担。此外，由于孕妇处于免疫相对抑制状态，妊娠期更易并发病毒感染，罹患心肌炎。孕前曾患心肌炎，孕期病情可能会突然恶化，孕期心肌炎患者更易发生心律不齐、心力衰竭或心源性休克和猝死。

二、临床表现与诊断

临床研究发现，在病毒性心肌炎患者中，常有自然杀伤细胞活动降低，淋巴细胞转化率及E-玫瑰花环形成率降低等免疫功能低下的表现，且免疫能往往决定病情的转归及预后。

孕妇在上呼吸道感染、腹泻等病毒感染后1～3周内或急性期中出现典型心肌炎的症状、体征，结合有关的辅助检查，心肌炎较易确诊。但轻度心肌炎者临床表现少，体征不明显，常易与妊娠期生理性变化相混淆，导致孕期心肌炎漏诊。同时心肌炎有时会误诊为围产期心肌病，应注意两者的鉴别。

三、治疗

在治疗方面，给予休息、限盐、吸氧等一般治疗。给予改善心肌细胞营养及代谢药物（ATP、细胞色素c、辅酶A、维生素C、FDP），适当利用利尿与小剂量洋地黄等纠正心力衰竭，一般不用抗心律失常药物，2周为一疗程。亦有报道在上述治疗的基础上择用中药如黄芪、丹参等疗效甚佳。

四、预后

大多数急性心肌炎患者经过适当治疗后可痊愈，不留下任何症状和体征，部分患者由于急性期后炎症持续，转为慢性心肌炎。还有部分患者患心肌炎经过数周或数月后病情趋于稳定，临床已无明显症状，但遗留较稳定的心电图异常，大致为急性期后心肌瘢痕形成，成为心肌炎后遗症。

（牛晓婷）

第四节　手足口病合并病毒性心肌炎

手足口病（hand foot and mouth disease，HFMD）是由多种肠道病毒引起的常见传染病，于2008年5月2日被纳入丙类传染病管理。

一、病因

引起HFMD的主要为小RNA病毒科、肠道病毒属的柯萨奇病毒（coxasckie virus）A组16、4、5、7、9、10型，B组2、5、13型；埃可病毒（echo viruses）和肠道病毒71型（EV71），其中以EV71、CoxA16型最为常见。小儿易感，但多不发生病毒性心肌炎（viral myocarditis，VM），当机体抵抗力降低时，病毒繁殖增速可促使发病。

二、发病机制

VM的发病机制目前尚不完全清楚，目前提出VM的发病机制涉及到被感染的心肌细胞直接损害和病毒触发人体自身免疫反应而引起心肌损害。

三、临床表现

1. 一般表现

除有 HFMD 临床表现以外，轻者可无自觉症状，仅表现为精神不振、多汗、苍白无力等；年长儿自诉心悸、胸闷、胸痛等症状，多数患者伴心动过速、心音低钝及奔马律。

2. 重症病例表现

可出现水肿、发绀、呼吸困难、肺部出现湿啰音，肝脾大，可突然发生心源性休克，血压下降。

四、辅助检查

1. 一般检查

血常规显示白细胞总数正常或增高，C 反应蛋白轻度增高，血沉略增快，血糖正常或降低。

2. 心电图

缺乏特异性，需动态观察。可出现不同类型的心电图异常表现，表现为 T 波降低和 ST－T 段异常及各种心律失常。

3. 超声心动图检查

缺乏特异性，部分病例可见心室扩大，心室壁运动减弱，心功能下降等。

4. 胸部 X 线片

部分可有心影增大，少数重症病例有少量胸腔积液。

5. 心肌损害血生化指标

VM 时早期多种酶可增高：如肌酸激酶(CK)、乳酸脱氢酶(LDH)、谷草转氨酶(AST)等，但除心肌以外其他组织，如骨骼肌、肝脏等病变时也可有引起上述酶的增高，故缺乏特异性。肌酸激酶同工酶(CK－MB)有特异性，对早期诊断有提示意义；心肌肌钙蛋白(cTnT/I)的变化对诊断心肌炎的特异性更强。

6. 实验室检查

(1)病原学检查：咽试子或咽喉洗液、粪便或肛试子、脑脊液或疱疹液以及心肌活检等标本中分离到 CoxA16、EV71 等肠道病毒。

(2)血清学检查：血清中特异性 IgM 抗体阳性，或急性期与恢复期血清 IgG 抗体有 4 倍以上的升高。

(3)核酸检验：患者咽试子或咽喉洗液、粪便或肛试子、脑脊液或疱疹液以及心肌活检等标本中检测到病原核酸。

五、诊断与鉴别诊断

(一)诊断标准

人群普遍易感，多见于 5 岁以下幼儿；处于流行季节，4～9 月份；口腔、手足等部位的特异性皮损，可伴有发热、纳差、流涎等前驱症状；心功能不全表现；心脏扩大表现；心电图异常改变；CK－MB 增高或 cTnI 阳性。确诊应具备病原学确诊依据 。

(二)鉴别诊断

应与疱疹性咽峡炎、水痘引起的心肌损害鉴别，并除外风湿性心肌炎、中毒性心肌炎等。

六、治疗

HFMD 为自限性疾病，多数可自愈，若并发 VM 则需积极治疗。

1. 一般治疗

接触者注意消毒隔离，避免交叉感染。休息(急性期卧床休息，减轻心脏负荷)，口腔护理(1％碳酸氢钠、西瓜霜喷剂)，皮肤护理(阿昔洛韦软膏)，促口腔黏膜修复(西咪替丁 10～15mg/kg 加入少量生理盐水雾化吸入，2 次/天；维生素 B_2 口服)，抗病毒(病毒唑，可同时辅以中药治疗)。

2. 抗病毒治疗

病毒唑：10～15mg/kg 静脉滴注，1 次/天。炎琥宁：8mg/kg，1 次/天，或清开灵。大剂量丙种球蛋白：通过调节免疫作用减轻心肌细胞损害，多用于重症病例，剂量 2g/kg，静脉滴注 2～3 天。干扰素：也具有抗病毒调节免疫作用，但价格昂贵，非常规用药，剂量 600 万 U/天，肌内注射。皮质激素：多用于重症病例，可选用地塞米松或氢化可的松。

3. 营养心肌和抗氧自由基

大剂量维生素 C：100～200mg/kg 加入少量葡萄糖中静脉滴注，1 次/天，疗程 3～4 周，病情好转后改口服。1,6－二磷酸果糖 100～250mg/(kg · d)，静脉滴注，轻症可用口服。辅酶 Q_{10}：5～10mg/d，1 次/d，肌内注射，疗程 2 周，以后改口服。辅酶 A、ATP、细胞色素 c 可联合静脉滴注，1～2 次/天，疗程 2～3 周。维生素 E：肌内注射 5～10mg/次，1 次/天，病情好转后口服 10～100mg，2～3 次/天。维生素 B 口服。同时可加用丹参、黄芪、生脉饮等中药治疗。

4. 其他治疗

控制心力衰竭及心律失常，积极抢救心源性休克。

七、预后

本病为自限性疾病，多数预后良好，半数经数周或数月后痊愈，少数重症病例可在数小时或数日内死于心力衰竭或心源性休克，个别死于严重心律失常引起猝死；少数患儿可能有一定程度的心功能减退或心电图异常等，经久不愈，形成慢性心肌炎，出现顽固性心衰。

（毛艳阳）

第五节　系统性红斑狼疮合并急性心肌炎

系统性红斑狼疮(SLE)是一种累及多系统和器官的全身性结缔组织炎症性疾病，心脏也是其重要的靶器官。SLE 可累及心脏各部分，包括心包、心肌、瓣膜、传导系统、肺动脉和冠状动脉。SLE 心肌炎多数呈隐匿型,但如果未及时诊治,亦可进展,甚至并发心力衰竭,成为SLE 患者的主要死亡原因之一。

一、病因和发病机制

SLE 心肌炎多见于病情活动时,且多伴有其他重要器官的损害。SLE 心肌炎的发病机制可能和免疫介导相关。有报道 SLE 合并心肌炎与抗心磷脂抗体、抗 SSA 抗体有关。

二、临床表现与诊断

儿童 SLE 患者合并心肌炎,症状多数较为隐匿。起病较缓,呼吸困难、端坐呼吸等症状不多,但可有气短、胸痛、活动耐力下降等表现,但多伴有其他重要脏器受累而容易被忽视 。

狼疮性心肌炎定义:系统性红斑狼疮本身造成的心肌炎,超声心动图(UCG) 提示有心肌功能损害的征象:包括室壁/室间隔运动异常,左心室功能不良,左心室射血分数 (LVEF) <50%。除外其他病因如感染性心肌炎、先天性心脏病、瓣膜性心脏病、高血压性心脏病等造成的心肌损害。

三、辅助检查

可有血沉增快,补体降低,抗核抗体高滴度,并可能有白细胞减少、贫血和血小板减低、蛋白尿等。CK 对 SLE 心肌炎的诊断并不敏感。心电图是诊断心肌炎的较敏感指标,表现为ST -T 改变、Q - T 间期延长,窦性心动过缓等。胸部 X 线片可有心影增大,部分有间质性肺水肿。

多普勒超声心动图检查作为一项无创的检查手段,可早期发现 SLE 患者的心脏损害,尤其对于发现心肌病变,评估患者的心脏功能,应作为 SLE 患者的一项常规检查手段。

四、治疗

针对 SLE 心肌炎的治疗,应用大剂量激素,免疫抑制剂和 IVIG 治疗的病例均有报道,但缺乏大样本的临床随机对照研究。相关成人的报道显示,免疫抑制剂的使用(静脉应用环磷酰胺)可显著改善急性心肌炎患者的左心功能。因此,最佳的治疗方案还需进一步大样本的随机对照研究来证实。

五、预后

SLE 合并急性心肌炎如及时诊治,多数预后良好,短期心功能有改善,随访无心肌炎的复发。

(张　岩)

第六节　急性重症病毒性心肌炎合并多器官功能衰竭

VMC 是心内科常见病之一,患者临床表现轻重差异显著。急性重症病毒性心肌炎因炎症涉及范围广或损害心脏的要害部位,其临床类型有心律失常型、心力衰竭型、猝死型、泵衰竭型等,病情凶险,若诊治不及时,死亡率较高。临床上偶有报道急性重症病毒性心肌炎合并多器官功能衰竭,24 小时内累及多个系统(循环、呼吸、肾、肝、脑、胃肠、免疫系统等)出现功能衰竭,病情极其危重。

如果能够度过急性期,恢复相对较好。在传统治疗中,药物治疗有限,而重症心肌炎发展到心源性休克阶段即使药物联合呼吸机、IABP 等治疗,病死率仍高达 70%以上。

急性重症心肌炎是一种心肌病变严重,进展迅速的临床急危重症,易造成心、脑、肺、肾、肝等多脏器功能损害,发展为多器官功能障碍综合征(MODS)及多器官功能衰竭(MOF),两者是一组独立的综合征,是在动态变化过程中的两个阶段,其差别仅在于损害程度不同而已。

本病的治疗原则应严密监测和及早采取多脏器功能支持和人工脏器来纠正病理生理改变,以帮助患者度过器官功能衰竭期,同时注意抗感染和全身营养的支持。

急性重症心肌炎易合并多器官功能衰竭,因此对各器官的支持治疗十分重要。目前常用的治疗包括无创正压通气,具有方便、安全、无创、经济有效等特点,在抢救急性重症心肌炎合并心源性休克、急性呼吸衰竭且神志清楚的患者时具有明显优势。IABP 常用于各种病因引起的心源性休克。此外,目前新开展的体外循环生命支持系统(ECLS)技术主要有以下几种。

1. 体外氧合疗法

体外氧合疗法(extractor porealmembrane oxygenation,ECMO)起源于 CPB,最初是将血液从患者体内引到体外循环,经过膜式氧合器进行氧合,排除二氧化碳,然后再用泵将氧合的血液灌入体内,可进行较长期的心肺支持,其间心脏和肺得到充分休息,使全身氧供和血流动力学处于相对稳定状态。ECMO 是由离心泵、恒温箱和氧合器组成,是 CPB 技术范围的扩展和延伸,对心肺功能有效的支持基于高血流量和氧合器。

ECMO 的主要优点:①可维持较长时间(几周)支持心肺功能,为心肺功能恢复和后续治疗赢得时间;②有效的改善低氧血症,排除二氧化碳,即使在肺小动静脉分流和气道梗阻时也能满足机体组织细胞的氧需要;③ECMO 治疗期间可进行右心辅助、左心辅助或全心辅助,并可调节静脉回流降低心脏前负荷;④避免长期高浓度氧吸入所致氧中毒;⑤可以防止机械通气导致气道损伤。

2. 连续肾脏替代治疗

连续肾脏替代治疗(continuous renal replacement therapy,CRRT)主要用于急性肾衰竭。CRRT 防治 MODS 的主要机制在于以下方面。

(1)有效地清除血液中炎症介质和内毒素。

(2)通过清除间质水肿改善微循环增强实质细胞摄氧力,从而改善组织氧利用,降低 MODS 的死亡率。

(3)持续稳定的调控氮质血症和水电酸碱失衡。

(4)为营养和代谢支持治疗创造条件。

3. 经皮心肺辅助循环系统

经皮心肺辅助循环系统(percutaneous cardiopulmonary support system,PCPS)源于体外循环技术,能对急性心肺衰竭患者进行有效的循环呼吸支持。PCPS 是近年来开展的一种有效的床旁辅助循环支持系统,对重症心肌炎的治疗已取得越来越多医生的关注。PCPS 在重症心肌炎等心肺衰竭患者的抢救作用已得到临床医师的日益重视认可，是疗效肯定、有前景的重症急救治疗方法，但在国内还处于初级发展阶段。

急性重症心肌炎合并多脏器功能损害患者应在ICU内综合救治，联合应用无创正压通气、床边连续性血液滤过及IABP等可以作为急性重症心肌炎合并多脏器功能损害的一个重要治疗手段。

本病发病急，进展快，预后较差，死亡率高，从30%～100%不等，平均70%。死亡率随衰竭器官的数量增加而提升，单个器官衰竭的死亡率为15%～30%，2个器官衰竭为45%～55%，3个器官衰竭为＞80%，4个以上器官衰竭很少存活，而伴有呼吸衰竭和肾衰竭对死亡率的影响最大。如果不能得到及时有效的治疗，常在数小时至2～4天内死亡。而如果能及早诊断并予以积极有效的治疗，在各器官都得到很好的支持之后，心肌的炎症得到充分的时间恢复，一旦渡过危险期，其长期预后良好。

（郭　瑄）

参考文献

[1] 刘丽，杜一平，何江，等．酷似急性心肌梗死的重症病毒性心肌炎102例诊治回顾[J]．泸州医学院学报，2005，28(1)：45.

[2] 郭继鸿，许原，王立群，等．酷似心肌梗死的暴发性心肌炎[J]．心电学杂志，2002，21(3)：133.

[3] M Kelm，S Sch(a)fer，M Hennersdorf，et al. Herzinsuffizienz bei primär nicht - kardialen Erkrankungen[J]. Der In ternist，2000，17：265 - 268.

[4] Robert E，McCarthy，John P B，et al. Long - term out come off ulminant myocarditisas compared with acute (nonfulminant) myocarditis [J]. N EnglJ Med，2000，15：231.

[5] 诸葛欣，杜玉花．病毒性心肌炎心电图似心肌梗死样演变1例[J]．中国心血管病研究杂志，2004，2(8)：674.

[6] 芮涛，王雪娣，曹勤，等．小儿急性心肌梗死样重症心肌炎临床分析[J]．小儿急救医学，2005，12(2)：129.

[7] 刘震宇，张抒扬．类似急性心肌梗死的急性心肌炎一例[J]．中华医学杂志，2005，85(49)：3528.

[8] 李玲玲，杨秀娣．急性重症心肌炎心电图酷似心肌梗死3例[J]．临床心电学杂志，2006，15(6)：440.

[9] 沈雅庭．心电图酷似“心肌梗死”样急性心肌炎1例报告[J]．中国医药，2006，1(3)：192.

[10] 刘坤，廖玉华，王朝晖．肝炎病毒性心肌炎临床和免疫学特征的观察[J]．心血管康复医学杂志，2003，12(6)：483.

[11] 叶高扬．急性病毒性肝炎合并病毒性心肌炎临床分析[J]．中西医结合肝病杂志，1999，9：40.

[12] 李志勇，赵家英，王世伟，等．病毒性肝炎合并病毒性心肌炎17例临床分析[J]．重庆医学，2001，30(6)：550.

[13] 陆海英,田庚善．戊型病毒性肝炎心电图和心肌酶的变化及与甲、乙型急性病毒性肝炎的异同[J]. 北京医科大学学报,1999,31(4):354.

[14] 于金珍,马士新,魏盟．戊型病毒性肝炎致重症心肌炎 1 例[J]. 中国实用内科杂志,2003,23(12):734.

[15] 徐建国,周志强,李伟彦,等．急性重症病毒性心肌炎合并 6 脏器功能衰竭救治成功的探讨[J]. 临床麻醉学杂志,2004,20(3):131.

[16] 庄建新,韩秀珍,马沛然,等．暴发性心肌炎并多脏器功能衰竭抢救成功 1 例[J]. 实用儿科临床杂志,2003,18(4):269.

[17] 尹桂芝,张大东,胡伟,等．主动脉内球囊反搏成功救治酷似急性广泛前壁心肌梗死的重症心肌炎一例报道[J]. 上海交通大学学报(医学版),2010,30(1):116 - 117.

[18] 刘长智,左六二,陈德珠,等．体外膜肺氧合治疗急性爆发性心肌炎的临床观察[J]. 中国体外循环杂志,2015,13(3):167 - 170.

[19] 何英．手足口病合并病毒性心肌炎的诊治[J]. 实用医技杂志,2008,15(27):3807 -3808.

[20] 仇佳晶,宋红梅,魏珉．红斑狼疮合并急性心肌炎 4 例临床分析[J]. 临床儿科杂志,2009,27(2):138 - 141.

[21] 洪军,孙仁华,屈百鸣,等．经皮心肺辅助循环治疗重症心肌炎合并心源性休克七例[J]. 中华危重症医学杂志,2013,6(1):35 - 37.

[22] 王质刚．体外氧合疗法和连续性肾脏替代治疗组合在多脏器衰竭和脓毒症中应用[J]. 中国血液净化,2012,11(12):639 - 645.

[23] 蔡晓敏,彭永平,龚德华,等．暴发性心肌炎合并多器官功能衰竭的救治[J]. 医学研究生学报,2014,27(9):965 - 967.

第十五章

小儿病毒性心肌炎

第一节　小儿循环系统解剖生理特点

一、小儿心脏血管解剖特点

1. 心脏重量

小儿心脏相对比成人的重。新生儿心脏重量为20～25g，占体重的0.8%，而成人只占0.5%。1～2岁达60g，相当于新生儿的2倍，5岁时为4倍，9岁时则为6倍，青春后期增至12～14倍，达到成人水平。除青春早期外，各年龄男孩的心脏均比女孩重。

2. 房室增长速度

生后第1年心房增长速度比心室快，第2年二者增长速度相接近，10岁之后心室生长超过心房。左、右心室增长也不平衡。胎儿期右心室负荷大，左心室负荷小而右心占优势。新生儿期左、右心室壁厚度为1∶1，约为5mm。随着年龄的增长，体循环的量日趋扩大，左心室负荷明显增加，左心室壁厚度较右侧增长为快。6岁时，左心室壁厚达10mm，右心室则为6mm，即1.6∶1(成人2.6∶1)。15岁时左心室壁厚度增长到初生时2.5倍，但右心室仅增长原来厚度的1/3。

3. 心腔容积

自出生至成人4个心腔容积发展的速度是不均衡的。如初生时心腔容积为20～22mL；7岁时为初生时的5倍，为100～120mL；青春期为140mL，18～20岁达240～250mL为初生时的12倍。

4. 心脏位置与形态

小儿心脏的位置年龄增长而发生变化。2岁以下幼儿心脏多呈横位，2岁以后随着少儿的起立行走、肺及胸部的发育和横膈的下降等，心脏由横位逐渐转为斜位。小儿心脏的形状，婴幼儿期为球形、圆锥形或椭圆形；6岁后跟成人心脏的形状相接近，为长椭圆形。

5. 血管特点

小儿的动脉比成人相对粗，如新生儿的动、静脉内径之比为1∶1，而成人为1∶2；冠状动脉也相对比成人粗，心肌供血充分。大血管方面，10～12岁前肺动脉比主动脉粗，之后则相反。婴儿期肺、肾、肠及皮肤的微血管口径较成人粗大，故对以上器官的血液供给比成人佳。

二、小儿心脏生理特点

1. 心率

年龄愈小，心率愈快。心率较快的原因是小儿新陈代谢旺盛，身体组织需要更多的血液供给，但心脏每次搏出量有限，只有增加搏动次数来补偿不足。另外，婴幼儿迷走神经未发育完善，中枢紧张度较低，对心脏收缩频率和强度的抑制作用较弱，而交感神经占优势，故易有心率加速。少儿心率的正常值（表 15－1）随年龄而异，而且次数不稳定，因此，应在小儿安静时测定心率才为准确。一般体温每增高 1℃，心率每分钟增加约 15 次。睡眠时心率每分钟可减少 20 次左右。

表 15－1　各年龄小儿脉搏次数

年龄	脉搏（次/分）
新生儿	120～140
1 岁以下	110～130
2～3 岁	100～120
4～7 岁	80～100
8～14 岁	70～90

2. 动脉血压

其高低主要取决于心搏出量和外周血管阻力。小儿年龄愈小，动脉压力愈低。新生儿血压较低，不易测定，采用触诊法或皮肤转红法也只测到收缩压的近似值。新生儿收缩压在53～71mmHg(7.05～9.44kPa)，平均为 65mmHg(8.65kPa)。不同年龄的血压不同(表 15－2)，为便于推算，小儿上肢血压正常值可按下列公式计算：

表 15－2　正常小儿的血压平均数

年龄	平均血压（收缩压/舒张压 mmHg）
足月新生儿	65/40
1 岁	85/50
4 岁	90/50
6 岁	94/60
8 岁	95/62
10 岁	100/65
12 岁	108/67
14 岁	112/70
16 岁	118/75

附：1mmHg＝0.133kPa，1kPa＝7.5mmHg

1 岁以上：收缩压＝80＋（2×年龄）mmHg，相当于 104＋（0.26×年龄）kPa，舒张压为收缩压的 2/3。高于此标准 20mmHg（2.6kPa）以上考虑为高血压，低于此标准 20mmHg（2.6kPa）以上可考虑为低血压。正常下肢比上肢血压高 20～40mmHg(2.6～5.2kPa)。脉压为收缩与舒张压之差，正常为 30～40mmHg(4.0～5.2kPa)。

小儿血压受诸多外界因素的影响，如哭叫、体位变动、情绪紧张皆可使血压暂时升高，故应在绝对安静时测量血压。

3. 静脉压

其高低与心搏出量，血管功能及循环血容量有关。上、下腔静脉血返回右心室受阻也影响静脉压。

静脉压一般 3～5 岁时为 40～50mmHg（0.39～0.49kPa），5～10 岁为 50～60mmHg（0.49～0.58kPa）。正常小儿坐位或立位时看不到饱满的颈静脉，在右心衰竭、心包积液、缩窄性心包炎时，或小儿哭叫、体力活动、变换体位时，可以看到颈静脉饱满的体征，即提示有病理性的或暂时性的静脉压升高。

4. 循环时间

小儿常用的循环时间测定方法为 5%荧光素静脉注射法。正常婴儿循环时间平均为 7 秒；儿童为 11 秒。在充血性心力衰竭则时间延长，先天性心脏病中有右向左分流臂至唇的循环时间则缩短。

（吴皓宇）

第二节　小儿心肌炎的辅助检查

一、心电图

心电图（electrocardiogram，ECG）对诊断各种心脏病有一定价值，故作为诊断心脏病辅助方法之一，在心肌炎诊断中具有重要的意义。由于各年龄组小少心血管系统生理解剖特点不同，不同年龄阶段的小儿心电图也具有其年龄特点，而不能用成人各项标准来衡量小儿心电图是否正常或异常。在判断心肌炎患儿心电图是否正常时，有必要了解不同年龄阶段的正常儿童心电图表现。

1. 正常心电图各波形与水平段组成与临床意义

(1)P 波：代表心房激动过程，前半部为右房组成，后半部为左房组成。其形态、方向、大小之异常表示心房兴奋和传导发生障碍（如 P 波变宽和分裂表示心房传导发生障碍，而 P 波增高表示心房兴奋发生障碍）。

(2)P－R 间期：代表心房激动及通过房室结刚要引起心室激动所需时间。它的缩短或延长表示房室传导障碍（如延长最常见为风湿性心肌炎、冠状动脉硬化性心脏病、白喉及其他急性传染病、毛地黄及奎尼丁中毒和甲状腺功能不全等，此外神经因素及迷走神经张力增高亦会延长）。

(3)QRS 综合波包括三个波，Q 波是第一个向下波，很多正常心电图中没有 Q 波，Q 波的振幅及时限超过正常范围，是心肌病变的重要表现，主要为心肌梗死。R 波是第一个向上的波，R波的时间延长及幅度增加为心肌肥厚的表现。S波是R波后第一个向下的波，S波加深，只有在ST段位置改变，Q波加深以及其他心电图变化同时存在方有病理意义。QRS综合波幅度普遍降低，在标准导联0.5mV以下称为低电压（见于冠状动脉硬化性心脏病、心力衰竭、甲状腺功能过低、心包积液、水肿、肺气肿等）。QRS综合波时限延长多半由心肌肥大引起，如同时有切迹，畸形为心肌病变或心室内束支传导障碍所致。

(4)ST段：心室完全除极化后，心室全部激动后电位呈平衡。从T点至T波开始的一段称为ST段。正常ST段接近等电线或仅有轻度上、下偏移。如有显著的偏移可为病理砚象（同时T波也有改变），常见于心包炎、心肌缺血、心肌梗死、心肌肥大、劳损及毛地黄作用等。

(5)T波：表示心室复极过程。T波异常（低平、倒置）与某一心室疾患有关（左室疾患表现在Ⅰ、Ⅱ导联与V_5导联，右室表现一标准Ⅱ、ⅢI导联与V_1导联），常见于严重急性传染病影响心肌疾患、风湿热、黏液性水肿、肾炎、尿毒症、心肌缺血、心肌梗死、急性心包炎、心包积液、缩窄性心包炎、肺气肿以及毛地黄等都会引起T波改变，此外神经因素，如交神经张力增强使T波增大、迷走神经张力增强均使T波变低。

(6)Q－T间期：代表心室收缩时期。因年龄、性别及心率而不同。成人较儿童长，女性较男性长；心率快，Q－T间期短；心率慢，Q－T固期长。Q－T间期延长于血钙低时，各种心脏疾病以及心力衰竭也会延长。减短见于于使用毛地黄时。

(7)u波：T波后0.02～0.04秒出现较宽而低的波，其形成机制，至今尚未明。血钾过低可使u波显著增高，奎尼丁、毛地黄、肾上腺素也可使u波增高。高血压与冠状动脉粥样硬化性心脏病可使u波倒置。

2. 各年龄段小儿正常心电图表现

(1)新生儿。

1)新生儿的P波高，它和R波在Ⅰ、Ⅱ导联之比为1:3。

2)在标准导联有较深的Q波，1/3新生儿Q波深度超过R波的1/4，在胸导联Q波不明显。

3)R波在Ⅰ导联较低，而在Ⅲ导联高，胸导联V_1、V_5均较高。S波在Ⅰ导联明显，而在Ⅲ导联较低，V_1导联S波小，V_5较深。

4)新生儿正常心电图ORS综合波可以有切迹，并同时可出现在两个导联中。

5)T波在标准导联小，常低平、双向、有时倒置，不仅仅在Ⅰ、Ⅱ导联，在Ⅲ导联也能遇到。

6)P－R间期与QRS综合波时限较以后年龄组小儿短。

7)新生儿ST段绝大多数位于等电位线以上。

8)新生儿生后第一天有明显心动过缓，以后心律加速。

9)新生儿心电图的电轴均为右偏型。

(2)年幼儿。

1)年幼儿同新生儿相似，P波较大，但年幼儿R波比新生儿显著增高，所以Ⅰ、Ⅱ导联中P∶R为1∶6。

2)年幼儿在Ⅰ导联可有较明显Q波，而新生儿见不到。在Ⅲ导联，与心电轴无关，均能见到较深的Q波，其深度显著超过R波高1/4。深的Q波可同时出现在两个导联中，Q波在V_5导联亦较明显。

3)年幼儿与新生儿相比,R 波在Ⅰ导联增大,而 S 波显著减小,在胸部导联 V_1、V_5 中 R∶S 与新生儿比较变化不大;仅在 V_5 导联 R 波稍增大和 S 波减小。

4)QRS 综合波常有切迹,部分年幼儿 QRS 综合波呈畸形,同时出现在两个导联中。年幼儿 QRS 综合波变异比新生儿常见。在 V_5 导联中亦常见到 QRS 综合波切迹。

5)年幼儿 T 波在标准导联较新生儿高大。

6)P-R 间期与 QRS 综合波时限较新生儿稍长。

7)ST 段在标准导联常向上偏移,但不超过 1mV。在胸导联 V_1 的 ST 段常显著向下或向上偏移,多数呈弧形。在 V5 中位于等电位线上。

8)年幼儿脉簿平均为 120 次/分。

9)年幼儿正常心电轴大多右偏,左偏很少见。

(3)学龄前期。

1)P 波较年幼儿与新生儿小。在Ⅰ、Ⅱ中,P 波与 R 波大小比为 1∶8、1∶10。

2)Q 波在标准导联与 V_5 导联中比年幼儿少见,出现时也较浅。

3)在标准导联 R 与 S 之比稍不同于成年人。心律不齐更为多见。

4)在学龄前期,QRS 波切迹较多见。

5)学龄前期 T 波重要特点是比年幼儿高大,主要表现在Ⅰ与Ⅲ导联中。在 V_1 导联中 T 波呈双向(年幼儿倒置),V_5 导联中 T 波高大。

6)P-R 间期与 QRS 综合波时限,学龄前期较年幼儿延长。

7)ST 段在 V_1 导联中常呈弧形,或向上、向下偏移。

8)学龄前期脉搏平均为 92 次/分,窦性心律不齐较年幼儿多见。

9)学龄前期正常心电轴与电轴右偏数相等。

(4)学龄期。

1)P 波不高,P∶R 在标准Ⅰ、Ⅱ导联中大小比为 1∶8、1∶10。

2)Q 波很少遇到,且显著比学龄前期浅。但在个别小儿中可出现深的 Q 波,在Ⅲ导联中深度可超过 R 波的 1/4。

3)R∶S 在标准导联与胸部导联接近于成人。

4)QRS 综合波常有切迹,多出现在Ⅲ导联中。

5)T 波在标准导联为正的,它的大小与学龄前期没有显著差别。

6)P-R 间期与 QRS 综合波时限较学龄前期长。

7)学龄期小儿脉搏平均为 70 次/分。

8)正常心电轴显著比学龄前斯多。

二、动态心电图

动态心电图(dynamic electrocardiogram,DCG)亦称为 Holter 心电图,是现代临床心电图学的一个重要分支,由美国医学博士 Noman J. Holter 于 1957 年首创,1961 年 Gilson 等开始应用于临床。由于受时间的限制,一次常规 ECG 检查仅能获得 50～100 个心动周期的心电描记资料,而一次 DCG 检测能获得 10 万～14 万个以上的心动周期信息,故对病毒性心肌炎引起的心电图异常,ECG 有其局限性,而 DCG 监测无论在质和量方面的阳性检出率均优于常规 ECG。病毒性心肌炎是小儿时期较常见的疾病,其临床表现轻重程度悬殊,许多患者由于心肌炎症为局灶性而呈亚临床或呈隐匿型，仅有心电图改变而疑似诊断；也有的患者因心肌病变弥散而呈暴发性发作，发生急性心力衰竭、大面积急性心肌坏死、心源性休克或猝死。临床诊断有赖于病毒感病史、临床表现、心肌酶谱、X 线及心电图检查等综合分析。由于小儿病毒性心肌炎的临床表现多种多样，实验室检查和辅助检查又没有特异性，因而给临床诊断带来了一定的困难。心律失常是最常见的临床表现之一，对于临床诊断病毒性心肌炎，常规 ECG 检查和 DCG 监测是必不可少的检查项目。病毒性心肌炎的心电图改变呈多样性、多变性。室性早搏和房性早搏最常见，其次为 ST－T 改变和一度房室传导阻滞。有的患儿可出现多种心律失常且有易变性。DCG 能检出比较复杂的心电图异常。对于一过性或阵发性潜在威胁生命的严重心律失常，如阵发性室上性心动过速、多源性室性早搏伴短阵室性心动、三度房室传导阻滞等，DCG 检出率要显著高于 ECG。

由此可见 DCG 监测在病毒性心肌炎诊断中有不可替代的作用。对于小儿病毒性心肌炎的诊断，24 小时 DCG 监测与常规 ECG 检查相比具有更优越的临床应用价值。

(1)明显提高心律失常的检出率。

(2)可检出一过性或潜在性威胁生命的严重心律失常。

(3)对心律失常可进行定性分析。

(4)可对 24 小时心电图的动态变化进行监测。

三、超声心动图

超声心动图对暴发性心肌炎和急性心肌炎的诊断及预后具有诊断和鉴别诊断意义。20 世纪 80 年代以来，由于高分辨率的二维超声显像及多普勒(Doppler)技术的不断改进和联合应用，使心血管系统的无创伤性显像进入一个新的时期，通过 30 多年的临床实践，超声心动图已成为早期发现和诊断先心病最有价值的方法。

(一)超声心动图技术的优点

与 X 线检查、心血管造影、放射性核素等其他心脏显像技术比较，超声心动图技术有许多优点。

(1)无损伤，无痛苦，无离子辐射或放射性危害。

(2)操作方便，可在床旁进行，且能反复探查。

(3)能动态观察心脏和大血管的解剖结构、心脏功能和血液动力学情况。

(4)小儿胸壁薄。有利于声波穿透，可获得较清晰的图像。

(5)价格低廉。1983 年，彩色多普勒超声心动图应用于临床，可在二维或 M 型超声心动图直观地显示流动着的血流，实时显示血流的方向和相对速度，提供心腔和大血管内血流的时间和空间信息，被誉为“无创伤性心血管造影术”，是心血管疾病的无创伤性诊断的一个里程碑。彩色多普勒显示的方式是采用脉冲多普勒原理，结合彩色编码，将血流速度叠加在二维或 M 型超声显像上。一般以红色显示指向探头的正性频移血流，蓝色显示背离探头的负性频移，速度愈快，色泽越亮，当速度超过所能显示的极限颇率时，即呈频率混叠。在湍流情况下，由于红细胞流速不一，呈现多色镶嵌。我国在 1985 年引进此项技术，目前已广泛地应用于先心病的诊断，而且对心肌炎诊断与鉴别诊断有着重要的意义。

(二)超声心动图在心肌炎中的应用

常规超声心动图检查中,M 型超声心动图的灵敏度及分辨力均比较高,能够清楚地显示心脏各层结构,用于测量心腔及血管的内径,结合同时记录的心电图、心音图或颈动脉搏动图等生理参数可以计算多种心功能指标。二维超声心动图是切面图像,能够实时、直观地显示心脏的结构及其运动的状态。多普勒超声心动图用于测量血流速度,可了解瓣膜功能,根据主动脉血流参数及房室瓣血流参数可了解左心室收缩功能及心室的舒张功能。

1. 心腔扩大

较重的心肌炎可引起心腔扩大。研究报道,112 例经病毒学检查确诊的病毒性心肌炎患儿中,左房扩大的占 24.1%,左室扩大的占 16.1%,右室扩大的占 11.6%。另外据报道,经心内膜心肌活检证实为心肌炎的 41 例中,M 型超声检查左心室舒张末期内径增大的占 50.0%,二维超声心动图检查左心室舒张期容量增加的占 56.0%,右心室舒张末期内径增大的占 18.0%,右心室舒张期容量增加的占 19.5%。

2. 心壁肥厚

临床研究发现,急性心肌炎于起病后数天至数周内出现室壁肥厚,肥厚的部位可以弥漫分布,或在乳头肌,或在室间隔。室壁肥厚的发生率为 15%～19%,一般数周或数月后消失。同时有心室收缩功能减低者,随着室壁肥厚程度的减退,收缩功能也随之改善,室壁肥厚与心肌间质水肿有关。

3. 节段性室壁运动异常

据报道,经心内膜心肌活检证实的心肌炎病例中,64%病例伴局部室壁收缩运动减弱、消失或不协调,收缩运动消失的部位常见于室间隔或心尖部,累及右室壁或发生室壁瘤的少见。在轻度、中度及重度心肌炎中,节段性室壁运动异常的检出率分别为 21%、35%和 69%。轻度心肌炎中多为收缩运动减弱,范围小。相反,重度心肌炎中不仅范围大,并可出现收缩运动消失或不协调。节段性室壁运动异常的程度与临床及心电图表现有关。部分病例可有胸痛及冠状动脉病变的心电图表现,但冠状动脉造影结果正常。M 型超声心动图不同部位检查显示室间隔及左室后壁运动可以发现节段性室壁运动异常。二维超声心动图以及新近开展的多普勒心肌组织成像,彩色室壁运动分析技术对于观察和发现节段性室壁运动异常更加直观和方便。

4. 心室功能异常

152 例病毒性心肌炎患儿中,超声心动图检查发现每搏血指数显著低于正常小儿,若以 1.64 标准差为正常 95%下限,心肌炎患儿低于此值的每搏血指数占 23%,左室射血分数占 19.8%,缩短分数占 18.1%。左心室收缩功能异常的发生率与患者临床症状严重程度有关。在有充血性心力衰竭表现的病例中可达 88%,一般左室收缩射血分数降低的占 69%。由于室壁运动的异常,影响 M 型超声心动图对左室整体功能的评估。心腔扩大和心室收缩功能异常并不完全一致。心腔大小正常或轻微扩大者,左室射血分数却减低。部分急性心肌炎病例有舒张早期快速突然充盈和随后的充盈骤停,可伴双侧心房扩大,呈现与心室收缩功能完全不一致的充血性心力衰竭的临床表现。心导管检查有舒张限制性的血流动力学变化。

四、门控心肌灌注显像

研究发现示踪剂^{99m}Tc－MIBI的摄取依赖于足够的心肌血流灌注。且与心肌细胞膜的完整性密切相关，因小儿冠状动脉病变所致的心肌缺血临床罕见，故^{99m}Tc－MIBI显像能较准确地反映心肌细胞血流减少情况，并可判断心肌病变部位和范围。心肌发生病变时，心肌某局部充血、水肿、组织坏死，病变部位心肌供血减少。心肌摄取同位素能力减低、甚至消失。结果病变区心肌灌注显像呈放射性分布稀疏或减弱。对确诊条件充分的病毒性心肌炎患儿，SPECT可进一步明确心肌受损的部位、范围及程度；对疑似不典型病例可提高其检出率，为进一步确诊提供诊断依据，协助不典型病例确定临床诊断，并指导临床治疗。门控单光子发射型计算机断层摄影(SPECT)能无创动态观察心脏的功能，从多侧面显示各项功能指标及室壁运动。与心脏彩超比较，不仅能判断左右心室的整体功能，而且能分别显示各部位，侧壁、间壁、心尖部等部位的收缩功能。不受代偿影响，因而能发现心肌的局部或轻度心功能改变，有助于发现早期心肌炎及不典型病例。SPECT能直观地显示心脏的病变部位、范围和程度。较准确地反映心脏的血流灌注情况，特异性、敏感性高，安全可靠，可重复检查。

五、血清学标志

心肌肌钙蛋白是近几年来发展起来的反映心肌损伤的血清标志物。它是心肌与横纹肌收缩蛋白的组成部分，只存在于肌细胞的收缩装置上，由结构与功能不相同的3个亚单位(cTnC、cTnT、cTnI)组成蛋白复合物，源于不同基因编码和转译并参与肌肉收缩的Ca^{2+}激活调节过程。其中，cTnC与骨骼肌cTnC相同，临床应用价值不大；cTnT与cTnI在心肌与骨骼肌各具独特的氨基酸排列，并由不同的基因调控，为心脏特异性抗原。目前有研究报道，cTnT在多发性心肌炎患者及正常人骨骼肌中均可检测到，说明cTnT不是100%心肌特异性的，因其在未发育成熟的骨骼肌中有暂时表达，所以当成人骨骼肌慢性损伤时可能重新表达cTnT，而cTnI在胎儿发育期骨骼肌中无表达，迄今只被报道在心肌损伤后增高，因而其心肌特异性已受到众多研究者的关注。而cTnI仅存在于心肌收缩蛋白的细肌丝上，在肌肉收缩和舒张过程中起重要的调节作用，在心肌细胞膜完整的情况下，心肌肌钙蛋白不能透过细胞膜进入血液循环，故健康人外周血检测不到心肌肌钙蛋白，当病毒或其他外部因素直接造成心肌细胞损害或炎症时出现循环障碍，心肌细胞出现变性坏死，此时心肌肌钙蛋白可通过破损的细胞膜弥散入血。在心肌细胞损伤早期，游离于细胞质内的cTnI快速释出，血清cTnI于心肌损伤后46小时升高，其后肌原纤维不断崩解破坏，缓慢释放cTnI，可持续2周左右。表明cTnI较CK、CK－MB对急性心肌炎患儿的心肌损伤诊断更为敏感。这与CK，CK－MB为细胞质内蛋白，于1～2天释放完毕，在心肌损伤3天后多降至正常有关。而cTnI以两种形式存在于心肌细胞内，5%游离于细胞浆内，为可溶性；95%以结构蛋白形式固定于肌原纤维上，为不可溶性。在心肌细胞损伤早期游离于细胞质内的cTnI快速释出，血清cTnI水平于4～6小时升高，其后肌原纤维不断崩解破坏，以固定形式存在的cTnI不断释出，血清水平于18～24小时达高峰，1周后下降CK、CK－MB相对分子质量均cTnI大，在心肌损害后升高时间只维持2～3天，诊断时间窗较短，易致漏诊，假阴性率比较高。cTnI增高在其他组织损伤似乎不可能，由于至今未发现假阳性，因此cTnI增高似具有心脏损伤的高度特异性。cTnI可作为小儿心肌炎早期诊断的指标之一。病程早期血清水平的升高可能为直接的病毒作用,晚期可能与机体免疫功能失衡引起的心肌细胞损伤有关因此急性病毒性心肌炎早期应该给予积极抗病毒治疗,后期治疗主要是调节机体免疫功能。

六、磁共振成像

由于受到应用磁共振显像用于心脏移植后的心肌排异反应的诊断,并获得良好效果的启发,近年来已有应用 MRI 检查有类似心肌炎症的急性心肌炎病例的报道。根据不同部位心肌与骨骼肌信号的对比,心肌炎病例的心肌区信号增强。由于心肌炎病理变化,如心肌坏死、间质水肿、淋巴细胞浸润而导致磁共振成像中信号增强。有研究报道,在经病理证实的心肌炎病例中,MRI 的 T_2 加权图像显示局灶性信号明显增强,而 T_1 加权图像中心肌炎组与无心肌炎组差别无显著性意义。造影剂 Gd-DTPA 和心电门控技术相结合可显著提高 T_1 加权成像效果,提高对心肌炎症诊断的敏感性和可靠性。有研究报道,急性病毒性心肌炎发病后 2、7、14、28 及 84 天的 Gd-DTPA 增强的 MRI 检查结果显示,发病后 2 天 T_1 加权图像信号增强呈局灶性,以后逐渐弥散,信号增强程度与临床症状显著相关。发病后 84 天则与对照组差异无显著性意义,临床表现继续发展的病例,心肌区信号仍持续增强。Gd-DTPA 增强后 T_1 加权图像心肌高信号区定位与超声心动图、心电图提示的心肌炎部位一致。心肌炎慢性期,当超声心动图、心电图改变恢复正常时,MRI 仍可有异常表现。MRI 尚可显示心肌炎的心腔扩大,心室壁增厚及室壁运动异常等表现。

七、病原诊断

多种病毒可引起小儿心肌炎,如小 RNA 病毒,包括肠道病毒(柯萨奇病毒 A、B,埃可病毒,脊髓灰质炎病毒)、甲肝病毒、呼吸道病毒(包括流感病毒 A、B,腺病毒,风疹病毒,麻疹病毒,流行性腮腺炎病毒,疱疹病毒)等。其中以肠道病毒,尤其是柯萨奇 B 病毒为多见。要确诊病毒性心肌炎,除了有心肌炎依据外,还必须有心肌感染的病原学依据。

1. 病毒分离

从心肌、心内膜、心包液中分离出病毒可确诊病毒性心肌炎。从其他部位分离出病毒,只能说明有病毒感染,并不能确诊为心肌感染。

Lether 将病毒感染与心肌疾病的关系分为三级。

(1)从心肌、心内膜、心包液中分离出病毒或用免疫荧光法在病变部位检出病毒抗原为高度相关。

(2)从粪便或咽部分离出病毒并有血清抗体升高 4 倍以上或 1∶32 特异性 IgM 抗体为中度相关。

(3)单纯从咽部或粪便分离出病毒,或仅有血清抗体效价升高 4 倍以上,或特异 IgM 抗体为低度相关。病毒分离由于标本取材困难、细胞培养要求设备条件、时间长开展不普遍。

2. 抗体检测

以往多用特异性病毒中和抗体测定,血清抗体测定并不能确定病毒感染的部位,早期诊断意义不大。20 世纪 80 年代后开展用 ELISA 法测定病毒特异性 IgM 及 IgG 抗体,快捷、敏感、特异性强。国内已有一些小儿病毒性心肌炎时柯萨奇(CVB)病毒 IgM 测定的报道。83 例病毒性心肌炎患儿 CVB - IgM 阳性 54 例，阳性率 65.1%；病程小于 2 个月者，CVB - IgM 阳性率 70.4%，大于 2 个月者阳性率 36.3%。其他几宗报道心肌炎时 CVB - IgM 阳性率也较高，可达 50.0%。同样方法也可测出其他病毒感染。

3. 分子生物学方法

以 DNA 重组技术检测病毒基因，敏感性强，特异性高。常用方法有下列几种。

(1)核酸杂交(斑点印迹杂交)：对基因组中特定基因及其表达的定性和定量。本法简单、快速，但特异性较差，有一定比例为假阳性。

(2)原位杂交经病毒分离或血清抗体：所证实的心肌炎患者，cDNA 原位杂交阳性率达 46%。国内沈茜等对 45 例心肌炎和心肌病的心肌组织 pCBⅢ/35 和 pCBⅢ/51 肠道病毒特异探针进行原位杂交，12 例阳性(26.2%)，再以柯萨奇病毒特异探针 pCBⅢ/29 进一步杂交，阳性 5 例(41.7%)。原位杂交既可定性也可作定量，还可用于已固定标本和储存多年标本的检测。

(3)聚合酶联免疫反应(PCR)：是目前最流行的技术。Martin(1994 年)用 PCR 对 34 例可疑心肌炎患者心肌组织标本和 17 例心衰与肥厚心肌病患者的心肌组织标本作对照，结果心肌炎组阳性率为 68%，对照组都为阴性。国内叶鸿媚等用 PCR 对临床诊断或疑似心肌炎患儿测血清肠道病毒 RNA，阳性率为 50%。许其谈等用 PCR 法测 161 例急性心肌炎和 98 例非心肌炎患者血中柯萨奇病毒 B 核酸片段，结果心肌炎组阳性率为 57.8%，对照组为 4.1%。诊断特异性为 95.9%。国内外多篇报道心肌炎患者心肌组织中肠道病毒 RNA 阳性率为 7%～37%；扩张性心肌病为 0～32%(个别达 67%)；对照组多为 0，个别达 17%。PCR 技术敏感、简单、快速，但非特异性的核酸污染所造成的假阳性是亟待解决的问题。此外，各种肠道病毒核酸之间的同源性，某种病毒或 cDNA 的实验室污染，也可能增加假阳性。

(张　岩)

第三节　新生儿心肌炎

新生儿心肌炎(myocardiitis)是由多种病因引起的心肌损害，其中以病毒感染为多见。其病理变化以心肌血管周围炎症细胞程润和心肌纤维细胞溶解、坏死为特征。本病易致流行。周临床表现不典型，又无特殊检查手段，病死率较高。如果及早诊断，积极治疗，预后可有所改善。既往认为本病少见。近年来由于对本病认识提高，病例数也逐渐增多。但因为诊断标准不一，各家报告的发病数相差甚大。美国报告本病占新生儿期心脏病的 0.7%，加拿大报道占 0.66%，而有的报告高达 3%。国内北京儿童医院等综合报道的小儿心肌炎 208 例中，有新生儿心肌炎 69 例，占 33.2%。一年四季均能发生，以秋冬季为甚。男性多于女性，男女之比 2.7:1。新生儿心肌炎有流行倾向，流行时，往往患儿母亲或社会上有病毒感染。国内外均有该病在产房新生儿室流行的报告。

一、病因

本病主要由感染引起，以病毒感染为多，其中最重要的是柯萨奇 B 病毒。目前已分离到有 B_3、B_4、B_5 等型。ECHO、巨细胞病毒、风疹、水痘和腺病毒亦可致该病。新生儿室内的流行，常由柯萨奇、ECHO病毒所致；而巨细胞病毒、风疹、水痘病毒多见于母妊娠期引起的宫内感染，往往在新生儿早期即可发病；此外，细菌、螺旋体、立克次体、真菌、原虫等也可为该病的病原。常见感染途径有肠道感染和经胎盘感染。新生儿的粪便中常可检到病原。引起心肌炎的病毒感染可发生在宫内、产时或生后，孕妇宫内感染时，病毒可通过胎盘传播给胎儿。本病可在婴儿室、母婴同室及产科发生暴发流行，病情严重，病死率高。

二、发病机制

本病发病机制不清。一般认为发病早期是由于病原体直接侵犯心肌所致，如能在此时及时终止感染，病变可完全愈合而不留瘢痕。发病晚期病原多不活动，而免疫机制成为重要的因素。近年来研究表明超氧阴离子自由基也参与病毒性心肌炎的发病机制。心肌炎症使心肌细胞缺血、缺氧、组织超氧自由基产生增加，机体清除自由基能力下降，脂质过氧化反应增强，导致心肌细胞病变；自由基侵犯心脏传导系统，影响离子转运功能，导致心律失常。其代谢产物脂质过氧化物又加重对心血管的损伤。

三、病理

心脏扩大，外观苍白，心肌软弱无力。光镜下可见程度不等的间质性心肌炎、心包炎，而其心瓣膜多为正常。心肌有淋巴细胞、大单核细胞、嗜酸性和中性粒细胞浸润，多密集呈斑点状，也有扩散分布。后期常有心肌纤维局限性退行性变及坏死。除心肌损害外，脑、肝组织常可累及。

四、临床表现

临床表现轻重不一，且变化多端。多数在生后1周内出现症状，如果在生后48小时内发病，则提示宫内感染所致。起病形式多样，可呈暴发性经过，表现为急骤发展的烦躁不安、呼吸窘迫、发绀、皮肤苍白，酷似肺炎；也可先出现一些非特异性症状，如发热、嗜睡、呕吐、腹泻、黄疸，继而出现呼吸窘迫。

1. 循环系统表现

(1)心输出量不足，表现为脸色苍白、多汗、肢冷、脉弱、体温不升，甚至导致心源性休克。

(2)充血性心力衰竭，表现为呼吸急促伴呻吟、喘息、三凹征及发绀，肝肋下＞3cm、水肿、心音低钝、奔马律和肺部密集的细湿啰音。有些患儿可因心脏扩大压迫喉返神经出现声音嘶哑。

(3)严重者偶见心脏综合征。

(4)心脏体征有与体温不成正比的心动过速、心音低钝、奔马律、早搏。一些病例可在心前区闻及收缩期杂音。严重者病情进展迅速，于数天内因心力衰竭、心源性休克死亡。

2. 神经系统表现

约50％的患儿可同时有神经系统表现，出现颈抵抗和惊厥。脑脊液检查可发现单核细胞增多，有助于该病的早期诊断。

五、辅助检查

1. 心电图

以R波为主的两个或两个以上主要导联(Ⅰ、Ⅱ、aVF、v5)的ST－T改变持续4天以上并伴动态变化。可见窦房传导阻滞、房室传导阻滞、完全性右或左束支阻滞,成联律、多形、多源、成对或并行性早搏,非房室结及房室折返引起的异位性心动过速,低电压(新生儿除外)及异常Q波。

2. X线检查

心脏正常或向两侧扩大呈球形,透视下见搏动减弱。心衰时可有肺瘀血水肿。

3. 超声心动图

心脏大小可正常或有扩大。另外应除外心脏结构异常的先心病。

4. 酶学检查

心肌受损时血清中有10余种酶的活性可增高,但较有意义的是肌酸磷酸激酶(CK)的同工酶CK－MB及肌钙蛋白(cTnI或cTnT)增高。

5. 病原学检查

确诊指标为自患儿心内膜、心肌、心包(活检、病理)或心包穿刺液检查,发现以下之一者。

(1)分离到病毒。

(2)用病毒核酸探针查到病毒核酸。

(3)特异性病毒抗体阳性。

参考依据如下。

(1)自患儿粪便、咽拭子或血液中分离到病毒,且恢复期血清同型抗体滴度较第一份血清升高或降低4倍以上。

(2)病程早期患儿血中特异性IgM抗体阳性。

(3)用病毒核酸探针从患儿血中查到病毒核酸。具有以上阳性结果之一者结合临床表现可考虑心肌炎系病毒引起。

六、诊断

根据中华医学会儿科分会心血管学组在1999年修订的病毒性心肌炎诊断标准,确诊依据如下。

(1)临床观察到心功能不全、心源性休克或心脑综合征,X线或超声心动图显示心脏扩大,心电图异常表现。三者中具备两项,发病同时或发病前1～3周有病毒感染证据。

(2)同时具备病原学确诊依据之一者可确诊为病毒性心肌炎。具备病原学参考依据之一者可临床诊断为病毒性心肌炎。需除外其他性质的心脏病或心肌损害。凡不具备确诊依据应给予必要的治疗及随诊,根据病情变化确诊或除外心肌炎。新生儿病毒性心肌炎的发病过程、流行病学及临床表现都有特点,诊断时要注意母亲在围产期有无感染性疾病;婴儿室、母婴病室有无交叉感染及暴发流行;临床表现常有多脏器损害及类似败血症表现,迅速发生心力衰竭和心源性休克等。

七、治疗

尚无特效治疗，治疗应包括吸氧、纠正心力衰竭和心源性休克、控制心律失常及支持疗法等综合措施。

1. 抗病毒治疗

本病系因病毒进入细胞所致，现有抗病毒药多不能进入细胞，因此不起作用。有人试用α干扰素注射或用丙种球蛋白激酶注射可改善机体免疫状态，中和病毒抗原。有研究表明牛磺酸能保护未受感染的细胞，使受感染细胞的死亡减少，并能进入细胞内，有抗自由基作用。

2. 抗氧化剂

已观察到心肌炎患者血清脂质过氧化物升高，使用抗氧化剂维生素 C、维生素 E 和辅酶 Q_{10} 等治疗后，临床症状和实验室指标均比对照组恢复快。

剂量：维生素 C，100～200mg/kg，静脉滴注，每日 1 次。维生素 E，50～100mg，每日 1～2 次。辅酶 Q_{10}，2.5～5mg，每日 1 次，肌内注射。总疗程 2～4 周。

3. 改善心肌代谢药物

ATP、辅酶 A、细胞色素 c、肌苷等均可应用。

4. 静脉推注维生素 C

静脉推注维生素 C 对抢救心源性休克有效，常用 10%～12.5%，每次 100～200mg/kg(不加葡萄糖)。1 次注射后血压仍不稳，半小时后再重复 1 次，以后每 6～8 小时注射 1 次，全日 3～5 次。注射之间可用多巴胺、阿拉明各 10mg 溶于 100～200mL 葡萄糖维持液中持续点滴。也可在维持液中加入氢化可的松 10mg/(kg · d)(或相当剂量的地塞米松)。全日液量掌握在 1000～1200mL/(m^2 · d)。

5. 免疫抑制剂

目前仍有争论，有的学者认为免疫抑制剂降低机体抵抗力，促进病毒繁殖，加重病情；另一些学者认为免疫抑制刺能抑制抗原抗体反应，减轻变态反应造成的心肌损伤，有利于局部炎症、水肿的消退。目前多主张只在重症患者使用，即以心衰、心源性休克、严重心律失常、心脑综合征为主要表现时。

6. 免疫增强剂

病毒性心肌炎患者普遍存在细胞免疫功能低下，免疫增强剂能提高细胞免疫功能，改善症状，减少复发，阻断心肌炎向心肌病发展。如用胸腺素或胸腺肽：5mg(儿童)，隔日 1 次，肌内注射。

7. 中药

近年研究证明黄芪及黄芪总皂苷对感染的心肌有保护作用，能防止病毒感染所致的心肌细胞的离子泵改变；增加心肌细胞内牛磺酸；并有免疫调控作用。

(吴皓宇)

第四节　小儿病毒性心肌炎

VMC是由多种病毒侵犯心脏，引起局灶性或弥漫性心肌间质炎性渗出和心肌纤维变性、坏死或溶解的疾病，有的可伴有心包或心内膜炎症改变。可导致心肌损伤、心功能障碍、心律失常和周身症状。可发生于任何年龄，近年来发生率有增多的趋势，是儿科常见的心脏疾病之一。临床上病情轻重悬殊，病程长短不等，预后大多良好。但少数可发生严重心律失常、心力衰竭、心源性休克，甚至猝死；也可病程迁延不愈，心脏肥大，遗有心肌永久性损害，并由于免疫反应逐渐发展为心肌病。据全国九省市“小儿病毒性心肌炎协作组”调查，其发病率占住院病儿总数的5.97%，占门诊患者总数的0.14%。

一、病因

1. 病原

现有资料表明，能引起VMC的病毒有20余种(表15－3)，其中以肠道病毒最为常见。近年来，由于细胞毒性药物的应用，致命性巨细胞病毒渐增多，丙肝病毒不但可引起急性VMC，亦可引起慢性VMC。除以上病毒外，还有猪的细小病毒等某些无致病作用的病毒基因突变均可引起VMC。

表15－3　引发小儿VMC病毒的分类

分类	病毒	
RNA	肠病毒	柯萨奇病毒、艾柯病毒、脊髓灰质炎病毒
	鼻病毒	鼻病毒
	正粘病毒	流感病毒A、B
	副粘病毒	腮腺病毒、麻疹病毒、副流感病毒、合胞病毒
	披膜病毒	出血热病毒、风疹病毒、登革热病毒
	弹状病毒	狂犬病毒
	沙粒病毒	脑膜炎病毒
DNA	腺病毒	腺病毒
	疱疹病毒	单纯疱疹病毒1、2型，巨细胞病毒
	痘病毒	牛痘病毒、天花病毒
未分类	肝炎病毒	

美国心脏病学会发表了一项公报称，近10年来，发现数种腺病毒均可引起儿童左心室功能障碍，因此，建议对有流感症状的儿童，伴有明显乏力、气短时，应注意腺病毒引起VMC的可能。国内也有腺病毒引起VMC的证据。

2. 条件因子

罹患病毒感染的机会很多，而多数不发生心肌炎，在一定条件下才发病。例如当机体由于继发细菌感染(特别是链球菌感染)、发热、缺氧、营养不良、接受类固醇或放射治疗等，而抵抗力低下时，可诱发发病。

二、发病机制

病毒性心肌炎的发病原理至今未完全了解，目前提出几种学说如下。

1. 病毒学说

一般认为在疾病早期，病毒可经由血流直接侵入心肌，并在心肌细胞内复制，致使心肌细胞发生代谢紊乱与营养障碍，而引起心肌细胞的溶解、坏死、水肿及血管内皮细胞肿胀与间质炎症反应。因从心肌炎患者的心肌组织中直接分离出病毒、电镜检查发现病毒颗粒，或应用荧光抗体染色技术证实特异性病毒抗原。

2. 免疫学说

疾病的后期，病毒多不活动，而由病毒或受损心肌作为抗原，诱发体液及细胞免疫反应。此时病毒感染的全身症状基本消退，病毒分离已转阴性，才出现心脏受累的征象，符合变态反应性疾患的规律。在患者血中可测到抗心肌抗体的增加，部分患者表现为慢性心肌炎，符合自身免疫反应。这类病例的尸解中常可在心肌内发现免疫球蛋白(IgG)及补体(β_1C)的沉淀等，以上现象说明本病的发病机制有变态反应或自身免疫反应参与。

3. 生化机制

正常心肌代谢可产生高活性物质，即所谓活性氧：·O－2(超氧化物阴离子自由基)、·HO(羟氧自由基)、H_2O_2(过氧化氢)等。而正常心肌组织含有许多抗氧化物质：如SOD、CAT(过氧化氢酶)、GSH－PX(谷胱甘肽过氧化酶)、POD(过氧化酶)及维生素C、维生素E和硒等，可以清除或协助清除活性氧，以保持活性氧的生成和清除的动态平衡，使心肌细胞免疫受活性氧损害和维持正常生理功能。当机体感染病毒或细菌时，中性粒细胞在吞噬微生物时耗量增加，发生“呼吸大爆发”产生大量超氧阴离子自由基。当心肌缺血、缺氧时，能量代谢障碍，ATP降解为次黄嘌呤，并在组织中堆积，同时黄嘌呤脱氢酶(天型)转化黄嘌呤氧化酶(O型)，催化次黄嘌呤和黄嘌呤代谢，产生氧自由基，同时免疫反应过程中产生的抗体复合物、补体等可促进吞噬细胞产生超氧阴离自由基等，因此可能导致细胞内活性氧增多，引起心肌细胞核酸断裂、多糖聚解、不饱和脂肪酸过氧化而损伤心肌。以上是自由基对心肌炎细胞损害作用的生化机制推测。最近研究发现病毒性心肌炎患者红细胞SOD急性期降低，血中LPO增高。而恢复期前者升高，后者降低，使用抗氧化剂治疗有一定效果。

三、病理

急性心肌炎病理改变轻重不等。轻者常以局灶性病变为主，而重者则多呈弥漫性病变。局灶性病变的心肌外观正常，而弥漫性者则心肌苍白、松软，心脏呈不同程度的扩大、增重。镜检可见病变部位的心肌纤维变性或断裂，心肌细胞溶解、水肿、坏死。间质有不同程度水肿以及淋巴细胞、单核细胞和少数多核细胞浸润。病变以左心室及室间隔最显著，可波及心包、心内膜及传导系统。

慢性病例心脏扩大，心肌间质炎症浸润及心肌纤维化并有瘢痕组织形成，心内膜呈弥漫性或局限性增厚，血管内皮肿胀等变化。

四、病理生理

病毒性心肌炎病理生理资料多来源于对动物模型的研究。即用柯萨奇病毒病毒感染小鼠，这些 RNA 病毒在心肌细胞表面受体介导下，经胞饮及吞噬作用进入细胞内，或直接进入细胞内，并在细胞浆内复制，造成心肌的损伤，病理改变轻重不等，以间质炎症为主，呈局限或弥漫性分布。随着病情进展，炎症可消散或纤维组织增生形成瘢痕。病毒除侵犯心肌外还可累及心内膜、传导系统及冠状动脉。早期炎性细胞因子起重要作用。如 TNF 可激活内皮细胞，分泌多种细胞因子，加重炎性过程；IFN 有很强的抗病毒作用，无论是给予内源性或外源性干扰素都可防止病毒的复制；NO 对于某些病毒性小鼠心肌炎具有保护作用；而在心肌，由于细胞因子诱导一氧化氮合酶的形成，反而会加重对心肌的损伤。T 细胞介导的免疫反应在清除病毒中起重要作用；细胞因子，特别是 γ - IFN 可诱导心肌细胞表面主要组织相容复合抗原上调。

五、临床表现

心肌炎的临床表现轻重悬殊，轻者可无症状，极重者则暴发心源性休克或急性充血性心力衰竭，于数小时或数日内死亡或猝死。心肌炎症状可发生在病毒感染的急性期或恢复期。如发生在急性期，则心肌炎的症状常为全身症状所掩盖。

典型症状与体征：在心脏症状出现前数日或 2 周内有呼吸道或肠道感染，可伴有中度发热、咽疼、腹泻、皮疹等症状，继之出现心脏症状。主要症状有疲乏无力、食欲不振、恶心、呕吐、呼吸困难、面色苍白，发热，年长儿可诉心前区不适、心悸、头晕、腹痛、肌痛。检查多有心尖部第一心音低钝，可有奔马律，心率过速或过缓，或有心律失常，因合并心包炎可听到心包摩擦音，心界正常或扩大，血压下降，脉压低。

根据病情可分为轻、中及重 3 型。

1. 轻型

可无症状或仅有一过性心电图 ST - T 的改变，或表现为精神差、无力、食欲不振，第一心音减弱，或有奔马律，心动过速，心界大都正常，病情较轻，经治疗于数日或数周内痊愈，或呈亚临床经过。

2. 中型

除以上症状外，多有充血性心力衰竭，起病多较急，患儿拒食、面色苍白、呕吐、呼吸困难、干咳。儿童可诉心前区疼痛、头晕、心悸，可有急性腹痛及肌痛、呼吸困难、端坐呼吸、烦躁不安、面色发绀、心界扩大、心音钝，有左马律或心律失常。双肺出现啰音，肝大有压痛，而水肿往往不显著，可并发神经系统及肾脏损伤。如及时治疗，多数病例经数月或数年后可获痊愈，部分患者于急性期死于急性充血性心力衰竭，或迁延未愈，遗留心肌损害。

3. 重型

可暴发心源性休克，患儿烦躁不安、呼吸困难，面色苍白、末梢青紫、皮肤冷湿、多汗、脉搏细弱、血压下降或不能测出、心动过速、有奔马律；部分患儿以严重腹痛或肌痛发病，病情进展急遽，如抢救不及时，可于数小时或数日内死亡。重型也有以急性或慢性充血性心力衰竭起病，症状如中型病例，部分因急性心力衰竭急遽发展未能控制而死亡，少数病例从急性转为慢性，因感染或过劳，心力衰竭反复发生，迁延数年，心脏明显增大，呼吸困难，肝大，水肿明显，心力衰竭于控制而死亡。慢性经过者常并发栓塞现象，或心律失常。脑栓塞者有偏瘫、失语；肾栓塞有血尿等症状。少数病例发生心肌梗死；并发严重心律失常者如完全性房室传导阻滞、室性心动过速、心室纤颤等则可致猝死。

新生儿时期柯萨奇 B 组病毒感染引起的心肌炎，病毒严重，常同时出现其他器官的炎症如脑膜炎、胰腺炎、肝炎等，一般在生后 10 天内发病，起病突然，出现拒食、呕吐、腹泻及嗜睡，有明显的呼吸困难和心动过速，迅速发生急性心力衰竭。

也可按起病情况、临床经过和转归分为以下 5 种类型。

1. 无症状型

临床无明显症状，多数心电图可无明显改变，但心肌酶谱检查，尤其是血清肌钙蛋白检查可发现心肌损害的证据；分子生物学技术也可找到病毒侵害心肌的依据。该型患儿少数可因治疗不及时，病情迁延，形成慢性 VMC，甚至发展为 DCM。

2. 心律失常型

临床较多见，以心律失常为主要表现，最常表现为期前收缩，其中以室性最为多见，还可见阵发性、房扑、房颤等。而 ST－T 改变、低电压、QT 延长、各种传导阻滞等也是该型常见的心电图改变。临床无明显心脏扩大及心功能不全。

3. 心脏扩大及心力衰竭型

临床有不同程度的心脏扩大，部分有心力衰竭表现，以左心衰竭为主，可伴有心电图的改变。

4. 暴发型

此型起病急骤、病情凶猛，预后不良，病死率高。早期即出现严重心律失常，如高度或完全房室传导阻滞，或反复阵发性短阵室性心动过速，甚至室颤。常引起晕厥。某些患儿早期即可出现循环衰竭表现，如血压下降、休克；或严重左心衰竭；或有广泛的心肌坏死，心电图类似急性心肌梗死改变。多在几天或 1～2 周内死亡。

5. 猝死型

临床少见，可因突然室颤等引起心搏骤停。

六、辅助检查

1. 实验室检查

(1)一般检查：白细胞总数为 $10\times10^9\sim20\times10^9$/L，中性粒细胞偏高，嗜酸性粒细胞细胞增加。血沉、抗“O”大多数正常。

(2)血清酶测定：CK 及 CK－MB、LDH 及其同工酶 LDH1、LDH2 等、AST 在病程早期可增高。SOD 急性期降低。

(3)cTnT、cTnI：cTnT 和 cTnI 是近年来发展起来的一种新的诊断心肌缺血、坏死的高敏感、高特异、并且诊断窗口期长的心肌损伤标记物，其对心肌损伤的敏感性、特异性均优于

CK、CK－MB。

(4)病毒分离:从心包、心肌或心内膜分离到病毒,或用免疫荧光抗体检查找到心肌中有特异的病毒抗原,电镜检查心肌发现有病毒颗粒,可以确定诊断;咽洗液、粪便、血液、心包液中分离出病毒,同时结合恢复期血清中同型病毒中和抗体滴度较第 1 份血清升高或下降 4 倍以上,则有助于病原诊断。

(5)抗体测定与病毒核酸检测:病毒特异性抗体,补体结合抗体的测定以及用分子杂交法或聚合酶链反应(PCR)检测心肌细胞内的病毒核酸也有助于病原诊断。部分病毒性心肌炎患者可有抗心肌抗体出现,一般于短期内恢复,如持续提高,表示心肌炎病变处于活动期。

2. 心电图检查

心电图在急性期有多变与易变的特点,对可疑病例应反复检查,以助诊断。其主要变化为 ST－T 改变,各种心律紊乱和传导阻滞。

(1)ST－T 段及 QRS 波的改变:ST 段下降(心包积液时可见抬高),T 波低平、双向或倒置。可有低电压,Q－T 间期延长。大片心肌坏死时有宽大的 Q 波,类似心肌梗死。

(2)心律紊乱:除窦性心动过速、窦性心动过缓外,可见各种过早搏动(房性、室性、结性)其中以室性过早搏动多见。室上性或室性心动过速、心房扑动或颤动,室颤也可见。

(3)传导阻滞:窦房、房室或室内传导阻滞颇为常见,其中以一至二度房室传导阻滞最多见。

恢复期以各种类型的过早搏动为多见。少数为慢性期患儿可有房室肥厚的改变。

3. X 线检查

心影正常或不同程度的增大,多数为轻度增大。若反复迁延不愈或合并心力衰竭,心脏扩大明显。后者可见心搏动减弱,伴肺淤血、肺水肿或胸腔少量积液。有心包炎时,有积液征。

4. 超声心动图

超声心动图检查对暴发性心肌炎和急性心肌炎的诊断及预后具有诊断及鉴别诊断的意义。有人观察暴发性心肌炎 11 例和急性心肌炎 43 例就诊时均有左心室功能的损害,暴发性心肌炎左心室内径大多正常,但室间隔厚度增大;急性心肌炎的左心室壁厚度增大,但室间隔厚度不变。6 个月后再比较发现,暴发性心肌炎短轴缩短率有明显改变,而急性心肌炎却无改变。因此认为,通过超声心动图检查可区别急性或暴发性心肌炎,同时对判断预后也有一定的意义。

5. 心内膜心肌活检

心导管法心内膜心肌活检(EMB),在成人患者中早已开展,小儿患者仅是近年才有报导,为心肌炎诊断提供了病理学依据。据报道:①原因不明的心律失常、充血性心力衰竭患者,经 EMB 证明约 40%为心肌炎;②临床表现和组织学相关性较差,原因是 EMB 取材很小且局限以及取材时不一定是最佳机会;③EMB 本身可导致心肌细胞收缩,而出现一些病理性伪迹。因此对于 EMB 活检病理无心肌炎表现者不一定代表心脏无心肌炎,此时临床医师不能忽视临床诊断。此项检查一般医院尚难开展,不作为常规检查项目。

七、诊断

目前常用的诊断标准由九省市心肌炎协作组制订(1983 年再次修订)。

1. 病原学诊断根据

(1)自患者心包穿刺液、心包、心肌、心内膜分离到病毒或特异性荧光抗体检查阳性。

(2)自患儿粪便、咽拭子或血液分离出病毒,且在恢复期血清中同型病毒中和抗体滴度较第一份血清升高或下降4倍以上。

2. 临床诊断根据

(1)主要指标。

1)急、慢性心功能不全或心脑综合征。

2)有奔马律或心包炎表现。

3)心脏扩大。

4)心电图:①窦性心动过速、房室传导阻滞、窦房阻滞或束支阻滞;②多源、成对室性过早搏动,自主性房性或交界性心动过速,阵发或非阵发性室性心动过速,心房或心室扑动或颤动;③两个以上导联ST段呈水平型或下斜型下移≥0.01mV或ST段异常抬高或出现异常Q波。

(2)次要指标。

1)发病同时或1～3周前有过病毒感染。

2)有明显乏力、苍白、多汗、心悸、气短、胸闷、头晕、心前区痛、手足凉、肌痛等症状,至少两种;婴儿可有拒食、发绀、烦躁、双眼凝视等;新生儿可结合母亲流行病学史考虑诊断。

3)心尖区第一心音明显低钝,或安静时有心动过速。

4)心电图有轻度异常。

5)病程早期可有血清CK、AST或LDH增高(最好检查同工酶),病程中多有抗心肌抗体(AHA、HRA)增高。

3. 确诊条件

必须除外其他原因引起的心血管疾病。

(1)具有主要指标2项或主要指标1项及次要指标2项者(至少包括一项心电图指标),可临床诊断为心肌炎。

(2)同时具备病原学第1～2项之一者可诊断为病毒性心肌炎,在发生心肌炎同时或前1个月内,身体其他系统有明显的病毒感染,如无条件做病毒学检查,结合病史,临床上可考虑心肌炎亦系病毒引起。

(3)凡不具备以上条件,但临床怀疑为心肌炎,可作为“疑似心肌炎”进行长期随诊,如有系统的动态变化,亦可考虑为心肌炎,或在随诊过程中除外。

4. 临床分型与分期

(1)临床分型。

1)普通型(轻型):症状轻、X线无明显改变,心电图仅表现窦性心动过速、过缓或ST-T改变。

2)心律失常型:主要表现各种心律失常或传导阻滞。

3)心衰型:表现进行性心力衰竭。

4)心休型:病势凶猛,短期内出现面色苍白、发绀、多汗、肢凉、皮肤花斑、脉搏细弱,血压下降或不能测得。

5)心脑型:心肌炎伴有神经症状如嗜睡、抽搐、脑膜刺激征阳性及脑脊液改变。

(2)临床分期。

1)急性期:临床症状明显而多变,病程多在6个月内。

2)恢复期:临床症状和心电图改变等逐渐好转,但尚未痊愈,病程一般在6个月以上。

3)迁延期:临床症状反复出现,心电图和X线迁延不愈,实验室检查有病情活动表现者,病程多在1年以上。

4)慢性期:进行性心脏增大或反复心力衰竭,病程在1年以上。

1999年在昆明召开全国小儿心肌炎、心肌病学术会议,制定了新的诊断标准如下(发表于《中华儿科杂志》2000年第2期)。

1. 临床指标

(1)有心功能不全、心源性休克或心脑综合征。

(2)心脏扩大(X线或超声心动图检查有一项阳性)。

(3)心电图以R波为主的2个或2个以上导联有改变。

(4)ST-T段改变持续4天以上伴动态变化,窦房传导阻滞,房室传导阻滞,完全性左右束支传导阻滞,成联律及多形、多源、成对并行性期前收缩,非房室结及房性折返引起的异位性心动过速,低电压(新生儿除外)及异常Q波等。

(5)CK-MB升高或cTnI或cTnT阳性。

2. 病原学诊断依据

(1)确诊指标:自患儿心肌、心内膜或心包(活检或病理)或心包穿刺液中发现以下之一者可确诊为心肌炎。

1)分离到病毒。

2)病程早期用病毒的核酸探针查到病毒核酸。

3)特异性病毒抗体阳性。

(2)参考指标:有以下之一,结合临床可考虑心肌炎系病毒引起。

1)自患儿粪便、咽拭子或血液中分离到病毒,且恢复期血清同型抗体滴度较第一份升高或降低4倍以上。

2)病程早期特异性IgM抗体阳性。

3)用病毒核酸探针自患儿血清中查到病毒核酸。

(3)确诊依据。

1)同时具备临床诊断依据2项可诊断为心肌炎,发病同时或发病前有病毒感染证据支持为病毒性心肌炎。

2)同时具备病原学诊断依据之一,可确诊为心肌炎,具备病原学参考指标之一,可临床确诊为病毒性心肌炎。

3)凡不具备确诊依据,应给予必要的治疗或随访,根据病情变化,确诊或除外心肌炎。

4)应除外风湿性心肌炎、中毒性心肌炎、先天性心脏病、结缔组织性疾病及代谢性疾病的心肌损伤、原发性心肌病、原发性心内膜弹力纤维增生症、先天性房室传导阻滞、心脏自主神经功能异常、β受体功能亢进或药物引起的心电图改变。

3. 优点

1999 年诊断标准有以下优点。

(1)诊断标准中取消了只有少数医院能开展并且属于半定量性质的核素检查。

(2)去除了无心电图异常就不能诊断 VMC 的条件,在 1999 年以前的所有诊断标准中均把心电图异常作为诊断的必要条件。

(3)把频发过早搏动呈联律列为心电图显著改变,把低电压(新生儿除外)列为心电图显著改变。

4. 问题

1999 年诊断标准也存在一些问题。

(1)把复杂问题简单化。VMC 缺少特异性诊断标准,诊断只能根据临床表现、实验室与器械检查进行综合判断,因此应该把主要指标和次要指标分开,诊断标准中的正确性要重于诊断标准的简单化,把 VMC 诊断这一复杂问题简单化,必然会影响结果的正确性。

(2)诊断标准中完全取消病史、症状和体征,完全依靠化验和器械检查,不符合一般疾病的诊断规律。

(3)诊断标准过严,可造成有些病例的漏诊。

(4)发病前有病毒感染史很重要,但未列入诊断标准。

(5)心电图的窦性心动过缓,部分后果严重,恢复较难,也未列入诊断标准。

(6)超声心动图显示室间隔或左心室后壁回声增强、变粗、局部运动减弱等表现,也未列入诊断标准。

(7)取消了疑似 VMC 的诊断。

目前有争论的两个问题。

(1)心肌酶:CK-MB 是心肌炎诊断的主要指标,但很难回答增高一个或几个单位能否作为诊断条件,增高多少才可作为诊断条件。目前国内各地均认为 CK-MB>25U/L 有临床意义,但由于不同医院仪器不同,诊断标准有所差异,各医院要正确确定正常值。

(2)频发室性期前收缩:频发的室性期前收缩是否有病理意义,国内争论较大,虽然无法证实这部分患儿系心肌炎所致,但有专家认为,频发的室性期前收缩有一部分为心肌炎所致,特别是 1 岁以内的小儿很少有良性期前收缩。

八、鉴别诊断

在考虑九省市心肌炎协作组制订的心肌炎诊断标准时,应首先除外其他疾患,包括风湿性心肌炎、中毒性心肌炎,结核性心包炎、先天性心脏病、胶原性疾病或代谢性疾病或代谢性疾病的心肌损害(包括维生素 B_1 缺乏症)原发性心肌病、先天性房室传导阻滞、高原性心脏病、克山病、川崎病、良性过早搏动和神经功能紊乱、电解质紊乱及药物等引起的心电图改变。现重点描述下列 4 种疾病的临床特点,以资鉴别。

1. 原发性心内膜弹力纤维增生症

相似之处为心脏扩大,反复出现心力衰竭,可见心源性休克。但本病多发生在 6 个月以下的小婴儿。心内膜弹力纤维大量增生及心肌变性等病变累及整个心脏。心电图及超声心动图检查均显示左心室肥厚为主。临床表现为反复发作的左心衰竭症状,心脏肥大,心音减弱,无杂音或有轻度收缩期杂音。无病毒感染的病史或症状,无病毒性心肌炎的实验室检查改变。

2. 中毒性心肌炎

有严重感染或药物中毒史,常并发于重症肺炎、伤寒、败血症、白喉、猩红热等疾病,常随原发病感染症状好转而逐渐恢复。使用吐根碱、锑剂等可引起心肌炎,随药物的减量或停用而逐渐好转或恢复。

3. 风湿性心脏炎

有反复呼吸道感染史。风湿活动的症候如高热,多发性游走性大关节炎,环形红斑及皮下小结等。有瓣膜病变时出现二尖瓣区收缩期和(或)舒张期杂音。实验室检查可见血沉增快,C反应蛋白阳性,黏蛋白增高及抗溶血性链球菌"O",链球菌激酶效价增高与咽拭子培养阳性等链球菌感染的证据。

4. 克山病

相似点为心脏扩大、心律失常、出现心力衰竭或心源性休克。但克山病有地方性,发病常在某一流行地区,有多发季节(如东北冬春季,西南夏季为多)及年龄特点(如东北青年妇女,西南2～5岁患儿)。心电图上以ST-T改变,右束支传导阻滞、低电压者为多见;心律失常心律多变、快变,心率明显增快或减慢为特点。X线检查心脏扩大较显著,搏动显著减弱,控制心力衰竭后不能回缩至正常。急性期过后多数变为慢性。有时可因心脏中附壁血栓脱落而引起脑栓塞,发生抽搐或偏瘫。

此外,尚需与下列疾病鉴别。

1. β受体功能亢进症

多见于6～14岁学龄儿童,疾病的发作和加重常与情绪变化(如生气)和精神紧张(如考试前)有关,症状多样性,但都类似于交感神经兴奋性增高的表现。体检心音增强,心电图有T波低平倒置和ST段改变,普萘洛尔试验阳性,多巴酚丁胺负荷超声心动图试验心脏β受体功能亢进。

2. 先天性房室传导阻滞

多为三度阻滞,患儿病史中可有晕厥和阿-斯综合征发作,但多数患儿耐受性好,一般无胸闷、心悸、面色苍白等。心电图提示三度房室传导阻滞,QRS波窄,房室传导阻滞无动态变化。

3. 自身免疫性疾病

多见全身型幼年类风湿关节炎和红斑狼疮。全身型幼年型类风湿性关节炎主要临床特点为发热、关节疼痛、淋巴结、肝脾大、充血性皮疹、血沉增快、C反应蛋白增高、白细胞增多、贫血及相关脏器的损害。累及心脏可有心肌酶谱增高,心电图异常。对抗菌素治疗无效而对激素和阿司匹林等药物治疗有效。红斑狼疮多见于学龄儿童,可有发热,皮疹,血白细胞、红细胞和血小板减低,血中可查到狼疮细胞,抗核抗体阳性。

4. 皮肤黏膜淋巴结综合征

多见于2～4岁幼儿,发热,球结膜充血,口腔黏膜弥散性充血,口唇皲裂,杨梅舌,浅表淋巴结肿大,四肢末端硬性水肿,超声心动图冠状动脉多有病变。需要注意的是,重症皮肤黏膜淋巴结综合征并发冠状动脉损害严重时,可出现冠状动脉梗死心肌缺血,此时心电图可出现异常Q波,此时应根据临床病情和超声心动图进行鉴别诊断。

5. 癫痫

急性心肌炎合并三度房室传导阻滞发生阿-斯综合征应与癫痫区别。由于儿科惊厥很常见,年长儿无热发生的未明原因惊厥者常想到癫痫。这两种惊厥发作时症状不同,癫痫无明确感染史,发作时因喉痉挛缺氧而发绀,过后面色苍白。阿-斯综合征发作是心脏排血障碍脑血流中断,发作时面色苍白,无脉,弱或缓,过后面色很快转红。

6. 甲状腺功能亢进

儿科较为少见,由于近年来对心肌炎较为重视,因此一见到不明原因窦性心动过速,就想到心肌炎,常将甲状腺功能亢进误为心肌炎。当心脏增大时诊断为慢性心肌炎。但患儿心功能指数不是减少而是增加,和心肌炎不同。有青春发育期女孩出现不明原因窦性心动过速时,应常规除外甲状腺功能亢进。

九、治疗

(一)一般治疗

1. 休息

休息相当重要。活动和疲劳可使病情加重。急性期就卧床休息到热退后 3~4 周,心影恢复正常,始能下床轻微活动。恢复期应继续限制活动,待病情稳定,再逐步增加活动量。病情较重,心脏增大者,卧床 6 个月左右,如心脏未明显缩小,应适当延长卧床时间。有心功能不全者,应绝对卧床休息,以减轻心脏负担,使心衰获得控制,心脏情况好转后,始能轻度活动。一般重症患儿需卧床休息半年以上;轻症患儿如仅有过早搏动等心律失常,则可适当缩短卧床休息时间。

2. 抗生素

虽对引起心肌炎的病毒无直接作用,但因细菌感染是病毒性心肌炎的重要条件因子,故在开始治疗时,均主张适当使用抗生素。一般应用青霉肌内注射 1~2 周,以清除链球菌和其他敏感细菌。

3. 保护心肌

(1)抗氧化剂的应用:①大剂量维生素 C 具有增加冠状血管血流量、心肌糖原、心肌收缩力、改善心功能、清除自由基、修复心肌损伤的作用。剂量为 100~200mg/(kg · d),溶于 10%~25%葡萄糖液 10~30mL 内静脉注射,每日 1 次,15~30 天为 1 疗程;②维生素 E 是机体重要的脂溶性抗氧化剂,主要分布于线粒体膜、内质网及浆膜上,在清除细胞内外自由基、抑制膜的脂质过氧化反应、保护细胞膜等方面起重要作用。剂量为 100mg,每日 3 次口服;③辅酶 Q_{10} 有类似维生素 E 的抗氧化作用,能抑制生物膜的脂质过氧化反应,减少 LPO 生成,从而保护细胞膜及亚细胞成分。剂量为 5mg,每日 1 次肌内注射,可连用 1~3 个月。

(2)营养心肌的药物:①能量合剂,用三磷酸腺苷 20mg、辅酶 A 50~100U、维生素 B_6 100mg、细胞色素 c 15mg 加入 10%~20%葡萄糖液 100~250mL 静脉滴注,每日 1 次,10~30 次为 1 疗程(细胞色素 c 使用前需做过敏试验);②极化液,用三磷酸腺苷 20mg、辅酶 A 50~100U、普通胰岛素 4~6U、10%氯化钾 5~8mL,溶于 5%~10%葡萄糖液 250mL 内静脉滴注,每日 1 次,10~30 次为一疗程。

以上药物具有加强心肌营养，改善心肌功能，对心肌损伤有修复作用。

(二)肾上腺皮质激素的应用

关于皮质激素的应用目前尚有争论，多数认为：病程早期（即发病 18 天内）及轻症病例则不必使用；病情严重如心脑综合征、心源性休克、二度以上房室传导阻滞、严重心力衰竭等应立即使用，剂量宜大，病情缓解减量停药；反复发作或病情迁延者，可能与自身免疫有关，故主张使用，一般病例口服强的松 1～1.5mg/(kg · d)，3～4 周，症状缓解逐渐减量、停药；严重病例使用氢化考的松 8～12mg/(kg · d)或地塞米松 0.2～0.4mg/(kg · d)静脉滴注。

(三)控制心力衰竭

心肌炎时，心肌对洋地黄敏感性增高，耐受性差，易发生中毒，宜选用收效迅速及排泄快的制剂如西地兰或地高辛。剂量应偏小，一般用常用量的 1/2～2/3。在急性心衰控制后数日即可停药。但对慢性心功能不全者，多主张长期应用偏小量的洋地黄维持量，直到心功能恢复正常为止。利尿剂应早用和少用，同时注意补钾，否则易导致心律失常。注意供氧，保持安静。若烦躁不安，可给镇静剂。发生急性左心功能不全时，除短期内并用西地兰、利尿剂、镇静剂、氧气吸入外，应给予血管扩张剂如酚妥拉明(0.5～1mg/kg)加入 10％葡萄糖液(50～100mL)内快速静脉滴注。紧急情况下，可先用半量以 10％葡萄糖液稀释静脉缓慢注射，然后将其余半量静脉滴注。

(四)抢救心源性休克

由于心肌收缩无力，心室率过快（如室上性心动过速、心室纤颤）或心室率过缓（如窦性心动过缓、二度及二度以上传导阻滞）所造成，故必须及时纠正心律失常。

(1)快速静脉滴注大剂量激素。

(2)大剂量维生素 C 即刻静脉推注，如血压上升不稳定，1～2 小时后重复使用，以后每4～8 小时 1 次，第 1 天可用 3～5 次，以后改为每日 1～2 次。

(3)升压药物，多巴胺和阿拉明并用，每 200～300mL 液体中各加入 10～20mg，静脉滴注，根据血压，随时调整浓度及速度。

(4)若有房室传导阻滞或心率缓慢可给异丙基肾上腺素 0.25～1mg 加入 5％～10％葡萄糖液 250mL 中滴注。用药前可输全血或血浆补充血容量，但必须慎防肺水肿。

(5)保证液体量，按 1000～1200mL/(m^2 · d)给予，若有酸中毒应及时纠正。

(6)氧气吸入。

(五)纠正严重心律失常

心律失常的纠正在于心肌病变的吸收或修复。一般轻度心律失常如过早搏动、一度房室传导阻滞等，多不用药物纠正，而主要是针对心肌炎本身进行综合治疗。若发生严重心律失常如快速心律失常，严重传导阻滞都应迅速及时纠正，否则威胁生命。

1. 期前收缩(过早搏动)

期前收缩分为房性、结性（房室交界性）和室性 3 种，其中以室性为多见。如为多源性，频繁性过早搏动，或形成联律，或过早搏动重叠于前面的窦性 T 波上时，应及时静脉注射利多卡因；室率缓慢者可慎用异丙基肾上腺素或阿手托品静脉滴注。酌情选用慢心律、心律平、乙胺碘呋酮、双异丙吡胺、普鲁卡因酰胺等。房性或结性过早搏动，可选用地高辛。仍频繁者加用心得安或其他β受体阻滞剂，或改用心律平、异搏定等。

2. 阵发性室上性心动过速

可使用机械刺激如按压颈动脉窦、刺激咽部引起恶心等方法兴奋迷走神经，或采用快速洋地黄制剂如西地兰、地高辛等静脉注射，或选用心律平、ATP等治疗。若伴重度心衰或心源性休克等，可用直流电同步电击复律。

3. 房室传导阻滞

一、二度Ⅰ型时以病因治疗为主。二度Ⅱ型、三度房室传导阻滞，除静脉滴注大剂量肾上腺反质激素外，可试用异同丙基肾上腺素0.5～1mg加入5%～10%葡萄糖液250mL中滴注，好转后减量维持，或用阿托品0.01～0.03mg/(kg·次)皮下注射或静脉滴注维持，或植入永久性起搏器。

4. 心房颤动与扑动

首先用西地兰，也可用异搏停、心得安。如药物治疗无效，可选用电复律。

5. 室性心动过速

紧急病例可叩击心前区，有时可使室性心动过速转为窦性心律。有条件者首选使用直流电电击复律术，若无此设备者可根据心电图类型选用药物治疗。如过早搏动型室性心动过速，首选利多卡因，也可用心律平、普鲁卡因酰胺等注射；如尖端扭转型室速，可选用异丙基肾上腺素或阿托品或硫酸镁静脉注射。

(六)病因治疗

对病毒感染尚无特效治疗药物。病初要试用病毒唑、吗啉呱、金钢烷胺、阿糖胞苷、潘生丁、干扰素、免疫核糖核酸等终止或干扰毒复制及扩散的药物，但疗效不肯定。中药如大青叶、板蓝根、金银花、连翘、贯众、黄芪等对某些病毒具有一定的抑制作用，也可试用。

(七)其他

丹参注射液6～8mL加入10%葡萄糖液静脉滴注，或每天2～4mL，肌内注射。有活血化瘀，改善心肌循环，促进炎症吸收的作用。

(八)特殊治疗

欧洲心脏炎性疾病治疗及流行病学多中心研究组根据病因学治疗，即用自身免疫反应及存在的病毒分型进行药物治疗。

(1)心肌中有巨细胞病毒基因持续存在可用高效价免疫球蛋白。

(2)肠道病毒PCR检测阳性：用α干扰素25万～500万U/m²，皮下注射，每周3次，1个疗程为6个月。

(3)腺病毒PCR检测阳性：IgG和IgM免疫球蛋白10g，第1及第3天各静脉注射1次。

(4)自身免疫性心肌炎病毒检测阴性：泼尼松初始量每天1.25mg/kg，4周后改维持量每天0.3mg/kg。硫唑嘌呤初始量每天2mg/kg，4周后改维持量每天0.85mg/kg。

目前有关免疫抑制剂及丙种球蛋白在VMC中的应用尚存在争议。

研究证实VMC发病机制和液体免疫及细胞免疫反应有关。许多医生认为，免疫抑制剂对急性心肌炎的治疗有好处，而且大量的临床实践证实，免疫抑制剂可明显缓解心肌炎的进程。静脉用丙种球蛋白可明显增加左心室功能，但组织学并没有发生实质性的改变，同时和那些左心室功能自然缓解的患儿相比并无明显差异。研究指出，对长期存活的病毒性心肌炎患者，扩张性心肌病的发生率亦无不同。亦有人指出，随机安慰剂对照实验显示，免疫抑制剂及丙种球蛋白对VMC治疗并无明显益处。

抗病毒疫苗的应用：减毒活疫苗已成功用于接触病毒的小鼠、猪及大象的预防，但能否成功地用于人目前尚不清楚。在小鼠心肌炎的研究中已经提示，持续炎性损伤可渐变成以自身免疫反应对心肌的损伤。因此，最近有人报道，使用免疫吸附法可中和循环中的抗体，对VMC的治疗已取得惊人的效果，但需要进一步的研究。

(九)治愈标准

痊愈的标准：患儿的症状和相应的阳性体征消失，如体力恢复好、无心慌、无头晕和胸闷、呼吸顺畅、面色红润，心动过速、心律失常得到纠正，心脏无杂音，心界也恢复正常大小。辅助检查如：心电图、超声心动图及X线等均已恢复正常，且心电图运动负荷试验也无异常。以上的结果，偶尔1次并不是痊愈的标准，在半年内，以上的五项检查结果2～3次都正常，才可以认为是临床治愈。

痊愈后的患儿，如果再次因呼吸道、消化道的病毒感染，或者过度劳累、发热、营养不良等情况仍有可能引起心肌炎的复发，而往往反复的心肌炎病情比前次要重。所以，对于患过VMC的患儿，更应该注意预防各种感染，坚持休息并长期随诊治疗。

(十)预后和转归

多数患儿预后良好，病死率不高，半数经数周或数月后痊愈。少数重症暴发病例在数小时或数日内死于心力衰竭或心源性休克，个别可因严重心律失常引起猝死。部分病例迁延，表现为仅有心电图改变，如期前收缩、一度房室传导阻滞等，而无心肌炎和心功能改变临床表现。有的则转为慢性，出现顽固的心力衰竭或心律失常。约13%的患儿最后发展为心肌病。

（张　岩）

参考文献

[1] 儿童病毒性心肌炎的诊断和治疗(专家座谈会)[J]. 中国实用儿科杂志，2003，18(10)：577.

[2] 中国医学会儿科学分会心血管学组，《中华儿科杂志》编辑委员会．病毒性心肌炎诊断标准(修订草案)[J]. 中华儿科杂志，2000，38(2)：75.

[3] 张乾忠．小儿心血管疾病的诊断和鉴别 [J]．中国实用儿科杂志，2000，15：267.

[4] 张乾忠，马沛然，田杰．儿童病毒性心肌炎的诊断和治疗[J]. 中国实用儿科杂志，2003，18：68.

[5] 任贵富，熊艳，陈国伟．风湿性心肌炎的诊断和治疗[J]. 新医学，2006，37(6)：408.

[6] 2004年全国小儿心血管疾病学术会议纪要[J]. 中华儿科杂志，2005，43(7)：555.

[8] 陈树宝．小儿病毒性心肌炎的影像学诊断[J]. 中国全科医学，2003，7(5)：517.

[9] 覃远汉，刘唐威，陈蒙华．动态心电图监测在小儿病毒性心肌炎诊断中的价值[J]. 广西医科大学学报，2003，20(6)：908.

第十六章 心肌炎的饮食与生活保健

合理的饮食与休息对心肌炎的恢复起重要作用，所以，医务人员及心肌炎患者均应了解此方面的知识。

第一节 心理调护

一、心肌炎患者应有一个良好的心理状态

1. 对疾病正确的认识

对于心肌炎患者，由于病情的慢性化，迁延不愈，常影响患者的精神思维活动，最常见的表现为心烦急躁、郁郁寡欢、或悲或怒。患者应对心肌炎和心肌病有一个正确的认识，如心肌炎和心肌病的病因、危险因素、发病机制、危害及目前的诊疗手段，另外还包括如何预防心肌炎和心肌病等。

2. 劳逸结合

生活应有规律性，应注意劳逸结合，生活上应采取平淡、从容的态度，事业上应保持乐观向上的态度。

3. 修身养性

认识自我，量力而行，积极参加适合自己的文化娱乐活动，如练书法、学绘画、种花、养鸟、垂钓、听音乐等。

4. 情绪控制

心肌炎的患者，应注意调节情志，使心态平和、不急不躁、精神乐观、不悲不怒、也不过喜。如此则心平气和，有利于心肌功能的恢复，疾病向愈。情绪激动、急躁焦虑、或悲或怒等，直接影响到人的神经内分泌功能，交感神经兴奋并亢进，肾上腺素等内分泌激素水平上升，使心跳、呼吸加快，血管舒缩失常，从而影响到心肌功能的恢复，甚或加重损伤，或致使心脏传导系统功能进一步损伤，出现心动过速、室性早搏频发，甚至出现心房或心室扑动、颤动，不利于疾病的康复或加重病情。心肌炎患者在加强自身情志调节的同时，还应避免不必要的精神刺激，真正做到“不以物喜，不以己悲”。一个健康向上的精神状态，对疾的康复起着重要的作用，不能忽视。

5. 加强锻炼

加强体育锻炼，如气功、散步、慢跑、打太极拳等，可根据自身病情、体质等情况选择锻炼。

二、医护人员和家属应了解心肌炎和心肌病患者住院期内的多种需要，包括心理需要

(1)被尊重的需要。

(2)适应陌生环境的需要。

(3)获得信息的需要，包括了解住院生活制度的信息，了解如何安排治疗的信息，了解病情进展和预后的信息等。

(4)安全的需要。

（王小芳）

第二节　休　息

一、休息对心力衰竭的治疗作用

休息时可使身体各部位(肌肉及全身各器官)需要的血流量明显减少，心脏负荷大为减轻；可使血压降低，减轻或消除呼吸困难；可使肾脏血流量增加，有利于钠和水的排泄及水肿的消退；可使心率减慢，有利于心功能的改善。

充分休息，防止过劳是治疗病毒性心肌炎的关键，尤其是目前尚未治疗心肌炎特效药的情况下意义更加重要。有轻度心衰者有时仅通过休息便可达到控制心衰的目的。该病一旦确诊，应卧床休息到体温下降至正常 3～4 周，待心电图及 X 线变化恢复正常，然后再逐渐起床活动。过度劳累会增加心脏负荷，有些程度较轻的心衰患者，由于不注意休息，严重者可引起心律失常、急性肺水肿或急性心力衰竭，甚至导致猝死。

二、休息的程度和方法

休息的程度与心功能的分级密切相关，所以必须了解心功能的分级。为了使心功能分级与心力衰竭的概念与程度不至于混淆，这里把这两种分级与分度法加以说明。

心功能Ⅰ级：无心力衰竭。无症状，体力活动不受限制。

心功能Ⅱ级：心力衰竭Ⅰ度。较重体力活动则有症状，体力活动稍受限制。

心功能Ⅲ级：心力衰竭Ⅱ度。轻微体力活动即有明显症状，休息后稍减轻。

心功能Ⅳ级：心力衰竭Ⅲ度。即使在安静休息状态下亦有明显症状，体力活动完全受限。

不同程度的心力衰竭休息方法如下。

心力衰竭Ⅰ度：限制体力活动，尤其是应停止比较强的运动。

心力衰竭Ⅱ度：一般体力活动应严格限制。但日常生活可自理，夜间睡眠可给予高枕。

心力衰竭Ⅲ度：应完全卧床休息，日常生活应有专人辅助及护理。

三、休息的时间和动、静结合

休息时间必须足够，以心脏功能基本恢复为标准，心肌炎急性期卧床休息 3～4 周后，可

下床轻微活动;恢复期应继续限制活动,待病情稳定,再逐渐增加活动量。无心功能不全者亦需休息 3 个月,但时间不宜过长,长期卧床弊多利少,故应从整体出发,采取动、静结合的原则。随着心力衰竭的逐渐好转,应鼓励患者早期下床活动,并根据患者体力恢复情况,逐渐增加活动量,以不使症状加重为原则。育龄妇女 6 个月至 1 年内避免妊娠。

四、镇静剂的使用

患心肌炎后常因焦虑不安或抑郁悲观而加重心脏负担,多由于疾病的痛苦或其他原因所致。在治疗措施中,一方面患者应树立战胜疾病的信心,认识到心肌炎如进行适当治疗,是可以治愈的;另一方面,可适当应用镇静剂,以保证充分的休息。

常用的镇静剂有地西泮(安定)、氯氮䓬(利眠宁)、甲丙氨酯(安宁或眠尔通)、奋乃静、三溴片,夜间睡前可服苯巴比妥、安眠酮等催眠药,亦可选用上述镇静剂(剂量加倍)。严重心力衰竭患者,应用镇静剂应慎重,对严重呼吸困难,烦躁不安的急性左心力衰竭患者,可应用吗啡。但有呼吸道疾病时应慎用吗啡。

(牛晓婷)

第三节　饮　食

由于心肌炎的治疗很漫长,所以在此期间,心肌炎患者要注意科学合理的饮食,有助于患者的治疗和康复。

一、一般心肌炎患者的饮食

对于无心功能不全的病毒性心肌炎来说,可适当摄入高蛋白、高维生素食物即可,比如吃一些胡萝卜、香蕉、菠菜、苹果等;在蛋白质方面应该多吃一些动物的肝脏,比如猪肝、鸡肝、羊肝、牛肝等;还有富含蛋白质的蛋类,比如鸡蛋、鸭蛋、鹅蛋、鹌鹑蛋等;平素尽量用植物油来做饭,比如豆油、玉米油和花生油等富含不饱和脂肪酸的食用油。

二、伴有心功能不全时的饮食

1. 进餐种类、方法及热量限制

心力衰竭的治疗,尤其在开始阶段,应进食易消化的清淡食品,以流质或半流质为宜。每日应少食多餐,对夜间有阵发性呼吸困难者,可将晚餐提前,餐量要少。对营养缺乏的患者,应给予高蛋白、高维生素饮食,在心力衰竭治疗开始阶段,一般均应限制热量摄入,以减轻心脏的负荷,有利于心力衰竭的恢复。

2. 限制钠盐的摄入量

临床实践和研究均证明,水潴留是继发于钠潴留,除某些极严重的心力衰竭有原发性水潴留外,如体内无钠潴留,则不可能有水分的潴留。心力衰竭患者如不限制钠盐摄入,则可使水肿加重,单纯增加饮水量,往往并不加重水肿。因此,限制钠的摄入是防止体内水潴留的关键,是治疗心力衰竭的重要措施。

正常成年人，每日食盐的摄入量为10g左右。心力衰竭患者钠盐的限制视病情而定。心力衰竭Ⅰ度：每日钠的摄入量平均为2g左右（相当于氯化钠5g）；心力衰竭Ⅱ度：每日钠摄入量应限制在1g（相当于氯化钠2.5g）；心力衰竭Ⅲ度：每日钠的摄入量不得超过0.4g（相当于氯化钠1g）。以上所指的钠或钠盐量，包括食物中原来含有的食盐在内，一般不另外加盐的饮食中，每日氯化钠含量为2～4g。

在日常生活中，对于心力衰竭Ⅰ度患者可给予食盐1～2g（中号牙膏盖装平食盐约为1g）；对于心力衰竭Ⅱ度及Ⅲ度患者，在治疗最初的2～3日内，饮食中不要另外给予食盐。对严重心力衰竭患者，一般饮食亦不适宜，应给予豆浆、米粥、米饭、面条、淡水鲜鱼、鲜肉等含盐量低的食品，即所谓无盐饮食。另外，除氯化钠外，一切含钠的药物（如碳酸氢钠、水杨酸钠等）亦应限制应用。有人指出，应用雌激素可使心力衰竭患者产生水钠潴留与肝淤血，故心力衰竭妇女不宜使用避孕剂。保泰松亦有同样副作用，不宜选用。

3. 水分的摄入

水潴留是钠潴留的结果，已于上述。在严格限制钠摄入时，一般水分可不必严格限制，患者的液体摄入量以每日1.5～2L（夏季2～3L）为宜。但对于难治性心力衰竭患者，体内多有原发性水潴留（由于体内抗利尿激素增多所致），血清白蛋白降低，或伴有稀释性低钠血症，在限制钠摄入的同时，亦应限制水的摄入量。

三、常用食物的作用

从中医养生方面分析，人体对营养素的需要是多方面的。单一食品不能满足人体对所有营养素的需要，只有将各种食物合理搭配，尽量做到食品的多样化，才能使人体得到各种不同的营养，从而满足各种生命活动的需要，进而有较好的体质，避免发生呼吸道和肠道感染，尽量或不发生心肌炎。

我国现存最早的医学典籍《黄帝内经》中就设计了一套甚为适合人们饮食养生的基本食谱，这就是“五谷为养，五果为助，五畜为益，五菜为充，气味合而服之，以补精益气”。《素问·脏气法时论》中认为谷果菜肉合理搭配，食谱宽广，五味俱备，各入五脏而补气，会满足人体的营养需求，从而使体内阴阳平衡。具体来说，不同食物各有其不同性能。详述如下。

1. 五谷类

粳米甘、平，补脾养胃，益气血，和五脏；糯米甘、温，补中益气，温脾暖胃；小麦甘、平，益心安神，益脾厚肠，补养气血；粟米甘、咸、微寒，补中益气，养胃益肾；高粱甘、涩、温，健脾益中，温中固肠；玉米甘、平，补中健胃，除湿利尿；黄豆甘、平，补中益气，清热解毒，利湿消肿；黑豆甘、平，补肾滋阴，补血明日，利水消肿；绿豆甘、寒，补中益气，和调五脏，清暑解毒，利尿生津；扁豆甘、平，健脾和中，清暑利湿。心肌炎如出现心功能不全，可多食用上述具有利尿消肿功能的食物。若体质较差，易患呼吸道感染，则应食用具有补气补血作用的食物。

2. 蔬菜类

冬瓜甘、淡、微寒，益气生律，清热利水；黄瓜甘、寒，清热止渴、利水解毒；南瓜甘、温，补中益气，利水解毒，杀虫；番茄甘、酸、微寒，健脾消食，生津止渴，清热利尿，凉血平肝；茄子甘、寒，清热和血，宽肠解毒；辣椒辛、热，温中散寒，开胃消食，除湿发汗，助阳行血；白菜甘、微寒，养胃和中，通利肠胃，利水除烦；芹菜甘、苦、微寒，清热利湿，益胃平肝；菠菜甘、凉、滑利，滋阴润燥，养血止血，明日通便；韭菜辛、温，温阳补虚，行气理血；莴笋苦、甘、微寒，利五脏，通经脉，强筋骨，宽胸利气，清热化痰；大蒜辛、温，温中散寒，行气消积，解毒杀虫；大葱辛、温，发表散寒，通阳利窍；胡萝卜甘、平，益气生血，健胃消食，明日益肝；萝卜辛、甘、凉，宽中下气，化痰消积，清热解毒，凉血生津；马铃薯甘、平，健脾益气，和胃调中；藕甘、寒，健脾开胃，润肺生津，凉血清热；木耳甘、平，益气补脑。润肺生津，止血凉血；香菇甘、平，补气健脾，和胃益肾；海带咸、寒，消痰软坚，清热利水。心肌炎时可选择食用利水及补气补血的蔬菜。

3. 五果类

西瓜甘、寒，清热解暑，生津利尿；梨甘、微酸、寒，养阴生津，润肺止咳，清热化痰；桃酸、温，益气生津，活血消积，润肠通便；李甘、酸、平，清热生津，利水行瘀；杏酸甘、温，生津止渴，润肺定喘；栗子甘、温，补肾强筋，健脾益气，活血止血。果类中利尿利水者在心功能不全的患者中大为适用。

4. 五畜类

猪肉甘、咸、平，益气养血，滋阴润燥；牛肉甘、平、偏温，补脾益气，养精血，强筋骨；羊肉甘、温，补气养血，温肾祛寒；狗肉甘、咸、温，补中益气，温肾壮阳；鸡肉甘、温，温中益气，补血填精。具有益气养血的肉类在增强心肌炎患者的体质中起重要作用。

各种食物都有其自身固有的营养成分和一定的口感，只有饮食多样化，经常调换花样，荤素混食，粮菜混食，粗细混食，合理调配才能促进身体健康。

四、药膳食疗方

中医认为，本病多为心气亏虚、心阴不足、阳虚不振，当以养心益气、温通心阳为治，可选用下列药膳食疗方。

1. 生脉粥

生脉饮 1 支(人参、麦冬、五味子等组成)，大米 50g。将大米淘净，加清水适量煮粥，待熟时调入生脉饮，再煮一二沸即成，每日 2 剂，7 天为 1 疗程。有益气养阴的功效，适用于心肌炎心悸气短、神疲乏力、纳差自汗、脉结代等。

2. 黄芪粥

黄芪口服液 1 支或黄芪 10g，大米 50g，白糖适量。将大米淘净，加清水适量煮粥，待熟时调入黄芪口服液或黄芪药汁、白糖，再煮一二沸即成，每日 1 剂，7 天为 1 疗程。有补益心气的功效，适用于心肌炎心悸气短、自汗、动则加剧等。

3. 小麦粥

小麦 30g，大枣 5 枚，大米 50g。将小麦捣碎，大枣去核，三者同煮为稀粥服食，每日 1 剂，7 天为 1 疗程。功用同上方。

4. 参枣桂姜粥

党参 10g，大枣 5 枚，桂枝、干姜各 6g，大米 50g，红糖适量。将诸药水煎取汁，同大米煮为稀粥，待熟时调入红糖，再煮一二沸即成，每日 2 剂，7 天为 1 疗程。有温阳利水的功效，适用于心肌炎心悸自汗、形寒肢冷、水肿尿少、气促胸闷等。

5. 参花附枣粥

党参、黄芪各15g,附子6g,大枣5枚,大米50g。将诸药水煎取汁,加大米煮为稀粥服食,每日2次,7天为1疗程。有健脾温肾、益气养心的功效,适用于心肌炎阳虚水乏、肢体水肿、四肢不温、纳差食少、疲乏无力,甚则喘促胸闷,或伴胸、腹水等。

6. 参附汤

人参、附子各10g,冰糖30g。将附子先煎30分钟,纳入人参、冰糖,煎取1小碗,顿服。有回阳固脱的功效,适用于心悸阳虚欲脱、心悸气急、不能平卧、大汗淋漓、四肢寒冷、头目晕眩等。

7. 一味山药饮

山药120g。将山药切片,煮汁两大碗以之当茶,徐徐饮之。有益气回阳的功效,适用于心肌炎阳虚欲脱、目开手撒、四肢不温等。

8. 红花羊心汤

红花5g,红枣5枚,羊心1个,食盐适量。将羊心洗净,切片,同红花、红枣同煮至羊心熟后,食盐调服,每日1剂。有行气活血的功效,适用于心肌炎胸闷胸痛。

9. 丹参猪心汤

党参15g,丹参10g,黄芪10g,用纱布包好,加水与1个猪心炖熟,吃肉饮汤,日服1次,可治心肌病、心功能不全的辅助治疗。

10. 酸枣虾壳汤

取虾壳25g,酸枣仁15g,远志15g,共煎汤服,每日1次,可治心肌炎。

11. 五味子茶

五味子5g,蜂蜜20mL。将五味子炒焦,研碎,兑入沸水及蜂蜜泡饮,每日1剂,连续1月。有养阴敛汗的功效,适用于心肌炎自汗不止、动则尤甚,易感冒等。

12. 灯芯竹叶茶

灯心草9g,竹叶6g,加水适量煎煮滤汁代茶饮;或沸水沏,代茶饮,1剂/日。有清心火、利湿热、除烦安神的功效,适用于湿热型病毒性心肌炎急性期。

13. 红玉茶

红参3g,肉桂4.5g,玉竹、山楂各12g,黄精10g,炒枣仁15g,炙甘草6g,共加水浸泡,入砂锅前煮后倾入饮茶容器中,或将诸药置饮茶容器中,以沸水沏,代茶频饮。有扶阳救逆、益气养阴、活血安神的功效。适用于:阴阳两虚、瘀血阻络型病毒性心肌炎慢性期。

五、心肌炎患者的禁忌之物

1. 辛辣刺激之品

该类食品有大葱、大蒜、洋葱、芥末、韭菜、生姜等,可耗气伤阴。因为这类食物都会对人体产生不良刺激,特别是对心血管系统及神经系统有影响,不利于心肌及心脏传导系统功能的恢复。

2. 浓茶和咖啡

其中所含的茶碱和咖啡因都会增加心跳频率，使心肌耗氧量上升。此外，还会刺激大脑，使心肌的损害加剧，引起严重的心律失常。

3. 烟、酒

所含的尼古丁和燃烧产生的一氧化碳会使心脏负担加重，心肌缺血缺氧。对心肌炎和心肌病患者来说，能否饮酒，饮酒是利大还是弊大，各家的意见并不一致。关键在于饮酒量的多少。少量饮酒对心肌炎和心肌病患者无害甚至是有利的，但大量酗酒易诱发心力衰竭和心律失常。另外长期大量饮酒可致心肌中的脂肪组织增加，继而引起心脏扩大。心肌炎和心肌病患者既往有饮酒习惯且不希望放弃者，可少量、间歇饮酒，以饮葡萄酒为宜。

4. 腥膻食物

该类食品有橡皮鱼、桂鱼、黄鱼、带鱼、黄鳝、蟹等，可淤阻心络，从而加重心肌炎，不利于疾病的康复。

（刘晓唤）

第四节　作息、活动与睡眠的养生法

合理的作息、活动与睡眠，是保持身体健康，防止发生呼吸道感染及胃肠道病毒感染进而避免发展为心肌炎的重要措施。

一、作息有序养生法

作息有序养生法是中医起居养生法之一，指通过有规律的起居作息而养生的方法。中医学认为，自然界春、夏、秋、冬一年四季乃至一日之内，都存在阴阳盛衰变化的规律。人生活在自然界中，无时不受着这种变化规律的影响，同时亦形成了人体自身阴阳变化的规律。正如《黄帝内经》说："天有阴阳，人亦有阴阳。"人们的起居作息只有适应四季和一日阴阳变化规律，才能保证健康无病或少生病，具体方法如下。

首先，人的作息时间必须顺应四时气候的变化，以适应春生、夏长、秋收、冬藏的规律。在具体作息方法上，春季应晚睡早起，广步于庭，以应"养生之道"，夏季应夜卧早起，无厌于日，以应"养长之道"，秋季应早睡早起，与鸡俱兴，以应"养收之道"，冬季应早卧晚起，必待日光，以应"养藏之道"。

其次，起居作息要顺应一日之阴阳变化规律。一日之内，也有着类似一年四季阴阳变化的规律。《素问·生气通天论》云："阳气者，一日而主外，平旦人气生，日中而阳气隆，日西而阳气已虚，气门乃闭。"说明阳气以日中为最盛之时，到傍晚阳气已衰，人的起居作息活动安排都要顺应这种变化，否则会损害机体。一日之内的具体作息方法为：早晨按时起床，早起不在鸡鸣前，晚起不在日出后。起床后宜摩面，叩齿咽津，散步，做保健操。午前应多接受阳光，以助阳气。午后应静而少动，使阳气收藏，阴气饱满。

二、劳逸适度养生法

劳逸适度养生法是中医养生法之一。劳主要指体力劳动、脑力劳动和房劳，逸指安逸、休息。本法是指人们通过适度的劳动与休息以达到养生保健的方法。劳和逸是相对的，有劳必须有逸，有张必须有弛。假如人体有劳而无逸，力将难继，犹如弓弦有张而无弛，势必断绝。但亦不能过度安逸，过逸则形体静而不动，气血则会郁滞，影响健康。然而，人们往往喜逸恶劳，从表面看，逸者似乎很舒适，劳者似乎很辛苦。其实，过度的逸，则肢体懈惰、意志消沉、气血涩滞；而适度的劳，则筋骨坚强、精神振奋、气血通畅。科学的劳逸观应该是劳逸结合，做到形劳而不倦。孙思邈早就指出："养性之道，常欲小劳，但莫大疲及强所不能堪耳。"因此，人们要善于劳作，亦要善于休息，方能健康长寿。事实上，人们日出而作，日入而息，白天劳动，晚上休息，就是最基本的劳逸养生法。劳逸适度，既有利于心肌炎的恢复，又利于体质，是重要的保健方法。

1. 体力劳动适度

体力劳动包括体育锻炼，均是以炼形为特征，通过运动筋骨、肌肉、四肢，使内外和畅，气血流通，形神合一，肌肉发达，筋骨坚强，生命充满活力，从而延缓衰老。长时间的过度安逸，减少体力活动，不仅无益于健康，而且可致逸病。当然，长时间的体力劳动或体育运动，亦会损伤人的身体而患病。怎样劳逸适度，劳而不伤？孙思邈提出："养生之方，唾不及远，行不疾走，耳不极听，坐不久处，立不至疲，卧不至懵；不欲甚劳，不欲甚逸，不欲流汗，不欲多睡，不欲奔走车马，不欲极目远望。"锻炼有益于身体，故云"生命在于运动"。但锻炼须有度，过度的锻炼不仅于身体无益，反而对身体有伤害。心肌炎患者要注意休息，但适当的锻炼却必不可少，可根据病情、体质、体力等情况安排适宜的锻炼方式与方法。适当的锻炼对改善体质、增强体力十分有用，同时对心血管及心肌功能也有调节作用，还能促进消化，有利于营养的吸收，改善睡眠，有利于病体康复。

推荐心肌炎的患者以走路锻炼为宜，俗话说"百炼不如一走"。走路锻炼的优势在于：一是患者能很好地根据自身情况，选择运动的时间与强度；二是对环境等条件要求不高；三是时间自由，随心所欲。著名中医学家赵绍琴教授也极力推荐患者进行行走锻炼，认为"行走锻炼对人体各系统生理功能的促进作用是显而易见的。循环系统方面，行走时肌肉的节律性舒缩有助于促进下肢静脉血和消除下肢淤血，增强心脏功能，所以心脏患者绝对卧床休息的传统作法并不可取，坚持适度的行走锻炼更为有利"。当病情好转，体力得到恢复或体质得到改善时，可结合打太极拳或登山等锻炼活动。适当地跳跳舞也是可取的方法，但需注意场地和节奏，场地宜宽敞，人员不宜太多，节奏宜舒缓。

2. 脑力劳动适度

不少人认为看书学习会费脑伤神，其实大谬不然。人的大脑经常锻炼才能强健。合理用脑，不仅不会伤神，而且可练神健脑。但是，过度用脑，贪欲无穷，则会劳伤心神，故须慎防心劳。为此，孙思邈提出"十二少"，即"少思、少念、少欲、少事、少语、少笑、少愁、少乐、少喜、少怒、少好、少恶"，就是对脑力劳逸适度保健的基本要求。

3. 性生活适度

房室生活如同饮食一样，是养生延寿不可缺少的内容，经常过性生活，不仅可促进性保健，延缓性衰老，而且可调畅全身气血，以祛疾防病。然而，房劳过度，则会损伤肾精，影响健康，戒房劳之法，贵在遵循自然规律。人有生、长、壮、老、已，必待壮而婚。天地有春生、夏长、秋收、冬藏，房事活动必与之适应。平素必须清心寡欲，节制房事，切勿借助药物，壮阳恣乐；或嗜酒过度，借助酒兴，以行房事。若能节房劳以养精，节心劳以养神，节形劳以养气，精足气充神旺，则深得养生健身之道。

三、睡眠养生法

睡眠养生法是中医养生法之一，是指通过睡眠以消除疲劳，调节阴阳，恢复精神的一种养生方法。人的三分之一时间是在睡眠中度过的，充足而良好的睡眠是保证身心健康的重要因素。心肌炎患者如保证充足的睡眠，那么可使心脏充分休息，有利于心肌炎的恢复。

中医学认为，人们的睡眠及其活动，主要受阳气盛衰变化的支配。阳气尽阴气盛，则入睡，阴气尽阳气盛，则觉醒。睡眠既然是人体阴阳消长变化的反映，是正常生命活动的过程和体现，所以，通过调节睡眠，做到安卧有方，对养生保健具有重要意义。

1. 安眠方法

睡眠养生法的重点是促使安然入睡，防止失眠。精神紧张是失眠的重要因素，建议安眠之法如下：第一种为清静安眠法，即睡前要保持身心安静，清心寡欲，先睡心，后睡眼，心静神安方能入睡。在睡前，可把注意力集中在肚脐处，然后默念数字以促使入睡。第二种为吐纳安眠法，睡时放松头、面、颈和胸部肌肉，以鼻吸气，以口呼气，心中默念数字以促进睡眠。第三种为劳形安眠法，睡前进行散步、慢跑、床上八段锦等体育锻炼，促使形体劳累，但不可剧烈运动，肌肉轻度疲劳有助于入眠。第四种为食养安睡法，可适当选用百合、莲子、牛奶等食物，加适量水煮沸后再加适量蜂蜜冲服，但切忌睡前过饱饮食，睡前亦不可饮用茶、酒、咖啡等刺激性饮料。第五种为按摩睡眠法，在临睡前，先用温水洗脚，然后反复按摩足心涌泉穴，以引火下行，可促使阳入于阴，极早入睡。第六种为药物安眠法，在枕芯内充填决明子、菊花、蚕砂等药物，做成药枕，能清利头目，有助于安眠。

2. 睡觉姿势

睡眠养生尚须注意睡觉姿势。《千金要方》说：“屈膝侧卧，益人气力，胜正偃卧。”也是主张侧卧为宜。气功家还有“侧龙卧虎仰瘫尸”之说，即以侧卧为主，多取右侧卧位，少配左侧卧位，身体自然屈曲，适当配合仰卧位。自然屈曲可使全身肌肉筋骨放松，又能使体内脏腑保持自然位置，利于消除疲劳和保持气道、血络通畅。若是左侧卧位，心脏易受压，影响心脏的血液循环，尤其对脾胃虚弱者来说，饭后左侧卧，易感不适，影响消化功能。对于睡眠的方向，古人认为春夏头宜向东，秋冬头宜向西，头勿向北而卧。

3. 睡眠禁忌

睡眠养生，必知禁忌。一为睡眠切忌蒙头。俗话说，睡觉不蒙首，能活九十九。蒙头大睡，会大量吸入自己呼出的二氧化碳，缺乏必要的氧气，对身体健康极为不利。二为睡时切勿张口，孙思邈讲：“夜卧常习闭口，否则易伤肺气。”张口而睡，容易遭受空气中病毒和细菌的侵袭，不仅使病从口入，而且也容易使肺部和胃部受到冷空气和灰尘的刺激，从而引起疾病。三为睡眠不可对灯，灯光会扰乱人体内的自然平衡，致使人的体温、心跳、血压变得不协调，从而使人感到心神不安，难以入睡。四为卧处不可当风，以免风邪侵袭。五为床被不可过厚过热，卧不可对火炉，否则近火伤脑。六为忌睡前用脑，如果脑子长期处于兴奋状态，容易形成失眠症。七忌临睡前进食，可加重胃肠、肝、脾等器官的负担。八忌睡前说话，俗话说：食不言，寝不语。因为人在说话时容易使脑子产生兴奋，思想活跃，从而影响睡眠。九睡前要尽量避免大喜大怒或忧思恼怒，要使情绪平稳为好。

4. 合理的睡眠时间

睡眠的时间有很大个体差异。一般来讲，青少年每天需要睡眠 8～9 个小时，中年人需要睡眠 8 个小时，老年人需要睡眠 7 个小时左右；体弱多病者应适当增加睡眠时间。视睡眠质量好坏而定，除时间因素外，关键在于睡眠的深度以及醒后的自身感觉。睡眠程度深，醒后疲乏消失，全身舒适轻松，头脑清晰，精神焕发，则睡眠质量好。若睡眠程度较浅，特别是夹杂噩梦，睡眠中途被惊醒，即使睡眠时间很长，也得不到很好地休息，起床后仍感到头昏脑胀、疲乏无力，则表示未休息好。

5. 重视午睡

午睡是古人睡眠养生法之一。中医学认为，子午之时，阴阳交接，极盛极衰，体内气血阴阳极不平衡，必欲静卧，以候气复。现代医学认为，睡好午觉有防病保健意义。午睡醒后，可先睁眼静卧片刻，使大脑完全清醒，然后起床，用温热水洗脸，饮用少量茶水，再开始活动。这样，就能使人体从睡眠状态转入清醒状态的过程比较平和舒缓地进行，感到精神倍增。

（刘晓唤）

第五节　气功养生

气功养生的方法很多，用于增强体质，预防发生心肌炎的方法为强壮功。

强壮功取古代各家功法之长，综合整理而成，强壮功强调呼吸的锻炼，具有养气壮力，培肾固本，开发智力的作用。临床主要用于体质虚弱、神经衰弱等，对心血管系统及呼吸系统疾病亦有不同程度的治疗效果。

一、操作方法

1. 姿势

分自然盘坐、单盘坐、双盘坐、站式及自由式。自由式即为不要求采取某种固定姿势，完全根据自己所处境地进行练功。人们在工作疲劳或精神高度集中之后，都可就地不拘任何形式，进行调整呼吸和意守丹田（在脐内下 1.3 寸处），以达全身放松，解除疲劳，提高工作效率的目的。

2. 呼吸

(1)静呼吸法（自然呼吸法）：不要求练功者改变原来的呼吸形式，亦不用有意识注意呼吸，任其自然。这种呼吸法对初学气功和年老体弱者以及肺结核患者较为适宜。

(2)深呼吸法（深长的混合呼吸法）：吸气时胸腹均隆起，呼气时腹部凹陷。练习呼吸时，使之逐渐达到深长、静细、均匀的程度，这种呼吸法对神经衰弱、便秘、精神不易集中的人较为合适。

(3)逆呼吸法:吸气时胸部扩张,同时腹部往里回缩;呼气时胸部回缩,腹部往外凸,逆呼吸的形式要由浅入深,逐步锻炼,不能勉强和急于求成。

以上3种呼吸法均要求用鼻呼吸,舌尖轻抵上腭,鼻子通气不良者,亦可口稍张开辅助呼吸。

深呼吸和逆呼吸在饭后不宜进行。静呼吸法在饭前、饭后均可练习。

3. 意守

强壮功意守部位有3个穴位,下丹田气海,中丹田膻中,上丹田印堂,但以意守气海为多。

二、注意事项

强壮功的姿势以自然盘膝、单盘膝和双盘膝为主。古人多习惯此姿势,现代人因生活习俗的改变,已不习惯盘坐,如勉强坚持,易致双腿麻木甚至酸痛难忍。故开始练功时间较长,可更换两腿的上下位置。如不能坚持盘坐时,也不要勉强,可采用坐式,身体虚弱者可采用仰卧形式。

初练功时,年老体弱及有心肺疾患者采用自然呼吸法,并可在此基础上逐渐增加深呼吸,不要一开始即练深呼吸或逆呼吸法。

(姚智会)

第六节 推拿保健

保健性推拿是通过术者和自我推拿,运用不同的手法刺激体表或穴位来养生保健的方法。中医学认为,经络贯通于人体的表面,上下及脏腑,是气血运行的途径,亦是津液输布的网络。一旦经络雍阻,气血不畅,阴阳失调,就会发生疾病,推拿通过刺激穴位、经络,疏通气血,平衡阴阳,即可起到调整机体,医治疾病,增强体质的作用。尽管推拿的保健机制还处在不断研究之中,但从整个推拿术的历史来看,其作用是肯定的,效果是明显的。随着人民物质生活的提高和自我防病治病的重视,保健推拿现在已经成为广大人民健康的需要。

一、保健推拿的方法

保健推拿可分为整体和局部两种,整体保健推拿40~80分钟,局部15~40分钟。

保健推拿效果的好坏直接与手法的选择和手法的熟练程度、推拿部位定位的准确性、手法用力的大小技巧有着密切的关系。为了使保健推拿取得应有的良好效果,同时防止出现不良的反应,为此必须注意以下几点。

(1)做保健推拿时,要根据自己的情况和需要,选择适宜的操作方法,并按照书中规定的手法操作要求进行。

(2)在操作手法上先轻后重,由浅入深,循序渐进。切勿用暴力,以免擦伤皮肤。

(3)在操作过程中,应当做到全身肌肉放松,呼吸自然,宽衣松带,这样可使全身血流通畅,气血周流无阻。在四肢、躯干、胸腹推拿时,最好在皮肤上直接进行或隔着薄的衣服,以提高效果。若自己手力不足或某些部位手接触不到时,可请别人辅助进行。

二、胸部保健推拿法

受术者仰卧位，术者立于右侧。①双手掌放松，五指分开，两拇指沿胸骨柄，其余 4 指分别置于两侧肋骨，从上至下擦动 5～6 遍，妇女可 4 指抬起，只用双手拇指从胸部正中从上向下擦动即可；②用拇指或中指按揉天突、膻中、乳根、期门、章门穴，每穴 1 分钟；③重复①所述手法。

胸部保健推拿能开胸理气、和胃宁心、加强心肺功能，防治胸闷、胸痛、咳嗽、咳痰、心悸等病症。所以，患心肌炎时进行胸部保健推拿能起到一定的治疗作用。

心痛、心悸、心中烦躁可掐按郄门穴、间使穴、左内关穴、大陵穴（四穴均在腕上掌长肌腱与桡侧腕屈肌腱之间，分别位于腕横纹上 5 寸、3 寸、2 寸、腕横纹中点），再掐点劳宫穴（屈指握拳，中指尖所点处是穴），中冲穴（在中指尖端中尖）。

本病的发生和发作与气血虚弱、肾中精气不足直接相关，特别是肾阳不足的患者，平时多伴有腰酸膝软、畏寒肢冷等症状，这时应点按命门穴（在第二腰椎棘突下凹陷中），肾俞穴（在命门穴旁开 1.5 寸），志室穴（在命门穴旁开 3 寸处），腰阳关穴（在第四腰椎棘突下凹陷中），三阴交穴（在内踝高点上 3 寸，当胫骨后缘），涌泉穴（在足底第三、三跖骨间凹陷处取穴）。在点按上述诸穴时可随症加减，不必拘泥。所说的“寸”，均为“中指同身寸”。

三、小儿保健推拿法

小儿保健推拿分为基本手法，分期加减手法，其加减部分是根据小儿的婴儿期、幼儿期、儿童期 3 个不同阶段而在基本手法的内容上加上或减掉某种保健手法的方法。

小儿保健推拿的基本手法较多，与增强抗病能力及预防外感有关的方法介绍如下。

1. 开天门

小儿坐位或仰卧位，医生或家长用两手拇指罗纹面从眉心开始，自上而下成一条直线交替推至前发际，反复操作 10～15 次。此法可疏风解表、开窍醒脑、预防外感疾病的发生。

2. 分推坎官

小儿仰卧，医生或家长用两手拇指罗纹面分别从眉头向眉梢做轻柔地分推，如此操作10～15 次。此法有疏风解表、醒脑明目、预防外感的作用。

3. 揉太阳

小儿坐位或仰卧位，家长或医生用中指指端按推眉梢后凹陷处太阳穴 30～50 次，双侧可同时进行，亦可单侧交替进行。此法可疏风解表、清热明日，预防外感、眼睛疾患等。

4. 摩胸

小儿仰卧，家长或医生站于小儿右侧，用右手 4 指从剑突处到胸骨上缘来回轻揉摩动 1～2 分钟。此法可增强小儿心肺功能，提高抗病能力。

5. 按揉足三里

用拇指罗纹面按揉双下肢外膝眼下 3 寸，胫骨旁 1 寸处足三里穴 30～50 次。此法可增强脾胃功能，调中理气，增强其抗病能力。

6. 捏脊

小儿俯卧，医者或家长用两手拇指向前顶推皮肤，食、中、无名指和拇指相对捏住皮肤，从尾能部开始，沿脊椎向前推进，直到第七颈椎处，如此操作 3～4 遍，最后 1 遍每向前捏拿 3 次时则向上提拿 1 次。本法能加速小儿的新陈代谢，促进机体发育，增强机体免疫力，提高抗病能力。

加减手法如下。

1. 婴儿期

3 个月至 1 岁为婴儿期，此期小儿生长特别快，大脑发育迅速，来自母体的免疫抗体逐渐消失，自身免疫力尚在建立。此期小儿保健推拿对预防小儿疾病及促进健康发育有良好的作用。婴儿期的操作手法为基本手法减去按摩足三里。此期手法在操作时宜轻柔缓和，用力不可重滞。

2. 幼儿期

1～3 岁的小儿为幼儿期，此期的小儿会跑动，接触感染的机会增多。而从母体获得的免疫抗体基本消失，故急性感染增多，在手法上应加强预防上呼吸道疾病及消化道疾病。此期操作手法为基本手法加揉上迎香。其操作方法为小儿仰卧位或坐位，用食、中二指指端同时按揉双侧鼻唇沟上端尽处上迎香穴 30～50 次。

此法可宣通肺气，通利鼻窍，预防及治疗上呼吸道疾病，此期手法操作时应随小儿年龄增长而手法适当加重，操作次数适当增多。

3. 儿童期

3～12 岁的小儿为儿童期。此期的小儿体格生长较前缓慢，自体免疫力已逐步形成，大脑的功能逐渐发达，智力活动增多，语言表达能力逐渐增强，活动量增加，保健推拿主要以调理脏腑功能增强身体素质，促进健康发育为主。操作方法为基本手法减去摩胸。此期操作手法应比幼儿期略重，操次数亦应适当增多。

（郭　瑄）

第七节　太极拳

太极拳运动是一种轻、柔、缓的放松运动，同时又是一种锻炼方法，它讲究内外兼修、连绵不断如春蚕抽丝。这种运动促进了血液循环，对心脏血管、毛细血管都有很好的作用。就太极拳动作的组成来说，它包括各组肌肉的活动，也包括有节律的呼吸运动，特别是横膈运动。因此它能加强血液及淋巴的循环，减少体内淤血。肌肉的活动保证了静脉血液回流，呼吸运动同样也加速静脉的回流。太极拳的动作舒展，且要求有意识地使呼吸与动作适应，这就能更好地加速血液与淋巴的循环。

一、太极拳要求“正”

太极拳要求身法中正。练习太极拳时要求立身中正，脚平，脚下四点接地，髋平不能一高一低，要沉肩坠肘保持肩平，头顶向上虚领顶颈耳听背后，两眼正视前方，脊柱中正安舒垂直于地面并且保持一定的拉伸。

二、太极拳要求“稳”

1. 心态平稳

拳谱中说:“以心行气,务令沉着。”心态平和气血也随之平和,心态稳定劲力随之稳定,因此心定气顺血旺,气血旺盛的人身体才能向好的方向发展。心态平稳才能做人做事,方能打拳,从而达到养生和健身的目的。

2. 重心平稳

太极拳是一种高级的平衡运动,欲求平衡就需重心稳定,在运行拳势时应保持重心的平稳。

3. 气息沉稳

练习太极拳时运用拳式呼吸,始终保持气沉丹田,呼吸平稳深长均匀缓和。太极拳动作柔和缓慢,随着动作导引内气贯通五脏六腑,深长细匀的腹式呼吸是以膈肌活动为主的深长沉稳的呼吸运动。

三、太极拳要求“舒松”

太极拳精神是气息的舒松。练习太极拳时保持心情舒畅,精神饱满,好的精神状态使拳练的越来越好,拳法的进步会影响心情向好的方向发展。

四、太极拳要求“静”

在练习太极拳时不仅仅追求周围环境的安静,更要求内心的平静,使心气下降,气沉丹田,精神内守,排除一切杂念,心静专一。

五、太极拳要求“慢和匀”

太极拳运动的慢并不是简单的慢,其重在行气养神,外表虽慢内有大动,气血运行绝不亚于其他有氧运动。太极拳的“匀”主要是指动作与呼吸的均匀配合,“迈步如猫行,运劲如抽丝”。

（姚智会）

第八节　预防呼吸道感染与心肌炎

通过本书的详细介绍,读者能清楚地认识到呼吸道病毒感染是诱发心肌炎的重要原因,所以预防心肌炎的关键是避免发生呼吸道感染,它是引起或使心肌炎加重的原因。

本书中在不同的部分已经介绍过怎样预防呼吸道感染,为了读者使用方便,此处作以简要的描述。

一、生活习惯

平素要多饮水,保持鼻黏膜湿润,这样能有效抵御病毒的入侵。此外,还需减少对呼吸道的刺激,如不吸烟、不喝酒、不食辛辣食物等,通过减少对呼吸道黏膜的刺激,达到保护人体自然免疫力的功能,增强消灭外界病菌入侵呼吸道的抵抗能力。预防呼吸道传染病还要勤洗手。研究证明,呼吸道传染病患者的鼻腔分泌物、痰液等呼吸道分泌物中含有大量的病原体,可以通过接触传播。

要保持室内空气流通,适当锻练,增加免疫力。养成良好的卫生习惯,不要随地吐痰。一旦出现发热、头痛、咳嗽等呼吸道疾病的症状,应及时就医。老人、儿童、孕妇等体质较弱者应减少出入公共场所,尽量避免到医院等患者较多的地方,到医院时应该配戴口罩。儿童应按时进行预防接种,如注射麻风腮疫苗、白喉、百日咳疫苗以及流脑疫苗等。

二、合理的饮食

平时饮食要多样化,进营养丰富易消化食物,避免生冷硬及辛辣等刺激性食物,多吃新鲜蔬菜水果,多吃含钙及蛋白高的食物,保证足够的营养,使身体保持良好的状态。

三、睡眠与活动

养成良好的起居习惯,脑力及体力活动均适度,避免过度劳累。

四、气功与推拿保健

坚持气功与推拿保健,因为这些方法有利于增强体质,起到预防外感的作用;进而可尽量避免心肌炎的发生,详细的方法已在冬节叙述,此处不再重复。

五、被动免疫

被动免疫,即通过预防接种来提高抵抗传染病的能力,如接种流感疫苗。

六、积极治疗呼吸道感染

感冒时的饮食,要注意营养平衡,同时还要容易消化。蛋白质类食物如肉、蛋类不宜过多;油腻食物,如煎、炸类的更要少食,而应以碳水化合物类食物为主,粥类食品有利于消化,同时可多进食蔬菜和水果,增加维生素和矿物质的摄入,提高机体的免疫力。

1. 薏米扁豆粥

制法:以薏米及扁豆各半碗煮成粥,每天早晚餐各喝1碗。

功效:薏米、扁豆可强健脾胃、去湿气,能促进肠胃吸收,还可加强体力以对抗感冒病毒。

2. 红薯姜汤

制法:将1个红薯削皮后切成小块,1块生姜切成薄片,加6碗水煮熟后,再加适量红糖,每天早晚饭后喝1杯。

功效:红薯补充营养,生姜可去寒,比较适合风寒感冒。

3. 热梅茶

制法:用5个腌渍苏梅或红盐梅,冲热开水1大杯,搅拌5分钟后喝,早餐与晚餐各喝

1 杯。

功效：梅子内含苹果酸、琥珀酸等，有显著的抗菌作用，对感冒也有一定效果。

4. 薄荷茶

制法：取新鲜薄荷叶，用热开水冲喝，每天早晚饭后喝 1 杯。

功效：适合口干、咽喉痛、无痰或痰黄黑的感冒患者。

5. 热咸柠檬茶

制法：用新鲜柠檬切 1～2 片薄片，放少量的盐，再用热水冲泡，稍凉即喝。每一杯可冲 3 次，第 2、3 次冲时，不需再加盐，注意不可用冷开水冲。

功效：热咸柠檬茶能顺气化痰。

若已发生呼吸道感染，应进行积极有效的治疗，给予抗病毒药物，避免病毒侵犯心肌。

（王小芳）

参考文献

[1]　南国．心肌炎的饮食疗法药[J]. 膳食疗研究，2000，3：15.